中华传世藏书

【图文珍藏版】

本草纲目

李时珍 ⊙ 著

闫松 ⊙ 主编

线装书局

第四节　痰湿体质——多痰多汗，身形肥胖

辨清体质：大便不成形

痰湿体质是目前比较常见的一种体质类型，当人体脏腑阴阳失调、气血津液运化失调，易形成痰湿时，便可以认为这种体质状态为痰湿体质，多见于肥胖人群或素瘦今肥的人。

痰湿体质的人常表现有体形肥胖，腹部肥满松软，面部皮肤油脂较多，多汗且黏，面色淡黄而暗，眼泡微浮，头脑昏沉，活动时感觉肢体沉重，关节酸痛，或肌肤麻木，或形体肥胖，面部、四肢虚肿，或胸闷，痰多，恶心，呕吐黏液，口中黏腻，大便不成形或黏滞不爽，小便混浊，女性白带过多，舌体胖大，舌苔厚腻，脉濡、滑、弦。

曾先生，62岁，有名企业家，经过一路打拼，凭借着超强的业务能力，终于坐上了公司华东区总经理的位子。但自从坐上总经理的位子以后，他渐渐地思虑加重，并且基本上每天都有应酬。虽然以前也有应酬，但不是很多。这样生活持续了几年之后，曾先生并没有太在意生活方式的改变给他的体质带来的影响，他的身体渐渐"发福"起来，尤其是将军肚的凸显不得不使他连上三楼都气喘吁吁，腿脚发软。但就在最近，他总会在上午的时候感觉很困、很乏，特别想躺下睡一觉。曾先生以为是晚上睡得少的原因，因此一连几天都很早就休息了，但到第二天上午的时候困意依旧。这让还算敏感的曾先生意识到是身体出状况了，于是，他来到了医院。

曾先生就是典型的痰湿体质。

痰湿体质的人性格偏温和、稳重，多善于忍耐。此种体质类型有易患高血压、糖尿病、肥胖症、高脂血症、哮喘、痛风、冠心病、代谢综合征、脑血管疾病等的倾向。因此，在确定自己为痰湿体质后，一定要及时调理，以免日久变生疾病。

但并不是所有肥胖的人都是痰湿体质，因此，这里教肥胖的朋友几招辨识痰湿体质的方法，以便更准确地掌握自己的体质类型。

首先应该确认是不是有肿眼泡。"脾为生痰之源"，脾主运化，如果一个人的体内痰湿堆积，脾的运化失调，脾气就会不升，脾气不升，人的眼睑就会水肿。其次还应看腰和腹。身小腹大，脂肪都集中在了腰部和腹部，腰腹肉肥下垂，那么体内多半有痰湿。另外还要看是不是经常胸闷痰多。"肺为贮痰之器"，一个人体内有痰湿，肺失宣降，人就会胸闷痰多。

饮食调养：多食化痰祛湿，行气止痰之物

痰湿体质的人就不要跟风大补特补了，因为补益的肉类、骨头、动物内脏、人参、鹿茸、阿胶、大枣、醪糟、熟地、秋梨膏、老火靓汤、核桃、芝麻等几乎都不适合痰湿体质。

冬瓜味甘淡，性微寒。有清热解毒、利水消痰、除烦止渴、祛湿解暑、美容作用。痰湿体质之人食之尤宜。

可以健脾、化痰、利湿的食物有粳米、糯米、燕麦、荞麦、高粱、小米、玉米、薏米、红小豆、绿豆、绿豆芽、蚕豆、扁豆、黄豆、豆腐、黄豆芽、绿叶蔬菜、生姜、萝卜、冬瓜、苦瓜、黄瓜、各种野菜、蘑菇、瘦肉、虾、淡水鱼、牛奶、鸡蛋等。

体形肥胖的痰湿体质者，尤应忌食肥甘厚味、滋补油腻以及酸涩苦寒之品，如肥肉、龟鳖、燕窝、银耳、核桃、香蕉、苹果、梨、醋、糕点、糖果等，可食用一些既能充饥热量又不太高的主食和副食，如粗粮、野菜、时令鲜蔬、蘑菇、淡水鱼等。

粳米：性平，味甘，归脾、胃经。具有补中益气、平和五脏、止烦渴、止泻、壮筋骨、通血脉、益精强志、好颜色之功；主治泻痢、胃气不足、口干渴、呕吐、诸虚百损等。痰湿体质之人食之尤宜。

薏苡：味甘淡，性微寒。有利水消肿、健脾祛湿、舒筋除痹、清热排脓等功效，为常用的利水渗湿药。薏苡又是一种美容食品，常食可以保持人体皮肤光泽细腻，消除粉刺、雀斑、老年斑、妊娠斑、蝴蝶斑，对脱屑、痤疮、皲裂、皮肤粗糙等都有良好疗效。有健脾、渗湿、止泻、排脓的功效。痰湿体质者多吃可排湿。

燕麦：性平，味甘，归肝、脾、胃经；具用益肝和胃之功效，用于肝胃不和所致食少、纳差、大便不畅等。痰湿体质之人适宜吃。

小米：性味甘咸，凉。有和中、益肾、除热、解毒之功效。痰湿体质者可多食之。

冬瓜：味甘淡，性微寒。有清热解毒、利水消痰、除烦止渴、祛湿解暑、美容作用。痰湿体质之人食之尤宜。

绿豆：味甘，性微寒，入心、胃经。常食绿豆，对高血压、动脉硬化、糖尿病、肾炎有较好的治疗辅助作用。痰湿体质者宜常吃。

扁豆：味甘，性平，归脾、胃经。有健脾、和中、益气、化湿、消暑之功效。主治脾虚兼湿、食少便溏、湿浊下注、妇女带下过多、暑湿伤中、吐泻转筋等症。痰湿体质的人可多吃。

生姜：味辛，性微温，归肺、脾、胃经。有温暖、兴奋、发汗、止呕、解毒等作用，特别对

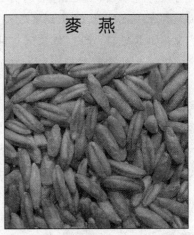

麥燕

于鱼蟹毒,半夏、天南星等药物中毒有解毒作用。适用于外感风寒、头痛、痰饮、咳嗽、胃寒呕吐;在遭受冰雪、水湿、寒冷侵袭后,急以姜汤饮之,可增进血行,驱散寒邪。痰湿体质者多吃可排湿。

推荐食谱

鲤鱼汤

【原料】鲤鱼1条(1000克左右),红小豆50克,陈皮、草果各6克,川贝母3克,植物油、姜片、葱段、盐各适量。

【做法】将鲤鱼刮鳞片,去鳃和内脏,洗净。锅内倒植物油烧热,炒香姜片、葱段,将鲤鱼过油煸炒一下。另将红小豆、川贝母、草果、陈皮洗净,用凉水浸泡1个小时,放入鲤鱼腹中裹好。沙锅倒水烧沸,将鲤鱼放入沙锅中,加入盐调味,改用中火,炖15分钟即可吃鱼喝汤。

【功效】清肺化痰,健脾利湿。

黄芪山药薏仁粥

【原料】黄芪、山药、麦冬、薏苡仁、竹茹各20克,糖适量,粳米50克。

【做法】先将山药切成小片,与黄芪、麦冬、竹茹一起泡透后,再加入所有材料,加水用火煮沸后,再用小火熬成粥。

【功效】益气养阴,健脾化痰,清心安神。

菖蒲薏仁粥

【原料】菖蒲15克,陈皮10克,云苓30克,薏苡仁60克,粳米100克,冰糖适量。

【做法】把薏苡仁、粳米洗净,将浸泡好的陈皮、菖蒲、云苓入净布包起,煮粥,待熟后加入冰糖,拌匀即可食用。这也是一道平日可吃的保健粥。

【功效】清热化痰,祛湿解暑。

四仁扁豆粥

【原料】薏米仁、红小豆各20克,冬瓜仁、白扁豆各15克,苦杏仁、白蔻仁各5克,粳米150克。

【做法】先将上述所有原料淘净,凉水浸泡1小时。然后将浸泡好的米倒入沙锅中,大火将水烧沸,改用小火,熬至粥稠豆烂即可。

【功效】健脾渗湿,利水化痰,润肠通便。

对症食单

白萝卜

养胃健脾,化痰止咳

味辛甘,性寒,归肺、脾经

萝卜又名莱菔、罗服。原产于我国,其栽培食用历史悠久,早在《诗经》中就有关于萝卜的记载。萝卜为一二年生草本。根肉质,长圆形、球形或圆锥形,根皮红色、绿色、白色、粉红色或紫色。茎直立,粗壮,圆柱形,中空,自基部分枝。萝卜做法极多,它既可用于制作菜肴,炒、煮、凉拌等俱佳;又可当做水果生吃,味道鲜美;还可用做泡菜,酱菜腌制。萝卜营养丰富,有很好的食用、医疗价值。有"十月萝卜小人参"的说法。

对老年人的好处

中医学认为,萝卜润肺化痰、清热顺气、平喘止咳、顺气消食、百病皆宜。萝卜可增强机体免疫力,并能抑制癌细胞的生长,对防癌、抗癌有重要意义。萝卜中含有的 B 族维生素和钾、镁等矿物质可促进胃肠蠕动,有利于体内废物的排出。萝卜还有降低血脂、软化血管、稳定血压的功效,可以有效预防老年人冠心病、动脉硬化、胆石症等疾病。

老年人养生药膳

萝卜冬瓜羹:萝卜、冬瓜各 250 克。将萝卜、冬瓜洗净后切成小块,加入适量水煮熟后食用。可健脾消食,适用于老年人体型肥胖、食后腹胀、痰多、少气懒言、四肢乏力者。

蜂蜜蒸萝卜:大萝卜 1 个(约 500 克),蜂蜜 100 克。萝卜洗净去外皮,并挖空中心的肉,装入蜂蜜,放入大瓷碗中,盖好,隔水蒸熟即可。润肺,止咳,化痰,可防治感冒、支气管炎等病症,适宜慢性支气管炎、肺结核咳嗽咽干、痰中带血的患者。

茯苓

温燥健脾,化痰祛温

味甘淡,性平,入心、肺、脾经

茯苓,俗称云苓、松苓、茯灵,为寄生在松树根上的菌类植物,形状像甘薯,外皮黑褐色,里面白色或粉红色。其原生物为多孔菌科真菌茯苓的干燥菌核,多寄生于马尾松或赤松的根部。产于云南、安徽、湖北、河南、四川等地。古人称茯苓为"四时神药",因为它功效非常广泛,不分四季,将它与各种药物配伍,不管寒、温、风、湿诸疾,都能发挥其独特功效。

对老年人的好处

茯苓入药具有利水渗湿、益脾和胃、宁心安神之功用。现代医学研究:茯苓能增强机体免疫功能,对肿瘤患者具有明显的抗肿瘤及保肝脏作用。

老年人养生药膳

茯苓麦冬粥:茯苓、麦冬各15克,粟米100克。粟米加水煮粥;二药水煎取浓汁,待米半熟时加入,一同煮熟食。用于心阴不足,心胸烦热,惊悸失眠,口干舌燥。

茯苓栗子粥:茯苓15克,栗子25克,大枣10个,粳米100克。加水先煮栗子、大枣、粳米;茯苓研末,待米半熟时徐徐加入,搅匀,煮至栗子熟透。可加糖调味食。本方用茯苓补脾利湿,栗子补脾止泻,大枣益脾胃。用于脾胃虚弱,饮食减少,便溏腹泻。

茯苓薏米饼:茯苓、薏苡(米)、白面粉各30克,白糖适量。研成细末和匀压成饼,蒸熟即可。有和脾胃之效。

第五节　湿热体质——肢体沉重,身体发热

辨清体质:湿热内蕴

湿热体质是以湿热内蕴为主要特征的体质形态。一般表现为:肢体沉重,发热多在午后明显,并不因出汗而减轻;舌苔黄腻,脉数。具体表现因湿热所在不同的部位而有差别:在皮肉则为湿疹或疔疱;在关节筋脉则局部肿痛。但通常所说的湿热多指湿热深入脏腑,特别是脾胃的湿热,可见脘闷腹满、恶心厌食、便溏稀、尿短赤、脉濡数;其他如肝胆湿热表现为肝区胀痛,口苦食欲差,或身目发黄,或发热怕冷交替,脉弦数;膀胱湿热见尿频、尿急,涩少而痛,色黄浊;大肠湿热见腹痛腹泻,甚至里急后重,泻下脓血便,肛门灼热。

今年62岁的刘畅,通过自己及伙伴的拼搏奋斗,十几年下来,家有了,事业兴了,可刘畅的烦恼也增多了。

也许有人会说,守着那么大的家业,烦恼当然有了,这也不足为怪。但我要说的烦恼并不在此,而是在于刘畅满脸的"青春痘"。十几年下来,家有了,事业兴了,可刘畅的烦恼也增多了。也许你笑了,说"青春痘"只是在十六七岁、十七八岁时长的东西。怎么会在一个60多岁的人脸上长呢? 这正是十几年的应酬造成的。即使刘畅使劲保持着不很肥胖的身体,但每次酒席上的酒肉还是少不了要进食一些、痛饮几杯的。然而,长久下来,刘畅开始离不开肉了,一天不吃点肉就感觉腹内不爽。渐渐地,刘畅脸上的皮肤不再

细腻了，开始一点点地冒出了小痘痘。这下刘畅可急了，不停地进出美容院，可折腾了几次下来竟无济于事。无奈之下，刘畅只好找中医看了。

由于多年的鱼肉饮食，刘畅体质出现了偏颇，她的体质慢慢趋向了湿热。由此，脸上出现"青春痘"也就不足为怪了。

我国的南方气候潮湿，江河湖泊很多，又加上高温炎热，人们经常要处在热气蒸腾、湿气弥漫的环境中。"天人感应"，若在这种环境中不善于调养，生活在南方地区的人们就非常容易形成湿热体质。

湿热体质一旦形成，又很容易造成其他类型体质的偏颇。如，若湿热内蕴，妨碍了气的运行，可形成气郁质；若其湿妨碍血的运行，则可形成血瘀质；又因湿热是以热为主的，热又可伤阴而成阴虚质。因此，在辨清自己属于湿热体质后，一定要及时做好调养。

饮食调养：饮食需清淡，清热利湿

湿热体质是以湿热内蕴为主要特征的体质状态，因热往往依附湿而存在，所以，饮食调理要首先弄清湿热产生的原因，避免水湿内停或湿从外入。平时养成良好的饮食习惯，不暴饮暴食，不酗酒抽烟，不吃或少吃肥腻甜甘食品，以保持消化功能的良好状态。平时宜多食用祛湿除热、清利化湿的食品，如薏苡仁、绿豆、白扁豆、冬瓜、瓠子、丝瓜、西瓜、山药、白茯苓、马兰头、枸杞头、黄瓜、金针菜、水芹、荠菜、荸荠、金银花、蛇肉、鲫鱼、乌鱼、泥鳅、萝卜、黄芽菜、豇豆、蚕豆、玉米、小米、百合、苤蓝、茭白、黑木耳、芋头、苋菜、番薯、马铃薯、菊芋、慈姑、藕、地瓜、绿豆芽、豆腐、胡萝卜、番茄、莼菜、菜瓜、地耳、菱、豆苗、梨、苹果、橘子、枇杷、柑、橙子、蕹菜、柿子、草莓、鸭肉(烤鸭忌食)、黄鳝、鲢鱼、赤小豆等。

在饮食中，湿重和热重要区别对待，湿重以化湿为主，热重以清热为主。选食的食物，中医认为阴虚生内热，脾虚而不得化湿，因此又必须注意补阴而不伤脾、健脾滋阴而祛湿退热。

在这里，我们要多说一下湿热体质的天然良药——绿豆。盛夏酷暑，小孩儿因天热易生痱子，喝些绿豆汤，能预防痱子。绿豆还可以作为外用药，嚼烂后外敷治疗疮疖和皮肤湿疹。如果得了痤疮(就是青春痘)，可以把绿豆研成细末，煮成糊状，在就寝前洗净患部，涂抹在患处。"绿豆衣"即绿豆壳，能清热解毒，还有消肿、散翳明目等作用。另外，绿豆还有止痒作用，可专门治疗由体内发热引起的热痒。

大麦：味咸，性平、凉，无毒。入脾、胃经。具有和胃、宽肠、利水及治食滞泄泻、小便淋痛、水肿等作用。湿热体质可常食。

薏苡仁：味甘淡，性微寒，有利水消肿、健脾祛湿、舒筋除痹、清热排脓等功效，为常用的利水渗湿药。薏苡仁又是一种美容食品，常食可以保持人体皮肤光泽细腻，消除粉刺、雀斑、老年斑、妊娠斑、蝴蝶斑，对脱屑、痤疮、皲裂、皮肤粗糙等都有良好疗效。湿热体质者可经常食用。

慈姑：味苦甘，性凉。归肝、肺经。能清热利尿、通淋、化痰止咳。用于湿热小便不利，或热淋、砂淋、肺热咳嗽，煎汤服；炖肉或以蜂蜜拌蒸食用，有益脾润肺之功，可用于肺虚咳嗽痰血等。湿热质者可常食用。

甘蓝：味甘，性平。归胃、肾经。具有清利湿热、散结止痛、益肾补虚的作用。湿热体质者可经常吃甘蓝。

荠菜：味甘，性平。有凉血止血、清热利尿的功效。可用于肾结核尿血、产后子宫出血、月经过多、肺结核咯血、高血压病、感冒发热、肾炎水肿、泌尿系结石、乳糜尿、肠炎等。湿热体质之人可常吃。

茭白：味甘，性寒。归肝、脾、肺经。有解热毒、除烦渴、利二便的功效。主烦热、消渴、二便不通、黄疸、痢疾、热淋、目赤、疮疡等。湿热体质之人可常吃。

金针菜：味甘，性平。可养血平肝、利尿消肿。能治头晕、耳鸣、心悸、腰痛、吐血、衄血、大肠下血、水肿、淋病、咽痛、乳痈。湿热体质之人可常吃。

推荐食谱

薏米蒸鲤鱼

【原料】鲤鱼1条，薏苡（米）100克，陈皮、生姜片各10克，草果5克，盐、味精、鲜汤各适量。

【做法】草果去壳，洗净。陈皮用温水洗净，切丝，水泡10分钟。薏米用水浸泡2小时。将鲤鱼去鳞、鳃及内脏，洗净，草果、陈皮丝、薏米塞入鲤鱼腹内。将鲤鱼放入大碗内，加入姜片、盐、味精、鲜汤，上笼蒸90分钟左右，出笼，除去生姜、草果、陈皮丝、薏米即可。

【功效】湿热型肝癌伴水肿、泄泻、食积停滞等。

竹笋西瓜皮鲤鱼汤

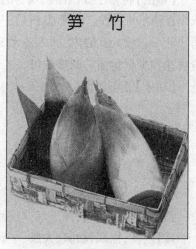

笋竹

【原料】鲤鱼1条（约750克），鲜竹笋、西瓜皮各500克，眉豆60克，生姜、红枣、精盐各适量。

【做法】竹笋削去硬壳，再削老皮，横切片，水浸1天；鲤鱼去鳃、内脏，不去鳞，洗净略煎黄；眉豆、西瓜皮、生姜、红枣（去核）洗净。把全部材料放入开水锅内，武火煮沸后，文火煲2小时，加精盐调味供用。

【功效】祛湿降浊，健脾利水。适用于身重困倦、小便短少、高血压。竹笋是一种低脂肪、低糖、多纤维素食物，具有促进肠道蠕动、帮助消化、防治便秘之功效，也有防癌的作用。

玉须泥鳅汤

【原料】中大泥鳅 300 克,鸡胸脯肉 150 克,猪小排骨 100 克,玉米须 15 克,葱 1 根,生姜数片,盐少许,麻油数滴。

【做法】将泥鳅剪开腹部,洗净,用沸水氽过后,捞起,沥干。猪小排骨斩块,装入沙锅,上置泥鳅。放入姜、葱,加入适量沸水;玉米须用纱布扎紧,也置入沙锅内。用文火煲至五六成熟时,放入鸡胸脯肉丝,继续煲至熟烂为度。食用时除去姜、葱、玉米须,加入盐、麻油调味即可。

【功效】泥鳅味甘性平,可补中益肾、祛湿消渴;玉米须味甘性平,可平肝清热、利尿祛湿。与猪小排骨、鸡胸脯合炖,对糖尿病、泌尿系统感染、疔疮热毒、高血压、黄疸、肝炎等有一定疗效。

马齿苋粥

【原料】鲜马齿苋 100 克,粳米 50 克,精盐、葱花、素油各适量。

【做法】将马齿苋去杂洗净,入沸水锅内焯一下,漂去黏液,切碎。油锅烧热,放入葱花煸香,放入马齿苋、精盐炒至入味,出锅待用。将粳米淘洗干净,放入锅内,加入适量水煮熟,放入马齿苋煮至成粥,出锅即成。

【功效】马齿苋具有清热解毒、治痢疗疮的功效,粳米具有养脾胃的功效。两者煮粥,具有健脾胃、清热解毒的功效。此粥适用于肠炎、痢疾、泌尿系统感染、疮痈肿毒等病症。

白玉猪小肚汤

【原料】白茅根、玉米须各 60 克,红枣 10 枚,猪小肚 500 克,盐、生粉各适量。

【做法】将猪小肚洗净切块,用盐、生粉拌匀,再冲洗干净。先放入开水锅煮 15 分钟,取出在清水中冲洗。红枣去核后,与白茅根、玉米须一起洗净,用清水稍浸泡片刻,再与猪小肚一起放入瓦罐内,加入清水 8 碗左右。大火煮沸后,改用小火煲 2 个小时,加入适量食盐和少量生油。调味即可

【功效】祛湿消肿。

对症食单

冬瓜

清热解毒,化痰利湿
味甘、淡,性寒,归肺、大肠、小肠经
冬瓜,又名白瓜、东瓜、枕瓜等。冬瓜原产印度和中国南部,秦汉以前就有记载。多

为春种秋收,夏末、秋初果实成熟时采摘。秋冬上市,南方多在5月份上市。虽然长在夏天,但因成熟时披有白色蜡粉,外形好像冬天的白霜,所以有冬瓜、白瓜之称。冬瓜喜温耐热,产量高,耐贮运,是夏秋的重要蔬菜品种之一,在调节蔬菜淡季中有重要作用,适宜市销、北运和出口。我国各地均有栽培。

对老年人的好处

冬瓜具有清热解毒、止渴除烦、消痰止咳的功效。冬瓜含有多种矿物质和微量元素,对人体的代谢具有调节的作用,能养胃生津、清降胃火,使人食量减少,可防止老年人发胖。

冬瓜有良好的清热解暑功效,多吃些冬瓜不仅可消暑解渴、利尿,还可使人免生疔疮,是慢性肾炎水肿、营养不良性水肿的消肿佳品。冬瓜有抗衰老美肤的作用,久食可保持皮肤润泽,形体健美。

老年人养生药膳

冬瓜籽芦根汤:冬瓜籽60克,芦根30克。水煎服。可以消肿,适合治疗肺痈。

冬瓜赤豆鲤鱼汤:冬瓜500克,鲤鱼1条(约重500克),赤小豆60克,麻油、味精各适量。冬瓜洗净,去皮切片,鲤鱼开膛洗净、切块,同赤小豆共入沙锅中,加水适量炖熟,调入麻油、味精即成。小便畅顺,消除疲倦,老年人患上肝硬化病、精神不振、胃口不开、下肢酸软,可用此汤佐膳作食疗。

豆浆

补虚润燥,清肺化痰
味甘,性平,归胃、肺经
豆浆又称豆奶,是一种营养价值极为丰富且价格十分低廉的大众化饮品,在欧美享有"植物奶"的美誉。

豆浆具有比优质的大豆更好的营养作用,它的蛋白质含量超过了牛奶,利用率可达80%以上。豆浆还含有丰富的磷脂以及多种维生素,特别是B族维生素,如维生素 B_1、维生素 B_2 等。另外,豆浆各种矿物质含量十分丰富,如铁、钙等,尤其是钙,含量虽不及豆腐,但比其他任何乳类都高,非常适合老年人饮用。

对老年人的好处

中医学认为,豆浆具有补虚润燥、清肺化痰的功效。女性老年人饮用豆浆,能调节内分泌系统,减轻并改善更年期症状,使皮肤白皙润泽,容光焕发。促进体态健美和防止衰老。

鲜豆浆中的矿物质和氨基酸的含量丰富,几乎不含或仅含极少量的胆固醇,能抑制体内脂肪发生过氧化现象,是防止高脂血症、高血压、动脉硬化等疾病的理想食品。饮用鲜豆浆可防治缺铁性贫血,豆浆对于贫血病患者的调养,比牛奶作用要强。豆浆能增强人的抗病能力,可有效防治气喘病。

豆浆中铜的含量丰富,经常饮用,有利于冠心病的防治,可预防老年痴呆症的发生。豆浆加饴糖沸煮,有利于保护肠胃。

老年人养生药膳

杏仁豆浆:黄豆 85 克,3～5 粒杏仁,水 1200 毫升,糖适量。将黄豆洗净,杏仁剥皮,同放入豆浆机中,加水。打开开关,半小时倒入碗中即可饮用。降血压,补虚,通淋,利大便,清热化痰。

第六节　血瘀体质——血行不畅,面色晦暗

辨清体质:血行迟缓不畅

今年只有 60 岁的李阿姨,两颊上就有了黄褐斑,皮肤粗糙,可同龄姐妹看上去都比她显得年轻。虽然退休后的事并不是很累,但眼睛里的红丝却很多,刷牙时牙龈也容易出血。这些她从没放在心上。可是,身上莫名其妙出现的皮肤淤青,让她不得不正视一下自己的身体健康了,于是赶紧去医院查了血常规、凝血功能,结果一切正常。李阿姨无奈之下,只好找到了中医,中医说她是典型的血瘀体质。

血瘀体质是人经脉的血液不能及时排出和消散,而停留于体内,或血液运行不畅,瘀积于经脉或脏腑组织器官之内,从而出现的一系列体质特点。

血瘀体质主要表现为面色晦滞,口唇色暗,眼眶黯黑,肌肤甲错,易出血,舌紫暗或有瘀点,脉细涩或结代。若病则上述特征加重,可有头、胸、肋、少腹或四肢等处刺痛,口唇发绀或有出血倾向,吐血,便黑等,或腹内有癥瘕积块,表现为妇女痛经、经闭、崩漏等。

血瘀体质的主要证候是血行迟缓不畅,多半是因为情绪意志长期抑郁,或久居寒冷地区,以及脏腑功能失调所造成,身体较瘦的人多见。

其临床表现为当血瘀滞于脏腑、经络某一局部时,则发为疼痛,痛有定处,得温而不减,甚至形成肿块。此类型的人,有些明明年纪未老就已出现老年人斑,有些常有身上某部位疼痛的困扰,比如:女性生理期容易痛经,男性身上多有淤青,身上的疼痛症在夜晚加重等。

血瘀体质经过调理是可以达到平和的。具体的调理方法我们在后面的章节中会详细叙述。

饮食调养:少量饮酒,适量吃醋

血瘀体质之人饮食上要注重以活血化瘀为主。适宜血瘀体质者食用的食物有莲藕、洋葱、蘑菇、香菇、猴头菇、木耳、海带、葛根、魔芋、金针菇、猪心、菠萝、橘仁、山楂、菱角、余甘子、刺梨等。常食桃仁、油菜、山慈姑、黑大豆也能起到活血祛瘀的作用。酒可少量常饮,醋可多吃,山楂粥、花生粥也不错,肉类煲汤亦可以多吃。

山楂:味酸、甘,性微温。具有开胃消食、化滞消积、活血散瘀、化痰行气的功效。用于肉食滞积、癥瘕积聚、腹胀痞满、瘀阻腹痛、痰饮、泄泻、畅风下血等症。血瘀体质者可常食。

花生:性甘,味平,入脾、肺经。具有健脾和胃、利肾去水、理气通乳、治诸血证的功效。血瘀体质者可经常食用。

莲藕:生藕味甘,性寒,入心、脾、胃经。具有清热、生津、凉血、散瘀、补脾、开胃、止泻的功效,对热病烦渴、吐血、衄血、热淋等症也很有效。熟藕性温,味甘;具有益胃健脾、养血补益、生肌、止泻的功效,对肺热咳嗽、烦躁口渴、脾虚泄泻、食欲不振及各种血证也很有效。

蘑菇:味甘,性平。有消食、清神、平肝阳的作用。血瘀体质者可常食。

木耳:味甘,性平,归胃、大肠经。具有益气、润肺、补脑、轻身、凉血、止血、涩肠、活血、强志、养容等功效;主治气虚或血热所致腹泻、崩漏、尿血、齿龈疼痛、脱肛、便血等病症。血瘀体质之人常食木耳有益。

葛根:性凉,味甘、辛。具有解表退热、生津、透疹、升阳止泻的作用。可用于外感发热头痛、高血压颈项强痛、口渴、消渴、麻疹不透、热痢、泄泻等症。血瘀体质者可常食。

桃仁:味苦、甘,性平,归心、肝、大肠经。有活血祛瘀、润肠通便、止咳平喘的功效。

推荐食谱

桃仁粥

【原料】桃仁、生地各 10 克,粳米 100 克,桂心粉 2 克,红糖 50 克。

【做法】桃仁浸泡后去皮弃尖,与生地同洗净后加入适量冷水,武火煮沸,改文火慢熬。30 分钟后,除去药渣,将粳米洗净加入药汁中煮粥。粥熟后加入桂心粉、红糖。粥的稀稠可根据个人嗜好掌握。每次食 1 小碗,每天 3~4 次。该粥汤色红亮,米烂出油,香甜可口,口感滑利。

【功效】中医认为:"痛则不通,通则不痛。"桃仁可活血化瘀、润肠通便、养血活血;桂心、红糖能温通血脉而止痛;粳米味甘性平,能益脾和胃,含有蛋白质、脂肪、糖类、钙、铁

和维生素 B_1 等；红糖不仅能供给热量，又富含铁质。蛋白质和铁质是造血的主要原料。此粥具有化瘀通经、活血止痛、滋养脾胃之功效。

黑豆川芎粥

【原料】川芎 10 克，黑豆 25 克，粳米 50 克。

【做法】川芎用纱布包裹，与黑豆、粳米一起加水煮熟，加适量红糖，分次温服。

【功效】活血祛瘀，行气止痛。

山楂红糖汤

【原料】山楂 10 枚，红糖适量。

【做法】山楂冲洗干净，去核打碎，放入锅中，加清水煮约 20 分钟，调以红糖服用。

【功效】活血散瘀。

鲜藕炒木耳

【原料】鲜藕片 250 克，黑木耳 10 克。

【做法】鲜藕洗净连节切片，稍微炒一下；用温水将黑木耳泡软，放入少许调料，略微翻炒即可。

【功效】此菜具有补脾开胃、益气补虚、止血、散瘀和血的功效，对气血亏虚、干咳少痰、痰中带血、产后调养等均有益处。

养颜甲鱼盅

【原料】甲鱼 1 只，料酒、姜片、火腿片、当归、玫瑰花、盐、味精各适量。

【做法】将甲鱼宰杀，洗净斩块；加料酒、姜片、火腿片等煨 20 分钟左右，移入炖盅内，加当归、玫瑰花蒸至酥烂，加盐、味精等调味即可。

【功效】美容养颜，活血化瘀。

山楂红糖包

【原料】山楂 10 克，红糖适量。

【做法】将山楂与红糖研磨成馅，做成面粉包子，蒸熟即可。

【功效】有利于化饮食，消肉积、痰饮、痞满、吞酸，行结气，化瘀血。

【禁忌】山楂红糖包虽然对于血瘀体质的人来说是种不错的选择，但胃酸过多者不宜食用。

对症食单

怀牛膝

清血消毒,活血化瘀

味苦、酸,性平,归肝、肾经

怀牛膝,别名鸡胶骨,多年生草本,根细长,茎直立,四棱形,具条纹,疏被柔毛,节略膨大,节上对生分枝。外皮土黄色。叶对生,叶柄长 5~20 毫米;叶片椭圆形或椭圆状披针形,先端长尖,基部楔形或广楔形,全缘,两面被柔毛。花被绿色,直立,披针形,有光泽,边缘膜质;子房长圆形,花柱线状,柱头头状。胞果长圆形。光滑。种子 1 枚,黄褐色。花期 7~9 月。果期 9~10 月。冬季挖根晒干备用,分布于山东、山西、河南、江苏、江西、湖南等地。

对老年人的好处

散瘀血,消痈肿。《纲目拾遗》记载称其可活血化瘀,宽筋,理跌打损伤,治破伤风,七十二般恶疾。《岭南采药录》则说其为收敛药及和小便药,可清血消毒。

老年人养生药膳

虎潜丸:牛膝、陈皮、炒白芍各60克,熟地90克,锁阳、当归各45克,知母、黄柏各90克,龟板120克,干姜、虎胫骨各30克。洗净煮汤,淡盐汤送服。滋补肝肾。主要治疗老年人精血不足,足膝痿弱,不耐步履。

附方:

方1:牛膝30克,当归、黄芩各20克。水煎服。主治老年人小便不通,阴茎疼痛;妇女血结,腹坚痛。

方2:鲜土牛膝适量。取上药,水煎服或代茶饮服。主治老年人流行性腮腺炎。

三七

活血化瘀,消肿理气

味甘、微苦,性温,归肝、胃经

三七,别名山漆、田七。为多年生草本。茎高30~60厘米。主根粗壮肉质,倒圆锥形或短圆柱形,外皮黄绿色或黄棕色,有数条支根,茎直立,圆柱形,无毛。叶轮生,3~6枚掌状复叶轮生于茎顶,小叶3~7片;小叶片椭圆形或长圆状倒卵形,先端尖,基部狭,边缘有锯齿,两齿间有刺状毛,两面沿叶脉疏生刺状毛。6~8月开花,花黄白色,花瓣5片。8~10月结果,果实肾形,长约9毫米,成熟时红色。种子球形,种皮白色。夏末秋初开花前,或秋季种子成熟后采其根,晒干备用。

对老年人的好处

三七是中药材中的一颗明珠,清代药学著作《本草纲目拾遗》中记载:"人参补气第一,三七补血第一,味同而功亦等,故称人参三七,为中药中之最珍贵者。"

老年人养生药膳

附方:

方1:三七适量。研为细粉。每次6克,每天2次,温开水冲服。主治老年人冠心病、心绞痛。

方2:三七6克,鸡肉适量。炖服。主治老年人贫血。

方3:三七适量。研为细末,温开水冲服,每日3次,每次1.5克。主治老年人上消化道出血。

方4:三七10克。水煎当茶饮。主治老年人痈肿疮毒。

方5:生三七适量。研为细粉。每次用0.6~0.9克,每天2~3次。主治老年人咯血。

方6:三七15克,枫荷桔25克,两面针根6克。水煎服。主治老年人风湿性关节炎。

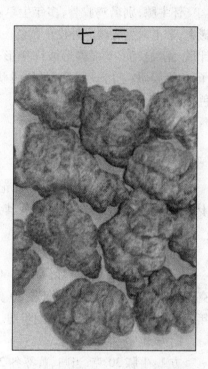

山楂

防癌抗癌,活血行气

味酸、甘,性微温,归脾、胃、肝经

山楂,又名山里红、红果、胭脂果,果实较小,类球形,表面棕色至棕红色,并有细密皱纹,顶端凹陷,质硬,果肉薄。味微酸涩,能够开胃,中老年人常吃山楂制品能增强食欲,改善睡眠,保持骨和血中钙的恒定。山楂有很高的营养和医疗价值,可预防动脉粥样硬化,使人延年益寿,故被人们视为"长寿食品"。

对老年人的好处

中医学认为,山楂具有活血散瘀、消食化积、降压降脂等功效,减轻因消化不良引起的腹胀、饱闷、泛酸等症。

山楂对加强和调节心肌,增大心室心房运动振幅和心血管血液流量,防止电解质不均衡而引起的心律紊乱,降低血清胆固醇和血压等均有良好的作用,能防治心血管疾病。山楂酸还有强心作用,对老年性心脏病也有益处。山楂有很好的活血化瘀功效,能够解除局部瘀血状态,对跌打损伤有辅助疗效。山楂还可增强机体的免疫力,预防衰老。

老年人养生药膳

山楂红糖汤:山楂 10 枚,红糖适量。将山楂冲洗干净,去核打碎,放入锅中,加清水煮约 20 分钟,调以红糖进食。活血化瘀。

山楂银耳羹:仙人掌 100 克,银耳、山楂各 50 克(干果 30 克即可)。将银耳、山楂浸泡一夜,洗净切碎;加水熬炖银耳,快酥烂时放入仙人掌、山楂和冰糖,熬成羹,早晚各食小半碗。健脾和胃,行气活血,降压,尤适宜高血压、冠心病、血脂异常疾病的辅助治疗。

第七节　气郁体质——郁闷失眠,抑郁易惊

人体之气是人的生命运动的根本和动力。生命活动的维持,必须依靠气。人体的气,除与先天禀赋、后天环境以及饮食营养相关以外,且与肾、脾、胃、肺的生理功能密切相关。所以机体的各种生理活动,实质上都是气在人体内运动的具体体现。当气不能外达而结聚于内时,便形成"气郁"。

中医学认为,气郁多由忧郁烦闷、心情不舒畅所致。长期气郁会导致血循环不畅,严重影响健康。因为气郁在先、郁滞为本,所以,疏通气机为气郁体质者的养生原则。

辨清体质:无缘无故唉声叹气

王大妈的家庭不是很和睦,儿子和儿媳经常为一些小事吵架,甚至有时还拳脚相加。他和老伴只能躲到小屋里,叹气,偷偷抹眼泪。如今,小两口去了国外,以为远离了吵闹声,自己会心里平静些。然而,让她始料不及的是,她居然渐渐开始失眠。起初只是入睡困难,后来渐渐出现梦多,睡眠质量差,每天只能睡三四个钟头。严重影响了日常生活。

气郁体质的人多体形偏瘦,常感到闷闷不乐、情绪低沉,容易紧张、焦虑不安,多愁善感,容易感到害怕或受到惊吓,常感到乳房及两胁部胀痛,经常无缘无故地叹气,咽喉部常有堵塞感或异物感,容易失眠、健忘。

气郁体质者经常叹气,就是"善太息",有太多的愁绪需要通过一声"叹气"叹出来。《红楼梦》中的林黛玉就是典型的气郁体质,整天唉声叹气的。为什么会叹气?因为气机不畅,人觉得闷,不舒服,无意识地就要通过叹气来舒展气机。一个人若坐在那儿莫名其妙、不由自主地叹气,那他肯定有不开心的事或者潜意识里有让人不舒展的事情,一般吃点逍遥丸来疏肝理气就可以了。

现在社会竞争增加,压力增大,节奏加快,导致人精神紧张,心理压力大,使气郁体质的人越来越多了。气郁如果得不到调理,就会出现血瘀;气郁水就停,因此,瘀血、痰湿也

由此而产生了。也因此,一些疾病会应运而生。因此,气郁体质人的调理,保持一颗快乐的心是关键。

饮食调养:本着健脾安神,除烦解郁选食物

气郁体质者在饮食调理方面要本着理气解郁、调理脾胃的原则选食物,平时加强饮食调补,健脾养心安神;可少量饮酒,以活动血脉,提高情绪;多食一些能行气的食物,以蔬菜和营养丰富的鱼、瘦肉、乳类、豆制品为宜,如佛手、橙子、柑皮、荞麦、韭菜、茴香、大蒜、火腿、高粱皮、刀豆等;常吃柑、橘以理气解郁;痰郁者平时常吃萝卜,顺气化痰;忌食辛辣、咖啡、浓茶等刺激品,少食肥甘厚味的食物及收敛酸涩之物,如乌梅、南瓜、泡菜、石榴、青梅、杨梅、草莓、杨桃、酸枣、李子、柠檬等,以免阻滞气机,气滞则血凝。亦不可多食冰冷食品,如雪糕、冰激凌、冰冻饮料等。

荞麦:味甘,性平、寒。能健脾除湿,消积降气。

韭菜:味甘、辛,性温,无毒。有温中、下气、补虚、调和脏腑、令人能食、益阳等作用。

橘:味甘、酸,性平,归肺、胃经。有润肺生津、理气和胃的功效。

萝卜:味辛、甘,性平,入脾、胃经。具有消积滞、化痰清热、下气宽中、解毒等功效。

推荐食谱

百合莲子汤

【原料】干百合100克,干莲子、冰糖各75克。

【做法】将百合浸泡一夜后,冲洗干净。莲子浸泡4小时,冲洗干净。将百合、莲子置入清水锅内,武火煮沸后,加入冰糖,改用文火继续煮40分钟即可。

【功效】安神养心,健脾和胃。

甘麦大枣粥

【原料】小麦50克,大枣10枚,甘草15克。

【做法】先煎甘草,去渣,后入小麦及大枣,煮粥。空腹服用。

【功效】益气安神。适用于妇女脏器燥热,精神恍惚,时常悲伤欲哭,不能自持者,或失眠盗汗、舌红、脉细而数者。

橘皮粥

【原料】橘皮50克,粳米100克。

【做法】将橘皮研细末备用。粳米淘洗干净,放入锅内,加清水,煮至粥将成时,加入

橘皮,再煮 10 分钟即成。

【功效】理气运脾,用于脘腹胀满、不思饮食。

菊花鸡肝汤

【原料】银耳 15 克,菊花 10 克,茉莉花 24 朵,鸡肝 100 克,料酒、姜汁、食盐各适量。

【做法】将银耳洗净撕成小片,清水浸泡待用;将菊花和茉莉花用温水洗净;将鸡肝洗净,切薄片备用;将水烧沸,先入料酒、姜汁、食盐,随即下入银耳及鸡肝,烧沸,撇去浮沫,待鸡肝熟,调味。再入菊花、茉莉花稍沸即可。佐餐食用。

【功效】疏肝清热,健脾宁心。

山药冬瓜汤

【原料】山药 50 克,冬瓜 150 克。

【做法】将山药和冬瓜洗净切块,至锅中慢火煲 30 分钟,调味后即可饮用。

【功效】健脾,益气,利湿。

对症食单

黄花菜

明目安神,疏肝解郁

性平,味甘,归肝、脾、肾经

黄花菜又叫金针菜、萱菜、忘忧草,古称"忘归草"。它是一种多年生草本植物的花蕾。黄花菜是深受人们喜爱吃的一种蔬菜。因其花瓣金黄,肉质肥美,香味浓郁,食之清香、鲜嫩,口感爽滑如同木耳、草菇,营养价值极高,自古被视作"席上珍品"。但鲜黄花菜中含有一种"秋水仙碱"的物质,它本身虽无毒,但经过肠胃道的吸收,在体内氧化为"二秋水仙碱",则具有较大的毒性。所以在食用鲜品时,不要一次吃太多。

对老年人的好处

中医学认为黄花菜具有止血消炎、清热利湿、明目安神等功效。黄花菜中含有的烟酸等物质具有显著降低血清胆固醇的作用,能预防中老年疾病和延缓机体衰老。黄花菜含有丰富的磷、维生素 E 等延缓衰老的成分,具有较好的健脑抗衰功效,经常食用对身体有益。

老年人养生药膳

清炒黄花菜:黄花菜 200 克,蒜末、姜各适量,精盐、味精各少量。将黄花菜洗净沥干,锅内放花生油烧热,放入黄花菜煸炒,放入精盐炒匀,最后用蒜末、姜、味精调味即可。清热利湿,明目安神。

黄花菜汤:黄花菜 30 克,白糖适量。黄花菜洗净,入锅中加水煎煮,去渣取汁。白糖调味。清热凉血,通利小便,主治老年人鼻出血及小便不利等。

橘皮

理气调中,燥湿化痰

味辛,性温,入脾、肺经

橘皮,别名广陈皮,多剖成 3～4 瓣片,基部相连,或为不规则的碎片,厚约 1 毫米。外表面成黄色或红棕色,有细皱纹及圆形小凹点,内表面黄白色,粗糙,呈海绵状,极易观察到圆大而紧密的凹点,基部残留有经络。质柔软,不易折,主产于广东、福建、四川等地。

对老年人的好处

中医学认为,橘皮具有理气调中、燥湿化痰的功效。橘皮可以治疗脾胃气滞、脘腹胀满、呕吐胸闷、纳呆等症,老年人可作为日常保健之用。

老年人养生药膳

橘皮竹茹汤:橘皮、竹茹各 12 克,人参 3 克,甘草 6 克,生姜 9 克,大枣 3 枚。水煎服。降逆止呕,益气清热。

橘皮木香汤:橘皮、木香、槟榔各 3 克,茯苓、泽泻、白术、猪苓各 4 克,官桂 1.5 克,滑石 12 克,甘草 2 克。上药加生姜,水煎服。清热利湿,理气行水。用于心腹胀满、大便泄泻及水肿等。

附方:

方 1:橘皮、木瓜各 30 克,槟榔、桔梗、生姜各 15 克,苏叶 9 克,吴萸 6 克。上药共研粗末,水煎服。主治老年人脚气。

方 2:橘皮 15 克,干荷叶 10 克,砂仁 2 克。制成散剂,泡用。主治老年人溃疡性结肠炎。

方 3:橘皮、生姜各 3 克,瘦肉 100 克。放入锅中煮汤,加食盐。主治老年人胃痛患者。

野菊花

清神提脑,平肝明目

味苦、辛,性微寒,归肺、肝经

野菊花,别名山黄菊、野菊。为多年生草本,高 60～100 厘米。茎基部呈匍匐状,上部直立,多分枝,被细柔毛。叶互生,叶片卵状椭圆形,长 3～9 厘米,宽 1.5～5 厘米,羽状分裂,边缘有粗锯齿,背面绿白色,两面有毛。秋季开花;头状花序顶生或腋生;花金黄色。花、叶揉碎有浓烈香气。菊花花冠比野花大,白色或黄色。均于花初放时采收,阴干用。全国大部分地区均有分布。

对老年人的好处

菊花具有清热解毒、消肿止痛、疏散风热、平肝明目的功效。野菊花还可广泛用于治疗疔疮痈肿、咽喉肿痛、风火赤眼、头痛眩晕等病症。同时又有很好的降压作用,可用于高血压病的辅助治疗。

老年人养生药膳

桑菊饮:菊花、薄荷、甘草各3克,桑叶、桔梗、芦根、杏仁各6克,连翘5克。水煎服。宣肺止咳,疏散风热,用于老年人支气管炎、上呼吸道感染者。

附方:

方1:野菊花15克,大青叶20克。水煎去渣,加少许白糖调匀,代茶饮。主治老年人流行性腮腺炎。

方2:菊花、山楂、葛根各30克,甘草10克。水煎去渣,分3次服。主治老年人酒精中毒。

方3:菊花、金银花各10克,玄参15克,甘草3克。开水泡当茶饮。主治老年人睡眠不足,虚火上炎。

方4:野菊花、土茯苓各30克,大青叶20克。冷水浸泡20分钟,煎2次,去渣。合并2次药液,分2次服。主治老年人丹毒。

第八节　体质养生药膳

气虚型体质对症药膳

气虚体质的特点是:容易体倦乏力,少气懒言,易出虚汗,劳累时症状加重、动辄头晕目眩,面色淡白。现代医学将这种情况归于亚健康的范畴内。这些人的身体的免疫能力和抵抗疾病的能力明显低于身体健康的人。若观之,可见其舌淡苔白、脉虚弱等。

对于气虚体威者,可以通过饮食的方法进行调解。一般来说,宜选择补中益气的食品。这些食物有很好的健脾益气的作用。当然,配合药膳效果就会更好。

首选药材:人参

【属性】味甘、微苦、性微温

【功效】大补元气、(复脉固脱)、补脾益肺、生津养血、安神益智

【存放】干燥、阴凉处

【挑选】质地紧密坚实者

【对症药材】人参、黄芪、太子参

【对症食材】猪肉、鸡肉、粳米、鹌鹑蛋

饮食宜忌

①忌食或少食:荞麦、柚子、柑、金橘、橙子、荸荠、生萝卜、芥菜、砂仁、菊花、茶叶及烟酒、山楂、佛手柑、槟榔、大蒜、苤蓝、萝卜缨、芫荽(香菜)、紫苏叶、薄荷、荷叶等。

②宜食:小米、粳米、糯米、莜麦、扁豆、菜花、胡萝卜、香菇、豆腐、马铃薯、红薯、牛肉、兔肉、猪肚、鸡肉、鸡蛋、鲢鱼、鲨鱼、黄鱼、比目鱼等。

推荐药膳

人参鹌鹑蛋

【功效】健脾、益胃、强身健脑、消除疲劳。

【功效详解】这道菜可健脾益胃、强身健脑,适用于体质虚弱、脾胃不足、食欲不振、消化不良、四肢倦怠等病症。鹌鹑肉、蛋营养丰富,味道鲜美。一向被列为野味之上品。就其营养价值来说,肉、蛋都胜过鸡,尤其适宜婴儿、孕妇、产妇和年老体弱的人食用. 被民间誉为"动物人参"。

【药材】人参7克、黄精10克。

【食材】鹌鹑蛋12个,精盐、白糖、麻油、味精、太白粉、高汤、酱油等各适量。

【做法】①将人参煨软、切段后蒸2次,收取滤液,再将黄精煎2遍,取其浓缩液与人参液调匀。②鹌鹑蛋煮熟去壳,一半与黄精、盐、味精腌渍15分钟;另一半用麻油炸成金黄色备用。另用小碗把高汤、白糖、酱油、味精等调成汁。③将鹌鹑蛋和调好的汁一起下锅翻炒,最后连同汤汁一同起锅,再加入腌渍好的另一半鹌鹑蛋即可。

灵芝黄芪炖肉

【功效】补中益气、补肺益肾、养心安神。

【功效详解】这道菜具有补中益气、补肺益肾、养心安神的功效。其中灵芝具有保护肝细胞、降血糖、调节植物神经、降低胆固醇、升高白血球、提高机体抗病能力等多种作用,适用于神经衰弱、失眠、食欲不振、慢性肝炎、高血压、高胆固醇、冠心病等患者。

【药材】灵芝少许、黄芪15克。

【食材】瘦肉500克,料酒、葱、姜、盐、胡椒粉各适量。

【做法】①黄芪洗净润透切片,葱、姜拍碎,瘦肉洗净后,放入沸水锅中汆烫去血水捞出,再用清水洗净切成小方块。②黄芪、瘦肉、葱、姜、料酒、盐同入碗内,注入适量清水,隔水炖煮。煮沸后,捞去浮沫,改用小火炖,炖至瘦肉熟烂。用盐、胡椒粉调味即成。

黄精蒸土鸡

【功效】补气养阴、润心肺、强筋骨、健胃脾。

【功效详解】黄精又名鹿竹、野生姜、黄芝等,味甘、性平,具有补气养阴、润心肺、强筋骨等功效,可治肺痨咳血、脾胃虚弱,病后体虚食少、筋骨软弱、风湿疼痛、风癫癣疾等。本菜适用于脾胃虚弱、体倦无力者,效果显著,但中寒腹泻、痰湿痞满、气滞者忌服。

【药材】黄精、党参、山药各30克。

【食材】土鸡1只(重约1000克),姜、川椒、葱、食盐、味精各适量。

【做法】①将土鸡洗净剁成1寸见方的小块。放入沸水中烫3分钟后,装入汽锅内,加入葱、姜、食盐、川椒、味精。②再加入黄精、党参、山药盖好汽锅,放入蒸锅蒸3小时即成。

黄芪牛肉疏菜汤

【功效】益气、益阳、调理气血、增强体力、强筋健骨。

【功效详解】黄芪可以补中益气,升阳举陷,能够治疗气虚衰弱、身体乏力等症状,还可以增强体力。牛肉是滋补汤品的常用材料,是强筋健骨的最佳食品,能够提供人体必需的蛋白质和氨基酸。增强机体免疫力,延缓衰老,使人们获得更高品质的性生活。

【药材】黄芪25克。

【食材】牛肉500克,西红柿2个。绿花椰菜、马铃薯各1个,盐2小匙。

【做法】①牛肉切大块,放入沸水氽烫,捞起,冲净;马铃薯、西红柿洗净、切块;绿花椰菜切小朵,洗净。②备好的牛肉和西红柿、花椰菜、马铃薯一起放入锅中,加水至盖过所有材料。以大火煮开后,转用小火续煮30分钟,然后再加入各种调味科即可。

鸡胸骨高汤

【功效】补虚、益肾、安胎、止血、安神、解毒、助阳气。

【功效详解】鸡胸骨熬成的高汤味道较清淡,适合在粥中加海鲜时使用。本汤品的主要功效是补虚、益肾、提高人体免疫功能。但胃酸过多以及患有高血压、高血脂等症的人不适合喝此汤。

【食材】鸡胸骨3副,水1500毫升。

【做法】①鸡胸骨洗净后,用滚水氽烫,去除血水,再洗净备用。②砂锅洗净,将鸡胸骨和水一起用大火煮滚,再转小火熬煮至鸡骨轻轻一嚼即碎的程度。③取出鸡胸骨,过滤出汤汁,待凉后放入冰箱,冰冻约1～2小时后取出,将上面的油脂刮除后即成。

苁蓉羊肉粥

【功效】补肾、助阳、养胃健脾、益精血、润肠通便。

【功效详解】这道粥品具有补肾助阳、健脾养胃、益精血、润肠通便的功效,适用于肾阳虚衰所导致的阳痿、遗精、早泄、女子不孕、腰膝冷痛、尿频、夜间多尿等各种病症。经常虚寒发冷者可常食,男女效果均佳,但腹泻患者则不适宜。

【药材】肉苁蓉2～3钱。

【食材】羊肉60克、白米100克、葱白2根、姜3片、盐适量。

【做法】①将肉苁蓉洗净,放入锅中,加入适量的水,煎煮成汤汁,去渣备用。②羊肉洗净条烫一下,去除血水,再洗净切丝,备用;白米淘洗干净,备用。③在苁蓉汁中加入备好的羊肉、白米同煮,煮沸后再加入姜、盐调味。

血虚型体质对症药膳

血虚体质是以血液生成不足或血的濡养功能减退导致脏腑生理功能失调为主要特征的体质状态。表规为形体偏瘦,肌肉松软,面色苍白无华,口唇淡白,头晕眼花,舌质淡白,脉细无力,妇女月经量少或愆期,甚至闭经。

此类体质调养方向为:健脾养肝,益气生血方面。食物选择的原则为:选用具有补血养血作用的食物为主。主食应选择富含高铁、粘多糖丰富的食物。

首选药材:当归

【属性】味甘、辛、性温。

【功效】调节免疫机能、补血化血。

【存放】干燥、阴凉处。

【挑选】质柔韧,断面黄白色或黄

【对症药材】黑枣、红枣

【对症食材】冰糖、乌鸡

饮食宜忌

①血虚者忌食辛辣刺激性食物,如大蒜、辣椒、芥末等,少吃海藻、荷叶、菊花、槟榔、薄荷等。

②宜食:紫米、黑血糯、黑米、高粱、糯米、小米、玉米等。

③肉类应选用富含蛋白、生物碱的食物,如猪肉、羊肉、牛肉、乌骨鸡、甲鱼等。

④蔬菜类应选用含粘多糖、叶酸、生物碱的食物,如黄花菜、黑木耳、菠菜、豌豆、甜豆、西红柿、芦笋、香菇、金针菇等。

推荐药膳

鹿茸炖乌鸡

【功效】补养精血、强筋、健骨、益肾。

【药材】鹿茸 10 克。

【食材】乌骨鸡 250 克、精盐适量。

【做法】①将乌骨鸡洗净切块备用。将备好的乌鸡块与鹿茸一齐置炖盅内。②再加适量开水。用小火隔水炖熟,用调味料调味后即成。

黑枣参芪梅子茶

【功效】补气养血,活血祛瘀、安神、宁心、止痛、促进血液循环。

【药材】黑枣 5 颗、丹参 75 克、黄芪 75 克。

【食材】紫苏梅 5 颗、热开水 600 毫升、冰糖 2 大匙。

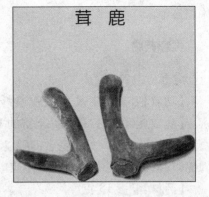

茸鹿

【做法】①将黑枣、丹参、黄芪与紫苏梅放入杯中,冲入热开水,盖上杯盖约10分钟。②加入冰糖搅拌至溶化即可。

红枣枸杞鸡汤

【功效】明目、保肝、健脾益胃、补气养血、安神、益肾。

【药材】枸杞30克、党参3根、红枣30克。

【食材】鸡300克、生姜1块、葱2根、香油10毫升、盐8克、酱油5毫升、胡椒粉5克、料酒5毫升、鸡精5克。

【做法】①将鸡洗净后剁成块状,红枣、枸杞、党参洗净,姜切片、葱切段备用。②将剁好的鸡块及所有材料入水炖煮,加盐、酱油、胡椒粉、料酒煮10分钟。转小火炖稍许,撒入调味料,淋上香油即可。

阴虚型体质对症药膳

阴虚体质是由于体内津液、精血等阴液亏少,以阴虚内热等表现为主要特征的体质状态。"阴虚生内热",表现为五心烦热、口干、咽燥,神烦气粗,尿黄便干等;体质虚衰、心悸气短、头晕眼花、精神状态差;女性月经不调、面色无华、黑色素沉着,黄褐斑、蝴蝶斑滋生;更年期困扰;过早进入更年期。

调养方向为:滋阴降火,调补肝肾。调养阴虚火旺体质应以滋阴为主,体内阴液充足阳气有根,才不会变生虚火。调补肝肾也是调养阴虚体质的关键。

阴虚体质者应当多吃一些滋补肾阴的食物,以达到滋阴潜阳的目的。

首选药材:冬虫夏草

【属性】味甘,性干。

【功效】补肾益肺,止血化痰。

【存放】干燥、阴凉处。

【挑选】虫体完整的、丰满肥大的,外色黄内色白的。

【对症药材】银耳、北沙参、百合、天冬、麦冬

【对症食材】紫米、苜蓿、鸡蛋、牛奶、甲鱼

饮食宜忌

①忌食物品:胡椒、肉桂。

②忌食或少食:狗肉、羊肉、瓜子、爆米花、荔枝、龙眼肉、佛手柑、杨梅、大蒜、韭菜、芥菜、辣椒、生姜、花椒、白豆蔻、大茴香、小茴香、丁香、薄荷、白酒、香烟、红参、肉苁蓉、锁阳等。

②宜食:藕片、阿胶枣、山药、葡萄、木耳、甲鱼、燕窝、百合、鸭肉、黑鱼、海蜇、金针菇、

本草养生

枸杞头等。

推荐药膳

党参煮马铃薯

【功效】补充维生素、补充膳食纤维、预防消化道癌症、控制胆固醇。

【功效详解】马铃薯含有丰富的 B 群维生素和优质纤维素,在人体延缓衰老过程中有重要作用。另外,马铃薯富含的膳食纤维、蔗糖,有助于防治消化道癌症和控制血液中胆固醇的含量。这道菜特别适合体质虚弱、气血不足、阴虚盗汗等患者。

【药材】党参 15 克。

【食材】马铃薯 300 克,料酒、葱各 10 克,姜 5 克,盐 3 克,味精 2 克,芝麻油 15 克。

【做法】①将党参洗净,切薄段;马铃薯去皮,切薄片;姜切片,葱切段。②将党参、马铃薯、姜、葱、料酒一同放入炖锅内加水,置大火上煮沸,再改用小火烧煮 35 分钟,加入盐、味精、芝麻油调味即成。

陈皮丝里脊肉

【功效】补肾、益精、养血、润燥、健脾胃。

【功效详解】本品具有补肾益精、滋肝养血、育阴生津及润燥等功效,适合一般大众食用。葱含有丰富的维生素 A、B、C 及钙,可以提供抗氧化剂。陈皮具有开脾、通经络、健胃消食、活血行气之效,可作为茶饮长期使用。猪里脊肉具有补肾、润燥的功效。

【药材】陈皮 5 克。

【食材】猪里脊肉 60 克,葱 5 克,辣椒 2 克,太白粉、米酒、油各 5 克,冰糖 10 克。

【做法】①将所需的材料均洗净,按需要剁成块。太白粉加水调匀;陈皮用温水泡 10 分钟,切丝。②猪肉丝加入米酒,用太白粉拌匀,放入油搅匀;起油锅,转中火,放入猪肉丝拌炒略熟,加入冰糖、陈皮丝炒匀,勾薄芡。③起锅前撒入葱丝、辣椒丝即成。

银耳优酪羹

【功效】补血、活血、滋阴、润肺。

【功效详解】银耳性平无毒,既有养胃生津的功效,又有益气清肠的作用,还可以滋阴润肺。酸奶可增强人体免疫功能;降低血清胆固醇的水平。二者结合可增强体质,有益身体健康。

【药材】白木耳 10 克、蒟蒻 50 克。

【食材】原味酸奶 120 克、清水 600 毫升、蜂蜜 20 克、细白糖适量。

【做法】①白木耳泡入水中发胀软化,剪去硬根部,叶片的部分剥成小片状;切小片。②全部药材与清水 600 毫升置入锅中,以小火煮沸。约 2 分钟关火,滤取药汁备用。③药汁倒入锅中,加入白木耳煮沸,放入细白糖搅拌溶化后关火,透过滤网沥出白木耳;将蜂蜜、白木耳拌匀,搭配原味酸奶即可食用。

紫米甜饭团

【功效】润肺、强精、补肾、滋阴、健脾。

【功效详解】紫米的功效是补血活血,紫米的功效还有健脾、理中及治疗神经衰弱等多种作用。紫米含有铁、锌、钙、磷等人体所需物质。配合多样的蔬菜和坚果类食品一起食用,是一道营养又健康的美味药膳。

【药材】枸杞5克。

【食材】紫糯米60克,燕麦片3克,红豆、萝卜干各5克,罐头玉米粒,素肉松各10克,南瓜子8克,苜蓿芽20克。

【做法】①紫糯米、红豆洗净,泡水至软;待紫糯米、红豆泡软,燕麦片分别盛入小碗至电饭锅蒸熟;苜蓿芽洗净,放入沸水中略烫后放凉。②将煮熟的紫糯米平铺于耐热塑料袋上,再将红豆、玉米粒等与素肉松铺于紫糯米上;再用塑胶袋将所有食材包成饭团即可。

百合豆沙羊羹

【功效】滋阴、润肺、清心、安神、止咳。

【功效详解】百合具有养阴润肺止咳,清心安神,补中益气,利尿,清热解毒,凉血止血,健脾和胃之功效,绿豆味甘,性凉,无毒。所含蛋白质、磷脂均有兴奋神经、增进食欲的功能和降血脂的功效,此药膳具有滋补功效。

【药材】百合15克。

【食材】扁豆15克、洋菜粉20克、绿豆沙200克、麦芽糖50克、细粒冰糖30克、蜂蜜50克。

【做法】①洋菜粉、细粒冰糖一起拌匀,加入冷开水100毫升,拌匀备用。②百合、扁豆洗净,加水煮软,放入果汁机中打成泥状,再倒入锅中加入做法1的材料拌匀,上锅熬煮,加入绿豆等所剩下的材料。③最后倒入模型中,待凉冷冻即可。

黄精炖猪肉

【功效】养脾益肾、益心肺、益气滋阴、润心肺。

【功效详解】黄精炖猪肉,具有养脾阴、益心肺、补中益气、益肾的功效,适用于阴虚体质、平时因调养或心脾阴血不足导致的食少失眠等病症;常用其作为保健食品来治疗肺结核、肺痨咳血、病后体虚等病症。所以,无论是健康还是病后,皆可适当食用本菜。作为养生之用。

【药材】黄精50克。

【食材】瘦猪肉200克,葱、姜、料酒、食盐、味精各适量。

【做法】①将黄精、瘦猪肉洗净,分别切成长3厘米、宽5厘米的小块。②放入锅内,加水适量,放入葱、姜、食盐、料酒。③隔水炖蒸,待瘦肉熟后加入少许味精即可。

气滞型体质对症药膳

气滞型体质表现为面色晦暗,口唇、眼眶发黑,舌紫暗或有青紫斑点,皮肤干燥,指甲干瘪、紫暗。这些人应注意生活规律,按时作息,精神乐观,思想开阔,平时应当多做运动,如跳绳、踢毽子、蹦蹦跳跳、扭腰转身、全身按摩等运动,有利于将身体各部位都活动起来,帮助气血运行,解除气滞血瘀,从而增强体质,调剂精神。

气滞型体质在饮食上,宜选用有行气、活血功能的饮食。应当忌食或少吃阿胶、牛奶等含奶油食物、肥腻的食物和容易胀气的食物。

首选药材:陈皮

【属性】味苦、辛、性温。

【功效】行散肺气壅遏,行气宽中。

【存放】干燥、阴凉处。

【挑选】表面干净、无异味者。

【对症药材】陈皮、青皮、枳实、木香、沉香

【对症食材】芹菜、白萝卜、生姜、洋葱

饮食宜忌

①气滞血瘀体质宜少吃盐和味精,不宜吃甘薯、芋艿、蚕豆、栗子等容易胀气的食物。

②不宜多吃肥肉、奶油、鳗鱼、蟹黄、蛋黄、鱼籽、巧克力、油炸食品、甜食,不宜吃冷饮。

③宜食:白萝卜、柑橘、大蒜、生姜、茴香、桂皮、丁香、山楂、桃仁、韭菜、黄酒、红葡萄酒、洋葱、银杏、柠檬、柚子、金橘、玫瑰花茶、茉莉花茶等。

推荐药膳

人参雪梨乌鸡汤

【功效】安神、强心、润肺、增强记忆力、消除疲劳。

【药材】人参 10 克、黑枣 5 颗。

【食材】乌骨鸡 300 克、雪梨 1 个、盐 5 克、味精 5 克。

【做法】①雪梨洗净,切块去核;乌骨鸡洗净,剁成小块;黑枣洗净;人参洗净切大段。②锅加水煮沸,放入乌骨鸡块,余烫去除血水后捞出。③锅中加油烧热,投入乌骨鸡块,爆炒后加适量清水,再加雪梨、黑枣、人参一起以大火炖 30 分钟,调味即可。

糖枣芹菜汤

【功效】平肝清热、安神、利湿治淋、防癌抗癌、补气养血、健脾益胃。

【药材】红枣 10 颗。

【食材】水芹菜 250 克、黑糖 2 大匙。

【做法】①红枣洗净,以清水泡软捞起,加 3 碗水煮汤,并加黑糖同煮。芹菜去根和老叶(鲜嫩叶要保留),洗净切段,备用。②待红枣熬至软透出味,约剩 2 碗余汤汁,加入切好的芹菜段,以大火滚沸一次,即可熄火。

银耳橘子汤

【功效】开胃理气、生津、活血、滋阴、补阳、润肺。

【药材】白木耳 1.5 两、红枣 5 颗。

【食材】橘子半个、冰糖 2 大匙。

【做法】①将白木耳泡软后，洗净去硬蒂，切小片备用；红枣洗净；橘子剥开取瓣状。②锅内倒入 3 杯的水，再放入白木耳及红枣一同煮开后，改小火再煮 30 分钟。③待红枣煮开入味后。加入冰糖拌匀，最后放入橘子略煮，即可熄火。

瘀血型体质对症药膳

瘀血型体质常表现为：面色晦暗，皮肤偏黯或有色素沉着，容易出现瘀斑，易患疼痛症，口唇黯淡或紫，眼眶黯黑，发易脱落，肌肤干。舌质黯淡有点或片状瘀斑，舌下静脉曲张，脉象细涩或结代。

饮食调养宜先用具有活血化瘀功效的食物，可适量饮用葡萄酒，对促进血液循环有益。凡具有敛血作用的食物都应忌食。

首选药材：延胡索

【属性】味苦、辛、性温。

【功效】活血、行气、止痛。

【存放】干燥、阴凉处。

【挑选】色泽鲜艳的、无残渣者。

【对症药材】红枣、桃仁、丹参、红花、郁金

【对症食材】黑豆、糙米、鸡蛋、木耳

饮食宜忌

①忌食：乌梅、苦瓜、柿子、李子、石榴、花生米等。

②忌高脂肪类食物：蛋黄、虾、猪头肉、奶酪等。

③宜食：黑豆、黄豆、山楂、黑木耳、洋葱、香菇、茄子、油菜、羊血、芒果、玫瑰花、番木瓜、海参、红糖、黄酒、葡萄酒等。

④当归田七乌鸡汤对调理和改善瘀血体质有不错的效用。

推荐药膳

黑豆桂圆汤

【功效】益心脾、补气血、安神、活血、补虚。

【药材】桂圆 15 克、红枣 5 颗。

【食材】黑豆 30 克、糙米 30 克、白糖 2 小匙。

【做法】①红枣洗净，切开去除枣核；黑豆、糙米洗净，分别泡发、待用。②黑豆与糙米洗净后，与红枣、桂圆（即龙眼干）加水 1000 毫升，煮滚后以小火再煮 30 分钟。③用滤网滤出汤汁当茶饮，其余剩料可留待以后运用。

丹参桃红乌鸡汤

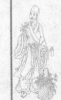

【功效】活血、通脉、补心、养肝、祛瘀止痛、安神宁心材料。

【约材】丹参 15 克、红枣 10 颗、红花 25 克、桃仁 5 克。

【食材】乌骨鸡腿 1 只、盐 2 小匙、棉布袋 1 个。

【做法】①将红花、桃仁装在棉布袋内，扎紧。鸡腿洗净剁块、汆烫、捞起；红枣、丹参冲净。②将所有材料盛入煮锅，加 6 碗水煮沸后转小火炖约 20 分钟，待鸡肉熟烂加盐调味即成。

川芎蛋花汤

【功效】活血、安神、改善月经不调。

【药材】川芎 2 钱。

【食材】鸡蛋 1 个、米酒 20 毫升。

【做法】①川芎洗净，浸泡于清水约 20 分钟。鸡蛋打入碗内，拌匀，备用。②起锅，倒入适量清水，以大火煮滚后，加入川芎，倒入鸡蛋，蛋熟后加入米酒即可。

痰湿型体质对症药膳

痰湿体质者体形大多肥胖，身重容易疲倦，喜食肥甘厚味的食物，并且食量大。痰湿体质最主要的调养对向是要健脾利湿，平时可以多按揉足三里，公孙穴，商丘穴。按摩可以使身体状况得到改善，平时需要注意。少食肥甘厚味生冷的食物，不能暴食暴饮，少思虑。

饮食上要戒除肥甘厚味，戒酒，最忌暴饮暴食和进食速度过快。应常吃味淡，性温平的食品，多吃些蔬菜、水果，尤其是一些具有健脾利湿、化瘀祛痰的食物，更应多食。

首选药材：川贝母

【属性】味微苦、性凉、甘平。

【功效】润肺止咳、化痰平喘、清热化痰。

【存放】干燥、阴凉处。

【挑选】坚硬且脆，断而白色，富粉性。

【对症药材】半夏、天南星、川贝母、茯苓、薏仁

【对症食材】猪小肠、豌豆、白萝卜、紫菜

饮食宜忌

①忌食：饴糖、石榴、大枣、柚子、枇杷、砂糖，肥肉及甜、黏、油腻的食物。

②油腻、酸涩，肥甘厚味的食物及酒类也不宜多食多饮。

③宜食：蔬菜、水果，尤其是一些具有健脾利湿、化痰祛痰的食物，如白萝卜、荸荠、紫菜、海蜇、洋葱、枇杷、白果、扁豆、薏苡仁、红小豆、蚕豆、包菜、海带、冬瓜、芥菜、韭菜等。

推荐药膳

芡实莲子薏仁汤

【功效】固肾、补脾、养心、安神、消除水肿、增强性功能。

【药材】芡实 100 克、茯苓 50 克、山药 50 克、干品莲子 100 克、薏仁 100 克。

【食材】猪小肠 500 克、盐 2 小匙、米酒 30 克。

【做法】①将猪小肠洗净，处理干净，放入沸水中汆烫，捞出，剪成小段，备用。将芡实、茯苓、山药、莲子、薏仁洗净，与备好的小肠一起放入锅中，加水至盖过所有材料。②用大火煮沸，再用小火炖煮约 30 分钟左右。快熟时加入盐调味，淋上米酒即可。

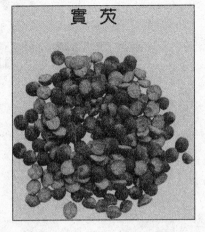

實芡

党参黄芪排骨

【功效】益气、补虚、升阳、调理气虚衰弱、强筋健骨、增加精子数量。

【药材】党参 1 克、黄芪 1 克、八角 1 克。

【食材】小排骨 120 克，葱 5 克，姜片 3 克，米酒、豆腐乳、酱油、冰糖适量，太白粉少许。

【做法】①排骨洗净，腌渍后入油锅炸至金黄色。党参、黄芪、八角放入锅中，加 1 碗水以小火煎煮 20 分钟，再加入豆腐乳、酱油、米酒、冰糖、姜片等转大火煮沸。②在蒸锅底铺上葱段，加入排骨，然后放入蒸笼蒸 1 小时，蒸熟后倒出汤汁，加太白粉勾芡，淋在小排骨上即可。

白果蒸蛋

【功效】敛肺、益气、定喘咳、开胃。

【药材】白果 5 颗。

【食材】鸡蛋 2 个、盐 1 小匙。

【做法】①白果剥皮及薄膜，鸡蛋加盐打匀，加温水调匀咸蛋汁，用滤网滤去浮沫，盛入碗内，加入白果。②锅中加水，待水滚后转中小火隔水蒸蛋，每隔 3 分钟左右即掀一次锅盖，让蒸气溢出，保持蛋面不起气泡，约蒸 15 分钟即可。③可酌加猪肉片等配料同蒸，但不宜搭配。

本草养生

第五章　舒畅气血，补虚固本

第一节　气血不足与本草

人参——大补元气的"百草之王"

【释义】人参生在上党山谷及辽东。二、四、八月上旬采根，竹刀刮暴干，不要使之见到风，根像人形者为最好。以百济、高丽、新罗（也就是今天的朝鲜），所产人参为最好。人参容易被虫蛀，要放在新容器中密封保存，可以存放很多年而不坏。

【别名】黄参、血参、人衔、鬼盖、神草、地精等。

【性味】味甘，微寒，无毒。

【功效主治】

补五脏，安精神，定魂魄，止惊悸，除邪气，能明目开心益智，久服可轻身延年。主五劳七伤，虚损瘦弱，止呕秽，补五脏六腑，保中守神。消胸中痰，治肺痿及痫疾，冷气逆上，伤寒不下食，凡虚而多梦者加之。

【应用指南】

1. 开胃化痰：不思进食，不论是大人或小儿，人参焙二两，半夏姜汁浸焙五钱，为末，飞罗面做糊，做成绿豆大小的丸，饭后用姜汤服用三五十丸，每日三次。

2. 治咳嗽化痰：人参末一两，明矾二两，以酽醋二升，熬矾成为膏状，入参沫炼蜜和收，每以豌豆大一丸，放舌下，就不会再咳嗽。

3. 治离魂异疾：一人睡觉，自觉身外有身，与自身一样没有区别，但不说话，其属怪诞。人睡觉时魂归于肝，这是由于肝虚邪气侵入，造成魂不归舍的原因，所以病名叫离魂。用人参、龙齿各一钱，赤茯苓八分，水一盏，煎至半盏水时，撒上朱沙末一钱，每晚睡时服。十服后，真身气爽，假身即去。

4. 治上吐下泻：人参、黄连各一钱，水煎，细细呷服。

5. 治口干、饮水多、小便多：将人参制成末，用鸡蛋清调服一钱，每日服三次，有效。

6. 治产后血运：人参一两，紫苏半两，以童尿、酒、水三合煎服。

7. 治产后喘急：乃血入肺窍，危症。苏木煎汤，调人参末三钱，服用有奇效。

【养生药膳】

人参莲子汤

【原料】蜂蜜适量,人参12克,莲子18克,红枣20枚。

【做法】将材料分别洗净,沥干水分;莲子泡发,去除莲心;红枣泡发1小时;将洗净的人参放入沙锅中,熬制人参汁备用;接着将剩下的材料放入人参汁中,武火煮沸,转文火慢熬约2小时,加入蜂蜜调味即可。

【功效】安神生津,大补元气。

黄芪——益气壮骨的调补圣药

【释义】根长二三尺,独茎,或作丛生,枝干离地二三寸,叶子稀疏像羊齿,又像蒺藜苗,七月中旬开黄紫花,其果实结小尖角。长约一寸,八月采根用。

【别名】戴椹、芰草、五孙等。

【性味】味甘,微温,无毒。

【功效主治】

痈疽久败疮,排脓止痛,大风癞疾,五痔鼠瘘,补虚,小儿百病。妇人脏风邪气,逐五脏间恶血,补丈夫虚损,五劳羸瘦,止渴,腹痛泄痢,益气,利阴气。治虚喘,肾衰耳聋,疗寒热,治发背。助气壮筋骨,长肉补血,破腹内积块、淋巴结核、大脖子,非行经期间阴道内大量出血,湿热痢,产前产后一切病,月经不调,痰咳,头痛,热毒赤目。治虚劳自汗,补肺气,泻肺火心火,实皮毛,益胃气,去肌热及诸经之痛。

【应用指南】

1. 治小便不通:绵黄芪二钱,水二盏,煎至一盏,温服,小儿减半。

2. 治饮酒过多面色发黄,上腹痛,足胫胀,小便黄,或发赤黑黄斑,因大醉吹风淋雨所致:黄芪二两,木兰一两制成末,用酒送服一方寸匕,每日三次。

3. 治气虚白浊:黄芪盐炒半两,茯苓一两制成末,每次一钱。

4. 治小便尿血:黄芪、人参等份制成末,用大萝卜三个,切如指厚,蜂蜜二两拌炙令干,勿使焦煳,蘸末吃,再用盐水送下。

5. 治吐血不止:黄芪二钱半,紫背浮萍五钱制成末,每次一钱,用姜、蜜水送下。

6. 治阴囊湿痒:绵黄芪,酒炒为末,以熟猪心蘸末吃,治疗效果非常好。

7. 治胎动不安:黄芪、川芎各一两,糯米一合,水一升,煎至半升,分二次服。腹痛,下黄汁。

8. 治咳血:黄芪四两,甘草一两制成末,每服二钱。

【养生药膳】

黄芪党参排骨

【原料】黄芪5克,党参3克,八角1克,排骨300克,葱段、姜片、米酒、豆腐乳、水淀粉、酱油、冰糖各适量。

【做法】将排骨洗净,剁成小块,放入盆中,加入盐、米酒腌渍 10 分钟,放入油锅中炸成金黄色,备用;将黄芪、党参、八角放入沙锅中,加 2 小碗水以文火煎煮 20 分钟,再加入葱段、姜片、豆腐乳、酱油、冰糖等,转武火煮沸,调成浓汁,放入炸好的排骨稍炖煮片刻,用水淀粉勾芡即成。

【功效】补虚升阳,益气养血,调节气虚衰弱,强健骨骼。

当归——通治全身疾病的补血圣药

【释义】长在川蜀、陕西等地,以川蜀出产的当归最佳。三四月生苗,绿叶有三瓣。七八月份开花,花似莳萝,浅紫色,根呈黑黄色,以肉厚而不枯者最佳。在二八月采后阴干。

【别名】乾归、山蕲、白蕲、文无等。

【性味】味甘,性温,无毒。

【功效主治】

咳逆上气,温疟寒热瘀滞在皮肤中,妇人漏下绝子,诸恶疮疡金疮,煮汁饮之。温中止痛,除咳血内塞,中风汗不出,湿痹中恶,客气虚冷,补五脏,生肌肉。止呕逆,虚劳寒热,下痢腹痛齿痛,女人沥血腰痛,崩中,补诸不足。治一切风,一切血,补一切劳,破恶血,养新血,及癥(症)癖、肠胃冷。治头痛,心腹诸痛,润肠胃、强筋骨,治痈疽,排脓止痛,和血补血。主痿癖嗜卧,足下热而痛。冲脉为病,气逆里急。带脉为病,腹痛,腰溶溶如坐水中。

【应用指南】

1. 治产后流血过多眩晕、不产、经血过多、外伤、拔牙、跌伤等一切失血症导致的心烦眩晕,不省人事:当归二两,川芎一两,每次用五钱,水七分,酒三分,煎到七分时,热服,每天一次。

2. 治鼻中流血不止:当归用微火烘干研碎成末,每次服一钱,米汤调后服下。

3. 治小便出血:当归四两捣碎,酒三升,煮至一升时服下。

4. 治胎儿死于腹中不出:当归末用酒服二钱。

5. 治胎位不正:用当归三两,川芎一两研成末,先用黑豆炒焦,同流水、童尿各一盏,煎至一盏时服下。

【养生药膳】

当归乌鸡汤

【原料】乌骨鸡 1 只,当归 20 克,田七 8 克,盐、鸡精、酱油各少许。

【做法】当归、田七用水洗净,用刀剁碎;将乌骨鸡肉用水洗净,用刀剁成块,放入开水中焯煮 5 分钟,取出过冷水,再另起一沙锅,放入煮好的乌骨鸡肉、当归、田七,加适量水,文火熬炖约 3 小时,骨肉酥烂后,放入盐、鸡精、酱油调味即成。

【功效】散瘀消肿,止血活血,止痛行气。

熟地黄——生精补血的天赐良药

【释义】熟地黄为玄参科植物地黄的块根经加工炮制而成。通常以酒、沙仁、陈皮为辅料经反复蒸晒，至内外色黑油润，质地柔软黏腻。切片用，或炒炭用。经炮制后，药性由微寒转微温，补益性增强。熟地黄为不规则的块片、碎块，大小、厚薄不一。表面乌黑色，有光泽，黏性大。质柔软而带韧性，不易折断，断面乌黑色，有光泽。

【别名】熟地、酒壶花、伏地、山白菜。

【性味】味甘，微甘，性微温，无毒。

【功效主治】

填骨髓，长肌肉，生精补血，滋补五脏。治内伤引起的虚弱，通血脉，利耳目，黑发须，治男子五劳七伤、女子伤中气、子宫出血、月经不调、产前产后百病。滋肾水，补阴，去脐腹急痛。病后胫股酸痛，不能久坐，双眼模糊。凡服地黄，应忌葱蒜、萝卜、各种血，否则，使人荣卫枯涩，须发变白。又忌铜铁器，否则损肾。

【应用指南】

1. 治肾虚腰背酸痛、腿膝软弱、小便频数：熟地黄三钱，杜仲、续断、菟丝子各二钱，核桃仁半两，水煎服。

2. 治腰部疼痛、沉重、不得俯仰：熟地酒，取熟地黄、炙杜仲、炮姜、草薢、羌活、川芎、制乌头、秦艽、细辛、川椒、制附子、肉桂、川续断、栝楼根各半两，五加皮、石斛各一两，地骨皮、桔梗（炒）、炙甘草、防风各六钱，白酒2000毫升。除白酒外，将其他药前20味细料，入布袋，置容器中，加入白酒，密封，浸泡5~7天后，过滤去渣即成。口服。不拘时，每次服10毫升，常令有酒气相续为妙。

3. 治肾阴亏损、头晕耳鸣、腰膝酸软、骨蒸潮热、盗汗遗精、消渴：熟地黄三两，山茱萸（制）、山药一两半，牡丹皮、茯苓、泽泻一两。将上药研成细末，过筛，混匀。每100克粉末加炼蜜35~50克，与适量的水，泛丸，干燥，制成水蜜丸；或加炼蜜80~110克制成小蜜丸或大蜜丸即成。口服，水蜜丸一次6克，小蜜丸一次9克，大蜜丸一次1丸，每日2次。亦可去中药房买成品药服用。

4. 滋养气血，治冲任虚损，月水不调，脐腹痛，崩中漏下：当归（酒浸，炒）、川芎、白芍药、熟地黄（酒蒸）各等份，将上药共研为粗末，每服三钱，水一盏半，煎至八分，去渣热服，空腹饭前服用。

【养生药膳】

熟地粥

【原料】熟地黄10克，大米100克，白糖适量。

【做法】将熟地黄择净，切细，用清水浸泡片刻，水煎成汁，大米淘洗干净，放入熟地黄汁中，再加少许清水，熬煮成粥，待熟时调入白糖，再煮片刻即成。每日1剂。

【功效】养阴补血，益精明目。

西洋参——静心凝神、消除疲劳的补气药

【释义】本品为五加科草本植物西洋参的根。秋季采挖,去分枝、须尾,晒干或烘干。或撬去外皮,用硫磺熏后晒干。切片用。

【别名】花旗参、洋参、西参。

【性味】味甘、微苦,性寒。

【功效主治】

补气,养阴,清火,生津。用于气虚阴亏、咳喘痰血、内热、消渴、虚热烦倦、口燥咽干等。

【应用指南】

1. 治体质虚弱:西洋参一钱,麦冬、何首乌、黄精各三钱,生地黄四钱,冬虫夏草一钱,水煎服。

2. 治心肌炎后遗症:西洋参、生姜各一钱,麦冬、生地黄、大枣、白芍药各二钱,五味子、桂枝、炙甘草各二钱,黄芪四钱,阿胶三钱,水煎服。

3. 治便血:西洋参搭配桂圆,蒸熟即可服用。

【养生药膳】

西洋参甲鱼汤

【原料】西洋参 10 克,红枣 4 枚,枸杞 5 克,无花果 7 颗,甲鱼 400 克,盐少许。

【做法】甲鱼血放净,并与适量清水一同放入锅内加热至水沸,捞出去表皮,去内脏洗净,剁成小块;西洋参、无花果、红枣分别洗净;沙锅中加适量清水,烧沸,加入上述食材,武火煲开后,转文火煲 2 小时,加盐调味即可。

【功效】补气养阴,清火祛燥,健脾养胃。

洋参麦冬茶

【原料】西洋参 3 克,麦冬 10 克。

【做法】将西洋参、麦冬放入杯中,沸水浸泡,代茶饮。

【功效】用于热病气阴两伤,烦热口渴;或老人气阴虚少,咽干口燥,津液不足,舌干少苔。

第二节　头晕耳鸣与本草

川芎——血虚头痛必用川芎

【释义】以蜀地出产者最佳,四五月生出像水芹、胡荽一样的叶子,成丛状,茎非常细,其叶非常香,江东、蜀地的人常采来当做茶饮用。七八月开碎白花,像蛇床子的花一样。

根坚瘦,为黄黑色。到了深秋茎叶也不枯萎。清明后,上年的根重新发苗,将枝分出后横埋入土,再节节生根。到了八月根下结出川芎,便可以挖掘出来,高温蒸后就可以当成药物卖了。

【别名】胡劳、芎劳、香果、山鞠穷等。

【性味】味辛,性温,无毒。

【功效主治】

中风后头痛,寒痹痉挛缓急,金属外伤及妇女月经不调导致的不孕。另可除体内寒气,主温中补劳、壮筋骨,通调血脉。治受寒后面部冷、流泪流涕、胸胁腹胀痛、半身不遂等病症。由于有散瘀血和破痈疗瘀毒防其积聚于体内的作用,可治吐血、鼻血、便血等血证及体表痈痔疮结等病症,促进新生肉芽组织生长。止腹泻,补肝血,宽胸开郁。与蜜调和做成丸服,治风邪产生的痰疟有特效。治牙根出血,将其含入口中即愈。

【应用指南】

1. 治妇人气厥头痛及产后头痛:川芎、乌药等份,制成粉末,每次服二钱,用葱茶调匀服下。

2. 治气虚心痛:川芎研成粉末,用腊茶调匀后服二钱,很快见效。

3. 治偏头风,即半边头痛:将川芎磨细泡酒,每天饮服。

4. 治一切头痛:大川芎一个制成粉末,用白酒服下,服一个其效可持续一年,服两个可维持两年。

5. 治妇女经血不止:用川芎一两,酒一盏,同煎到酒只剩一半时,徐缓地服下。

6. 治跌伤致胎死腹中:川芎捣碎研末,每次用酒服二钱,以一至二服药,可将死胎引出。

7. 治产后急性乳腺炎:将川芎、当归各一斤,和匀后,取其中的半斤挫散,置于瓦器中用水浓煎,每次服用的量不拘多少,只频繁服用即可,另外的一斤半仍锉成块状,于患者床前烧烟,患者应用口鼻吸入,如果未愈,可重复一次,但同时应将蓖麻籽一粒研细后,涂擦在头顶心。

【养生药膳】

川芎炖鸭

【原料】鸭半只,老姜30克,川芎10克,料酒、盐、酱油、糖各少许。

【做法】将鸭肉洗净,剁块;老姜洗净,切片;锅内烧热油,爆香老姜,放入鸭块,翻炒至略焦,加适量清水,放入川芎、料酒、盐、酱油、糖,盖上锅盖,以文火慢炖1小时,鸭肉熟烂后即成。

【功效】活血行气,祛风止痛,对女性血虚头晕有效。

柴胡——聪耳明目,祛除寒邪之气

【释义】二月生苗,非常芳香,茎青紫色,而且坚硬,微有细线,柴胡叶子像竹叶而稍紧小。也有似斜蒿者,似麦冬叶但是较短。七月开黄色的花。根为淡红色,像前胡而强。

【别名】芸蒿、山菜、茹草等。

【性味】味苦,性平,无毒。

【功效主治】

腹部胃肠结气,饮食积聚,寒热邪气,推陈致新。久服可以轻身,聪耳明目,使人肌肤润泽,精力旺盛,不易衰老,益精。除伤寒胃中烦热,各种痰热结实,胸中邪气,五脏间游气,大肠停积水胀及湿痹的拘挛。治虚劳发热,骨节烦痛,热气肩背疼痛,劳乏羸瘦,下气消食,宣畅气血。补五劳七伤,除烦止惊,益气力,消痰止嗽,润心肺,添精髓,治健忘。除虚劳,散肌热,去早晚潮热,寒热往来,胆热。妇人胎前产后各种热证,腹部包块,胸胁痛。治阳气下陷,平肝胆热气,及头痛眩晕,目昏赤痛障翳,耳鸣耳聋,各种疟疾及痞块寒热,妇人热入血室,月经不调,小儿痘疹余热,面黄肌瘦,腹部膨大。

【应用指南】

1. 治伤寒余热:柴胡二钱半,甘草一钱,水一盏,煎服。

2. 治小儿阴虚内热:十五岁以下,遍身如火,日渐黄瘦,盗汗咳嗽烦渴,用柴胡四两,朱沙三两碾成末,雄猪胆汁搅和,饭上蒸熟,制成绿豆大的丸。每次服一丸,用桃仁乌梅汤送下,每日三次。

3. 治虚劳发热:柴胡、人参各等份,每次服三钱,用姜、枣水煎服。

4. 治湿热黄疸:柴胡一两,甘草二钱半,白茅根一把,水一碗,煎至七分,随时可以服用。

5. 治积热下痢:柴胡、黄芩各等份,酒水各半升煎至七分。浸冷后服用。

【养生药膳】

柴胡青叶粥

【原料】大青叶、柴胡各 10 克,大米 80 克。

【做法】大青叶、柴胡分别冲洗,沥干水分,放入沙锅中,水煎成汁,去渣,备用;大米淘洗干净,放入锅中,加入大青叶柴胡汁,熬煮成粥,待粥将成时,加白糖调味即成。早晚分食,每日 1 剂,可连服数日。

【功效】聪耳明目,祛风散结。

苍耳——路边拾来的风寒头痛药

【释义】它的叶子青白色像胡荽,茎枝柔软蔓延生长,可煮来吃,滑溜味淡。在四月中旬长子,形状像妇人戴的耳环。在八九月结果实,比桑葚短小且多刺。嫩苗可以炊熟食用,用水浸淘拌来吃,可以充饥。它的籽炒去皮,研成面,可作成饼吃,也可熬油点灯。

【别名】前胡、常思、卷耳、猪耳、羊负来、地葵、道人头等。

【性味】味甘,性温,有小毒。

【功效主治】

解表散结,散风除湿,通窍止痛。风寒头痛,风湿麻痹,四肢拘挛痛,恶肉死肌,膝痛。久服益气。治肝热,聪耳明目、轻身,使人肌肤润泽,精力旺盛,不易衰老。治一切风气,填髓,暖腰脚,治瘰疬疥疮。炒香浸酒服,祛风补益。

【应用指南】

1. 治女性血虚,风邪攻脑,头旋闷绝,忽然倒地,不省人事:用苍耳草的嫩心,阴干研为末,以酒送服一钱,它的功效迅速。也治男子各种眩晕。

2. 治一切严重疔疮恶疮:用苍耳草根、叶,捣烂与小儿尿绞汁,冷服一升,每日服三次,除疮根非常灵验。又方:用苍耳根、苗烧灰,和醋淀涂搽,干后再涂,不超出十次,即拔出疮根。又方:用苍耳根三两半,乌梅肉五个,连须葱三根,酒二盏,煎至一盏,热服取汗。

3. 治痔疾下血:五月五日采苍耳的茎和叶制成末,水送服一方寸匕,很有效。另外在瘟疫盛行时,全家都用冷水送服二钱,能辟邪恶,不沾染病。

4. 治翻花恶疮,有肉如饭粒,破后出血,随生反出:用苍耳叶捣汁服三合,并涂患处,每日二次以上。

5. 治牙齿痛肿:苍耳五升,水一斗,煮取五升,热含之,冷即吐去,吐后复含,不过一剂瘥,茎叶亦可,或入盐少许。

6. 治眼目昏暗:苍耳一升,为末,白米半升做粥,日食之。

【养生药膳】

苍耳炒鸡蛋

【原料】苍耳10颗,鸡蛋2个,花生油、盐各适量。

【做法】鸡蛋磕入碗中,打散;苍耳研成细末,与鸡蛋拌匀。起热锅,倒入花生油。烧至七成热,倒入已拌好的苍耳与鸡蛋,煎熟鸡蛋,加盐炒匀,加少量清水,煮沸即可。

【功效】疏散风邪,化结消肿。

香荽——赶走身体里的不正之气

【释义】八月下种,阴天特别好。初生时茎柔叶圆,叶有花岐,根软而白,冬春采来食用,香美可口,亦可做成紫菜,是道家的五荤之一。立夏后开成簇细花,颜色呈淡紫色。五月收籽,其籽如麻子大小,也有辛香。它的籽、叶都可用,生、熟均可食,对养生治病非常有益,适宜种植在肥沃的地里。

【别名】胡荽、胡菜、原荽。

【性味】味辛,性温,无毒。

【功效主治】

消食,治五脏,补不足,利大小肠,通小腹气,清四肢热,止头痛。疗痧疹、豌豆疮不出,用胡荽酒喷于患处,立出。通心窍,补筋脉,和胃。如果治肠风,就用热饼裹胡荽吃,效果很好。与各种菜一同吃,气香,爽口,辟飞尸、鬼疰、蛊毒。解鱼毒、肉毒。但有狐臭、口臭、烂齿和脚气、金疮的人,都不可吃胡荽,否则病情加重。久食令人健忘。它的根会

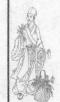

发瘫疾。切不可与邪蒿同食,否则令人汗臭难以治愈。凡服一切补药以及药中含有白术、牡丹的人,不能吃它。李时珍说:"胡荽、味辣、性温和、香窜。内通心脾,外达四肢,能辟一切邪气。"所以痘疮难出的,用胡荽能引发出来。按《直指方》载:"痘疹不出,宜用胡荽酒喷,以辟恶气。"

【应用指南】

1.治痘疹不发:香荽二两,切碎,放入两碗酒中煎沸,盖严勿令漏气。待温后,去渣,含酒轻喷于患儿颈背直至两足,勿喷头面,令豆疹发出。

2.治产后无乳:用干香荽煎汤饮服。

3.治小便不通:用香荽二两、葵根一把,加水二升,水煎至一升,再加滑石末一两,分3次服下。

4.治牙齿疼痛:用香荽五两,加水五升,水煎至一升,含漱。

5.治痔痛:以香荽炒为末,每服二钱,空腹温酒送下,数次便可见效。

6.治痢疾、泻血:用香荽一合,炒过,捣为末。每服二钱。赤痢时,以沙糖水送下;白痢时,以姜汤送下;泻血时,以开水送下。每日2次。

【养生药膳】

香荽鱼片汤

【原料】香荽2棵,鱼肉160克,皮蛋1个,盐、胡椒粉、麻油各少许。

【做法】香荽洗净,沥干水分;鱼肉洗净,切成片,加入盐、胡椒粉、麻油腌渍片刻;皮蛋去壳冲净,切成瓣;锅中加适量清水,烧沸,加入香荽,滚至香味四溢时,加皮蛋、鱼片,翻滚后调味即成。

【功效】祛风清热,醒脑,开胃。

天麻——平肝息风,祛风止痛

【释义】天麻为多年生草本植物,分布于全国大部分地区。其干燥块茎称天麻,是一味常用而较名贵的中药。

【别名】赤箭芝、合离草、神草、明天麻、定风草等。

【性味】味甘,性平。

【功效主治】

平肝息风,祛风止痛。主治风痰引起的眩晕、偏正头痛、肢体麻木、半身不遂等症。天麻质润多液,能养血息风,对血虚肝风内动的头痛、眩晕非常有效,亦可用于治疗小儿惊风、癫痫、破伤风等病症。

【应用指南】

1.治小儿急惊风:钩藤、天麻、人参各一钱,羚羊二分,全蝎一分,炙甘草三分。将上药研为末,每服一钱,水煎服。

2.治中风、半身不遂:黄芪一两,川芎、赤芍、天麻、黄芩、川牛膝各二钱,归尾、钩藤各三钱,石决明(先煎)四钱,甘草一钱。用水煎服,每日1剂,分2次服用。

3. 治风寒湿气流入经络、筋脉拘挛、骨节酸痛、四肢麻木、口眼歪斜:木瓜二两,天麻、虎骨(酥炙)、川芎、川牛膝、当归、五加皮、红花、川续断、白茄根各半两,玉竹一两,秦艽、防风各三钱,桑枝二两半。将上药研为细末,用绢袋盛之,放入高粱酒十升浸泡七日,滤清,加冰糖适量。随量服之。

4. 治前额头痛:天麻一钱,香白芷、金银花、生石膏各二钱,防风、葛根、乳香、川椒各一钱,水煎成汁,待水温适宜后,洗头、洗发,可缓解头痛。

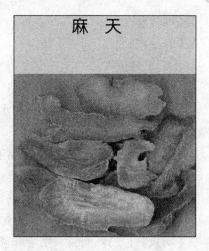

天 麻

【养生药膳】

天麻竹沥粥

【原料】天麻12克,竹沥25克,粳米120克,白糖适量。

【做法】将天麻浸软,切成薄片;粳米洗净,与天麻一同放入锅中,加适量清水熬煮成稀粥,调入竹沥、白糖拌匀,再煮片刻即成。每日1剂,分2次食完。

【功效】平肝息风,清热化痰,头痛耳鸣患者可连用7天,即可得到缓解。

女贞子——滋补肝肾,治疗头痛耳鸣

【释义】女贞子为木犀科植物女贞的干燥成熟果实。冬季果实成熟时采收,除去枝叶,稍蒸或置沸水中略烫后,干燥;或直接干燥。

【别名】冬青子、女贞实、白蜡树子、鼠梓子。

【性味】味甘、苦,性凉。

【功效主治】

滋补肝肾,明目乌发。主治眩晕耳鸣、两目昏花、目暗不明、耳鸣耳聋、须发早白及牙齿松动等症。

【应用指南】

1. 治肝肾阴虚型高血压:女贞子三钱,决明子半两,枸杞子二钱,菟丝子三钱,金樱子二钱,沙苑子三钱,桑葚子三钱。用水煎服,每日1剂。

2. 治肝肾不足,腰膝酸软,须发早白:桑葚、女贞子、旱莲草各等份,加水煎取浓汁,加入约等量的蜂蜜,煮沸收膏,每次食1~2匙。

3. 治肝肾阴虚,眼目干涩,视物昏花,或视力减退:女贞子、枸杞子各三钱,菊花二钱,水煎成汁,代茶饮用。

4. 治肝肾阴虚,虚火上浮,气郁痰结,咽痛不适,咽喉有异物感:女贞子二钱,绿萼梅、绿茶、橘络各一钱。将女贞子捣碎后,与后三味药共入杯内,以沸水冲泡即可。代茶饮,

每日 1 剂,温饮。

【养生药膳】

女贞子蜂蜜饮

【原料】女贞子 15 克,蜂蜜适量。

【做法】将女贞子放入锅中,加水适量,煮沸后转文火水煎 30 分钟,去渣取汁,调入蜂蜜即可。可代茶饮。

【功效】滋补肝肾,软化血管,常有头痛、耳鸣、腰酸、头发须白的人可常饮。

二子菊花饮

【原料】女贞子、枸杞子各 15 克,菊花 10 克。

【做法】将女贞子、枸杞子放入加水的锅中,煎水饮。

【功效】补肝肾、明目。用于肝肾阴虚,眼目干涩,视物昏花,或视力减退。

第三节　腰痛尿频与本草

补骨脂——补肾助阳,温脾止泻

【释义】补骨脂为一年生草本,秋季果实成熟时,随熟随收,割取果穗,晒干,打出种子,除净杂质即可入药。果实扁圆状肾形,一端略尖,少有宿萼。

【别名】婆固脂、胡韭子、补骨鸱、胡故子、吉固子、黑故子。

【性味】味辛、苦,性温。

【功效主治】

补肾助阳,纳气平喘,温脾止泻。主治肾阳不足,下元虚冷,腰膝冷痛,阳痿遗精,尿频、遗尿,肾不纳气,虚喘不止,脾肾两虚,大便久泻,白癜风,斑秃,银屑病等病症。与益智仁功效相同,补骨脂大温气厚,味兼苦,故偏于走下,善补命门之火,以壮元阳,多用于肾虚寒者。

【应用指南】

1. 治肾虚腰痛,起坐艰难,仰俯不利:取补骨脂、(炒)杜仲、大蒜各三两,核桃仁一两,盐半两。共研为末,大蒜煮熟与核桃仁、盐捣成膏,合药末,炼蜜为丸,每丸重 9 克,每次服 2 丸,每日 2 次。

2. 治阳痿:用补骨脂一两,核桃仁、杜仲各四钱。共研细末,每服 9 克,每日 2 次。

3. 治泄泻,不思饮食,食补消化,或腹痛肢冷,神疲乏力:补骨脂四两,五味子、茱萸、肉豆蔻各二两,生姜四两,红枣 20 枚。将上药研成粉末,用水一碗,煮姜、枣至水干,取枣肉,制成如梧桐子大的药丸。饭前服用,凉服。

4. 治元阳虚败,脚手沉重,夜多盗汗:补骨脂(炒香)、菟丝子(酒蒸)各四两,胡桃肉一两(去皮),乳香、没药、沉香各二钱。将上药研末,加炼蜜做成梧桐子大的丸,每次空腹服用 10~20 丸,用盐汤或温酒送下。

【养生药膳】

补骨脂芡实鸭汤

【原料】鸭肉 250 克,补骨脂 10 克,芡实 30 克。

【做法】将鸭肉洗净,放入沸水中焯一下,去除血水,捞出;将芡实洗净,与补骨脂、鸭肉一同放入沙锅中,加入适量清水,用武火将汤煮开,转文火炖约 30 分钟,鸭肉熟烂后,加少许盐调味即成。

【功效】固肾养精,升阳健脾。

杜仲——补肾虚,远离腰背酸痛

【释义】树木高数丈,叶似辛夷,它的皮折断后,有白丝相连。刚长出的嫩芽可以吃。二月、五月、六月、九月可采皮。

【别名】思仲、思仙、木绵。

【性味】味辛,性平,无毒。

【功效主治】

口渴,补身体虚损。腰膝痛,益精气,壮筋骨,强意志。另可除阴部痒湿和小便淋漓不尽。久服轻身耐老。用于肾虚胎动不安或习惯性流产。此外,还可用于肝阳上亢、头晕目眩等。

【应用指南】

1. 治肾虚腰痛:用杜仲去皮一斤烤黄,分作十剂。每夜取一剂,加水一大升,浸至五更,煎三分减一,取汁,加入切碎的羊肾三四枚,再煮三五沸,和以椒、盐,空腹顿服。

2. 治胎动不安:杜仲不计多少,去粗皮细锉,瓦上焙干,捣罗为末,煮枣肉糊为丸,如弹子大,每服 1 丸,嚼烂,糯米汤送服。

3. 治腰膝酸软:用杜仲与淫羊藿、山药、川牛膝、山茱萸等配伍应用,水煎服。炒过的杜仲可破坏其较质,有利于有效成分溢出。

【养生药膳】

杜仲党参乳鸽汤

【原料】杜仲 25 克,黄芪、党参各 15 克,雏鸽 1 只,姜片、盐各少许。

【做法】杜仲、黄芪、党参洗净,沥干水分;老姜洗净切片;雏鸽宰杀收拾干净,沸水焯过,去除血水;将雏鸽、杜仲、黄芪、党参、姜片一同放入沙锅中,武火煮沸后改文火煮约 3 小时,加盐调味即可。

【功效】补肾壮阳,强健筋骨。

杜仲煨猪腰

【原料】杜仲 10 克,猪肾 1 个。

【做法】猪肾剖开,去筋膜,洗净,用花椒、盐淹过;杜仲研末,纳入猪肾,用荷叶包裹,煨熟食。

【功效】补肝肾、强腰止痛。用于肾虚腰痛,或肝肾不足,耳鸣眩晕,腰膝酸软。

覆盆子——强阴健阳,温中补虚

【释义】四五月份变红成熟,山中人及时采来卖。它的味酸甜,外形像荔枝,大小如樱桃,软红可爱。过于成熟就会在枝条上腐烂生蛆,吃后多热。

【别名】毕楞伽、大麦莓。

【性味】味甘,性平,无毒。

【功效主治】

益气轻身,令头发不白。补虚,强阴健阳,悦泽肌肤,安和五脏,温中益力。疗痨风虚,补肝明目。并宜捣筛,每日水服三钱。男子肾精虚渴,阴痿能令坚长。女子食之有子。食之令人好颜色。榨汁涂发不白。益肾脏,缩小便。取汁同少蜜煎为稀膏,点服,治肺气虚寒。

【应用指南】

1. 治阳事不起:取覆盆子,用酒浸泡后焙干,再研为末。每天早晨用酒服三钱。

2. 治牙疼点眼:用覆盆子嫩叶捣汁,点目眦三四次。有虫随眼泪出成块也。无新叶,干者煎浓汁亦可。

3. 治臁疮溃烂:覆盆子叶为末,用酸浆草洗后掺之,每日一次,以治好为度。

【养生药膳】

覆盆白果煲猪肚

【原料】鲜白果100克,覆盆子10克,猪肚150克,盐、花椒各少许。

【做法】将白果、覆盆子洗净,沥干水分,白果炒熟去壳;猪肚洗净,切成小块;将猪肚、白果、覆盆子一同放入沙锅中,加入清水约500毫升,煮沸后转文火炖煮,至猪肚熟烂,加少许盐调味即成。

【功效】有滋补肝。肾、缩小便之功效,可治疗小儿夜间多尿遗尿。

仙茅——强壮腰膝、缓解尿频的常用药

【释义】多年生草本。高10～40厘米。根茎长可达30厘米,圆柱形,肉质,外皮褐色;根粗壮,肉质。叶基生,3～6片,狭披针形,长10～25厘米,基部下延成柄,向下扩大成鞘状,有散生长毛。花茎极短,藏于叶鞘内,花被下部细长管状,上部6裂,黄白色。蒴果椭圆形,种子球形。早春或秋季采根茎去须根,晒干或烘干。再用黄酒(每药500克用黄酒50毫升)拌匀,润透后炒至微干,取出晾干。

【别名】山棕、地棕、独脚丝茅、千年棕、仙茅参。

【性味】味辛、甘,性温,有小毒。

【功效主治】

补肾壮阳,散寒除痹。主治阳痿精冷、小便失禁、心腹冷痛、腰脚冷痹、痈疽、瘰疬、崩漏。

【应用指南】

1. 治肾虚、阳痿、遗精:韭菜籽、仙茅、蛇床子、制附片、当归、白芍各三钱。将上药加清水适量,煎煮30分钟,去渣取汁,与2000毫升开水一起倒入盆中,待温度适宜时泡洗双脚,每天早、晚各1次,每次熏泡40分钟,10天为1个疗程。

2. 治女性更年期综合征:仙茅、淫羊藿各三钱,巴戟天、黄柏、知母、当归各二钱,水煎服,每日1剂。

3. 治肾虚腰痛,夜尿频多:仙茅三钱,薏苡仁半两,桂枝二钱,细辛一钱,木瓜二钱,菝瓜蒌一两。将上药水煎成浓汁,取鸡蛋2个,打散,用药汁冲成蛋汤,温服。

4. 治老年人遗尿:取仙茅半两,益智仁四钱,山药六钱,白酒1000毫升。制成仙茅益智仁酒,每次服10~20毫升,早、晚各1次,有较好的补肾缩尿作用。

【养生药膳】

仙茅炖排骨

【原料】仙茅18克,金樱子12克,猪排骨500克,姜片、盐、鸡精各少许。

【做法】猪排骨洗净,切块;仙茅、金樱子洗净,捣碎,用纱布包好;将仙茅、金樱子与猪排骨一同放入沙锅中,加适量清水,武火煮沸后,放入姜片,转文火炖煮约1小时,至排骨肉熟烂,加入盐、味精调味即成。

【功效】散寒除弊,强壮腰膝,补肾壮阳,缓解腰痛、尿频症状。

蛤蚧——止咳定喘,益精补肾

【释义】陆栖的爬行动物。多栖于山岩及树洞中,或居于墙壁上,昼伏夜出,动作敏捷。形似壁虎而大,头尾四足及体腔均用竹片称直呈扁片状,全长20余厘米。头长圆,略呈三角形,眼大而凹陷成窟窿,眼间距下凹呈沟状,角质齿密生于颚的边缘,无大牙。背部呈黑色,并有灰黑色或灰绿色的斑点,脊椎骨及两侧肋骨均呈崎状突起,全身密布圆形、多角形而微有光泽的细鳞。四足均具五脏,除第一趾外,均具爪;趾底面具吸盘,质坚韧。

【别名】仙蟾、蚧蛇、蛤蟹、大壁虎等。

【性味】味甘,性温、平,无毒。

【功效主治】

补肺肾,益精血,止咳定喘。主治虚劳咳嗽、肺痨咳嗽、行动气喘、面具或四肢水肿、肾虚阴衰、精血不足、咯血、消渴、阳痿精少等症。

【应用指南】

1. 治虚劳咳嗽:蛤蚧1对,贝母、紫菀、杏仁、皂荚仁、桑白皮各六钱,鳖甲一两。上药捣成末,炼蜜和捣杵,丸如梧桐子大,每服以枣汤下 20 丸,每日 3~4 次。服用时,忌食苋菜。

2. 治肾虚阳痿、腰痛尿频:蛤蚧 1 对,酒炒后烘干;补骨脂五钱。将上药共研为细末。每次服 1.5 克,温酒送服。

【养生药膳】

党参蛤蚧汤

【原料】蛤蚧 150 克,党参 20 克,大枣 6 枚,姜片、盐各适量。

【做法】将蛤蚧、党参、生姜、红枣洗净,放入沙锅中,加清水适量,武火煮沸后,加入姜片,转文火煲 2 小时,用盐调味即可。

【功效】补益肾气,温暖腰膝,缓解尿频。

蛤蚧参茸酒

【原料】蛤蜊 100 克,人参、肉苁蓉各 30 克,巴戟天、桑螵蛸各 20 克,鹿茸 5 克,白酒 2000 克。

【做法】将鹿茸切成薄片,人参碎成粗末,蛤蚧去头足,并碎成小块。其余药物研碎,与前面的药物一起装袋,袋口系紧,投入装酒容器中。浸泡半个月左右,期间经常摇动。每次服 10~20 毫升,早、晚各一次。

【功效】能够益气壮阳,补精养血,强壮腰膝,适用于元气亏虚引起的阳痿、遗精等。

韭菜籽——温补肝肾,壮阳固精

【释义】本品为百合科植物韭菜的干燥成熟种子,黑色。秋季果实成熟时,采收果序,晒干,搓出种子,去除杂质,生用或盐水炙用。

【别名】韭子,韭菜仁。

【性味】味辛、甘,性温。

【功效主治】

温补肾阳,壮阳固精。主治梦中遗精、便血。可暖和腰膝,补肝脏及命门,治小便频繁,遗尿,可治妇女白带量过多。将其研成末,拌入白糖可治腹泻;拌入红糖则可治腹泻便血。用陈米汤服下,有效。

【应用指南】

1. 治无梦遗精:韭菜籽二两,白酒 75 毫升。将韭菜籽焙干,研磨成粉,以白酒冲服,每日 3 次分服。

2. 治命门火衰、精关不固引起的遗精滑泄、神衰无力:韭菜籽、补骨脂各等份,共研为末,每次服用二钱,每日 3 次,以白水送服。

3. 治肾虚阳痿、早泄、夜尿频多、腰膝酸软:韭菜籽四钱,锁阳粉二钱,共研为末,取二钱以白开水送服,每日 2 次。

【养生药膳】

韭菜籽粥

【原料】韭菜籽5～10克,粳米60克,盐适量。

【做法】将韭菜籽研为末;粳米洗净,放入锅中,加适量清水,熬煮成粥,加入韭菜籽末拌匀,再以盐调味,粥最好稀一些,空腹食用。

【功效】补肾壮阳,固精止遗,暖胃健脾。

韭菜籽泡酒

【原料】韭菜籽100克,米酒500毫升。

【做法】先将韭菜籽炒熟后,放入瓷罐中,倒入白酒,密封保存7天即可。饭后一小杯。

【功效】助阳固精,遗精早泄,腰膝酸软。

金樱子——外敷消痈,内服固精

【释义】金樱子为蔷薇科灌木植物金樱子的果实。丛生郊野中,类似蔷薇,四月开白花,花最为白腻,夏季结的果实大如指头,形状像石榴但稍长一些,有刺,呈黄赤色。它的核细碎而且有白毛,如营实的核而且味很涩。10～11月果实成熟变红时采收,干燥,除去毛刺。其果实酸甜可食,并可以熬糖或酿酒。根、叶、花、果均供药用。

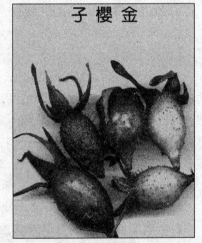

子樱金

【别名】糖罐子、刺梨子、山石榴、金罂子。

【性味】味酸、涩,性平,无毒。

【功效主治】

固精涩肠,止泻痢,缩小便。主治遗精滑精、遗尿尿频、崩漏带下、久泻久痢等症。久服,可使人耐寒轻身。金樱子花可治疗各种腹泻,驱肠虫。与铁物混合捣成粉末,有染须发的作用。金樱子叶可治痈肿,嫩叶研烂,加少量盐涂于患处,留出一头泄气的孔。另可以治愈金疮出血,五月五日采叶后,同桑叶、苎叶等份,阴干后研成末敷上,血止伤口愈合。

【应用指南】

1.治久痢不止:用醋炒的罂粟壳、金樱的(花、叶及子)二者各等份,研为末,制成蜜丸如芡子大。每服五七丸,陈皮煎汤化下。

2.补血益精:用去掉刺及子的金樱子四两,焙干,二两缩沙,制为蜜丸,如梧桐子大小。每服五十丸,空腹温酒送服。

3.治慢性痢疾,肠结核:金樱子30两,白中捣碎,加水煎3次去渣,过滤后再浓煎,加蜂蜜收膏,每日睡前服一匙,开水冲服。

【养生药膳】

金樱子粥

【原料】金樱子 30 克,粳米 50 克。

【做法】先将金樱子水煎成汁,去渣,粳米淘洗干净,放入金樱子汁中,熬煮成粥即成。

【功效】益肾固精,止泻,利小便。

金樱子酒

【原料】金樱子 500 克,党参 50 克,淫羊藿 50 克,川续断 50 克,白酒 5 斤。

【做法】将上述各药磨碎,用纱布袋盛,扎紧袋口,放白酒中浸泡 15 天,隔日摇动酒瓶 1 ~ 2 次,取清酒饮用,每日不可超过 25 毫升。

【功效】补肾壮阳,收涩止遗。用于治疗遗精,早泄,小便频繁等证。

玉竹——能代替人参的补虚良药

【释义】它的根横生,似黄精但稍微小些,黄白色,性柔多须。它的叶像竹叶,两两相对。可以采根来种植,很容易繁殖。嫩叶和根都可煮淘食用。它生长在山谷,又叫玉竹、地竹。

【别名】女萎、葳蕤、委萎、萎香等。

【性味】味甘,性平,无毒。

【功效主治】

中风急性热病,身体不能动弹,跌筋结肉,久服可消除黄褐斑,容光焕发,面色润泽,使身体年轻不易衰老。主心腹结气,虚热湿毒腰痛,阴茎受寒,及眼痛眦烂流泪。时疾寒热,内补不足,去虚劳客热。头痛不安,加量用,很有效。补中益气,除烦闷,止消渴,润心肺,补五劳七伤虚损,腰脚疼痛,天行热狂。服食不用忌讳。服诸石人有不适反应的,可煮葳蕤水喝。

【应用指南】

1.治赤眼涩痛:葳蕤、赤芍药、当归、黄连等份,煎汤熏洗。

2.治眼见黑花:用葳蕤焙四两,每服二钱,水一盏,入薄荷二叶,生姜一片,蜜少许,同煎七分,卧时温服,日一服。

3.治小便卒淋:葳蕤一两,芭蕉根四两,水两大碗,煎一碗半,入滑石二钱,分三服。

4.治发热口干:小便涩,可用葳蕤五两,煎汁饮之。

【养生药膳】

玉竹炖猪心

【原料】玉竹 50 克,猪心 400 克,姜片 5 片,葱段 2 段,花椒、鸡精、卤汁各适量。

【做法】玉竹洗净,切成段;猪心剖开洗净,将玉竹、猪心、姜片、葱段、花椒同置于沙锅中,用中火煮至猪心六七成熟,加入卤汁、鸡精,煮至猪心熟烂即成。

【功效】安神宁心,养阴生津,润燥止渴。冠心病患者可常用。

玉竹山药黄瓜汤

【原料】玉竹 15 克,山药 15 克,黄瓜 100 克。

【做法】把山药洗净,切片,黄瓜洗净,切成块,然后一起放在锅内,加入适量的水和食盐,用武火烧沸,再改用文火煮 30 分钟即可,吃山药、黄瓜,喝汤。

【功效】具有补脾益胃,清热润肺的功效。适宜于痰少而黏,烦渴多饮,口干舌燥,大便干结等,上消之消渴症。

丝瓜络——通经活络,祛寒利湿

【释义】为葫芦科植物丝瓜或粤丝瓜的成熟果实的维管束。药材为丝状维管束交织而成,多呈长棱形或长圆筒形,略弯曲,长 30 ~ 70 厘米,直径 7 ~ 10 厘米。表面淡黄白色。体轻、质韧,有弹性,不能折断。横切面可见子房 3 室,呈空洞状。

【别名】丝瓜筋、丝瓜布、丝瓜瓢。

【性味】味苦,性凉。

【功效主治】

通经活络,解毒消肿。主治胸胁疼痛、痹痛拘挛、乳汁不通、肺热咳嗽。

【应用指南】

1. 治胸痹、心气痛:丝瓜络三钱,橘络一分,薤白、丹参各二钱,水煎服。

2. 治风湿性关节痛:丝瓜络三钱,忍冬藤四钱,威灵仙二钱,鸡血藤三钱,水煎服。

3. 治手臂痛:丝瓜络三钱,秦艽一钱,羌活一分,红花一钱,水煎服。

4. 治中风后半身不遂:丝瓜络、怀牛膝各二钱,桑枝、黄芪各六钱,水煎服。

5. 治乳少不通:丝瓜络六钱,无花果一两,炖猪蹄或猪肉,服用。

6. 治胸胁疼痛:炒丝瓜络、赤芍、白芍、延胡索各二钱,青皮一钱,水煎服。

7. 治咳嗽多痰,胸胁痛:老丝瓜络烧存性,研细。白糖拌服,每次 2 克,每日 2 ~ 3 次,温开水送服。

8. 治慢性腰痛:丝瓜络切碎,焙成焦黄,研末,每日 1 个,分 2 次服,加黄酒少许冲服。

9. 治湿疹:丝瓜络一两,水煎后,熏洗患处。

【养生药膳】

丝瓜络酒

【原料】丝瓜络 50 克,白酒 500 毫升。

【做法】将丝瓜络放入白酒中浸泡 7 天,去渣服用,每次 15 克,每日 2 次。

【功效】通经活络,祛风利湿,治疗腰痛效果较好。

第四节　自汗盗汗与本草

白术——除湿益气,和中补阳

【释义】春天开始生苗,青色没有枝丫,茎好像蒿秆状,青红色,大约高二三尺。夏天开花,紫绿色,也有黄白色的,根的形状像姜,皮是黑色的,心是黄白色,中间有紫色的膏液。它的根可以吃,嫩苗也可以吃。

【别名】山蓟、马蓟、山姜、山连等。

【性味】味甘,性温,无毒。

【功效主治】

健脾益气,燥湿利水,止汗,安胎。风寒湿痹,死肌痉疸,止汗除热消食。主大风在身面,风眩头痛,目泪出,消痰水,逐皮间风水结肿,除心下急满,霍乱吐下不止,利腰脐间血,益津液。暖胃消谷嗜食。治心腹胀满,腹中冷痛,胃虚不利,多年气痢,除寒热,止呕逆、反胃,利小便。主五劳七伤,补腰膝,长肌肉。治潜匿于两胁之间的积块,妇人腹内积块。除湿益气,和中补阳,消痰逐水,生津止渴,止泻痢,消足胫湿肿,除胃中热、肌热。辅佐于积实,可消气、分痞满;辅佐于黄芩,可安胎清热。

【应用指南】

1. 治胸膈烦闷:白术末,水服方寸匕。

2. 治中风口噤:不醒人事者,可用白术四两、酒三升,合煮一升,顿服。

3. 治产后中寒:全身寒冷强直,口不能言,不识人,用白术四两,泽泻一两,生姜五钱,水一升,煎服。

4. 治自汗不止:白术末,饮用方寸匕,每日二次。

5. 治脾虚盗汗:白术四两,切片,以一两与黄耆炒,一两同牡蛎炒,一两同石斛炒,一两同麦麸炒,将白术拣出,研末,每服三钱,食用粟米汤下,每日三次。

6. 治脾虚泄泻:白术五钱,白芍药一两,冬月用肉豆蔻煨为末,用米饭做成梧桐子大小的丸,每次用米汤饮下五十丸,每日二次。

【养生药膳】

白术猪肚粥

【原料】粳米 100 克,炒白术 30 克,槟榔 10 克,猪肚 200 克,姜片、香油、酱油各少许。

【做法】将猪肚洗净,切成小块,与炒白术、槟榔、姜片一齐下锅,加适量清水煎煮,猪肚熟烂后停火,捞出猪肚,去渣取汁;粳米淘洗干净,放入白术汤汁中,再放入猪肚,熬煮成粥后,淋上香油、酱油调匀即成。分早、晚 2 次吃,5 天为 1 个疗程。

【功效】健脾益气,祛寒除湿,和中助阳。

艾叶——回阳理气治百病

【释义】艾生长在田野间,到处都有,但以覆盖在道上及向阳的为最好。初春遍地生苗,茎似蒿,叶背呈白色,以苗短的为良。三、五月采叶晒干,陈久方可用。

【别名】冰台、医草、黄草、艾蒿等。

【性味】味苦,性微温,无毒。

【功效主治】

用于灸百病。也可煎服。主吐血腹泻,阴部生疮,妇女阴道出血,利阴气,生肌肉,辟风寒,使人得子,煎时勿要见风。捣汁服,止伤血、杀蛔虫。主衄血下血,脓血痢,水煮及丸散任用。止崩血,肠痔血。

【应用指南】

1. 治伤害时气:干艾叶三升,水一斗,煮一升,顿服取汗。

2. 治中风口噤:熟艾灸承浆穴、颊车穴,各五壮。

3. 治误吞铜钱:艾蒿一把,水五升,煎一升,顿服便下。

4. 治风虫牙痛:化蜡少许,摊在纸上,铺开艾叶,用筷子将艾叶卷成筒,烧烟,左右熏鼻吸烟满口,呵气,即终止肿消。

5. 治鼻血不止:用艾灰吹入鼻中,也可将艾叶煎服。

6. 治盗汗不止:用熟艾二钱,白茯神三钱,乌梅三个,水一盏,煎八分,临睡前温服。

7. 治中风口:用五寸长的苇筒,一头放入耳内,四面密封,外用艾灸。患左灸右,患右灸左。

8. 治咽喉肿瘤:用青艾和茎叶一小把,用醋捣烂,敷于喉上。

【养生药膳】

艾叶阿胶粥

【原料】阿胶 15 克,干艾叶 8 克,大米 80 克,红糖适量。

【做法】先将干艾叶熬煮成汁,去渣,留汁;大米淘洗干净;阿胶捣碎;将大米、阿胶、红糖一同放入艾叶汤中,熬煮成粥即可,每日早、晚各 1 次。

【功效】理气解郁,温经止血,开窍散瘀。

龙胆——驱散一切盗汗、自汗

【释义】宿根为黄白色,下边抽出须根有十余根,似牛膝但有点短。直着向上生出苗,高有一尺左右。四月长出像嫩蒜一样的东西,细茎像小竹枝。七月开出像牵牛花一样的花朵,为青碧色,呈铃屏状。冬后结籽以后,便枯萎了。另有山龙胆,味苦涩,其叶经霜雪不凋,与草龙胆同类而别种。

【别名】陵游、草龙胆等。

【性味】味苦、涩,性大寒,无毒。

【功效主治】

骨间寒热,惊痫邪气,续绝伤,定五脏,杀蛊毒。除胃中伏热,时气温热,热泄下痢,祛肠中小虫,益肝胆气,止惊惕。久服益智不忘,轻身耐老。治小儿壮热骨热,惊痫入心,时疾热黄,痈肿口疮。客忤疳气,热病狂语,明目止烦,治疮疥。去目中黄及睛赤肿胀,瘀肉高起,痛不可忍。退肝经邪热,除下焦湿热之肿,泻膀胱火。疗咽喉痛,风热盗汗。

【应用指南】

1. 治伤寒发狂:草龙胆为末,入鸡子清、白蜜、化凉水服二钱。

2. 治四肢疼痛:山龙胆根细切,用生姜自然汁浸一宿,去其性,焙干捣末,水煎一钱匕,温服之。

3. 治一切盗汗:不论妇女、小孩儿盗汗,还是伤寒后盗汗不止,可用龙胆草研末,每服一钱,猪胆汁三两滴,入温酒少许调服。

4. 治小儿盗汗:身体发热,可用龙胆草、防风各等份,为末。每服一钱,米饮调下,也可以做成丸来服。

5. 治暑行目涩:生龙胆捣汁一合,黄连二寸切烂浸汁一匙,和点之。

6. 治蛔虫攻心:感到刺痛,吐清水,龙胆一两,去头锉,水二盏,煮一盏,隔夜勿食,平旦顿服之。

【养生药膳】

龙胆菊花茶

【原料】龙胆草3克,野菊花3~5朵,泽泻18克,冰糖适量。

【做法】将上述药材稍微冲洗,沥干水分,放入茶壶中,冲入沸水,加盖闷10~15分钟,茶杯中放一块冰糖,冲入泡好的汤汁,待冰糖溶化,即可饮用,可反复冲泡3~5遍。

【功效】泻肝火,清湿热,利水,缓解盗汗、自汗症状。

防风——帮助身体抵御风邪的屏障

【释义】茎和叶子都为青绿色,茎的颜色稍深一点,叶的颜色稍淡一点,有点像青蒿,但显得短小。春初呈嫩紫红色,五月开细白花,中心攒聚作大房,有点像莳萝花。果实像胡荽子但比较大,根为土黄色,与蜀葵根相类似,二月、十月采之。使用时以黄而润者为佳,白者多沙条,效果不佳。

【别名】铜芸、茴芸、茴草、屏风、百枝、百蜚等。

【性味】味甘,性温,无毒。

【功效主治】

风证眩痛,能除恶风风邪,目盲不能看物,风行周身,骨节疼痛,久服可使身体轻盈。胁痛胁风,偏头风,四肢挛急,虚风内动。治三十六种风证,男子一切劳伤,补中益神,风赤眼,因冷引起的流泪不止及瘫痪,通利五脏关脉,治五劳七伤,羸损盗汗,心烦体重,能安神定志,匀气脉。治上焦风邪,泻肺实,散头目中滞气,经络中留湿,主上部见血。搜肝气。

【应用指南】

1. 治自汗不止：防风去芦为末，每服二钱，浮麦煎汤服。

2. 治睡中盗汗：防风二两，芎劳一两，人参半两，为末，每服三钱，临卧饮下。

3. 治消风顺气：老人便秘，可用防风、枳壳麸炒各一两，甘草半两，为末，每食前白汤服二钱。

4. 治偏正头风作痛：防风、白芷等份制成末，炼成弹子般大小的蜜丸，每次嚼一丸，用茶送下。

5. 治妇人崩中：独圣散：用防风去掉芦头，烤红后碾成末，每服一钱，以面糊调和，用酒调服，或者是把末放入面糊、酒中一同服下。此药屡经效验，不可等闲视之。

【养生药膳】

葱白防风粥

【原料】防风 10 克，葱白 3 段，粳米 100 克。

【做法】将防风煮水 20 分钟，去渣取汁；粳米淘洗干净，放入防风汁中，熬煮成粥，待粥将熟时加入切成段的葱白，煮成稀粥，趁热服食。

【功效】发汗解热，祛风解表，除湿止痛。

第五节　肾虚遗精与本草

海参——补肾、养血、壮阳的圣药

【释义】海参是一种名贵海产动物，因补益作用类似人参而得名。海参体呈圆柱形，口在前端，口周围有触手，肛门在后端。海参的生长区域很广阔，遍布世界各海洋。其肉质软嫩，营养丰富，滋味腴美，风味高雅，是久负盛名的名馔佳肴，是海味"八珍"之一，与燕窝、鲍鱼、鱼翅齐名，在大雅之堂上往往扮演着"压台轴"的角色。

【别名】海鼠、刺参、海瓜。

【性味】味甘、咸，性微寒。

【功效主治】

补肾益精，养血润燥，滋阴壮阳。用治遗精、精血亏损；虚弱劳怯；阳痿；梦遗；肠燥便秘；肺虚咳嗽略血，肠风便血，外伤出血等。

【应用指南】

1. 治肺结核咯血：海参 1 个，白及粉 9 克。将海参洗净，与白及粉一同放入锅内，加适量水煎煮，吃海参喝汤。

2. 治腰痛、梦遗、泄精：海参一斤，当归(酒炒)、破故纸、龟板、鹿角胶(烊化)、枸杞子各四两,羊肾十对,杜仲、菟丝子各半斤,胡桃肉二百个,猪脊髓十条,共研细末,鹿角胶和丸。每服四钱,温酒送下。

3. 治便秘,大便秘结:海参一两,木耳四钱,猪大肠 1 条,调味品少许。将海参水发,大肠洗净,切段,木耳水发,然后入锅加水,煮熟后加调味品,即可服用。

【养生药膳】

海参炒黄鱼片

【原料】海参 30 克,黄鱼 1 条,植物油适量,白酒、姜丝、盐各少许。

【做法】将海参泡发,切片;黄鱼去内杂,洗净,切片;锅内倒油烧至七成热时,下海参、黄鱼片同炒,加酒、姜、盐调味,炒至熟烂后即可盛盘,搭配主食食用。

【功效】补肾益精,益气填精,肾阳不足者可常食,还可调节阳痿。

芡实——固肾涩精,补脾止泻

【释义】苗生水中,大时茎长达一丈余,中空有丝,嫩时剥皮可食,荷叶贴在水面上,比荷叶大,有皱纹,叶面呈青色而背面呈紫色带刺,五六月开紫花,花开时面向阳光结苞,苞上有青刺。花在苞顶,也如鸡喙。剥开后有软肉裹子,壳内有白米,形状如鱼目。七八月成熟。

【别名】鸡头、雁头、鸿头。

【性味】味甘、涩,性平,无毒。

【功效主治】

固肾涩精,补脾止泄。主治风湿性关节炎、腰背膝痛。补中益气,提神强志,令人耳目聪明。久服令人轻身不饥。还能开胃助气及补肾,治小便频繁,遗精,脓性白带。作粉食用,益人。但小儿不宜多食,不益脾胃,很难消化。

【应用指南】

1. 治思虑、色欲过度,损伤心气,小便频数,遗精:回精丸:用秋石、白茯苓粉、莲肉各二两为末,蒸枣和成梧桐子大小的丸,每次服三十丸,空腹时用盐汤服下。

2. 益精气,强意志,利耳目:用芡实三合,煮熟后去壳,粳米一合煮粥,每天都空腹食用。

3. 治妇女带下症:白果、芡实、薏仁、山药各半两,土茯苓四钱,地骨皮、车前子各二钱,黄柏二钱,水煎服用。

4. 治老幼脾肾虚热及久痢:芡实、山药、茯苓、白术、莲肉、薏苡仁、白扁豆各四两,人参一两。俱炒燥为末,白汤调服。

【养生药膳】

补肾固精鸭汤

【原料】鸭肉 500 克,排骨 10 克,牡蛎 8 克,芡实 50 克,蒺藜子、莲须各 80 克,鲜莲子 50 克,盐少许。

【做法】将莲须、蒺藜子、排骨、牡蛎放入纱布包中,扎紧;鸭肉洗净,放入沸水焯一下,去除血水;将莲子、芡实冲净,沥干水分。将备好的所有食材一同放入沙锅中,加适量清水至没过所有的材料。武火煮沸,再转文火炖煮40分钟,至鸭肉熟烂,加少许盐调味即成。

【功效】补肾益气,固精壮阳,温阳湿精。

肉苁蓉——帮男性补肾壮阳的"沙漠人参"

【释义】三四月挖出它的根,有一尺余,把中央好的部分截取三四寸,用绳子穿起来阴干,八月份即可用。据说是野马精落地而生。生时似肉,形扁宽,柔润,多花且味道鲜美。生于北方的形短而少花。

【别名】肉松容、黑司命等。

【性味】味甘,微温,无毒。

【功效主治】

五劳七伤,补中,除阴茎寒热痛,养五脏,强阴益精气,增强生育力,妇女腹内积块。久服则轻身益髓,容颜光彩,益寿延年。大补壮阳,日御过倍。治女人非经期阴道内大量出血,男子脱阳不举,女子脱阴不孕,润五脏,长肌肉,暖腰膝,治男子泄精带血,女子带下阴痛。

【应用指南】

1. 补益劳伤:精神不振,面色发黑者,用肉苁蓉四两,水煮到烂的时候,把精羊肉切成薄片,分为四度,下五味,以米煮粥空腹食。

2. 治肾虚白浊:将肉苁蓉、鹿茸、山药、白茯苓等份,研末,用米糊做成梧桐子大的丸,每次用枣汤服三十丸。

3. 治消中易饥:将肉苁蓉、山茱萸、五味子等研为末,和蜜为丸如梧桐子大小,用酒每次服二十丸。

【养生药膳】

肉苁蓉羊肉粥

【原料】肉苁蓉10克,羊肉50克,大米80克,葱末、姜末、盐各适量。

【做法】将肉苁蓉洗净,放入锅中,加适量清水,煎煮成汤汁,去渣备用;羊肉洗净,在沸水中焯煮一下,去除血水,再洗净切丝;大米淘洗干净,放入锅中,加入羊肉丝,倒入煮好的肉苁蓉汁同煮,成粥时,加入姜末、葱末、盐调味,拌匀即成。

【功效】补肾助阳,养胃醒脾,益精润肠。经常虚寒发冷者可常食,男女效果均佳,有腹泻者忌食。

肉苁蓉菟丝酒

【原料】肉苁蓉30克,菟丝子20克,白酒500克。

【做法】将肉苁蓉、菟丝子放入白酒内浸泡后饮用。

【功效】补益劳伤,强阴益精气。

菟丝子——缠绕在树枝上的补肾药

【释义】夏天开始生长,刚开始生长的时候如同细丝,遍地不能自起,碰到其他草梗则缠绕而上,寄生在空中。无叶,有白色微红的花,非常香,结的果实如秕豆而细,为黄色,生长在地梗上的最佳。

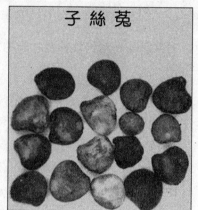

菟絲子

【别名】菟缕、菟累、菟芦、赤网、玉女、野狐丝、金线草等。

【性味】味辛、甘,性平,无毒。

【功效主治】

续绝伤,补不足,益气力,肥健人。养肌强阴,坚筋骨,主茎中寒,精自出,溺有余沥,口苦燥渴,寒血为积。久服明目轻身延年。治男女虚冷。添精益髓,去腰疼膝冷,消渴热中。久服去面上黑斑。悦颜色。补五劳七伤。治鬼交泄精,尿血,润心肺。补肝脏风虚。

【应用指南】

1. 治消渴不止:菟丝子煎汁,任意饮之,直到治愈。

2. 治阳气虚损:用菟丝子、熟地黄等份,为末,酒糊梧桐子大。每服五十丸。气虚,人参汤下。气递,沉香汤下。

3. 治白浊遗精:茯菟丸。治思虑太过,心肾虚损,真阳不固,渐有余沥,小便白浊,梦寐频泄:菟丝子五两,白茯芩三两,石莲肉二两,为末,酒糊丸梧子大,每服三五十丸,空腹盐汤下。

【养生药膳】

菟丝子红糖粥

【原料】菟丝子30克,粳米100克,红糖适量。

【做法】将菟丝子浸泡15分钟,换水洗净直接放入沙锅内,加入清水适量,水煎约30分钟,取汁去渣,备用;粳米洗净,放入锅中,加入菟丝子汁和清水,武火煮沸,转文火煮30分钟。待粥将成时,加入红糖调味即可。

【功效】补肝肾,补血明目。

菟丝子煲鸡汤

【原料】菟丝子、山药、杜仲各取20克,净鸡1只。

【做法】把菟丝子、山药、杜仲用纱布袋子包好,放到锅里和鸡一起煨。1小时后,将包有中药的袋子取出,煲鸡汤的其他佐料可按照自己喜爱的口味放。

【功效】具有益气养心、养颜抗衰的作用。

第六节　早泄阳痿与本草

淫羊藿——补肾阳,壮筋骨,祛风湿

【释义】淫羊藿为多年生草本,根茎长,横走,质硬,须根多数。叶为二回三出复叶,小叶九片,有长柄,小叶片薄革质,卵形至长卵形,先端尖,边缘有刺毛状细齿,侧生叶,外侧呈箭形,叶面无毛,叶背面有短伏毛。三月开花,花白色,组成圆锥形花序生于枝顶;花瓣四片;雄蕊四片。秋季结果,果卵圆形,长约一厘米,内有多数黑色种子。地上部分于夏、秋季采收,晒干备用。

【别名】铁菱角、钢丝草、刚前、仙灵脾、千两金。

【性味】味辛、甘,性温。

【功效主治】

补肾阳,强筋骨,祛风湿。主治阳痿、遗精、早泄、精冷不育、尿频失禁、腰膝酸软、半身不遂、四肢不仁、肾虚喘咳。

【应用指南】

1. 治肾虚阳痿、腰膝痿软:淫羊藿 100 克,用白酒约 500 毫升浸泡。每次饮一小杯。本方专以淫羊藿温肾壮阳。

2. 治阳痿、遗精早泄、肢冷畏寒:鲜淫羊藿 250 克,将上药加清水适量,煎煮 30 分钟,去渣取汁,与 2000 毫升开水一起倒入盆中,先熏蒸阴部,待温度适宜时泡洗双脚,每日早、晚各一次,每次熏泡 40 分钟。10 天为 1 个疗程。

【养生药膳】

淫羊藿牡蛎汤

【原料】淫羊藿 9 克,太子参 15 克,牡蛎肉 50 克,大枣 5 枚,姜片、盐各少许。

【做法】将淫羊藿、太子参、牡蛎肉、大枣分别洗净,放入沙锅中,加适量清水,烧沸后,加入姜片,转文火炖约 2 小时,放少许盐调味,即可饮汤吃牡蛎肉。

【功效】滋阴壮阳,补肾固精。

二仙粥

【原料】淫羊藿 9 克,仙茅 4 克,粳米 100 克,冰糖 20 克。

【做法】将淫羊藿、仙茅加水煎煮,先后煎、滤两次,将两次药液对在一起,放入锅内,再加粳米、清水,武火烧混后,转为文火慢煮,待米烂后加入冰糖,几分钟后即成。

【功效】是补肾阳的药膳,能温肾阳、补骨髓、泻肾火,适用于肾阳不足而致阳痿、早泄、腰酸膝冷等症。

韭菜——全身都是宝的"起阳草"

【释义】一年可割三四次，只要不伤到它的根，到十一二月用土盖起来，第二年三四月来临之前又开始生长，一丛一丛地生长，叶长得茂盛，韭叶颜色翠绿。韭菜作为菜，可生吃、熟吃，可腌制或贮藏，是最有益于身体的蔬菜。

【别名】起阳草、长生韭、壮阳草、扁菜。

【性味】味辛、微酸、涩，性温，无毒。

【功效主治】

归心，安抚五脏六腑，除胃中烦热，对病人有益，可以长期吃。另有归肾壮阳，止泄精，温暖腰部膝部可治吐血咳血，鼻血，尿血，及妇女月经不调，跌打损伤和呃噫病。

【应用指南】

1. 消散胃中瘀血方：将韭菜捣成汁澄清后，和小儿的尿一起喝下。

2. 治急性痢疾：韭菜和鲫鱼一同煮来吃。

3. 治胸部疼痛：将生韭菜捣汁服，解各种药物的毒性。

4. 治狂犬、毒蛇、蝎子、毒虫咬伤：韭菜捣烂后，局部外敷，解它的毒性。

5. 治胸膈噎气：把韭菜炸熟和盐醋空腹吃十顿。

【养生药膳】

胡桃肉炒韭菜

【原料】韭菜200克，胡桃肉50克，菜油、盐各适量。

【做法】将韭菜洗净，切段；胡桃肉洗净后用香油炸黄，然后加入韭菜翻炒，炒熟后停火即成。

【功效】温补肾阳，润肠通便，治疗腰膝酸痛、大便秘结、肾阳虚弱、阳痿早泄等症。

鲜韭汁

【原料】韭菜500克，红糖适量。

【做法】将韭菜捣碎，绞取汁液。每次服50～100毫升，每日3次。加红糖调味。

【功效】散瘀止痛。可用于噎膈，胃脘作痛。

牛膝——活血通经、补肝肾强筋骨的良药

【释义】春天生苗，茎高约二三尺，青紫色，有节如鹤膝及牛膝的样子。叶子尖圆，好像钥匙，两两相对而生，在节上生花作穗，秋天结很细的果实。入药以根非常大、长约三尺而且柔润者为上等。茎叶亦可单独入药。

【别名】牛茎、百倍、山苋菜、对节菜等。

【性味】味苦、酸，性平，无毒。

【功底主治】

由寒湿引起的四肢无力、麻木，老年人阵发性寒战、高热、小便涩痛及各种疮、四肢痉

挛、膝痛不能屈伸。可逐血气,疗伤热火烂,堕胎。长期服用轻身耐老。疗伤中气虚、男子生殖器痿缩、老年人小便失禁。能补中气不足,益精而利阴气,实骨髓,止头发变白,除头痛和腰脊痛,妇女月经不调。治阳痿,补肾,助十二经脉,逐恶血;治腰膝无力,破腹部结块,排脓止痛。产后心腹痛及流血不止,落死胎。还可强筋,补肝脏气血不足。将牛膝的茎、叶同肉苁蓉泡酒服,益肾。治久疟、恶寒发热、五淋、尿血、阴茎痛,腹泻,咽喉肿痛及舌生疮、牙齿肿痛,恶疮折伤。非常虚弱的病人,加量使用。

【应用指南】

1. 治扁桃体炎:新鲜牛膝根一把,艾叶七片,和人乳一起捣后取汁,灌入鼻内,一会儿痰涎从口鼻中流出,病即愈。没有艾叶也可以。另一方法是将牛膝捣汁,和陈醋灌入喉内。

2. 治胞衣不出:用牛膝八两,葵子一合,水九升,煎至三升,分三次服用。

3. 治消渴不止,下元虚损:牛膝五两研为末,用生地黄汁五升浸泡,日晒夜浸,以汁干为度,制成梧桐子大的蜜丸,每次空腹温酒送下三十丸。

4. 治女人阴部肿痛:牛膝五两,酒三升,煮取一升半,去掉滓后分三次服。

5. 治折伤及闪挫伤:将杜牛膝捣碎,敷盖在患处。也可治无名恶疮。治小便带血:用牛膝根煎浓汁,每天饮五次就能好。

【养生药膳】

牛膝乳鸽汤

【原料】牛膝10克,韭菜籽12克,淫羊藿10克,乳鸽1只,料酒、盐、姜片、葱段、胡椒粉、鸡汁各适量。

【做法】将牛膝、韭菜籽、淫羊藿放入纱布包中,扎紧口;乳鸽宰杀,去毛、内脏和爪,洗净,去除血水;将乳鸽与中药包一同放入沙锅中,加适量清水(水要没过乳鸽),武火烧沸,加入姜片、鸡汁、料酒、葱段,转文火熬煮约1小时,加入盐、胡椒粉调味即成。

【功效】补肝肾,益精血,祛风解毒。有助于早泄患者调养身体。

蛇床子——温肾壮阳、散寒祛风的灵药

【释义】一年生草本,高30～80厘米。茎直立,有分枝,表面有纵沟纹,疏生细柔毛。叶互生,2～3回羽头细裂,最终裂片线状披针形,先端尖锐;基生叶有长柄,柄基部扩大成鞘状。复伞形花序顶生或腋生;总苞片8～10片,线形;花白色,花柱基短圆锥形,花柱细长,反折。双悬果宽椭圆形,果棱具翅。

【别名】野茴香、野胡萝卜、拉拉夫得。

【性味】味苦,性平,无毒。

【功效主治】

温肾壮阳,散寒祛风,燥湿杀虫。主治阳痿,宫冷不孕,寒湿带下,湿痹腰痛,阴部湿痒,湿疹,疥癣,腹胀,嗳气,胃寒,皮肤瘙痒,阴道滴虫病,痔疮,关节疼痛等。

【应用指南】

1.治阳事不起：用蛇床子、五味子、菟丝子，等份为末，加炼蜜做成丸子，如梧子大。每服三十丸，温酒送下。一天服三次。

2.治男子阴肿、胀痛：用蛇床子研为末，加鸡蛋黄调匀敷患处。

3.治赤白带下，月经不来：用蛇床子、桔白矾，等份为末，加醋、面和成丸子，如弹子大，胭脂为衣，棉裹后纳入阴道中。一天换药一次。

4.治小儿癣疮：用蛇床子末加猪油调匀，搽疮上。治脱肛：用蛇床子、甘草各一两，研细。每服一钱，白开水送下。一天服三次。同时，用蛇床子末搽患处。

5.治痔疮：用蛇床子煎汤熏洗。

【养生药膳】

蛇床子粥

【原料】蛇床子12克，大米80克，白糖适量。

【做法】将蛇床子洗净，放入沙锅中，加适量清水浸泡5～10分钟，再水煎成汁，去渣留汁；大米淘洗干净，放入药汁中，对少许清水，熬煮成粥，待熟时调入白沙糖拌匀，再煮片刻即成，每日1剂。

【功效】温肾壮阳，燥湿杀虫。阳痿、早泄的患者可连续服食，病情可得到缓解。

第七节　对症药膳推荐

咳嗽

咳嗽是呼吸系统疾病的主要症状，如咳嗽无痰或痰量很少为干咳。咳嗽是人体清除呼吸道内的分泌物或异物的保护性呼吸反射动作，可促进痰液和异物排出，但剧烈而频繁的咳嗽会使病人痛苦，甚至引发并发症。

首选药材：川贝母

【属性】味微苦、性凉、甘平。

【功效】润肺止咳、化痰平喘、清热化痰。

【存放】干燥、阴凉处。

【挑选】坚硬且脆，断而白色，富粉性。

【对症药材】川贝母、沙参、知母、麦冬、百合、新鲜陈皮、松仁

【对症食材】水梨、冰糖、太白粉

饮食宜忌

①忌酸甜：咳嗽应忌糖及一切甜食、冷饮等，咳嗽剧烈时，连一些酸甜的水果，如苹果、香蕉、桔子等也不宜多吃。

②忌盐:咳嗽患儿饮食宜清淡,减少盐的摄入。

③忌鱼腥:小孩咳嗽期间不宜吃鱼腥,尤其是"风热咳嗽"时,对某些鱼蛋过敏的小儿更应注意,应忌食鲑鱼和带鱼。

④饮食应以新鲜蔬菜为主,适当添加豆制品、少量瘦肉和禽蛋,少食荤菜。菜肴要以蒸煮为主,不宜吃油、炸、煎食物。

推荐药膳

川贝酿水梨

【功效】润肺、清热、化痰、止咳、养阴。

【功效详解】本药膳将川贝和水梨两者的优点合在一处,可养阴润肺,用于肺热燥咳、阴虚久咳,干咳无痰、咽干舌燥等症。川贝具有清热润肺、化痰止咳的功效,用于肺热燥咳、干咳少痰等病症。

【药材】川贝母2钱、白木耳半钱。

【食材】新鲜水梨1个。

【做法】①将白木耳泡软,去蒂,切成细块。②水梨从蒂柄上端平切,挖除中间的籽核。③将川贝母、白木耳置入梨心,并加满清水,置于碗盅里移入电饭锅内,外锅加1杯水,蒸熟即可吃梨肉、饮汁。

松仁烩鲜鱼

【功效】润肺、止咳、补肾、益气、养血、润肠。

【功效详解】本药膳具有滋润止咳、滑肠通便、补肾益气、养血补液的功效,可以治疗口干,干咳无痰的肺燥咳嗽。另外,松子所含的不饱和脂肪酸有降低胆固醇、甘油三脂的作用。

【药材】参松仁20克。

【食材】鲜鱼1条、西红柿酱10克、白醋6克、白糖5克、太白粉5克。

【做法】①鲜鱼洗净,腌入味。②将鱼裹上蛋液,再沾上太白粉,入油锅中炸至金黄色,待冷却后,将刺挑出,鱼肉备用。③锅中加入少许清水,再放入调味料调成糖醋汁,勾芡淋油浇在鱼肉上,再撒上松仁即可。

天花粉鳝鱼汤

【功效】益气血、补肝肾、强筋健骨、清热、生津、消肿。

【功效详解】天花粉具有清热泻火,生津止渴,排脓消肿的功效,而鳝鱼具有补气养血、温阳健脾、滋补肝肾、祛风通络等医疗保健的功能,对支气管哮喘有良好的疗效。

【药材】天花粉30克。

【食材】黄鳝1条、香油5毫升、盐8克、棉布袋1个。

【做法】①黄鳝去内脏、洗净,剁成3~5厘米的小段,然后将其沥干备用;天花粉用棉布包好、扎紧,备用。②将黄鳝和天花粉放入锅内,加清水适量,以大火煮沸,再转入小火,煲45分钟左右,将火调小。③起锅前,用少许香油和盐调味即可。

沙参泥鳅汤

【功效】清热、养阴、润肺、止咳、补中益气、益肾助阳。

【功效详解】本药膳具有养阴清热,润肺化痰,益胃生津的功效。主治阴虚久咳,咳嗽痰血,燥咳痰少,虚热喉痹,津伤口渴。另外,泥鳅性平、味甘,具有调中益气,补虚,暖脾胃,祛湿解毒,滋阴清热的功效。

【药材】沙参20克、北芪10克、红枣3颗。

【食材】泥鳅250克,猪瘦肉100克,花生油、盐各适量,清水1300毫升。

【做法】①泥鳅解剖、洗净,用沸水略烫,洗净黏液。②烧锅倒入花生油,将泥鳅煎至金黄色,捞起,将剩下的材料分别洗净,红枣泡发备用。③将1300毫升清水放入瓦煲内,煮沸后加入所有材料,旺火煲滚后,改用小火煲2小时,加盐调味即可。

沙参百合甜枣汤

【功效】补血、润肺、止咳、清心、清热、滋阴。

【功效详解】本药膳能润肺止咳,滋阴清热。用于治气虚久咳,肺燥干咳,见咳嗽声低,痰少不利,体弱少食,口干口渴等。本汤不仅食疗价值高,而且能补阴除烦,益血安神,可治肺胃阴伤,失音咽痛之症。

【药材】沙参、新鲜百合1球、红枣5颗。

【食材】冰糖适量。

【做法】①新鲜百合剥瓣,削去瓣边的老硬部分,洗净;沙参、红枣分别洗净,红枣泡发1小时。②将备好的沙参、红枣盛入煮锅,加3碗水,煮约20分钟,直至红枣裂开,汤汁变稠。③加入剥瓣的百合续煮5分钟,汤味醇香时,加糖调味即可。

陈皮冰糖汁

【功效】健脾胃、理气、调中、化痰、祛湿。

【功效详解】本饮品具有理气降逆、调中开胃、燥湿化痰等功效;适用于胸膈满闷、脘腹胀痛、不思饮食、肺气阻滞、咳嗽痰多等症。

【药材】新鲜陈皮1枚。

【食材】清水1000毫升、冰糖适量。

【做法】①将陈皮洗净,刮掉内面白瓤,切小片。②砂锅洗净,将备好的陈皮盛入煮锅中,加2碗水,像煮茶那样,以大火煮开,转小火煮5分钟,直至陈皮熬出香味。③待汤汁飘香时,加冰糖,事先可以将冰糖拍碎,具有迅速溶解的作用,续煮3分钟,直到汤汁变稠亮时,即可熄火出锅。

感冒

感冒是一种自愈性疾病,可分为普通感冒和流行性感冒两种。当人体受凉、淋雨、过度疲劳等会使全身或呼吸道局部防御功能降低,病毒、细菌会迅速繁殖,引起本病。治疗上西药、中药皆可,亦可采用食疗,不但祛病,而且保健。

首选药材:桑叶

【属性】味甘,苦、性寒。

【功效】疏散风热、清肺润燥、清肝明目。

【存放】去除杂质后,晒干;密封后置于阴凉处。

【挑选】最好选自然风干的桑叶,以免其有效成分损失。

【对症药材】麻黄、桂皮、桑叶、菊花

【对症食材】红椒、姜、薄荷

饮食宜忌

①宜选择容易消化的流食。如,菜汤、稀粥、蛋汤、蛋羹、牛奶等。

②宜食清淡少油腻,但能满足营养的需求,且能增进食欲的食物。可以喝粥或吃些榨菜或豆腐乳等小菜,以清淡、爽口为宜。

③保证水分的供给,可多喝酸性果汁,如山楂汁、猕猴桃汁、红枣汁、鲜橙汁、西瓜汁等。

④多食含维生素 C、维生素 E 及红色的食物,如西红柿、苹果、葡萄、枣、草莓、甜菜、桔子、西瓜及牛奶、鸡蛋等。

推荐药膳

清炒红椒莲子

【功效】健脾胃、安神、养心、抗衰老、益肾、固精。

【功效详解】红椒含有丰富的椒红素,是具有抗老化作用的物质,能够防止身体衰老。活化体内细胞。清炒红椒的时候,要注意炒锅一定要洗干净,且油温不宜太高,以免炒出来的菜有黑点。一般大众可食用,贫血、体寒及感冒患者尤其适宜。

【药材】莲子400克。

【食材】红椒20克、食用油20毫升、香油10毫升、盐3克、味精2克、姜10克。

【做法】①莲子去心,洗净;姜切片;红椒切段。②将莲子倒入沸水中,氽烫后捞出,沥干水分,备用。③锅中加油烧热,放入姜片、红椒段爆香,再投入莲子、盐、味精,炒熟后淋上香油即可。

桑菊薄荷饮

【功效】清肝明目、解毒、祛风、凉血、清热。

【功效详解】本饮品具有疏散风热、清利头目、利咽、透疹、疏肝解郁之功效。桑叶、菊花疏散上焦风热、清肺止咳;薄荷助疏风解表,杏仁、桔梗清咽宣肺止咳,清咽利膈。

【药材】桑叶5克、菊花8克。

【食材】薄荷30克、热开水500毫升、蜂蜜1大匙、棉布袋1个。

【做法】①桑叶、菊花分别洗净,沥水,备用。将薄荷、桑叶、菊花分别用棉布袋装起来,备用。②砂锅洗净,倒入清水 500 毫升,烧开后,备用。③稍凉后,将做法 2 的棉布袋放入热开水里,10 分钟后,倒入适量蜂蜜搅匀即可。

哮喘

哮喘是由多种细胞,特别是肥大细胞、嗜酸性粒细胞和 T 淋巴细胞参与的慢性气道炎症;此炎症可引起反复发作的喘息、气促、胸闷和咳嗽等症状;发作性伴有哮鸣音的呼气性呼吸困难,严重者可被迫采取坐位或呈端坐呼吸,干咳或咯大量白色泡沫痰,甚至出现紫绀等。

首选药材:白果

【属性】味甘、苦、涩,性平,有毒。

【功效】敛肺气,定喘嗽,止带浊等。

【存放】冷藏或放在阴凉通风处。

【挑选】1、自然本色的本白,而不是雪白。2、新鲜饱满。

【对症药材】百合、白果

【对症食材】西洋芹、豆腐、虾仁、鲜干贝、香菇、小黄瓜、酸笋

饮食宜忌

①忌麦类、蛋、牛奶、肉、蕃茄、巧克力、鲜鱼、虾、蟹等。

②在忌食方面,婴幼儿应警惕异体蛋白,老年人应少吃生痰的食物,如鸡蛋、肥肉、花生、油腻等食品。

③在哮喘发作期,应注意多补充水分,进清淡流质,避免脱水或痰稠难以咳出而加重呼吸困难。

推荐药膳

西芹百合炒白果

【功效】敛肺气、缩小便、治哮喘、清咽。

【功效详解】白果具有敛肺气、治哮喘、定喘嗽、止带浊的作用。西洋芹是芹菜的一种,可用于高血压、血管硬化、神经衰弱等疾病的辅助治疗。此外,常食西洋芹还有利于清咽利胆、祛风散热。

【药材】百合 300 克、白果 50 克。

【食材】西洋芹 500 克,姜、葱、盐、味精各 5 克,鸡蛋面 200 克,鸡精粉 2 克,太白粉 10 克。

【做法】①西洋芹、百合切好洗净,鸡蛋面用开水煮熟,沾上太白粉,油炸成雀巢备用。②白果过水后再放入砂锅,加油和调味炒熟,用太白粉勾芡,淋入少许油。③炒好的西洋芹、百合装入雀巢,将白果放在上面即可。

白果豆腐炒虾仁

【功效】润肺、平喘、固精、清热解毒、生津润燥。

【功效详解】本药膳具有治疗哮喘,通畅血管,改善大脑功能,延缓老年人大脑衰老、增强记忆力、治疗老年痴呆症和脑供血不足等功效;虾肉还有化瘀解毒、温补肾阳、通络止痛、开胃化痰等功效。

【药材】白果2两。

【食材】盒装豆腐1/2盒,虾仁300克,鲜干贝5颗,香菇3朵,小黄瓜1条,酸笋半支,姜片、酒、盐、太白粉、葱段各适量。

【做法】①虾仁去壳,挑去泥肠,和鲜干贝用姜片、酒、盐和太白粉拌匀,热水烫至分熟备用;②其他材料剁成块备用。③姜片和葱段爆香,再将剩下的材料放入翻炒,加高汤,煮滚后勾薄芡即可。

肺阴虚

肺阴虚是指阴液不足而不能润肺,多由久咳久咯耗伤肺之阴液,或因痨虫袭肺,燥热之邪犯肺烁烁肺阴;或是汗多不固,阴津耗泄等导致。此症主要表现为干咳、口燥、痰少、手足心热、盗汗、便秘、苔少质红、少津、脉细而数或咳血等。

首选药材:玉竹

【属性】味甘,性微寒。

【功效】养阴、润燥、生津、止渴。

【存放】通风干燥处、防霉、防蛀。

【挑选】表面呈黄白色或淡黄棕色,半透明者为佳。

【对症药材】玉竹、沙参、白果、西洋参、麦门冬、石斛、川贝母、紫菀

【对症食材】老鸭、猪肚、姜、山药、乌梅

饮食宜忌

①肺阴虚患者应少吃寒凉的和不合时节的食物,即使在夏季也要少吃冷饮。

②肺虚时要多吃酸的。

③宜多吃海参、蛤蜊、蚌肉、鸭肉、猪肉、鸡蛋、梨、桑葚、干贝等,多喝牛奶。

④少吃辛辣的东西。

⑤每晚睡觉之前生吃一点白萝卜也能起到降燥润肺的作用。

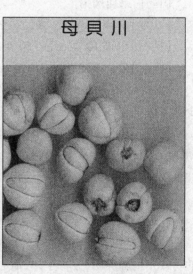

川贝母

推荐药膳

玉竹沙参焖老鸭

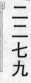

【功效】滋阴、清肺、润燥、去疾、补虚。

【功效详解】本药膳是常用的滋补品,可滋阴清润、去疾补虚。沙参的滋阴清肺、虚痨久咳,玉竹的养阴润燥,合在一起滋补养阴的效力更大。老鸭可益胃生津、防痨止嗽、清热、止热。

【药材】玉竹50克、沙参50克。

【食材】老鸭1只,葱、生姜各适量。

【做法】①将老鸭洗净,切块后放入锅中;生姜去皮,切片。②再放入沙参、生姜,加水适量用大火煮沸。③转用小火煨煮,1小时后加入调味料,撒上葱花即可。

白果玉竹猪肚煲

【功效】滋阴、润肺、清肺、润燥、健脾胃。

【功效详解】本药膳具有疏通血脉、健胃益脾的功效。本品的制作采取了猪肚这一材料。猪肚即猪胃,为补脾胃的重要食材。白果具有促进血液循环、改善心脑血管、增强机体免疫力的功效。

【药材】白果50克、玉竹10克。

【食材】猪肚1个,姜10克,葱、盐、鸡精各5克。

【做法】①锅上火,注入适量清水,放入姜片煮沸,再加入猪肚约10分钟,捞出洗净晾干。②将猪肚切成片;玉竹泡发切片;白果洗净;葱切段,备用。③倒入适量清水,放入姜片、葱段,待水沸放入猪肚、玉竹、白果等,大火炖开,转小火煲约2小时,加入盐、鸡精调味即可。

山药白果瘦肉粥

【功效】益肺气、安神、强健机体、健脾胃、预防心血管疾病。

【药材】白果10克、山药20克、红枣4颗。

【食材】瘦肉30克、葱10克、姜8克、香菜5克、盐1克、味精2克、白米适量。

【功效详解】本药膳具有健脾胃,安神的功效,可用于肺部虚寒,身体虚弱,气血不足,少食体倦等病症;另外,山药含有淀粉酶、多酚氧化酶等物质,有利于脾胃消化吸收功能。

【做法】①山药去皮,切片;红枣泡发,切碎;瘦肉剁碎;白果、米淘洗净。②姜切丝,葱切花,香菜切末备用。③砂锅注水烧开,放入米,煮成粥;放入白果、山药煮5分钟后加入红枣、瘦肉、姜丝煮烂,放适量盐和鸡精拌匀即可。

洋参麦冬粥

【功效】清虚火、生津、润肺、清心。

【功效详解】西洋参具有滋阴补气,宁神益智及清热生津,降火消暑的双重功效;麦冬的功效是清肺养阴,益胃生津,清心除烦,二者搭配使本药膳可润肺生津。

【药材】西洋参5克、麦门冬10克、石斛20克、枸杞5克。

【食材】白米70克、冰糖50克、棉布袋1个。

【做法】①西洋参洗净,磨成粉末状;麦门冬、石斛分别洗净,放入棉布袋中包起。②

枸杞洗净后用水泡软,备用。③白米洗净,倒入适量水,与枸杞、药材包一起放入锅中,以大火煮沸。再转入小火续煮,直到黏稠为止。

麦芽乌梅饮

【功效】消积、散瘀、润肺、调经、生津。

【功效详解】本药膳具有润肺生津等功效。乌梅具有敛肺止咳,涩肠止泻,生津止渴,安蛔止痛的功效,可用于肺虚所致的自汗不止,久咳少痰或无痰,或久泻,久痢等症。

【药材】山楂 10 克。

【食材】麦芽 15 克、冰糖 2 小匙、乌梅 2 粒。

【做法】①乌梅用水洗净,将水沥干;山楂洗净,切成片状,备用。②锅置火上,倒入清水 1000 毫升,待烧开后,放入山楂和乌梅,大火改为小火,煮 30 分钟左右,加入麦芽。③再煮 15 分钟,即可加入冰糖。此时,汤汁有明显的酸味,冰糖可根据个人口味酌量增减。

慢性支气管炎

慢性支气管炎,是由于感染或非感染因素引起气管、支气管粘膜及其周围组织的慢性非特异性炎症。其病理特点是支气管腺体增生、粘液分泌增多。早期症状轻微,多在冬季发作,春暖后缓斛;晚期炎症加重,症状长年存在,不分季节。疾病进展又可并发阻塞性肺气肿、肺源性心脏病,严重影响健康。

首选药材:杏仁

【属性】性微温,味苦;有小毒。

【功效】降气、止咳、平喘、润肠通便。

【存放】勿与腐蚀或有异味物品同置存放。

【挑选】呈黄褐色、有光泽、仁粒饱满者为佳。

【对症药材】西洋参、淮山、杏仁、枸杞、白果仁、甜杏仁

【对症食材】昆布、虾子、生蚝、胡萝卜、青江菜、鲜香菇、贡丸、鱼板、乌龙面、生姜、核桃仁、花生仁

饮食宜忌

①忌食海腥油腻之品。

②不吃刺激性食物:如,辣椒、胡椒、蒜、葱、韭菜等;菜肴调味不宜过咸、过甜,冷热要适度。

③食物宜清淡:应多吃可以补充维生素和无机盐的新鲜蔬菜,如白菜、菠菜、油菜、胡萝卜、西红柿、黄瓜、冬瓜等,这些食物具有清痰、去火、通便等功能。

④平时多选用具有健脾、益肺、补肾、理气、化痰的食物,有助于增强体质,改善症状,如猪、牛、羊的肺脏及梨、百合、大枣、莲子、杏仁、核桃、蜂蜜等。

推荐药膳

润肺乌龙面

【功效】补中益气、润肺、止咳、散寒、祛风。

【功效详解】本药膳具有补中益气、润肺止咳、散寒、祛风之功效,适用于慢性支气管炎、咳嗽、咽干喉痛等病症。枸杞能滋补肝肾、益精明目、养血、降低胆固醇、抗衰老和美容等功能。

【药材】西洋参、淮山、杏仁、枸杞各10克。

【食材】昆布20克、虾子1只、生蚵3只、胡萝卜50克、青江菜1株、鲜香菇1朵、贡丸1个、鱼板1片、乌龙面50克、生姜片2片、盐适量、棉布袋1个。

【做法】①将药材洗净,用棉布包起来,加适量水,煮滚后熄火,放入昆布,滤出汤汁备用。②将剩下的材料洗净,胡萝卜切块。将备好的汤汁倒入锅中煮沸,放入胡萝卜,约煮5分钟,再放剩下的材料,煮沸加盐即可。

四仁鸡蛋粥

【功效】健胃、补血、滋阴、清肺、润肠道。

【功效详解】本药膳粥,有扶正固本、补肾润肺、纳气平喘等功效。主要用于慢性支气管炎合并肺气肿,特别适用于中老年慢性气管炎。

【药材】白果仁、甜杏仁各20克。

【食材】核桃仁、花生仁各40克,鸡蛋2个。

【做法】①白果仁去壳、去皮。②将白果仁、甜杏仁、核桃仁、花生仁(均须是洁净的食品),共研磨成粉末(呈细粉状,捻之无沙粒感),用干净、干燥的瓶罐收藏,放于阴凉处。③每次取20克加水煮沸,冲鸡蛋,成一小碗,搅拌均匀即可。

贫血

贫血是指血液中红血球的数量或红血球中血红蛋白的含量不足,是一种常见病。贫血的程度,主要由贫血指标减少的程度和治疗效应两个方面反映出来。贫血有缺乏性贫血、先天性贫血、造血器官出现障碍、有毒物质引起的贫血等。

首选药材:桂圆

【属性】味甘,性温。

【功效】补气血、益心脾、安神。

【存放】干燥通风处。

【挑选】大小均匀、外表圆滑者。

【对症药材】当归、生地、酸枣仁、柏子仁

【对症食材】肥羊肉、干姜、猪肝、菠菜

饮食宜忌

①应少食煎、炸的食物。

②贫血病人宜食富含营养和高热量、高蛋白、多维生素、含丰富无机盐的食物。

③贫血者要注意及时补充铁剂。肝脏、肾脏、心脏、胃肠和海带、紫菜、芹菜、油菜、番茄、杏、枣、橘子等均含有丰富的铁质。缺铁性贫血可多吃动物的内脏及肾、牛肉、鸡蛋黄、大豆、菠菜、红枣、黑木耳等。

④忌烟酒，烟酒能损伤内脏机能。

推荐药膳

当归生地烧羊肉

【功效】养血、通脉、强心、利尿、壮阳、抵抗疲劳。

【功效详解】当归是中医临床用得最多的中药之一，凡养血通脉，无论属虚症、血症、表症都可用当归。生地可以强心、利尿，有强身健体的功效。这两种药材搭配羊肉同食可以增强体力，提高身体的抗疲劳能力，女性服用也可以改善体虚寒冷的症状。

【药材】当归、生地各 15 克。

【食材】肥羊肉 500 克，干姜 10 克，食盐、糖、绍兴酒、酱油适量。

【做法】①将羊肉用清水冲洗，洗去血水，切成块状，放入砂锅中。②放入当归、生地、干姜、酱油、食盐、糖、绍兴酒、酱油等调味料。③加入适量清水，盖过材料即可，开大火煮沸，再改用小火煮至熟烂即可。

双仁菠菜猪肝汤

【功效】补肝明目、养血健脾补虚、增强免疫力。

【功效详解】此汤可补肝、养血、补虚，对于提升人体的免疫力和体力具有很好的效果，还可以增加入体对铁的摄取，有补血健脾、养肝明目的功效。菠菜富含铁质，有较好的生血、止血作用。两者同用，共具养血补虚之效，对各种贫血症有较好的滋补食疗作用。

【药材】酸枣仁 10 克、柏子仁 10 克。

【食材】猪肝 200 克、菠菜 2 根、盐 2 小匙、棉布袋 1 个。

【做法】①将酸枣仁、柏子仁洗净放在棉布袋内，扎紧；猪肝洗净，切片；菠菜去头，洗净切段。②将布袋放入锅中加约 4 碗水，用小火熬成高汤，大约熬成剩 3 碗水。③将猪肝氽烫捞起，和菠菜一起放入高汤中；要注意，水沸后即可关火；最后，再适当加入盐调味即可。

活血化瘀

血瘀的主要症状是血行迟缓不畅，常因情绪意志长期抑郁，或久居寒冷地区，以及脏腑功能失调所造成。临床表现为疼痛，甚至形成肿块。活血化瘀是指，用具有消散作用或能攻逐体内瘀血的药物治疗瘀血病证的方法。

首选药材:川芎

【属性】味甘,性温。

【功效】行气开郁、祛风燥湿、活血止痛。

【存放】通风干燥处保存,防蛀。

【挑选】个大均匀、质坚、香气浓、油性大者为佳。

【对症药材】海马、当归、黑枣、川芎

【对症食材】排骨、胡萝卜、羊肉、鸡蛋、姜

饮食宜忌

①肥肉等滋腻之品要少吃。

②血瘀者如果症状不太严重,可以使用黄芪泡水代茶饮,每天放十几片,喝到没有味道、没有颜色为止。

③平时应多食具有活血化瘀功效的食物,如山楂、醋、玫瑰花、金橘、油菜、番木瓜等。

④如果不是禁忌烟酒者可以适当饮酒,如黄酒、葡萄酒、白酒等,对促进血液循环有益。

推荐药膳

海马排骨汤

【功效】活血、补肾、壮阳、祛瘀、增强抵抗力。

【功效详解】此药膳可活血化瘀、补肾壮阳、增强全身抵抗力,用于治疗肾阳虚衰、夜尿频多等症状。女性服用还可治疗由体虚所引起的白带增多症状。需要注意的是阴虚内热、外感、脾胃虚弱者不宜服用此汤。

【药材】海马2只。

【食材】排骨220克、胡萝卜50克、味精0.5克、鸡精0.55克、盐1克。

【做法】①将排骨洗净,剁成若干块,氽烫备用。②胡萝卜洗净切成小方块。③将所有的材料放入汤煲中,放入适量水(水量不要太多,能盖过材料即可),用小火煲熟。快熟时放入所有的调味料即可。

当归苁蓉炖羊肉

【功效】促进血液循环、改善肾亏、阳痿的症状、改善不孕不育症。

【功效详解】本药膳具有良好的活血、促进血液循环的功效,血液循环不好的人也可以借助这道菜得到一些改善。此外,当归和羊肉搭配,是产后的补益圣品,能治疗产后腹痛、虚劳、体力不足等病症。

【食材】核桃3钱、羊肉半斤、姜3片、米酒少许。

【药材】当归2钱、肉苁蓉3钱、淮山5钱、桂枝1钱、黑枣6颗。

【做法】①先将羊肉洗净,在沸水中氽烫一下,去除血水和羊骚味。②将所有药材放入锅中,羊肉置于药材上方,再加入少量米酒及适量水(水量盖过材料即可)。③用大火

煮滚后,再转小火炖约 40 分钟即可。

川芎黄芪炖鱼头

【功效】益气补血、活血、祛风止痛、补肺气、养胃。

【药材】川芎 3 小片、枸杞 10 克、黄芪 2 小片。

【食材】鱼头 1 个、丝瓜 200 克,姜、葱适量。

【功效详解】此汤具有行气活血、祛风止痛的功效,可用于预防头晕、头痛、骨痛不适;身体虚弱的妇女洗头之后头痛、头晕、妇女产后头痛等。但身体燥热的人,不宜多食。

【做法】①鱼头去鳞、鳃,洗净,剁成大块备用;丝瓜去皮,切成块状。②锅内放入高汤、川芎、黄芪、姜片、枸杞煮 10 分钟,待发出香味后,改用小火保持微沸。③把鱼头摆回原形,和丝瓜块放入汤中,用小火煮 15 分钟,加调味料即可。

四七蛋花汤

【功效】散瘀、止血、消肿、安神。

【功效详解】本药膳中的田七为主打药材,有利于增强记忆能力,并有明显镇痛作用,特别是对头晕、头痛、语言障碍等症状有明显改善。

【药材】田七 10 克。

【食材】鸡蛋 2 个、盐少许。

【做法】①将田七去除杂质,洗净。②锅置火上,倒入适量清水,将田七加水煮片刻,捞起,沥干,备用。③另起锅,倒入适量水,待烧开后,打入鸡蛋煮至熟,再将备好的田七放入锅中,待再次煮沸后,加入盐调味即可熄火,盛入碗中。

半枝莲蛇舌草茶

【功效】清热、解毒、化瘀、利尿、除湿。

【功效详解】本药膳具有清热,解毒,散瘀,止血,定痛的功效。另外本药膳还可抗癌。白花蛇舌草性寒味甘微苦,归胃、小肠、大肠经,具有清热解毒、收敛利湿、消痈散结、通淋的功效。

【药材】白花蛇舌草 50 克。

【食材】半枝莲 50 克。

【做法】①将半枝莲、白花蛇舌草冲净,盛入煮锅。②加水至盖满材料,以大火煮开,转小火慢煮 30 分钟。③去渣取汁当茶饮。

高血压、低血压

高血压病是指在静息状态下动脉收缩压和/或舒张压增高,常伴有脂肪和糖代谢紊乱以及心、脑、肾和视网膜等器官功能性或器质性改变的全身性疾病。低血压患者一般早晨起床时经常出现精神疲惫、四肢乏力的现象,坐起时感头晕,眼前发黑、心慌,需在床上躺半小时后症状略有减轻,平时有头晕、乏力等症状。

首选药材:玉米须

【属性】味甘,性平。

【功效】利水消肿、降压、利胆。

【存放】阴凉干燥处。

【挑选】无杂质、无异味、色泽明亮者者为佳。

【对症药材】杜仲、枸杞、百合、陈皮、红枣、川芎、当归、灵芝、酸枣仁、薏仁

【对症食材】黄瓜、鸡腿、西洋芹片、白米、蜂蜜、玉米粒

饮食宜忌

①高血压病人需限制盐的摄入量。

②低血压病人宜选择高钠、高胆固醇的饮食,如动物脑、肝、蛋黄、奶油、鱼子等。忌食生冷及寒凉、破气食物,如菠菜、萝卜、芹菜、冷饮等,忌玉米等降血压食物。

③高血压人群宜适量摄入蛋白质;多吃含钾、钙丰富而含钠低的食品,如土豆、茄子、海带、莴笋、牛奶、酸牛奶、虾皮。

推荐药膳

西洋芹多味鸡

【功效】益气、镇静、安神、利尿、消肿、抗癌、降血压。

【药材】红枣、川芎、当归各5克。

【食材】鸡腿100克,西洋芹片10克,姜片、白话梅各5克,胡萝卜片10克,棉线、米酒、绍兴酒适量。

【做法】①全部药材入锅,煮沸后滤取汤汁,备用。②鸡腿去骨、洗净,用棉线扎紧,入锅煮沸,以小火焖煮5分钟。取出后与汤汁、米酒、绍兴酒拌匀,冷藏1天待用。③将备好的胡萝卜片等辅料放在鸡腿上。

甜酒煮灵芝

【功效】强心、安神、祛痰、护肝、抗菌、降压、提高免疫力。

【药材】灵芝50克。

【食材】甜酒1千克、蜂蜜20克。

【做法】①将灵芝洗净,切成片、晾干。将锅洗净,锅中加水放入灵芝,以中火熬煮。②再加入甜酒,用小火慢慢熬煮,共煮至入味便可熄火。③冷却至35度以下时,放入蜂蜜,搅拌均匀即可。

酸枣仁白米粥

【功效】镇静、安神、养肝、滋阴、降血压。

【药材】酸枣仁15克。

【食材】白米100克、白砂糖适量、清水适量。

【做法】①将酸枣仁、白米分别洗净,酸枣仁用刀切成碎末。②砂锅洗净置于火上,倒入白米,加水煮至粥将熟,加入酸枣仁末,搅拌均匀,再煮片刻。③起锅前,加入白砂糖,

甜味由自己决定,调好味即可。

玉米红枣瘦肉粥

【功效】补中益气、健脾胃、利尿、补血、降压、增强免疫力、促进胃肠蠕动。

【药材】枸杞 30 克、红枣 10 颗。

【食材】玉米粒、瘦肉各 150 克,糯米。

【功效详解】此粥能帮助体内排毒,促进肠胃蠕动,并能排除体内多余的水分及预防便秘。有助于身体发育和健脾益胃,对于脾胃虚弱能起到补中益气,健脾胃,达到增加食欲和止泻的功效。是一款老少皆宜的药膳。

【做法】①红枣、枸杞洗净,泡发 30 分钟,备用;瘦肉洗净,剁咸肉末状;糯米可事先泡软,以便煮烂变稠。②起锅倒水,大火烧至水开,放入糯米,煮沸后放肉和红枣。③再次沸腾后转成小火,倒入玉米粒和枸杞,待沸腾后煮半个小时即可。

杜仲煮牛肉

【功效】补肝肾、强筋骨、降血压、提升体力、抵抗疲劳。

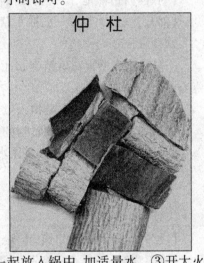
仲杜

【功效详解】本药膳以补肝肾、强筋骨、降血压见长,适用于治疗肾虚腰痛、腰膝无力、高血压等病症。此外,牛肉使本菜品更具有提升体力、抵抗疲劳的效果。但阴虚火旺者,谨慎服用。

【药材】杜仲 20 克、枸杞 15 克。

【食材】瘦牛腿肉 500 克,绍兴酒 2 汤匙,姜片、葱段少许,鸡汤 2 大碗,盐适量。

【做法】①牛肉洗净,放在热水中稍烫一下,去除血水,备用。②将杜仲和枸杞稍洗一下,然后和牛肉一起放入锅中,加适量水。③开大火煮沸后,再转小火将牛肉煮至熟烂,起锅前捡去杜仲、姜片和葱段,调味即可。

百合小黄瓜

【功效】安神、益气、清热、解毒、利尿、美容。

【功效详解】百合对饮食过量或身体局部容易浮肿的人很有帮助,并且它还有安神和补中益气的功能。小黄瓜具有清热、解毒、利尿的功效,再加上丰富的维生素 C,是很好的美容食材。

【药材】百合 1 两。

【食材】小黄瓜 1～2 条,鸡汤块、盐、糖、太白粉少许。

【做法】①百合洗净后入水氽烫;小黄瓜洗净切条后,以热水氽烫捞起。②将适量鸡汤块加入热水中溶解,放入百合、盐、糖等调味料,最后以太白粉勾芡。③将小黄瓜摆放至盘中,淋上百合勾芡酱料即可。

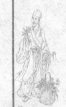

高血脂

高血脂症是一种全身性疾病,脂肪代谢或运转异常使血浆一种或多种脂质高于正常称为高血脂症。高血脂症通常为高脂蛋白血症,即血清脂蛋白浓度升高。症状一般表明为:头晕、神疲乏力、失眠健忘、肢体麻木、胸闷、心悸等。

首选药材:决明子

【属性】味苦、甘咸、性微寒。

【功效】清热、降脂明目、润肠通便。

【存放】阴凉、干燥处。

【挑选】呈绿棕色、颗粒饱满者

【对症药材】熟地、山茱萸、山药、丹皮、茯苓、车前子

【对症食材】鸡腿、绿豆、猴头菇、桂圆、寿司海苔片、苜蓿芽

饮食宜忌

①高血脂人群宜减少糖类和甜食的摄入量,少吃蜂蜜、果汁、果酱、蜜饯等甜食和甜点心。

②要控制脂肪和胆固醇摄入量,少吃食盐,口味要淡。

③增加含钾和钙丰富的食物的摄入量。

④多吃新鲜蔬菜和水果,多饮水,多吃富含维生素、无机盐和纤维素的食物。

推荐药膳

玉竹西洋参茶

【功效】滋阴、润燥、除烦、止渴、益肺、生津。

【功效详解】玉竹具有养阴、止渴、除烦躁之功效,还有降血脂的作用。西洋参具有抗老、防癌、除斑之功效。这道茶对于各种血虚及病后气血不足的病人均适宜。需要注意的是:糖尿病人不要放蜂蜜,如需甜味,可以用甜味替代剂,如木糖醇、甜菊糖一起配合食用。

【药材】西洋参 3 片、玉竹 20 克。

【食材】蜂蜜 15 毫升。

【做法】①将买来的西洋参、玉竹洗净,沥干水分,备用。②砂锅洗净,放入西洋参和玉竹,先将玉竹与西洋参用沸水 600 毫升冲泡 30 分钟,到药味完全熬出。③用滤网滤净残渣,待药汁温凉后,加入蜂蜜,搅拌均匀即可。

何首乌炒猪肝

【功效】补肝、养血、明目、解毒、消渴。

【功效详解】猪肝具有补肝、养血、明目的功效,可治血虚萎黄、夜盲、浮肿和脚气等症。它与菠菜搭配,也是道很好的菜肴。韭菜具有行气、散血、解毒的药理作用,可治胸

痹、反胃、吐血、血尿、痢疾、消渴、痔漏、脱肛、跌打损伤等症。但韭菜易使人胀气，故腹胀者可将韭菜量减少。

【药材】何首乌20克。

【食材】猪肝300克、韭菜花250克、清水240毫升、太白粉5克、豆瓣酱8克、盐3克。

【做法】①猪肝切片，入开水中滚烫，捞出沥干。②韭菜切小段，将何首乌放入清水中煮沸，转小火续煮10分钟后离火，滤取药汁与太白粉混合均匀。③起油锅，将韭菜和猪肝与豆瓣酱一起炒匀。

大黄绿豆汤

【功效】止血、降血脂、解毒、延缓衰老。

【药材】生大黄1钱、山楂6钱、车前子3钱、黄芪3钱。

【食材】绿豆150克、红糖适量、水6碗。

【功效详解】本药膳具有止血、保肝、降压、降低血清及胆固醇等作用。药膳中的绿豆还能起到排清体内毒素的作用，对热肿、热渴、热痢、痈疽、痘毒、斑疹等有一定的疗效。

【做法】①将药材分别洗净，沥干水分，备用；绿豆泡发备用。②山楂、车前子、生大黄、黄芪加水煮开，再转慢火熬20分钟，滤取药汁，去渣，备用。③在药汁中加入泡好的绿豆，放入电饭锅煮烂，最后加适量红糖即可。

猴头菇螺头汤

【功效】保肝护肝、抗衰老、降低血糖和血脂、抗肿瘤。

【功效详解】本药膳具有降低血糖和血脂，提高机体免疫能力的功效。猴头菇有很好的滋补作用，是冬季进补的优先选择，有健脾、养胃、行气、消食、祛湿的功效，猴头菇煮得越软越烂营养成分越能完全析出。

【药材】黄芪5克、玉竹5克、淮山10克、百合20克。

【食材】螺头3个、猴头菇5克、桂圆20克、瘦肉100克、排骨100克、盐5克。

【做法】①先将猴头菇用水浸泡20分钟，挤干水分；瘦肉洗净切片；排骨洗净剁段。②螺头加淮山浸泡至软，剩下的药材浸泡一下，沥干水分，备用。③将备好的材料与瘦肉、排骨一起放入煲内煮沸，转文火煲2小时，加调味料调味即可。

苜蓿芽寿司

【功效】补血、活血、滋阴、解毒、降血脂和血糖、清理肠道。

【功效详解】本药膳中的苜蓿芽含有高量的维他命E，能防止促进老化的过氧化脂质产生，强化血管以及使血液循环更顺畅。另外，还有防止老化、预防成人病、美化肌肤之功效。

【药材】麦芽10克、生地8克。

【食材】白米1杯、寿司海苔片2片、苜蓿芽35克、细白糖1大匙、寿司醋2大匙、盐适量、棉布袋1个。

【做法】①全部药材放入棉布袋，下锅以小火煮沸，约1分钟后关火，滤取药汁备用。

本草养生

②白米洗净,倒入药汁,移入电饭锅煮熟,趁热拌入细白糖、盐备用。③寿司海苔片摊平,铺上1/2的白饭,再放上1/2的苜蓿芽,卷成寿司形状即可。

高血糖

空腹血糖浓度超过130毫克%称为高血糖。如果血糖浓度超进160~180毫克%,就有一部分葡萄糖随尿排出,这就是糖尿。当血糖值高过规定的水平时就会形成高血糖症。它可能历时数日或在几个小时内即能形成。血糖升高,尿糖增多,可引发渗透性利尿,从而引起多尿、口渴、多饮的症状。

首选药材:苍术

【属性】味苦、辛、性温。

【功效】降血糖、燥湿健脾、祛风湿。

【存放】阴凉、干燥处存放。

【挑选】质坚实、气香特异、断面黄白或灰白色。

【对症药材】枸杞、红枣、熟地黄、山药、鸡内金、白茅银

【对症食材】虾仁、韭菜、猪肉丝、香菜、鲑鱼、黄鳝、胡萝卜、海带、芹菜末、白萝卜、绿花椰菜、蛤蜊

饮食宜忌

①高血糖人群应忌甜食,油炸食品及瓜子,花生,动物内脏等。

②避免高糖食物,减少脂肪的摄入,避免油腻和含脂肪高的食物。

③宜食高纤维食物,如粗粮以及含纤维高的蔬菜。

④保证蛋白质的摄入量,选用具有消渴降糖功效的药食兼用品,如山药、枸杞子、黄鳝、泥鳅、玉米须、猪肚、南瓜籽、西瓜皮、冬瓜皮、苦瓜等。

⑤水果可选樱桃、木瓜、苹果、火龙果、柚子等。

推荐药膳

枸杞韭菜炒虾仁

【功效】补肾、壮阳、通乳滋阴、健胃、调节血糖。

【功效详解】此菜中虾仁有补肾壮阳、通乳、滋阴、健胃的功效,对肾阳不足、体虚乏力、乳汁不下等有一定的疗效;韭菜具有提振食欲、通便、杀菌、补肾温肠的作用。

【药材】枸杞10克。

【食材】虾200克,韭菜250克,盐5克,味精3克,料酒、太白粉适量。

【做法】①将虾去壳洗净,韭菜洗净切段,枸杞洗净泡发。②将虾抽去泥肠,放太白粉、盐、料酒腌5分钟。③锅置火上,油烧热,放入虾仁、韭菜、枸杞和调味料,炒至入味即可。

枸杞地黄肠粉

【功效】降血糖、补益肝肾、滋养气血、治疗女性妇科疾病。

【功效详解】本药膳含有多种营养成分，不仅能消炎杀菌，还能补钙。本品能够补益肝肾、滋养气血、降血糖。但是患有阴虚内热及疮疡、目疾的病人忌食。

【药材】红枣2克、熟地黄5克、枸杞3克。

【食材】虾仁20克，韭菜80克，猪肉丝4克，香菜10克，河粉100克，太白粉、米酒各5克，甜辣酱、盐、酱油各3克。

【做法】①药材入碗，加水用中火蒸煮30分钟，制成药汁备用。②虾仁去泥肠，猪肉丝、虾仁放入碗里，腌渍15分钟。③河粉切块，包入备好的材料，蒸6分钟，出锅时将药汁淋在肠粉上，撒上香菜即可。

山药煮鲑鱼

【功效】健脾胃、滋肾益精、延年益寿、补虚劳、消肿。

【药材】山药20克。

【食材】鲑鱼80克、胡萝卜10克、海带10克、芹菜末15克。

【功效详解】本药膳的主要功效是降血糖。山药含有可溶性纤维，能推迟胃内食物的排空，控制饭后血糖升高，还能助消化、降血糖。可用于糖尿病脾虚泄泻，小便频数。

【做法】①鲑鱼洗净、切块，下水汆烫，去腥味；山药、胡萝卜削皮，洗净，切小丁；海带洗净，切小片备用。②山药丁、胡萝卜丁、海带片放入锅中，加3碗水煮沸，转中火熬成1碗水。③加鲑鱼块煮熟，撒上芹菜末即可食用。

山药内金黄鳝汤

【功效】益肺气、调节血糖、安神、健脾胃。

【功效详解】本药膳具有调节血糖、益肺气等功效。山药能有效抑制血糖升高，帮助消化。药膳中加入的黄鳝，含降低血糖和调节血糖的"鳝鱼素"，且所含脂肪极少，是糖尿病患者的理想食品。

【药材】山药150克、鸡内金10克。

【食材】黄鳝1条(约100克)、生姜3片、盐适量。

【做法】①鸡内金、山药洗净；生姜洗净，切片。②黄鳝剖开洗净，去除内脏，在开水锅中稍煮，捞起，过冷水，刮去黏液，切成长段。③全部材料放入砂煲内，加适量清水，煮沸后改用小火煲1~2小时，加盐调味即可食用。

花椰菜炒蛤蜊

【功效】降血糖、滋阴、利尿、补肝肾、除消渴。

【功效详解】本药膳因应用了花椰菜，因而具有很好的降血糖功能。富含高纤维的花椰菜能有效降低肠胃对葡萄糖的吸收，进而降低血糖，有效控制糖尿病的病情，对高血压、心脏病也有调节和预防的功用。

【药材】白茅根1.5两。

【食材】胡萝卜、白萝卜各1条，绿花椰菜半朵，蛤蜊1斤，太白粉、葱丝各适量。

【做法】①白茅根加水煮 15 分钟后,沥浮渣;蛤蜊蒸好挖出蛤肉备用;绿花椰菜烫熟备用。②胡萝卜、白萝卜切块,氽烫,捞起备用。③烧热油锅,加入胡萝卜、白萝卜、白茅根及水,以小火煨煮至熟软,再加入绿花椰菜,以太白粉勾芡,最后将蛤肉淋上即可。

失眠多梦

失眠多梦常由精神紧张,思虑过度,苦恼忧虑,心事重重、想入非非等引起。多梦并不是做梦次数的增多,而是对梦的记忆次数的增加。失眠会引起人的疲劳感、不安、全身不适、无精打采、反应迟缓、头痛、记忆力不集中。

首选药材:天麻

【属性】味甘,性平。

【功效】能息风、定惊、平抑肝阳、祛风通络、治晕眩眼黑、头风头痛。

【存放】密封冷藏。

【挑选】体结实、比重大,个均匀,呈半透明状,芽白色。

【对症药材】天麻、灵芝、党参、沙参、当归、红枣

【对症食材】蓬莱米,鸡肉、胡萝卜、猪瘦肉、桂圆肉、蜂蜜、荞麦、白糖、生姜

饮食宜忌

①失眠多梦者忌食辛辣、刺激等食物,忌油炸、油煎、油腻食品。

②晚饭不宜过饱,以免影响胃肠功能,导致失眠。

③临睡前不宜饮浓茶、咖啡及含有咖啡因的兴奋性饮料。

④如果喝参汤或服用洋参丸以及含人参的食疗菜肴宜在上午进行。

⑤睡前饮用一杯牛奶以达到放松神经的效果。

推荐药膳

天麻鸡肉饭

【功效】息风、定惊、健脑、强身、镇静、安眠。

【功效详解】本药膳有健脑强身、镇静安眠的功效,可治疗顽固性失眠、头晕、眼花、多梦等病症。天麻可治晕眩眼黑,头风头痛、肢体麻木、半身不遂、语言蹇涩,小儿惊痛动风等病症。

【药材】天麻 5 克。

【食材】蓬莱米 100 克,鸡肉 25 克,竹笋、胡萝卜各 50 克。

【做法】①将鸡肉、竹笋、胡萝卜切成粒。②将蓬莱米、天麻、鸡肉、竹笋、胡萝卜洗净放入有水的砂锅内。③以小火煨煮,煮成稠饭即可。

灵芝炖猪尾

【功效】补气、养心、安神、安眠、美容。

【功效详解】本道药膳具有补气养心、安神、安眠和美颜等功效,适宜中年妇女们长期

食用。猪尾能补肝肾,强腰膝,其胶质丰富,含钙较多,常服可治产后妇女的腰酸背痛及风湿腰痛。

【药材】灵芝 5 克、陈皮 3 克。

【食材】猪尾 1 条,鸡 200 克,猪瘦肉 50 克,鸡汤 1000 毫升,生姜、葱、料酒、白糖、食盐各适量。

【做法】①将猪尾洗净剁成段;猪瘦肉切成块;鸡切块;灵芝洗净切成细丝。②锅中加水,放入猪尾段、猪肉、鸡块余烫去除血水。③将鸡汤倒入锅内,煮沸后加入猪尾、瘦肉、鸡块、灵芝,炖熟后加调味料即可。

当归炖猪心

【功效】养心安神、益气补血、活血、润肠通便、提高睡眠质量。

【药材】党参 20 克、当归 15 克。

【食材】新鲜猪心 1 个,葱、姜、蒜、盐、料酒各适量。

【功效详解】本药膳具有安神定惊,养心补血的功效,可用于治疗心虚失眠、惊悸、自汗、精神恍惚等症。由于猪心是补益食品,常用于心神异常之病变,即使多炖数次,也有功效。

【做法】①将猪心剖开,洗净,将猪心里的血水、血块去除干净。②将党参、当归洗净,再一起放入猪心内,可用竹签固定。③在猪心上再铺上葱、姜、蒜、料酒,再将猪心放入锅中,隔水炖熟,去除药渣,再加盐调味即可。

荞麦桂圆红枣粥

【功效】健胃脾、补血、安神、促进睡眠。

【功效详解】本药膳具有良好的滋养补益作用。可用于心脾虚损、气血不足所致的失眠、健忘、惊悸、眩晕等症。特别对于耗伤心脾气血之人,更为有效。另外,荞麦还有健脾益气、开胃宽肠、消食化滞的功效。

【药材】桂圆 50 克、红枣 30 克。

【食材】荞麦 100 克、白糖 30 克。

【做法】①荞麦洗净,泡发;桂圆去壳备用;红枣洗净、盛碗泡发。②将砂锅洗净,锅中放水烧开,放入荞麦、桂圆、红枣,先用大火煮开,转小火煲 40 分钟。③起锅前调入白糖,也可用砂糖替代,搅拌均匀即可食用。

党参桂圆膏

【功效】补中益气、健脾、益肺、补血、促进睡眠。

【功效详解】本药膳可以滋补强体,补心安神、养血壮阳,益脾开胃。桂圆可以治疗神经衰弱、更年期妇女失眠健忘、心烦汗出等症状;党参可以治虚劳内伤,肠胃中冷,滑泻久痢,气喘烦渴,发热自汗等症状。

【药材】党参 250 克、沙参 125 克。

【食材】桂圆肉 120 克、蜂蜜适量。

【做法】①以适量水浸泡党参、沙参、桂圆肉，然后加热、熬熟。②每20分钟取煎液一次，加水再煮，共取煎液3次，最后需合并煎液，再以小火煎熬浓缩。③至黏稠如膏时，加蜂蜜，煮沸停火，待冷却装瓶，平时服用。

减压补脑

压力不是一种想象出来的疾病而是身体"战备状态"的反应，是环境中的刺激所引起的人体的一种非特异惟反应。症状反应为心理紧张，精神状态不佳，面色萎靡，内心沉重，甚至痛苦不堪。一般学生压力大的时候，家长都会选择补脑，但是减压补脑最好注意饮食。

首选药材：核桃仁

【属性】味甘，性温。

【功效】补肾、润肺、润肠。

【存放】阴凉、干燥处保存。

【挑选】干品为干燥、无霉、无虫蛀、质脆。

【对症药材】西洋参、红枣、莲子、百合、枸杞、当归、栀子、无花果

【对症食材】无花果、甲鱼、排骨、奇异果、胡萝卜、白萝卜、牛蒡、小白菜、黑香菇、芹菜、鸡肝

饮食宜忌

①对大脑生长发育有重要作用的物质主要有以下几种：脂肪、钙、维生素C、糖、蛋白质、维生素A、维生素E。另外，豆芽、鱼虾类、海藻类、蜂蜜、豆类等，都是非常好的健脑食品。

②下列食物也是很好的健脑食品：鱼头、猪肝、猪脑、瘦猪肉、牛肉、鸡肉、鸭肉、骨髓、海参等。

推荐药膳

西洋参甲鱼汤

【功效】补气养阴、清火、去燥、养胃。

【功效详解】此汤特别适合那些工作繁忙、压力过大的白领女性，可以补气养阴、清火除烦，而且养胃。西洋参由于品性温和，适合更多的人进补之用，而且四季皆宜。

【药材】西洋参10克、红枣3颗、枸杞适量。

【食材】无花果20克、甲鱼500克。

【做法】①甲鱼血放净，并与适量清水一同放入锅内加热至水沸，西洋参、无花果、红枣均洗净备用。②将甲鱼捞出剥去表皮，去内脏洗净，剁成小块，略汆烫后备用。③将2000毫升清水放入锅内煮沸后，加入所有材料，大火煲开后改用小火煲3小时，加盐调味即可。

莲子百合排骨汤

【功效】润肺生津、止咳化痰、安神、舒缓神经、改善睡眠。

【功效详解】本药膳具有安定心神、舒缓神经、改善睡眠增强体力的功效，可以提高人们的工作和生活效率。另外，此汤还可以祛咳化痰、润肺生津，是现代都市人生活必备的一道药膳。

【药材】莲子、百合各 1 两，枸杞少许。

【食材】排骨 1 斤，米酒、盐、味精适量。

【做法】①将排骨洗净，剁块，放入沸水中氽烫一下，去除血水，捞出备用。②将莲子和百合一起洗净，莲子去心，百合剥成块备用。③将所有的材料一同放入锅中炖煮至排骨完全熟烂，起锅前加入调味料及枸杞即可。

红枣当归鸡腿

【功效】增强体力和脑力、缓解紧张情绪、补血、安神、延缓衰老、美容养颜。

【功效详解】本菜品可以补血安神，帮助脑力工作者补充脑力，帮助工作紧张的都市人缓解沉重的压力，舒缓紧张的情绪。红枣和当归在一起搭配使用，滋补效果更佳。

【药材】红枣 5 克、当归 2 克。

【食材】鸡腿 100 克、奇异果 80 克、油适量。

【做法】①红枣、当归放入碗中，倒入米酒，浸泡 3 小时左右。②鸡腿用酱油抹匀，放置 5 分钟，入油锅中炸至两面呈金黄色；取出、切块。③鸡腿块放入锅中，倒入做法 1 中浸泡过的红枣，转中火煮 15 分钟，取出装盘，奇异果洗净、削皮、切片，装盘即可食用。

补脑益智家常面

【功效】益气、利尿、消积、增强脑力、促进胃肠蠕动。

【功效详解】本药膳具有增强脑力、益气、利尿、消积、促进胃肠蠕动的功效，茯苓可润肠道、健脾和胃；宁心安神。

【药材】茯苓 10 克、栀子 5 克。

【食材】家常面 90 克，猪里脊薄片 60 克，胡萝卜、白萝卜、牛蒡、小白菜各 100 克，黑香菇、芹菜各 75 克，清水适量。

【做法】①全部材料洗净、切块备用。将萝卜、牛蒡等加药材放入锅中，以大火煮沸，再转小火续煮 30 分钟，即成药膳高汤。②高汤入锅，加入小白菜和猪里脊薄片（事先腌渍过），家常面入滚水煮熟取出即可。

无花果煎鸡肝

【功效】补脾、补血、益胃、润肺、利咽、润肠道。

【功效详解】本药膳具有补血、补脾、润肺、益胃、利咽等功效。无花果有帮助消化的良好作用。其果实除了开胃、助消化之外，还能止腹泻、治咽喉痛。

【药材】无花果干 3 粒。

【食材】鸡肝 3 副、砂糖 1 大匙。

【做法】①鸡肝洗净，放入沸水中氽烫，捞起沥干；将无花果洗净、切小片。平底锅加热，加1匙油，待油热后将鸡肝、无花果干一同爆炒。直到鸡肝熟透、无花果飘香。②砂糖加1/3碗水，煮至溶化；待鸡肝煎熟盛起，淋上糖汁调味。

胡桃豆腐汤

【功效】健胃、补血、润肺、安神、清热、补益。

【功效详解】本药膳具有补血、安神等功效。特别是胡桃中的磷脂，对脑神经有良好的保健作用。胡桃仁中含有锌、锰、铬等人体不可缺少的微量元素，有促进葡萄糖利用、胆固醇代谢和保护心血管的功能。

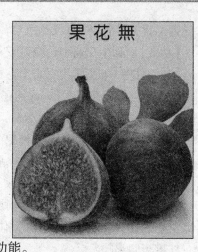
果花無

【药材】胡桃2两。

【食材】豆腐1块，高疡、酱油、麻油和香菜各适量。

【做法】①锅置火上，以少许油热过之后，将胡桃放入，用小火慢炒，炒熟后压碎备用。②嫩豆腐切丁，用温盐水浸泡些时间，可使豆腐滑嫩且不易煮烂，在高汤内炖煮20分钟，加酱油后，再煮5分钟。③放入胡桃，稍勾芡后即可起锅，上桌前滴几滴麻油，撒上香菜即可。

头晕头痛

头晕是一种常见的脑部功能性障碍，也是临床常见的症状之一。为头昏、头胀、头重脚轻、脑内摇晃、眼花等的感觉。头晕可单独出现，但常与头痛并发。头痛只是一种病征，本身并非疾病。

首选药材：杜仲

【属性】味甘，性温。

【功效】兴奋中枢神经、增强人体免疫力、平衡人体血压。

【存放】放置于干燥处保存。

【挑选】干燥、大片、完整者佳。

【对症药材】冬虫夏草、炒杜仲、桑寄生

【对症食材】瘦肉、白米、鸡腿

饮食宜忌

①易头晕者应少食多餐、避免油腻食品，亦可在进食前先服食药丸，都有助减轻症状。

②如是贫血引起的头晕需要均衡摄取肝脏、蛋黄、谷类等富含铁质的食物。

③如果饮食中摄取的铁质不足或是缺铁严重，就要马上补充铁剂，最好不要喝茶。

④多食动物的脑髓、脊髓能起到补脑的作用。

⑤富含维生素 C 的水果能帮助软化血管,改善血液循环。

推荐药膳

虫草瘦肉粥

【功效】治疗阳痿、腰酸、遗精、增强体质、加强抵抗力、促进食欲。

【功效详解】本药膳可以增强体质,对于病后体弱、头晕、食欲减退、盗汗、贫血等症状有明显疗效。冬虫夏草对提高机体免疫力有神奇的疗效,还可用于治疗阳痿、腰酸、遗精等病症。

【药材】冬虫夏草 3 钱。

【食材】瘦肉 50 克、白米 100 克、盐适量、网状纱布 1 个。

【做法】①将瘦肉用清水洗净,余荡去除血水,然后切成小方丁备用。②冬虫夏草用清水洗净,并用网状纱布包好。③将白米用清水淘洗干净,然后放入装着冬虫夏草的纱布包一同煮。④煮至 7 分熟后,再放入切好的瘦肉,煮熟后将药材包取出即可。

杜仲寄生鸡汤

【功效】补肝肾、益气、强筋骨、降压、祛风、舒经络。

【功效详解】此汤适用于肾虚乏力,腰腿酸痛、耳鸣心悸、头痛晕眩的患者。杜仲可以补肝肾、强筋骨,对于改善肾虚腰痛、筋骨无力、高血压等症状效果显著。

【药材】炒杜仲 50 克、桑寄生 25 克。

【食材】鸡腿 1 只、盐 1 小匙。

【做法】①将鸡腿剁成块,洗净,在沸水中余烫,去除血水,备用。②将炒杜仲、桑寄生一起放入锅中,加水至盖过所有材料。③用大火煮沸,然后转为小火续煮 25 分钟左右,快要熟时,加盐调味即可。

焦虑烦躁

焦虑,就是我们常说的心情烦躁,表现为坐立不安,忧心忡忡,常伴有头疼、头昏、心慌气短、易出汗、口干、尿频等躯体不适。烦为心热、郁烦;躁为躁急、躁动。若长期处于焦虑、紧张、愤闷不平的状态,可引发高血压、冠心病、支气管哮喘、胃溃疡等疾病,影响人们的生活质量。

首选药材:朱砂

【属性】味甘,性微寒。

【功效】清新镇静,安神解毒。

【存放】于阴凉通风处贮藏。

【挑选】具光泽,体重,质脆,无味。

【对症药材】百合、白术、党参、茯苓、淮山、甘草、红枣

【对症食材】薏仁、莲藕、鸡胸、猪肉、猪心

饮食宜忌

①烦躁焦虑者应避免可乐、油炸食物、垃圾食物、糖、白麦粉制品、洋芋片等易刺激身体的食品。

②饮食需合 50% ~75% 的生菜。

③避免咖啡因、香烟、酒精、药物。

④应远离糖、白面粉制品、腌肉、辛辣刺激的调味料。

推荐药膳

鸡丝炒百合金针

【功效】除燥、清心、安神、改善精神紧张、增强抵抗力。

【功效详解】这道菜可以增强机体抵抗力，改善精神紧张、焦虑的症状，还能够维护神经系统和脑机能的正常运作，减轻偏头痛。百合可以清心安神，改善心悸、烦躁、失眠等症状，是极好的减压药材。金针花有"忘忧花"之称，能清心忘忧，适合高强度脑力劳动者服用。

【药材】新鲜百合 1 粒、新鲜金针花 200 克。

【食材】鸡胸肉 200 克、盐 1 小匙、黑胡椒末少许。

【做法】①鸡胸肉洗净，去除血水，切丝备用。百合剥瓣，处理干净，去除老边和芯。②金针花去除蒂洗净，放入开水中烫一下，捞起备用。③油锅加热，陆续下鸡丝、金针、百合、调味料、适量水一起翻炒，炒至百合呈半透明状即可。

金针木耳肉片

【功效】促进发育、定神、增强抵抗力、滋阴、强心补脑。

【功效详解】金针不但营养价值高，还有抗氧化，帮助发育成长，忘忧解愁之效用。凡体力差、容易惊惶失措、情绪不定、失眠多梦、受惊吓或暴怒之后者及抵抗力差、免疫力低下者，都适合吃金针料理。黑木耳是一帖天然的滋补剂，具有强心补脑，益志清神的功效，可改善心浮气躁、思绪紊乱、口臭、便秘、痘疹等症状。

【药材】金针干 100 克、黑木耳 1 朵。

【食材】猪肉片 200 克、青江菜 1 根、盐 2 小匙。

【做法】①金针去硬梗打结，以清水泡软，捞起，沥干。②黑木耳洗净，泡发至软，切粗丝；青江菜洗净切段。③煮锅中加 1 碗水煮沸后，放入金针、黑木耳、肉片，待肉片将熟，再加入青江菜，加盐调味，待水再沸腾一次即成。

莲子茯神猪心汤

【功效】补脾、益精、养心、安神、改善记忆力、养心补血。

【药材】莲子 200 克、茯神 25 克。

【食材】猪心 1 个、葱 2 株、盐 2 小匙。

【功效详解】猪心含有蛋白质、脂肪及多种维生素、矿物质，能维护神经系统、消化功能,对防范忧郁症,治疗神经衰弱有一定效果。加上莲子和茯神都具有宁心安神、稳定情绪的作用,故此汤是养心安神的代表汤。

【做法】①猪心氽烫去除血水,捞起,再放入清水中处理干净。②莲子(去心)、茯神冲净,入锅,然后加 4 碗水熬汤,以大火煮开后,转小火约煮 20 分钟。③猪心切片,放入熬好的汤中,煮滚后加葱段、盐即可起锅。

党参茯苓粥

【功效】益气、健脾、清肺、利尿、宁心、安神、化痰。

【功效详解】本药膳具有和胃、益气的功效,可益气、生津、治脾胃虚弱,气血两亏。适用于消瘦、食欲不振、病后身体虚弱等症。茯苓性味甘淡平,入心、肺、脾经。具有渗湿利水,健脾和胃,宁心安神的功效。

【药材】白术、党参、茯苓各 3 钱,甘草 1 钱、红枣 3 颗。

【食材】薏仁(或胚芽米)适量。

【做法】①将红枣、薏仁洗净;红枣去核,备用。②将白术、党参、茯苓、甘草用清水洗净,加入 4 碗水煮沸后,再转以慢火煎成 2 碗,滤取出药汁。③在煮好的药汁中加入薏仁或胚芽米、红枣,以大火烧开,再转入小火熬煮成粥,加入适当的调味料即可。

四仙莲藕汤

【功效】润肺、安神、益脾和胃、消肿、补血。

【功效详解】本药膳中的茯苓、莲藕具有宁心安神、益胃健脾、养血补益的功效。此外,莲藕有一定健脾止泻作用,能增进食欲,促进消化,开胃健中,有益于胃纳不佳,食欲不振者恢复健康。

【药材】百合、红枣、茯苓、淮山各 4 两。

【食材】莲藕片 100 克、冰糖 2 大匙。

【做法】①将所有的材料用清水洗净,红枣泡发。②砂锅洗净置于火上,加入所有药材,以大火煮开,再转入小火,滤取药汁。加适量的水烧开,倒入药汁和莲藕片,以中火煮 30 分钟,直到藕片变软。③待所有的材料煮软后,加入冰糖,再煮大约一刻钟,用勺子调匀即可。

舒筋止痛

关节疼痛、骨质疏松等一般多发于老年人身上,其中以腰背痛多见,占疼痛患者中的 70%～80%,老年骨质疏松症时,椎体骨小梁萎缩,数量减少,椎体压缩变形,脊柱前屈。腰疼肌为了纠正脊柱前屈,加倍收缩,肌肉疲劳甚至痉挛,产生疼痛。

首选药材:土茯苓

【属性】甘、淡,平。归肝、胃经。

【功效】除湿解毒、通利关节。

【存放】存放于凉爽干燥处。

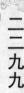

【挑选】外表红褐色,内色微红,质坚实,断面筋少、粉足者为佳。

【对症药材】天花粉、山药、土茯苓

【对症食材】旗鱼肉片、香菇、绿花椰菜、猪瘦肉、盐

饮食宜忌

①易筋骨疼痛者在饮食上,应注意适当增加钙的摄取,必要时可以服些提高钙含量的药物或保健品或雌激素等,平时应多喝牛奶、豆浆,多食瘦肉等食物。

②不宜多吃糖,多吃糖能影响钙质的吸收,间接地导致骨质疏松症。

③不宜吃得过咸,不宜喝咖啡。不宜摄入蛋白质过多,摄入蛋白质过多会造成钙的流失。

推荐药膳

香菇旗鱼汤

【功效】舒筋、止痛、养胃、抗癌、健胃、和血。

【功效详解】此菜品有舒筋止痛、养胃抗癌等疗效,可治疗腰腿疼痛、手足麻木、筋络不舒服等症状。绿花椰菜具有保护关节和抗癌的疗效。

【药材】天花粉 15 克、知母 10 克。

【食材】旗鱼肉片 150 克、香菇 150 克、绿花椰菜 75 克、清水 500 毫升、棉布袋 1 个。

【做法】①全部药材放入棉布袋,全部材料洗净,香菇和绿花椰菜剥成小朵备用。②清水倒入锅中,放入棉布袋和全部材料煮沸。③取出棉布袋,放入嫩姜丝和盐调味即可食用。

山药土茯苓煲瘦肉

【功效】清热、解毒、除湿、强筋健骨。

【功效详解】本药膳具有清热解毒、除湿通络等功效,适用于治疗湿热疮毒、筋骨拘挛疼痛等症状。山药、土茯苓和肉块放入砂锅中煲时,一定要用冷水加热,这样原材料中的营养才会尽可能地释放到汤汁中。本菜适合中、老年人食用。

【药材】山药 30 克、土茯苓 20 克。

【食材】猪瘦肉 450 克、盐 5 克。

【做法】①山药、土茯苓洗净,沥干水分,备用。②先将猪瘦肉汆烫,去除血水,再切成小块,备用。③将适量清水放入砂锅内,加入全部材料,待大火煮沸后,改用小火煲 3 小时,直到药材的药性全都浸入汤汁中,然后加盐调味起锅。

第六章　美容养颜，成就美丽

第一节　吃出如水好容颜

美白是女人毕生的事业

因为肤色的差别，东方女性的皮肤有一些黄，但是这并不妨碍美女们对白皙皮肤的追求，更有"一白遮三丑"甚至"一白遮九丑"的说法。的确，皮肤白皙娇嫩的女人更能抢人眼球，女人对于美白的追求可谓疯狂，难怪有人说"美白是女人毕生的事业"。

现在市场上有很多美白产品，宣称一段时间内就会让皮肤显著增白，而通常在短时间内让皮肤变化越大的，对人体造成的伤害也就越大。从中医观点来看，拥有美丽白皙的外表，并不能单靠外在的保养维护，内在的调理至关重要。

要想肤色白皙气色好，平常要多吃红枣、枸杞子等药材做成的药膳。

红枣是性温味甘的药材，归脾、胃经，能补中益气，对于容易血虚的女性还能养血安神，同时红枣富含维生素 A、维生素 C，也符合西医营养学的美白效用。

枸杞子归肝、肾经，能滋肾、润肺、补肝及明目，也能促进血液循环，而且枸杞子性平味甘而适合各种体质的人食用。

有助美白的还包括玉竹、白术、白芷及白芨等中药材。玉竹性平味甘，能滋阴生津、润肺养胃，帮助女性的肠胃更好地吸收养分，脸上的肌肤能很快变成粉嫩苹果脸；白术性温味甘、苦，主要作用能补肺益气，并能燥湿利水、健胃镇静，有助于消除脾虚水肿，让皮肤更光亮；白芷和白芨现在常被用在中药美白面膜中，用来做药膳也有很好的美白效果。白芷入肺、脾、胃经，为祛风汤化导药，可缓解皮肤湿气，有助排脓、解毒；而白芨能补肺，主要作用能逐瘀及生新，有助皮肤修复及清除黑色素，不只适合外用敷脸，内服也能美白。

【本草应答】

西红柿可治胃脾虚弱、食欲不振，具有美白功效。常吃西红柿，或将西红柿切成薄片贴在皮肤上，都能起到美白的效果。另外，醋也具有美白功效。《本草纲目》称："醋可消肿痛,散水气,理诸药"。喜爱白皮肤的女士们,可以在中午和晚上吃饭时喝上两小勺醋,不仅可以美白,还可预防血管硬化的发生。除了饮食之外,在化妆台上放一瓶醋,每次在洗手之后先敷一层,保留20分钟后再洗掉,可以使手部的皮肤柔白细嫩。当然,还可以在每天的洗脸水中稍微放一点醋,也能起到美白养颜的作用。

【养颜上工】

桃花杏花美白护肤液

桃花有活血润肤、美白的功效;杏花有增白悦色、清解暑热、宁心安神的功效。

制法:将桃花、杏花洗净,浸泡于适量矿泉水中,一周后除去花瓣滤汁即成。将汁倒入瓶中储存,以备使用。

用法:每晚倒出适量的液体,加温后用消毒纱布蘸汁洗脸。

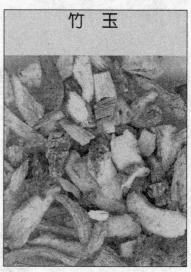

竹 玉

扫除黑色素就这么几步

黑色素是肌肤白皙的阻碍,想变白就要适当抑制黑色素的生成。首先让我们对黑色素有个基本的认识,然后再想对治之策吧。

黑色素细胞是人体内产生黑色素的特异细胞。黑色素细胞是从神经脊迁移及分化的,黑色素的形成过程包括黑色素细胞中酪氨酸酶在黑色素体形成过程中的聚集以及黑色素体的黑化、迁移、分泌和降解。其中任一环节发生改变均可影响黑色素的含量和分布,从而导致皮肤色泽的改变。

黑色素在人体皮肤中主要起保护皮肤的作用。当紫外光照射到皮肤上时,黑色素细胞中的酪氨酵素就会被激活,于是刺激酪氨酸转化为黑色素以抵御紫外线对皮肤的伤害。

正常情况下,由于皮肤的新陈代谢,过量的黑色素在皮肤中会正常分解,不会影响肤色。但如果在短时间内被紫外光曝晒,黑色素无法借由肌肤代谢循环排出表层外,就会从基底层慢慢往上跑,沉淀在皮肤表皮层内。如果是均匀沉淀的话,肤色就会变黑,日光浴会使皮肤呈现出褐色就是这个道理,如果是局部沉淀的话就会形成斑点。

认识了黑色素的形成原因,我们是不是想到了一些防治方法呢?

1. 防晒是预防色素沉着的第一步

每次出门前30分钟涂抹一层防晒霜,可以有效防晒。如果你的肌肤已经因为长期强烈的日晒而变黑,那么可以用芦荟涂抹皮肤。芦荟是一种常绿多肉质草本植物,历史悠久。早在古埃及时代,其药效便被人们接受、认可,称其为"神秘的植物"。后来传入中国,李时珍在《本草纲目》里也记载了芦荟。在这部书中芦荟不仅仅被认作是有用的植物,而且还有"色黑、树脂状"的记载。

用芦荟涂抹晒伤肌肤的方法如下:把新鲜的芦荟清洗干净,去除外面的表皮,涂抹露在外面的肌肤上,可以有效治疗晒伤之后的皮肤,使肌肤慢慢变白。

另外,有些人觉得偶尔几次忘记涂防晒品,不会对皮肤有太大的影响,其实这样的想法也是不正确的。日晒是可以累积的,虽然只是间歇性地接受日晒,对皮肤的伤害却会长期积累下来。或许无法立刻看到后果,但时间长了就会造成肌肤晒黑、脸上出现斑点、皮肤失去弹性、产生皱纹、老化等现象。所以,防晒要防微杜渐。

2. 饮食要有所宜忌

宜:《本草纲目》中记载的卷心菜、花菜、花生等富含维生素 E 的食品,能抑制黑色素生成,加速黑色素从表皮或经血液循环排出体外。而猕猴桃、草莓、西红柿、橘子等,含有大量维生素 c,能有效美白肌肤,淡化和分解已形成的黑色素。

忌:动物肝脏、豆类、桃子等食物所含的铜或锌会使皮肤发黑。另外,像芹菜、茴香、白萝卜、香菜等感光食物也要少吃,它们会促使肌肤在受到日照后产生黑斑。

3. 养成良好的生活习惯

充足睡眠,有效缓解生活压力,少抽烟、少喝刺激性饮料,保证睡眠,可保持肌肤柔嫩光润。

4. 和顺七情

保持心情舒畅,禁忌忧思恼怒。

5. 及时洁肤

外出回家后要及时清洁皮肤,其次通过冷毛巾敷脸来稳定皮肤。

【养颜上工】

苋菜祛黑印

《本草纲目》中记载,苋菜味甘无毒,具有补气除热,利在小肠,治初痢等功用。苋菜有祛黑色素及暗疮功效。因苋菜有助排泄,能排脓祛湿解毒、祛皮肤疮毒。以苋菜加蒜头煲半小时成浓汤饮用,可令皮肤更光滑。苋菜药性温和,日日饮用也可。

拥有完美营养的鸡蛋,还你婴儿般肌肤

鸡蛋可以说是自然界的一个奇迹,一个受过精的鸡蛋,在温度、湿度合适的条件下,不需要从外界补充任何养料,就能孵出一只小鸡,这就足以说明鸡蛋的营养是非常完美的。但是你知道吗? 鸡蛋不仅可以为身体补充营养,还是非常好的美容养颜用品,它能为你带来如婴儿般细致嫩滑的肌肤。

蛋黄中含有一定量的磷脂,进入人体中的磷脂所分离出来的胆碱,具有防止皮肤衰老,使皮肤光滑美艳的作用。鸡蛋中还含有丰富的铁,100 克鸡蛋黄含铁 150 毫克。铁元

素在人体内起造血作用并在血中运输氧和营养物质。人的颜面泛出红润之美,离不开铁元素,如果铁质不足可导致缺铁性贫血,人的脸色就会萎黄,皮肤也就失去了美的光泽。

用鸡蛋美容的一个很简单的方法就是用煮鸡蛋按摩面部,用温水洁面擦净后,将煮好的鸡蛋趁热剥去皮,在脸上滚动,额部从两眉开始,沿肌肉走向向上滚动直到发际;眼部嘴部是环形肌,所以要环形滚动;鼻部是自鼻根沿鼻翼向斜上滚动;颊部是自里至外向斜上方滚动,直到鸡蛋完全冷下来。按摩后用冷毛巾敷面几分钟,这样可以收缩面部毛孔,也可彻底清洁皮肤。

【本草应答】

《本草纲目·禽部·鸡》中关于鸡蛋功效的记载为:"鸡胚蛋有治头痛、偏头痛、头疯病及四肢疯瘴之功能。"中医认为,鸡蛋性味甘、平,归脾、胃经,可补肺养血、滋阴润燥,用于气血不足、热病烦渴、胎动不安等,是扶助正气的常用食品。蛋白还具有清热解毒、利咽润肺、滋养肌肤的功能,可用于咽喉肿痛、中耳炎、外感风热所致声音嘶哑、某些药物中毒等。

用鸡蛋养生养颜可每天吃白水煮蛋,这是吃鸡蛋最好的方式。其他的如煎、炒、炸、腌制等方式都有其弊端,毛蛋臭蛋更是不能食用。现在有很多人喜欢生吃鸡蛋,认为这样会比较有营养,其实这种观点是错误的,鸡蛋生吃不仅难以吸收而且非常不卫生。另外,吃鸡蛋的量,小孩和老人每天一个,青少年及成人每天两个比较适宜。多吃不利于消化,其营养成分也得不到充分的吸收利用。

【养颜上工】

用鸡蛋美容,除了饮用之外,还可自制鸡蛋面膜。

蜂蜜蛋白膜

制法:新鲜鸡蛋一个,蜂蜜一小汤匙,将两者搅拌均匀,临睡前用干净软刷子将此膜涂刷在面部,其间可进行按摩,刺激皮肤细胞,促进血液循环。待一段时间风干后,用清水洗净,每周两次为宜。这种面膜还可以用水稀释后搓手,冬季可防治皲裂。

蛋黄面膜

用牛奶掺入鸡蛋清,或配用鸡蛋黄调匀,涂面 15 分钟,对中性皮肤的保养效果尤佳。只要坚持三个月,你便会容光焕发。

细嫩光滑的皮肤是吃出来的

女性朋友们从 25 岁起就要预防皮肤老化,30 岁更是皮肤保养的一道坎,如不及时针对危险因素、重点部位等进行保养,就特别容易衰老,如:皮肤出现皱纹、松弛下垂、腰腹部出现赘肉、月经紊乱、腰酸背痛、胸闷心悸、烦躁多疑、记忆力减退、阴道分泌物减少、性生活质量下降等。

衰老固然不可避免,但是总可以让衰老的脚步放慢些,再慢些。维护、保养卵巢是女性延缓衰老的重要途径,所以建议女性朋友们要多吃胡萝卜。此外,油煎、油炸的马铃薯和熏猪肉容易诱发卵巢癌,也要少吃。

现代医学认为,皮肤的生长、修复、营养以及弹性、张力等都与皮肤中的胶原蛋白有着密切联系。75%的真皮层由胶原蛋白组成,它们担负着抗皱与保湿、美白等关键使命。年轻时人体内能够制造许多胶原蛋白,但它们的产量会随着年龄的增长而减少。有关专家认为,女性的皮肤之所以比男性老得快,是因为她们比男性需要消耗更多的胶原蛋白。经期过后子宫内膜脱落,受损的子宫需要修复,而子宫内膜由胶原纤维组成,这就需要大量的胶原蛋白。此外,生育、人工流产等也会使子宫受到损伤,也需要消耗大量的胶原蛋白。

女人不可能改变衰老的趋势,但可以延缓它的到来。女性朋友们要想让衰老来得更晚一些,就要补充胶原蛋白。

【本草应答】

《本草纲目·菜部·芸薹》中记载猪皮能"治少阴下利、咽痛。"具有补肾健脾、润肤减皱的功效。现代医学认为猪皮、猪蹄等富含胶原蛋白,对养护皮肤非常有好处。不仅它们,很多带黏液的食物含胶原蛋白都比较多,所以建议女性朋友们要多吃。

红枣猪皮

材料:猪皮 300 克,黑豆 150 克,红枣 20 颗。

制法:将猪皮刮洗干净,用热水焯过后切块;黑豆、红枣(去核)用水洗净,放入煲内加水煲至豆稔,再加猪皮煲半小时,最后放入调味品即可食用。

【养颜上工】

女性防止衰老首先要防止脸部皮肤衰老,所以再给大家介绍一款抗衰老面膜,即海带蜂蜜面膜。

海带蜂蜜面膜

材料:海带粉(中药店有卖)2 茶匙,蜂蜜 1 茶匙,热水 1 茶匙。

制法:将海带粉加热水及蜂蜜搅拌均匀即可。

用法:将调制好的面膜在脸上薄薄地敷一层,可加强于眼部及唇部肌肤,待 10 ~ 15 分钟后,再用温水冲洗干净,可以天天使用。能促进肌肤新陈代谢,活化肌肤,防止老化,特别适合中干性皮肤及肌肤老化者。

"唇唇"欲动,养出娇嫩双唇

健康红润的双唇是女人特有的标签。你用双唇的美丽弧度带出内心的微笑,世界在这一弧度中倾倒。可是干裂、脱皮的嘴唇会让你的笑容变得干涩。不能让瑕疵毁了美丽的微笑。好好呵护双唇,为众人留住灿烂的弧度。

1. 将毛巾用热水沾湿后,轻轻敷在双唇上 2 分钟。此步骤用来软化唇面的干皮。注意水温不可过烫,以免让嘴唇受伤。

2.用儿童型软毛牙刷刷掉死皮。顺着皮肤纹理的方向,动作要轻柔。这一步可以去除大范围的死皮。

3.把卫生棉签沾湿温水,在唇面上滚动,去除残留的死皮。

4.轻柔抹上护唇膏,当然如果你在家中,那完全可以用蜂蜜代替唇膏。《本草纲目》记载,蜂蜜味甘、性平和,有清热、补中、解毒、润燥、止痛的功效。嘴唇干燥或脱皮时,可在就寝前涂抹少许蜂蜜。

【本草应答】

饮食防治口唇干裂,应摄取食性平和或偏冷的食物。尤其是冬天嘴唇干裂应该多吃下面这些食物。

蔬菜类:如菠菜、芥菜、苋菜、荠菜、黄花菜(鲜黄花菜应经蒸或煮处理后再食用,防止秋水仙碱中毒)、茭白、萝卜、茄子、竹笋、西红柿、冬瓜、黄瓜、丝瓜、苦瓜、蘑菇、银耳、绿豆、大豆及其制品。

粮食及硬果类:如芝麻、松子、黑豆、小米、小麦、大麦。

水产品类:如紫菜、海带、海蜇、蛤蜊、龟肉、田螺、蟹、泥鳅、鲤鱼、鳗鱼、黑鱼、牡蛎。

禽肉蛋类:如乌骨鸡、猪肉、鸭肉、鸭蛋、鹅蛋、鹅肉、猪肺、兔肉、马肉及奶类。

水果类及其他:如桑葚、甘蔗、香蕉、西瓜、甜瓜、枇杷、芒果、梨、罗汉果、柿子、菠萝、椰子、荸荠、莲藕、生菱、莲子、百合、薏苡仁、枸杞子、茶叶、菊花、蜂蜜、冰糖、食盐等。

此外,还可以自己动手做个唇膜,滋润效果更加显著。

酸奶柠檬汁唇膜

制法:取一小勺酸奶,挤1~2滴柠檬汁搅拌均匀。用棉签涂在嘴唇上,然后用保鲜膜敷在唇上,10分钟后用清水洗净即可。

蛋黄燕麦唇膜

制法:把燕麦片压成粉状,接着把少许的蛋黄倒入碾好的燕麦片中混合,用搅拌棒或筷子搅拌成膏状,在嘴唇上敷上厚厚一层,用保鲜膜盖好,20分钟后揭开,用温热毛巾擦去即可。

山药肉桂唇膜

制法:新鲜山药30克洗净后削皮,磨成泥状。加入肉桂粉5克调成糊状。洗净脸后将混合的敷料涂于唇部,敷约15分钟后洗掉即可。

【养颜上工】

"唇唇欲动",从按摩唇部开始

年轻女孩嘟嘟嘴,红润而富有弹性的嘴唇俏皮地撅起,可爱之态淋漓尽致。可是随着年龄的增加,这份俏皮也会随着嘴唇的老去而渐渐消减。唇部的老化并不是危言耸听,看一看,你有这些现象吗?

(1)弹性减弱,纵向的唇纹增多,涂抹唇膏也不能掩盖。

(2)唇峰渐渐消失,丰厚的唇变得细薄。

(3)唇线开始模糊,你在描唇线的时候发现越来越费力。

(4)唇色日渐暗沉。

如果有了这些现象,你的双唇已经向你敲响衰老的警钟了。别惊慌,动动你的唇,为它做个贴心按摩,衰老的步伐就会渐渐慢下去。

1. 紧致嘴部肌肤的"健唇操"

(1)嘴巴做张合运动,每次尽量将嘴唇张开至最大,重复10次。

(2)用中间三指从中间往两侧按摩嘴唇四周的肌肉,可以缓解肌肉紧张。

(3)用双手中指指腹以画圈的方式按摩两侧嘴角,力道不要过重。

2. 为嘴唇"减皱"的按摩术

按摩前要清洁手部和唇部,为增强效果可在嘴唇上涂一层薄薄的橄榄油。

减少横向皱纹:用拇指和食指捏住上唇。食指不动,拇指轻轻画圈按摩,从一侧嘴角移至另一侧。反复做3遍。然后用拇指和食指捏住下唇,拇指不动,食指轻轻画圈按摩。重复上唇动作。

减少纵向皱纹:用中指从嘴唇中心部位向两侧嘴角轻推,嘴唇要有被拉长的感觉。先推上唇,再推下唇,重复3遍。

按摩完后擦掉油脂,涂润唇膏。

3. 办公室可做的唇部肌肤锻炼操

将一支干净的笔杆用鼻尖和上唇夹住,然后向各个方向转动脸部肌肉。这个动作既有趣,又能锻炼唇部肌肉,你在办公室里也可以做。

齿绽美丽,本草造就的编贝美齿

女人微笑的时候是最迷人的。朱唇微启,露出如编贝的皓齿,你的笑容才会更加迷人。所以千万不要忽略对牙齿的保养,不仅为了美观,而且牙齿健康与身体健康也有很重要的关系。

医生告诉我们,牙齿不好的人,通常胃功能也不好。因为食物不能在口腔内得到充分咀嚼,便会加重胃部负担,从而引起疾病。牙病对心脏也存在重大威胁,患牙周炎的人,常会出现"菌血症",此时机体会自发地产生免疫反应,容易导致血栓,诱发心肌梗死。这种种后果不由得让我们警惕,为了美丽,也为了健康,爱护牙齿,刻不容缓。

世界卫生组织颁布的口腔健康标准是:牙齿清洁、无龋齿、无疼痛感、牙龈颜色正常。保护牙齿的健康,首先就要从清洁做起,正确的刷牙方法是第一步。你真的会刷牙吗?

刷牙时要注意正确的方法:顺着牙缝刷,竖着刷,刷完里面再刷外面。不可以横向来回用力刷,这样很容易损伤牙齿。还有,饭后口腔及牙缝中的垢物要分别用漱口、刷牙和牙线来解决,而非牙签。如果不及时用牙线将牙齿剔干净,很容易产生蛀牙。

保养牙齿,除了养成良好的刷牙习惯之外,吃完东西后要立即用温开水漱口。要少吃糖果,尤其是临睡前不要吃。还应该改掉不良的卫生习惯,比如乱咬手指头、铅笔头、啤酒瓶盖等。另外,食物过于精细油腻也损害牙齿,应适当食用一些纤维素含量高的食物。

此外,每年还要做口腔检查,以及时发现龋齿。因为当你发觉牙疼时,牙齿已经蛀到牙髓了,此时去补牙的话就要麻烦得多。如果有异常出血一定要去检查,以排除牙周炎或者牙结石等症状。

【本草应答】

为了让牙齿变得更白更亮,有些人用洁牙粉。不过这个方法不推荐,因为任何美白牙齿的产品都是对牙齿有损害的。只有天然的,才是最好的。

《本草纲目·果部·甘蔗》中说甘蔗:“蔗,脾之果也,其浆甘寒,能泻火热。”甘蔗性平,有清热下气、助脾健胃、利大小肠、止渴消痰、除烦解酒之功效,可改善心烦口渴、便秘、酒醉、口臭,肺热咳嗽、咽喉肿痛等症。而且甘蔗还是口腔的“清洁工”,反复咀嚼可以把残留在口腔以及牙缝中的垢污清除,同时咀嚼甘蔗还可以锻炼牙齿、口腔及面部肌肉,起到美容的作用。所以,想让牙齿变白的女性可以多吃些甘蔗。当然,如果在买不到甘蔗的季节,你可以用口香糖代替。

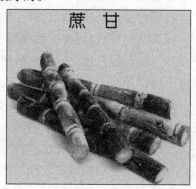

甘蔗

另外,你可以在刷牙之后,将新鲜柠檬汁涂在牙齿表面,静待一会儿后,用清水漱口。这可以帮助去掉因为香烟、酱油等留给牙齿的颜色。

【养颜上工】

保护牙齿就要改掉下面这些伤齿的坏习惯。

1.经常咬过硬的食物,甚至把牙齿当成“开瓶器”。牙齿内有一些纵贯牙体的发育沟、融合线,经常用牙齿咀嚼硬物会使得牙齿容易从这些薄弱部位裂开。

2.偏侧咀嚼。咀嚼食物时总是“偏爱”一边,这样会造成肌肉关节及颌骨发育不平衡。

3.剔牙。柔软的牙龈其实经不起摧残,经常剔牙会使得牙龈不断萎缩,并且可能增加患牙周炎的几率。

4.长期使用一种牙膏。现在大多数的牙膏都含有预防口腔疾病的药物产品,多数是抑制细菌生长、预防口腔溃疡和上火。如果使用一种牙膏时间较长,口腔中的细菌会对这种药物产生耐药性,那么药物对细菌的抑制能力就减弱了。所以要经常更换牙膏,这样更有利于口腔健康。

关注你的"身份名片",让身份和容貌都更高一层

纤纤玉手,这是多么美妙的形容。古时评价女子的美丽,双手是一个重要因素。光滑、细腻的手部皮肤往往暗示了其主人优越精致的生活,粗糙、干裂的手则向他人传达着你的辛劳。不仅如此,年龄的秘密也被它泄露。所以,手就像是你的"身份名片",细致地呵护才能让你的身份格调更高一层。

要保护好双手,爱美的你在日常生活中就要注意一些护手的小细节,避免成为"主妇手"。

1. 深层清洁

每天,我们的双手都要接触无数的外物,更易受到侵害。灰尘、细菌也会乘虚而入。所以要经常清洗双手。

洗手时最好能使用温水,或者冷热水交替使用。选择含有蛋白质的磨砂膏混合手部护理乳液,按摩手背和掌部,蛋白质及磨砂粒能帮助漂白及深层洁净皮肤,去除死皮和促进细胞新陈代谢。

2. 涂抹手部护肤品

用有舒缓作用的手部修护乳涂抹于手部,注意选择含有维生素及蛋白质的产品,能帮助促进细胞新陈代谢及迅速改善皮肤弹性,令皮肤回复柔软润泽。

3. 去角质

用含蛋白质的磨砂膏,混合蛋清、酸奶、蜂蜜加粗盐,为手部进行磨砂即可。更简单的方法是:做菜时顺便留点蛋清抹在手背上,等它稍微干一点再搓掉,也能很好地去角质,让手上的皮肤像婴儿般嫩滑。

4. 日常养护

(1)用含维生素 E 的营养油按摩指甲四周及指关节,可去除倒刺及软化粗皮。

(2)随时做做简单的手指操,可以锻炼手部关节,健美手形。

(3)美手也需要以内养外,调理好日常饮食。平日应充分摄取富含维生素 A、维生素 E 及锌、硒、钙的食物。

(4)做家务时最好能戴上塑胶手套,尤其是洗碗、清洁家居时更要用手套防护。

(5)手部也要注意防晒。

【本草应答】

《本草纲目·兽部·羊》中记载,羊乳可"益五脏、补老损,养心肺,利皮肤";牛奶有"返老还童"之功效。我们可以在喝完牛奶或酸奶后,将剩在包装里的奶抹到手上,约 15 分钟后用温水洗净双手,这时你会发现双手嫩滑无比。另外,还可以取鸡蛋清,加入适量牛奶、蜂蜜调和均匀后敷在手上,15 分钟左右洗净双手,再涂抹护手霜。每星期做一次,对双手有去皱、嫩肤的功效。

另外,还可以自己动手做个手膜,像爱护脸蛋一样呵护双手。

柠檬蛋清手膜

制法:用柠檬汁、蜂蜜、鸡蛋清按照1:1:1的方式调成糊状;把调好的手膜糊均匀涂抹在双手上,稍稍按摩两分钟;把双手裹上一层保鲜膜,可以促进手部肌肤对手膜中营养的吸收。敷膜10～15分钟。最后用温水洗净双手,涂上护手霜。

【养颜上工】

民间手部护理良方

醋或者淘米水洗手:双手洗净后,用食用醋水或柠檬水涂抹在手部,可去除残留在肌肤表面的碱性物质。坚持用淘米水洗手,可收到意想不到的效果。煮饭时将淘米水留下,临睡前用淘米水浸泡双手10分钟左右,再用温水洗净、擦干,涂上护手霜即可。

另外,你还可以用温肥皂水洗手,擦干后浸入温热盐水中约5分钟,擦干后再浸入温热的橄榄油中,慢揉5分钟,然后用肥皂水洗净,接着再涂上榛子油或熟猪油。过10～12小时后,双手会变得更加柔软细嫩。

祛斑,就看本草的功效

斑点是女性美容路上的一大障碍,尤其是一过30岁,更容易长斑,而且这些斑点随着年纪的增大越发多,颜色也越发深,很影响美观。要祛斑就要从日常饮食着手。

容易长斑的人,饮食上应经常食用富含维生素C、维生素A、维生素E、维生素B_2的食物。这些食物包括香菜、油菜、柿椒、苋菜、芹菜、白萝卜、黄豆、豌豆、鲜枣、芒果、刺梨、杏、牛奶、酸奶及奶油等。饮食上一定要少喝含有色素的饮料,如浓茶、咖啡等,因为这些饮料都可增加皮肤色素沉着,让你的斑点问题越来越严重。

【本草应答】

据《本草纲目·菜部·木耳》记载,黑木耳"可去面上黑斑"。经常服食,可以驻颜祛斑、健美丰肌。大枣和中益气,健脾润肤,有助黑木耳祛除黑斑。看看下面两款祛斑膳食:

黑木耳红枣汤

材料:黑木耳30克,红枣20枚。

制法:将黑木耳洗净,红枣去核,加水适量,煮半个小时左右。每日早、晚餐后各一次。

黄瓜粥

材料:大米100克,鲜嫩黄瓜300克,精盐2克,生姜10克。

制法:将黄瓜洗净,去皮去心后切成薄片。然后将大米淘洗干净,生姜洗净拍碎后待用。锅内加水约1000毫升,将大米和姜末加入,大火烧开后,改用文火慢慢煮至米烂时下入黄瓜片,再煮至汤稠,入精盐调味即可。每天两次温服。

另外,每日喝 1 杯西红柿汁或经常吃西红柿,对防治雀斑有较好的作用。因为西红柿中含丰富的维生素 C,被誉为"维生素 C 的仓库"。维生素 C 可抑制皮肤内酪氨酸酶的活性,有效减少黑色素的形成,从而使皮肤白嫩,黑斑消退。将柠檬榨汁,加冰糖适量饮用也可以祛斑。柠檬中含有丰富的维生素 C,此外还含有钙、磷、铁和 B 族维生素等。常饮柠檬汁,不仅可以白嫩皮肤,防止皮肤血管老化,消除面部色素斑,还具有防治动脉硬化的作用。

【养颜上工】

一些外敷手段,对祛斑有很好的作用。《本草纲目·草部·茯苓》中说:茯苓能化解一切"黑斑瘢痕",与蜂蜜搭配使用,既能营养肌肤又能淡化色素斑。用茯苓做面膜效果更好。

茯苓面膜

材料:白茯苓 15 克,蜂蜜 30 克。

制法:将白茯苓研成细细的粉末,然后将蜂蜜与茯苓调成糊状即成。洁面后用茯苓蜂蜜糊敷脸 20 分钟,然后用清水洗去即可。

苹果番茄面膜

材料:苹果 1 个或者番茄 1 个,淀粉 5 克。

制法:将苹果去皮,捣成果泥,敷于脸部,每日一次,20 分钟后清水洗净。或将鲜番茄捣烂,调入少许淀粉增加黏性,敷于面部,每日一次,20 分钟后用清水洗去。

这两种面膜因富含维生素 C,可阻止黑色素的合成,所以能祛除面部黄褐斑和雀斑,并对皮肤起到增白的作用。这两种天然的绿色美容法,贵在坚持。

再掀素食养生美颜革命

时下,一股食素之风正在流行,都市中的时尚贵族们厌倦了这个城市的喧闹与拥挤,厌倦了餐桌上油腻的鱼肉海味,她们开始希冀从素食中寻觅一缕清香,一份美丽。或许女人本就无法成为美食家,因为入口的禁忌太多:大鱼大肉堆积起来的脂肪会让女人们感到恐惧、紧张和不安;肯德基、麦当劳产生的热量又让女人们懊恼不已;麻辣火锅适口对味,但疯狂过后,脸上痘痘四起……而素食就能结束这一切噩梦。

1. 素食助你吃出美丽

《黄帝内经》说"膏粱之变,足生大疔,受如持虚",意思就是长时期进食鱼肉荤腥、膏粱厚味的人,就会在身上发出大的疔疮来。这是因为肉类、鱼类、蛋等动物性食物,会使血液里的尿酸、乳酸量增加,这种乳酸随汗排出后,停留在皮肤表面,会不停地侵蚀皮肤表面的细胞,使皮肤没有张力、失去弹性,容易产生皱纹与斑点。而素食作为最有效、最根本的内服"美容"圣品,它可使人体血液里的乳酸大为减少,将血液里有害的污物清除掉。素食者全身充满生气,脏腑器官功能活泼,皮肤自然柔嫩光滑、颜色红润。

2. 素食美女吃出苗条

素食者还能保持适当的体重。欧美最新的营养学已抛弃动物性食物的高热量学说，而以"低热量"为目标，发展到素食主义。如果采用素食，减肥的效果显著，且能顾及健康。其关键在于植物性食物能使血液变成微碱性，使身体的新陈代谢活跃起来，借此得以把蓄积于体内的脂肪以及糖分分解燃烧掉，达到自然减肥的效果。

3. 素食美女吃出好心情

食素者往往会感觉心清净明，思维也似乎变得更加敏捷了，这是事实。因为让大脑细胞活跃起来的养分主要是麸酸，其次是 B 族维生素，而谷类、豆类等素菜是麸酸和 B 族维生素的"富矿"。一日三餐从"富矿"里汲取能量，可以增强人的智慧，使人容易放松及提高注意力。

那么到底什么是素食呢？从概念上，素食分三种：一是"全素素食"（不吃所有动物和与动物有关之食物），二是"蛋奶素食"（在动物性食物中只吃蛋和牛奶），三是"奶素食"（除牛奶外所有动物性食物均不食用），四是"果素"（除摄取水果、果仁、橄榄油外，其他食物均不食用）。另外，素食原指禁用动物性原料，禁用五辛苦（即大蒜、小蒜、阿魏、慈、茗）的寺院菜和禁用五荤（即韭、薤、蒜、芸薹、胡荽）的道观菜，现主要指用蔬菜（含菌类）、果品和豆制品及面筋等制作的素菜等。

【本草应答】

了解了素食，怎样实施自己的素食计划也是有讲究的，下面这些素食原则你不可不知！

1. 美容特使：碱性食物

由于我们的血液本身是碱性的，而皮肤与血液的关系又极为密切，所以血液品质的好坏往往呈现于皮肤上。如果我们吃了过多使血液偏酸的食物，那么皮肤就会受到影响，失去光泽。所以多吃蔬菜水果这些含碱性较高的食物能碱化血液，改善肤质。

碱性食物有番茄、油菜、青椒、小黄瓜、红豆、萝卜、海带、葡萄等。

2. 对抗皱纹的法宝：胶质食物

对害怕皱纹的女性来说，富含胶质的食物一定不能不吃，如白木耳、魔芋、果冻、仙草、鱼皮、猪蹄。多吃富含胶质的食物，可以减少肌肤皱纹的生成，除了让肌肤更富有弹性外，还能让胸部保持坚挺和丰满。

【养颜上工】

看了上面的介绍，爱美的你是不是对素食也有些"蠢蠢欲动"呢？开始之前，先读读下面这些"入门须知"吧，以免走进素食的误区。

1. 常吃素食有益美容，但并不提倡一点肉食不沾。一日三餐可以加入一些低脂肪的肉类，如鸡肉、牛肉等。为了美丽，要"斤斤计较"，不能太放任自己的欲望。

2. 保证饮食均衡。食素者要确保每日饮食中含有蛋白质、维生素 B_{12}、钙、铁及锌等身体所必需的基本营养成分。蛋白质主要从豆类、谷类、奶类中撷取；富含铁的素食有奶制品、全麦面包、深绿色的多叶蔬菜、豆类、坚果、芝麻等。

3. 素食减肥要天然。应注意以天然素食为主，而不是我们在市场上见到的精制加工过的白面、蛋糕等易消化的食物。天然素食包括天然谷物、全麦制品、豆类、绿色或黄色的蔬菜等。

4. 避免暴露在阳光下。有些蔬菜（如芹菜、莴苣、油菜、菠菜、小白菜等）含有光敏性物质，过量食用这些蔬菜后再去晒太阳、接触紫外线，会出现红斑、丘疹、水肿等皮肤炎症，该症在医学上被称为"植物性日光性皮炎"。所以，素食者饭后应尽量避免暴露在阳光下。

选择怎样的素食方案是很有讲究的。不同年龄、体质的人应选择适合自己的素食类型。发育期的少女，由于肌肉、骨骼、大脑的生长，需要更多蛋白质等营养素，建议采用蛋奶素食。而对于中年妇女来说，在素食的过程中应该多吃豆类与深绿色的食物。因为豆类中含有丰富的异黄酮，能缓解更年期症状，而深绿色食物中的钙则能有效预防骨质疏松。

茶香四溢，养生美颜皆有妙处

中国茶道源远流长，从西汉时期人们就有饮茶的习惯。现在，很多资深美女都对茶叶的美容功效有一定的认知，懂得用茶水洗脸，用茶包对付黑眼圈。现在，茶类护肤品越来越多，大家更是纷纷加入"爱茶一族"的行列。在茶叶的清香里轻抚自己的脸，烦躁的心情顿时安静下来，整个人似乎也变得清澈靓丽。

茶叶的美肤功效

1. 抗氧化：茶叶中提取的茶多酚是最好的抗氧化剂之一，它能够帮助人体中和、清除自由基。

2. 保润泽：茶叶中所含有的氨基酸能保持肌肤润泽。

3. 消炎杀菌：茶叶本身还具有去火、消炎、杀菌等功效，长痘痘的肌肤最欢迎茶叶的呵护。

另外，如今的人们上班对着电脑，下班回家看着电视，每天都被包围在各种辐射中。喝茶，特别是喝绿茶可以有效地防止辐射。

【本草应答】

《本草纲目》中记载："（茶）苦寒无毒，性冷。有驱逐五脏之邪气，镇神经、强壮精神，使人忍饥寒，防衰老之效能。"茶叶的美颜功效不容怀疑，这里我们就教大家几种自制美颜茶，以调理身体，解决各种肌肤问题。

1. 芍药茶——祛淤血

有些女性经常感觉手脚冰冷，其实是因为她们的血液循环不流畅，因此提倡饮用芍药茶以促进血液循环，将体内各处积聚的淤血排出体外。做法很简单，将15克野生晒干的芍药跟400毫升水一起煮,待剩下一半分量时,再放入生姜、枣和蜂蜜即可。

2. 薏米绿茶——消水毒

当滞留体内的水分变成毒素时,很容易诱发浮肿,这时应该多饮用能令身体变暖、排出身体多余水分的花草茶。薏米绿茶能祛除体内湿气,为身体排毒,是不错的选择。先将100克薏米、200克左右的绿豆和600～800毫升的水一起煮,至水剩下一半时,加入绿茶,继续加热一分钟即可熄火,每天喝三次。

3. 半夏茯苓茶——化痰滞

半夏和茯苓都有助于祛除痰滞和消化不良等现象,因此对于新陈代谢不畅,消化不良及头疼等慢性疲劳引起的毛病,有一定的疗效。该茶只需要6克半夏、4克茯苓,加上500毫升水一起煮10分钟左右,喝的时候还可以加少许蜂蜜。

但半夏辛散温燥,服用者要根据个人情况来决定是否适合。茯苓就平民化很多,我们常接触的茯苓膏、四神汤都以它来做原料。茯苓补脾又利尿,还有降血糖、镇静、补气等效果,有些人习惯长期食用。

4. 枸杞茶——通便秘

便秘是美容的大敌,经常便秘的人可以喝点没有特别苦味的枸杞茶,晚上喝一点,第二天上午就会大便通畅,神清气爽。

5. 何首乌茶——瘦身

绿茶、何首乌、泽泻、丹参各等量,加水共煎,去渣饮用。每日1剂,随意分次饮完,有美容、降脂、减肥等功效。

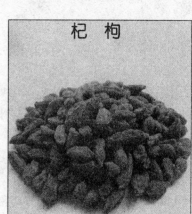

杞 枸

6. 葡萄茶——抗衰老

取葡萄100克,白糖适量,绿茶5克。先将绿茶用沸水冲泡,葡萄与糖加冷水60毫升,与绿茶汁混饮,可抗衰老和保持青春活力。

【养颜上工】

茶除了可以用来饮用,也可以用作外敷。我们可以用隔夜的茶擦身,茶中的氟能迅速止痒,还能防治湿疹;用隔夜茶洗头,还有生发和消除头屑的功效;皮肤被太阳晒伤,可用毛巾蘸隔夜茶轻轻擦拭,能有效缓解皮肤的晒伤;用茶水洗眼睛可以起到明目、保护视力的功效。

需要提醒大家的是,茶水外用保健,如前所说的洗眼、漱口等,要用浓茶;而以内饮的方法养生,就要冲泡得淡一些。否则,不仅达不到有益健康的目的,反而会给我们的身体造成不适。

食色天香—《本草纲目》中的抗衰妙方

在很多人眼里,《本草纲目》只是一部药典而已,其实不然。《本草纲目》是药物集锦、本草荟萃,更是抗衰养颜秘籍。以《雀之灵》声名远播的杨丽萍就为我们明确地指出了这一点。

杨丽萍,年近五十,但青春依旧。在 2007 年 12 月 8 日播出的《鲁豫有约》中,当同样青春美丽的主持人鲁豫问及其养颜的秘诀时,杨丽萍笑着说:"我经常看《本草纲目》,吃什么养发,吃什么养颜,里面什么都有,它可是我们国家非常宝贵的一笔财富。"

很多人,尤其是女性朋友,希望远离衰老,永葆青春容颜,所以经常去美容院,用高级护肤品。其实,只要多吃养颜美容的食物,平时注意和花花草草"亲密接触",照样能让肌肤光彩照人,其效果不亚于其他方法。不信,就试试李时珍在《本草纲目》中为我们提供的这些良方:

【本草应答】

1. 脸色枯黄、贫血者可吃驴肉、黄鳝

《本草纲目》中记载,驴肉可"补血益气,治远年劳损;煮汁空心饮,疗痔引虫。"黄鳝"补中益血,补虚损;(治)妇人产后恶露淋沥,血气不调。"

制法:将 500 克的驴肉洗净并下沸水锅中氽透,然后捞出切片。在烧热锅中加入少许猪油,将葱段 10 克、姜片 10 克同驴肉一起下锅,煸炒至水干,再烹入约 25 克料酒,加入少量的盐、花椒水、味精和适量的水,烧煮至驴肉熟烂,最后拣去葱、姜即可。

将 500 克黄鳝肉、40 克黄芪混在一起加水煮熟后以生姜、食盐调味,这样吃起来既有营养又能治"三虚",可谓两全其美。需要注意的是黄芪一定要用纱布包起来。

2. 脸上长斑、月经失调者要常饮玫瑰花茶

玫瑰花性质温和,适宜天天饮用。《本草纲目》中说,玫瑰花有行气、活血、化淤、调和脏腑的作用,经常饮用可使气血顺畅运行,面色红润。

制法:取玫瑰花 15 克泡水,气虚者可加入大枣 3～5 枚,肾虚者可加入枸杞子 15 克。可以根据个人的口味,调入冰糖或蜂蜜,以减少玫瑰花的涩味,加强功效。需要注意的是,玫瑰花最好不要与茶叶泡在一起喝,因为茶叶中有大量鞣酸,会影响玫瑰花舒肝解郁的功效。此外,由于玫瑰花活血散淤的作用比较强,月经量过多的人在经期最好不要饮用。

3. 牙齿比较黄的人可以多吃甘蔗

甘蔗是冬令佳果,还是口腔的"清洁工"。因为甘蔗纤维多,反复咀嚼时像用牙刷刷牙一样,可以把残留在口腔及牙缝中的垢物通通清除,从而能提高牙齿的自洁和抗龋能力。同时,咀嚼甘蔗还可以锻炼牙齿、口腔肌肉和面部肌肉,能起到美容的作用。

此外,甘蔗还有以下妙用:

（1）甘蔗切片涂搽，可以防止皮肤燥裂、口唇干裂。

（2）用甘蔗汁漱口，可防止口臭，治疗口腔发炎疼痛。

（3）用粳米熬粥，加放甘蔗汁，食用可以生津止渴、清热润燥，还可以解酒。

（4）用蔗汁、葡萄酒各 50 克，混合服，早晚各一次，对慢性胃炎、反胃呕吐有很好的疗效。

4. 皮肤松弛下垂者要经常吃鱼

《本草纲目》中有很多关于鱼的记载，比如鳜鱼"补虚劳，益脾胃"，黄花鱼"开胃益气，水有积食"。实践也证明，经常吃鱼肉，能使肌肉更加紧致，皮肤紧绷而富有弹性。

制法：将鱼皮、鱼骨、鱼鳔等鱼的下脚料洗净，加入花椒、大料、少许盐，加水熬煮成鱼冻，放入冰箱冷藏，成块后切成长条，然后拌上蒜汁、醋即可食用。

5. 黄瓜具有防止皮肤老化、抗衰老之功效

制法：把一根鲜黄瓜洗净切成薄片，先用热毛巾在脸部仔细擦拭，接着将黄瓜逐一贴在脸部，保持 10 ~ 15 分钟，最后再用热毛巾把面部擦拭干净。此美容法能使皮肤柔润、毛孔内不积存污物，防止皮肤衰老，使肌肤焕然一新。

第二节　相宜本草，养出好容颜

柠檬加蜂蜜，细致毛孔不粗大

很多女性都面临着毛孔粗大的问题，尤其是鼻翼、脸颊两侧的毛孔，都"张牙舞爪"地向你示威。

造成毛孔粗大的原因有很多，比如污物阻塞、油脂分泌旺盛、挤压痘痘、干燥等。对于年轻女孩来说还不存在因肌肤老化而导致的毛孔粗大问题，所以只要你细心调理，收缩毛孔，细致肌肤也不是难事。

拒绝"孔"慌，首要问题就是要保证彻底的清洁。洗脸如果没能将脸上多余的油脂污垢洗干净，就容易让油脂和脏污滞留在毛孔内，造成毛孔粗大等一系列问题。不过也不能矫枉过正，过于勤快的清洗反而会让肌肤的油水失去平衡，导致外油内干的情况。

四指并拢在脸上轻轻向上打圈，尤其是 T 字部位一定要仔细清洁。水温要低一些，比手温稍高即可，用手捧水向脸上泼，一定要将洗面奶洗干净。洗好后不要用毛巾擦干，要用手拍干。毛孔粗大的女孩在洗脸之后最好能用冰冻后的毛巾敷一下脸，这个程序能让毛孔收缩，很有必要。之后再在脸上拍一点收敛水。

毛孔粗大与油脂分泌有很大的关联。所以，如果我们在日常生活中吃得太油腻也会加重问题。常吃辛辣、油炸食品，更易使皮肤燥热，皮脂分泌旺盛，所以要尽量避免。此

外,多喝水,多吃新鲜蔬果,都是不错的选择,可以从内到外改善肌肤。

【本草应答】

据《本草纲目·虫部·蜂蜜》记载,蜂蜜可"和营卫,润脏腑,通三焦,调脾胃"。有清热、补中、解毒、润燥、止痛功效。柠檬素来被认为是维生素 C 的"仓库",除了具有不俗的美白效果,更可吸收多余的油脂。二者结合可帮助皮肤补水和紧致毛孔。因此,除了每日的清洁程序,毛孔粗大的女孩子还需要每周做一到两次柠檬蜂蜜面膜。

这里就为你详细介绍这款面膜的做法。

柠檬蜂蜜面膜

制法:将十滴新鲜柠檬汁,三茶匙蜂蜜,三茶匙酵母粉调和在一起制成面膜,均匀涂在脸部,约 15 分钟后用温水洗净,每周两到三次。经常敷用能收紧毛孔,亦能促进血液循环,使肌肤回复光亮。

【养颜上工】

对脸部进行按摩也可以紧致肌肤,收缩毛孔。操作方法如下:

1. 双手洗净后,稍微将手掌搓热,然后用手掌在两颊部位往外画大圆,动作一定要轻柔,做 10 次。

2. 以指腹来进行按摩,自下巴、鼻子与额头部位逐一开始轻轻地画螺旋按摩,每个部位重复 3 次。

3. 再利用指腹的力量,自下巴开始往上轻轻推向两颊边,重复 5 次。给予肌肤刺激同时带来活化效果。

鸡蛋搭配珍珠粉,去除黑头不留痕

黑头是很常见的皮肤问题,如果将痘痘比喻为活火山,那么黑头就好比是死火山,足以引起特别关注,它是想拥有凝脂肌肤的女性之大敌。

黑头产生的主要原因是皮脂腺分泌过度。毛孔中的油脂聚集并硬化成为楔状,毛孔就被硬化的油脂堵塞。因为毛孔是开放的,硬化的油脂接触到空气被氧化而变黑,这样就形成了我们经常见到的黑头。

我们都知道,油性皮肤更容易沾染环境中的微尘和污垢。这些污染物质会钻入皮肤的毛孔,再加上黑头的存在,会进一步使毛孔变粗,因此,很多油性皮肤慢慢地变得很粗糙,毛孔非常明显。黑头除了不美观以外,它还是粉刺产生的罪魁祸首。当皮肤的某一个毛孔被完全阻塞后,皮脂腺就会被感染而产生粉刺。因此,控制黑头的产生也是有效控制粉刺的途径。

【本草应答】

黑头虽然让很多女人头疼,但治起来其实并不难。生活中每天都见的鸡蛋,加上点珍珠粉,就可以有效去除黑头。不信的话,就来试试下面的小方法吧。

蛋清珍珠粉面膜

取适量珍珠粉放入小碟中,加一个蛋清调成膏状。然后将调好的珍珠粉均匀地涂在脸上与黑头区域。用脸部按摩的手法在脸上按摩,直到脸上的珍珠粉变干,再用清水将脸洗净即可。如果去得不够干净,重复做一次。

如果是极顽固的黑头,加个蒸面的程序便解决了。方法是:倒一盆沸开水,四周用毛巾围起来,仅留上部让水汽扑面,即可使皮肤湿润、黑头软化,此时再用珍珠粉面膜。

【养颜上工】

清黑头不可用"挤"法

去黑头一定要讲究方法,千万不能用手挤,那样会严重损伤皮肤的结缔组织。而且指甲内藏污纳垢,容易导致皮肤发炎,使得毛孔越变越大。你可以想象一个油棕果,当我们挤后放松,它会流出更多油脂,而且挤压也会使年轻细嫩的皮肤留下粗毛孔和疤痕。

胡萝卜携手橄榄油,全面保湿效果好

每个女人都希望自己的肌肤光滑水嫩,像鸡蛋清一样白、滑、亮。但天公总是不作美,总给爱美的女士带来种种烦扰,皮肤干燥就是其中之一。究竟怎样才算皮肤干燥呢?一般具有下面四种状况,我们就可以认为肌肤需要补水了。

1. 洗完脸 1 小时左右仍感到面部皮肤紧绷,用手掌轻触时无湿润感。

2. 身上皮肤经常呈现出干巴巴的状态,有的地方有脱皮现象。

3. 洗过澡后皮肤发痒,尤以肋下、四肢及后背为甚。

4. 面部皮肤干燥严重到一定程度,会出现"干性脂溢性皮炎",具体表现是面部起红斑,并伴随口、鼻四周皮肤脱落现象,十分刺痒难受。

这些现象都说明,皮肤"渴"了。那么皮肤为什么会干燥呢? 主要有以下几个原因:

1. 年龄增长。随着年龄增长,皮肤保存水分的能力会下降,皮脂分泌亦会减少,使皮肤中的水分加速蒸发。

2. 皮脂分泌不足。皮肤的表面是由皮脂膜形成,可帮助肌肤维持适当的水分。一旦皮脂的分泌减少,就无法满足制造皮脂膜的需要,皮肤就会变得干燥。

3. 气温下降。凛冽的寒冬下,皮脂和汗水的分泌都会急速减少,但由于空气太干了,使得皮肤的水分逐渐蒸发,皮肤的表面就变得更粗糙,抵抗力也会减弱。

4. 睡眠不足、疲劳。睡眠不足加上疲劳会使身体受到相当程度的伤害,血液循环也会变差。当健康失去平衡时,肌肤就会没有活力,容易产生干燥及粗糙的现象。

5. 减肥及偏食。极端的减肥及偏食也会使皮肤变得干燥。当皮肤无法得到充分的营养素时就会失去弹性及水分,变得干燥而脆弱。皮肤干燥症又称为干皮病。

此外,室内的暖气温度过高、使用过热的水洗澡、内分泌改变,如妇女在绝经后雌激素分泌减少等,都会引起皮肤干燥。

【本草应答】

肌肤干燥并不可怕,可怕的是不知道如何应对它。只要找对了方法,就能轻松解决。下面的小方法,内外结合,相信能够助你们一臂之力。

1. 内养

《本草纲目·菜部·胡萝卜》中说,胡萝卜味甘性平,有补中下气,调肠胃安五脏等功效,经常吃胡萝卜可使皮肤水嫩光滑。当然你也可以每天喝一杯胡萝卜汁,胡萝卜中含有丰富的维生素 A 原,维生素 A 原在体内可转化为维生素 A。维生素 A 具有润滑、强健皮肤的作用,可防止皮肤干燥粗糙。

2. 外修

除了内服,充分发挥胡萝卜的养颜功效,还可将之外用。外用胡萝卜可搭配橄榄油使用,效果更佳。

胡萝卜橄榄油面膜

制法:将鲜胡萝卜研碎挤汁,取 10～30 毫升,加几滴橄榄油搅拌均匀后敷脸,约 10 分钟后用温水洗净,每天使用效果更好。

【养颜上工】

除了胡萝卜橄榄油面膜,能够有效保湿的面膜还有很多,这里再给大家介绍两款效果非常不错的面膜。

蛋酒面膜

制法:用蛋一个、脱脂奶粉 1/4 杯、酒一勺,混在一起搅匀。涂抹于脸上约 15 分钟,然后用温水洗净。

功效:可以保持皮肤洁净、润泽。因为含酒精,用后皮肤会有些干涩,要搽护肤品滋润肌肤。敏感性肌肤慎用此方。

燕麦牛奶面膜

制法:将 2 汤匙的燕麦与半杯牛奶调和,用小火煮,然后等它还是温热的时候涂抹在脸上,10 分钟后洗掉即大功告成。

功效:可以减缓肌肤因痤疮、雀斑、黑头、面疱产生的斑点,只要问题不是特别严重,只需每天使用 10 分钟的燕麦面膜即可见效。

葡萄爱上圆白菜,紧致肌肤葆青春

除了皱纹,肌肤的松弛也是你年龄的泄密者。很多女性很注意防范皱纹,所以她们的面盘上光滑如初。但人们还是可以看出年龄的变化,为什么呢?这其中很大的原因就是肌肤松弛。

你的面部形态因为肌肤松弛而起了变化,比如有了双下巴,也不再棱角分明。皮肤在地心引力的作用下,开始往下垂,原来面部的最高点也在往下游移。所以,即便你目前脸上还看不出皱纹,旁人仍然可以感觉到岁月的沧桑。女人过了 30 岁,就应该更加警醒。其实肌肤松弛的问题可能从二十几岁就开始了,只是你没有注意而已。

小测试:检测肌肤的紧致程度

方法:早晨起床洁面后取一面小镜子观察自己的脸,但是分成三个角度。

1. 抬头举起镜子观察面部容貌。

2. 低头镜中观察面部容貌。

3. 最后平视镜中容貌。

如果你在 1 中的样子明显比 3 中的皮肤紧致许多,而 2 中的样子则与 3 相差不多的话,说明你已经有了明显的肌肤松弛现象。而如果 1、2、3 中的皮肤状态相差比较小,说明皮肤的紧致度好。

此外,毛孔增大也是肌肤松弛的征兆。为什么这么说呢? 因为女人随着年龄的增长,皮肤血液循环开始变慢,皮下组织脂肪层也开始变得松弛而欠缺弹性,从而导致毛孔之间的张力减小,使得毛孔彰显。所以当你过了 25 岁,发现自己的毛孔越来越明显的时候,还要警惕肌肤的松弛问题。

【本草应答】

补充水分。提升保湿度与角质层抵抗力,为肌肤补充水分,让肌肤组织结构饱满有弹性,控制肌肤衰老速度。如果有了肌肤松弛的隐患,就要在日常生活中更加注意保养皮肤。多摄取含抗氧化物的蔬果,如胡萝卜、西红柿、葡萄等。葡萄是一种抗衰老的水果,而且由于它味道甜美,深得一些女性喜爱,多吃一些葡萄也能为你的肌肤上一道锁。这里介绍一道圆白菜葡萄汁。

圆白菜葡萄汁

材料:圆白菜 100 克,葡萄 80 克。

制法:将圆白菜和葡萄洗净后放入榨汁机内榨汁,葡萄最好带皮。每次饮一小杯,经常饮用,可以润泽肌肤,增加肌肤弹性,起到抗衰老的作用。

当然,肌肤松弛不仅仅是脸上的问题,全身的肌肤都有这些症状。所以,关注了脸的女性也别忘了呵护身体其他部位的肌肤。你可以考虑全身泡澡的方式,用生姜、米酒以及醋煮开后,加进洗澡水中,身体洗净后入内浸泡。水不要漫过心脏,每泡 5 分钟起来休息一下,每回泡 30 分钟,每星期泡一次即可。此法有紧肤、减肥和美白的功效。

【养颜上工】

有效缓解脸部肌肤松弛的按摩操

1. 用拇指按在两边太阳穴上,食指弯曲,用第二节侧面分推上下眼眶。上眼眶从眉头到眉梢各一次;下眼眶从内眼角到外眼角各一次。先上后下,一圈各 2 次,共做 20 次。可以消除眼睛的疲劳,预防眼部产生皱纹,预防眼袋的出现,也有助于预防颊部皮肤松弛。

2. 用两手的中指沿着嘴唇边缘动作,分别由中间向两侧嘴角轻抹。上唇由人中沟抹至嘴角，下唇由下颏中部抹至嘴角，抹至下唇外侧时，两手指略向上方轻挑。重复20次。可以预防嘴角表情皱纹，防止嘴角下垂。

3. 轻轻吸一口气含住，把面颊鼓起来，然后用两手轻轻拍打两侧颊部数次。可以使面颊肌肉结实，不易松弛。

4. 抬高下颏，用两手由下向上轻抹颈部。重复20次。可以防止颈部皱纹产生，防止因肌肉下垂而产生的双下颏。

猪肝配绿豆，演绎明眸养成术

在人的面貌中，眼睛给人的印象最深刻。赵薇不就是凭着一双古怪精灵的大眼睛受到人们的喜爱吗？所以，我们一定要懂得保养自己的眼睛，美丽的容颜配上动人的眼睛才够完美。

现代人的工作一般都需要长时间对着电脑，这是很伤眼睛的。中医所说的"五劳所伤"中有一伤就是"久视伤血"，这里的"血"指的就是肝血。因为眼睛与肝脏联系紧密。"肝藏血"，即肝脏具有贮藏血液和调节血量的功能。而且"肝开窍于目"，双眼受到血的给养才能视物，而过度用眼，就会使肝血亏虚，使双目得不到营养的供给，从而出现眼干涩、看东西模糊、夜盲等。另外，长期久坐用眼，除双目供血不足外，颈椎、腰椎也会产生劳损，总得不到缓解，同样会对肝脏造成损害。这种情况下，很容易出现双眼疲劳、视力下降，甚至面色萎黄，头晕眼花的症状。

而且，女性一般都比较心细，大事小事的想得特别多，容易耗损肝血。再加上女性特有的月经、怀孕、产子、哺乳等生理特征，肝血相对男性来说耗损得更多。眼睛是肝的窗户，肝血不足让很多女人过早出现人老珠黄的现象，以及眼角下垂，眼皮松弛，鱼尾纹，眼睛显得呆滞没精神等情况。

因此，女人尤其要注意养护眼睛。平时要"节约用眼"，不要过度劳累之外，还可以通过食疗、按摩等方法进行保养。

【本草应答】

眼疲劳者要注意饮食和营养的平衡，注意食疗和药疗相结合。日常饮食中，建议适当吃些猪肝、鸡肝等动物肝脏，同时补充牛肉、鲫鱼、菠菜、荠菜等富含维生素的食物。根据《本草纲目·草部》记载，当归、白芍等可以补血，菊花、枸杞则有明目之功效，经常用眼的人可以将其泡水代茶饮。

在这里，给女性朋友们推荐一款非常好喝的养肝护眼膳食——猪肝绿豆粥。它能补肝养血、清热明目、美容润肤，让女人容光焕发，很适合那些面色蜡黄、用眼过度、视力减退的女性。《本草纲目·兽部·畜类》中记载，猪肝可"补肝而使聪耳明目、轻身，使人肌肤润泽，精力旺盛，不易衰老。"

猪肝绿豆粥

材料:猪肝100克,绿豆60克,大米100克,食盐、味精各适量。

制法:先将绿豆、大米洗净同煮,大火煮沸后再改用小火慢熬,煮至八成熟之后,将切成片或条状的猪肝放入锅内同煮,最后加入调味品即可。

【养颜上工】

除了我们上面所推荐的食疗方法外,还可以通过一些小动作来养护眼睛,简单易操作,长期坚持,一定会收到很好的效果。

1.转眼

经常转眼睛有提高视神经的灵活性、增强视力和减少眼疾的功效。

方法:先左右,后上下,各转十余次眼珠。

需要注意的是运转眼珠,宜不急不躁地进行。

2.用冷水洗眼

眼睛干涩时,有人喜欢用热汤热水来蒸眼洗眼,觉得这样很舒服,其实这种做法是不利的。火攻眼睛,用热水洗眼睛虽然暂时感到滑润,但过一段时间就会感到发涩。眼睛用冷水洗是最好的,虽然刚开始时眼睛发涩,不舒服,但过一段时间就会变滑。

任何养护方法都需要自己的坚持和用心,只要注意饮食,合理用眼,每天坚持转眼,在感觉眼睛干涩难受时用冷水冲洗,你就能拥有一双水波流转的美目。

黑芝麻配花生,养护顺滑发丝的不二法则

要想拥有健康的头发,仅仅靠护发素是远远不够的。头发同样需要各种营养,因此,保持平衡饮食,合理摄取富含蛋白质、维生素和矿物质的食品十分重要。《本草纲目》中说:"古以胡麻为仙药……以胡麻同米做饭,为仙家食品焉尔。"这里所说的胡麻就是黑芝麻。据《本草纲目》记载,黑芝麻"服至百日,能除一切痼疾。一年身面光泽不饥,二年白发返黑,三年齿落更生"。黑芝麻具有保健护发功效,食用时可以将其碾成粉末,用开水冲服。也可与大米一起煨煮成稠粥,每日一次,常年食用,可乌须黑发。

此外,养护秀发还需要摄取一些鱼类、牛奶、花生、大豆、胡萝卜、菠菜、杏仁、核仁、芒果等富含维生素和蛋白质的食物。

看头发,辨疾病

有些女性喜欢把头发弄得奇形怪状、五颜六色,认为这样很时尚。其实这是不可取的。从头发可以知道身体的健康状况,一旦破坏了头发原有的颜色、形状,那就相当于关闭了观察疾病的窗口。

1.头发变白

人老了以后,身体的各项机能都不如以前,体内也没有多少元气可以消耗了,气血不足,头发逐渐变白,这属于正常的生理现象。但现在很多人不到四十头发已经白了不少,这预示着健康出现了问题,应引起重视。

前额的头发开始变白,说明胃气衰老。因为胃气走前额,所以这时颜面也会出现憔悴之相,比如长抬头纹和鱼尾纹。两鬓的头发开始变白,是胆气衰老的症状。在中医看来,胆经从人的外眼角开始,一直沿着人的头部两侧,然后顺着人体的侧面下来,一直走到脚的小趾、四趾,所以,胆气不足的时候,人两鬓的头发就慢慢地变白。这类人还有个特征就是爱挠头(挠的地方一般也是在两鬓,是胆经经过的地方)。膀胱经是一条可以走到脑部的经脉,而后脑勺的头发变白就是因为膀胱气衰老了。

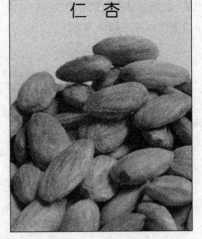
仁杏

当然,头发变白与心情和生活状态也有一定的关系。一个人如果把每根头发都梳得一丝不苟,那心情一定是愉快、悠闲的;倘使头发如乱草,像鸟窝一样,则很可能是生活窘迫、困顿,或心思迷茫、愁郁。

"白发三千丈,缘愁似个长",愁生白发,人所共知。伍子胥过韶关,一夜尽白发,这与愁、忧伤、悲愤等不良心绪有关。所以,希望自己拥有乌黑秀发的年轻人,一定要调控好情绪。

2. 脱发

很多人都有掉头发的经历,尤其是早上起来梳头时,常发现头发脱落。头发有一个生长与衰老的周期,生理性的落发其实每天都在发生。但是,有一些掉发是由病态性因素所导致。以年轻人来说,比较常见的是秃顶,也就是俗称的"鬼剃头"。中医认为这主要有三种原因:一是血热伤阴,阴血不能上至巅顶濡养毛根,就会出现发虚脱落;二是脾胃湿热,脾虚运化无力,致使湿热上蒸巅顶,侵蚀发根,发根渐被腐蚀,头发便会脱落;三是食用了过多的甜食,甘的东西是涣散的,经常吃甜食会影响肾的收敛功能,收敛气机减弱,就会造成头发脱落。

此外,秃顶与压力、情绪也密切相关。一个人如果思虑过多、心中苦闷,就会出现大把大把掉头发的现象。

3. 头发的生长速度

肝主生发,肝主藏血,头发的生长速度与肝气相关。如果你的头发长得比较快,说明你的肝气充足,这类人一般显得很聪明,反应很敏捷,而且还是能够运筹帷幄的人。反之,头发长得非常慢,则说明肝气不足,常见的症状还有手脚冰凉、脸色苍白等。

4. 头皮屑

中医认为头皮屑是阴盛阳虚导致的,当肾精敛不住虚火,虚火上炎,时间一长,头皮上的精血就会慢慢变少,头皮得不到滋润,头皮屑也就产生了。我们知道用食醋洗头可以有效去除头皮屑,这其实是利用了醋的收敛作用。酸是主收敛的,可以使虚火下降,敛阴护阳。所以,如果你正被头皮屑的问题困扰,那么不妨试试用醋洗头。另外,还要注意的是,在洗头发时,要把洗发水倒在手中搓起泡后再搽在头发上,而不要将洗发水直接倒在头上,因为未起泡沫的洗发水会对头皮造成刺激,形成头皮屑或加剧头皮屑。

5.头发的浓密、颜色

发为肾之华,是肾的外在表现,而肾又主黑色,所以头发黑不黑与肾的好坏密切相关。另外,头发的滋润和浓密也与肾有关。肾主收敛,一个人肾气的收敛能力比较好的话,头发就又黑又浓,反之,肾虚的话,气机不能很好地收敛,就容易掉发。

【本草应答】

1.经常按摩头皮

提到头发的保养,很多人会想到洗发膏、护发素等,其实有个简单而且能从"根"上护发的方法——按摩头皮。

头皮上有很多经络、穴位和神经末梢,按摩头皮能刺激头皮,使头皮上的毛细血管扩张、血液循环加快,使毛囊所需的营养物质增加,有利于头发的生长,并能防止头发变白、脱落。此外,按摩头皮能够通经活络,刺激末梢神经,增强脑的功能,提高工作效率。

很多人把按摩想象得很复杂,其实按摩很简单。可以在每日的早、晚,用双手手指按摩头皮,从额骨攒竹穴位开始按摩,经神庭穴位、前顶穴位到后脑的脑户穴位。用手指各按摩数十次,直至皮肤感到微微发热、发麻为止。

2.千万不要像搓衣服一样洗头发

日常生活中,很多人洗头发时像洗衣服一样反复搓洗,殊不知,这样很容易使头发纠结、摩擦而受损,甚至在拉扯中扯断发丝。

正确的洗发步骤是,洗发前先用宽齿梳将头发梳开、理顺,用温水从头皮往下冲洗头发,洗发水挤在手心中,揉出泡沫后均匀抹在头发上,然后用十指指肚轻柔地按摩头皮几分钟,再用手指轻轻捋发丝,不要将头发盘起来或搓成一团,保持发丝垂顺。

3.洗头发时最好水洗

干洗头发是发廊流行的洗头方式,直接将洗发产品挤在头发上,然后喷少许水揉出泡沫,按摩十几分钟后冲洗掉。很多人觉得这既是一种享受,又能将头发洗得更干净。其实,这种想法和做法是大错特错的。干燥的头发有极强的吸水性,直接使用洗发剂会使其表面活性剂渗入发质,而这一活性剂只经过一两次简单的冲洗是不可能去除干净的,它们残留在头发中,反而会破坏头发角蛋白,使头发失去光泽。

另外,中医认为洗头发的时候做按摩很容易使寒气入侵。理发师在头发上倒上洗发水,就开始搓揉头发,再按摩头部、颈部。按摩使头部的皮肤松弛、毛孔张开,并加速血液循环,而此时头上全是冰凉的化学洗发水,按摩的直接后果就是头皮吸收化学洗发水的时间大大延长,张开的毛孔也使头皮吸收化学洗发水的能力大大增强,同时寒气、湿气也通过大开的毛孔和快速的血液循环进入头部。由此可见,洗头发还是水洗的好,同时,在洗头时不要做按摩。

4."发常梳",但一定要有个限度

唐代著名医学家孙思邈的"养生十三法"里有个"发常梳"。经常梳头是一项利于生发、护发的保健运动，但是凡事都应有度，梳头也是如此。调查研究证明，如果连续梳刷50次，甚至100次以上，很容易会因梳头过度，增加头发负担，使头发受损。不但不能达到按摩效果，反而更加刺激皮脂腺，使发根过于油腻，发尾易于干枯、断裂。而适度合理的"发常梳"是：将手掌互搓36下，令掌心发热，然后由前额开始扫上去，经后脑扫到颈部。早晚做10次。

5. 睡觉时要把头发散开

人工作了一天，晚上要睡觉休息，头发也一样，扎了一整天，晚上一定要散开来。尤其春天是生发的季节，不管是晚上还是白天，都不要把头发扎成马尾辫，而要让它散开，这样才能让它生发起来。

6. 等头发干了再去睡觉

很多人洗完头发没等头发干就去睡觉，殊不知，经常这样会引起头痛。因为大量的水分滞留于头皮表面，遇冷空气极易凝固。残留水凝固于头部，就会导致气滞血淤，经络阻闭，郁疾成患，特别是冬天寒湿交加，更易致病。所以，洗完头后一定不要马上睡觉，要等到头发干了再睡。

7. 护发素一定要在发梢重点"施肥"

洗发后使用护发素会让头发变得柔顺，所以很多女性在使用护发素时毫不吝啬，厚厚地涂满头，特别是在发根处重点"施肥"，可是久而久之，头发却出现油腻、粘贴、头屑多等"消化不良"症状。头发不比植物，更何况植物的根吸收过多营养也会发育不良，在发根使用过量的护发素只会阻塞毛孔，给头发造成负担。其实，发梢才是最易受损、需加强保护的部位，使用护发素时，应先涂抹在发梢处，然后逐渐向上均匀涂抹。

【养颜上工】

女人的优雅与美丽并非一蹴而就，它蕴涵在每一个细节之中。所以，生活中一些不好的小习惯也可能对美丽大工程造成影响。比如护理秀发，以下这些坏习惯就不可取。

1. 频繁使用吹风机，并且将温度调得很高

头发需要一定的水分滋养，如果所含的水分降至10%以下，发丝就会变得粗糙、分叉，经常使用吹风机吹发就会导致这些后果。最好让头发自然晾干。

2. 只梳理头发的尾端

正确的梳发方式是从发根缓缓梳向发梢，尤其是长头发的人。如果只梳发尾，往往会出现断发或发丝缠绕的现象。

3. 在头发上喷洒香水

虽然头发很容易吸收气味，但在头发上洒香水，会适得其反。因为香水中的酒精成分一旦挥发，就会将头发中的水分带走，使秀发显得更干燥。

4. 全家共用一种洗发产品

选择洗、护发产品要考虑到发质需求。使用不合发质的洗发、护发用品，如干性发质使用油性发质的专用产品,会把头发上的油脂和水分都洗掉,结果使头发更干燥。

橄榄油、燕麦片祛除颈部皱纹

颈部支撑着整个头部的重量,又经常暴露在外面,是最需要保养的部位。但是很多女性却疏于颈部的保养,平时洗脸只洗面部而不洗颈部,涂化妆品也是只涂面部而不顾颈部。"要想知道女人的年龄,只需看她有多少条颈纹!"颈部是最容易泄露女人年龄的一个重要部位,看女人颈部上的皱纹有几圈,就能推算出她的年龄。所以,做好颈部保养吧,让它只彰显魅力,不泄露年龄。

【本草应答】

橄榄油具有祛皱功效,适合全身涂抹。洗澡时,将少许橄榄油涂于颈部,然后轻轻按摩,5分钟后用水冲洗干净即可。好莱坞顶级影星奥黛丽·赫本喜欢把檀香精油、天竺葵精油6~8滴,滴于10毫升甜杏仁油中,在秋冬干燥的季节,每天或隔天按摩颈部,以保持颈部滋润和弹性,减少褶皱。你渴望拥有奥黛丽·赫本天使般的脸、高挑的身材、皇室贵族的优雅仪态,那为什么不学学她的美容护肤方法呢?

燕麦对祛除颈部角质,有很好的效果。将燕麦磨成粉,加蜂蜜、水搅拌成糊状涂于颈部,以螺旋的方式由下往上按摩,10分钟后以清水洗净,每周1次,你会发现暗沉的颈部肌肤渐渐有了光泽。燕麦在《本草纲目》中又称雀麦,是一种古老而又具有神奇功能的作物,富含蛋白质、氨基酸以及多种微量元素,是养颜的佳品。

【养颜上工】

在中医看来,颈部是人体最脆弱的部位之一,要好好保养。下面介绍几种既养颈,又可延缓颈部皮肤松弛的方法:

1. 头由左至右旋转运动50次,动作宜轻柔,以免扭伤颈部。

2. 早起或晚睡前做头左右侧屈、前后俯仰各36次。

3. 将小毛巾叠成四层蘸上冷水,轻轻挤出水。用右手抓住小毛巾角,用力拍打右下巴颏儿和右脸下部,拍打10~15次,再换左手持小毛巾拍打左脸下部和左下巴颏儿。

第三节 神奇本草,调出好身材

让S形在自己身上随时流畅——女人们的完美曲线方案

在这个讲究骨感美的时代,每个女人都想做赵飞燕,希望自己能够瘦一点、再瘦一点。为了实现自己越来越苗条的理想,很多女人尝试了各种方法:节食、运动、药物、甚至各种我们意想不到的方法,可谓"无所不用其极",但是效果往往不尽如人意。伴随而来的各种副作用也足以令人苦恼。减肥真的有那么难吗?

中医理论讲天人相应,人应该顺应四时变化来调养身体,调整饮食,调理五脏,调整身体的气血以保持阴阳平衡。肥胖其实是一种身体阴阳失衡的表现。人禀赋先天之精,离开母体后,依赖的是五谷等食物的摄入,维系着自己独立的生命。"脾胃为后天之本",我们后天生命的维系都要依靠脾胃对食物的消化吸收。如果脾胃的功能发生紊乱,就会影响我们整个人体的机能,导致阴阳失衡,反映到人体可能就是变瘦或者变胖,进而衍生其他疾病。

《内经》中讲到脾主四肢肌肉。如果脾气虚弱,便会四肢微软无力,所以好多节食减肥的朋友,减肥后,身上的肉摸起来瘫软没有弹性,人也没有精神。而且脾主运化,如果脾功能失调导致水湿停滞在体内,就会表现为虚胖水肿,局部(大多数下肢胖)肥胖,大便不通等。节食减肥,经常使脾在体内空运化,久而久之,脾的运化功能就会失调。当身体摄入食物时也无法运送到身体各部位,从而造成体内垃圾堆积,人就会越来越胖。所以,即使减肥也要合理膳食,节食是绝对不可取的。

【本草应答】

中国自古以来就把荷叶奉为瘦身的良药。《本草纲目·草部》记载:"荷叶,性温平,味辛,无毒,入心、肝、脾经。清热解暑,升发清阳,除湿祛瘀",还有利尿通便的作用。

有资料报道,荷叶中的生物碱有降血脂作用,临床上常用于肥胖症的治疗。服用荷叶后,在人体肠壁上形成一层脂肪隔离膜,能有效阻止人体对脂肪的吸收,从根本上把体重减下来,还解决了减肥反弹的问题。

荷叶茶

制法:将干荷叶10克或鲜荷叶20克放在茶壶或大茶杯里,倒上开水闷五六分钟即可饮用。这样泡出来的荷叶茶减肥效果最好,只喝第一泡的茶汤,再泡减肥的效果就差多了。最好是在饭前空腹饮用。荷叶茶中也可以放陈皮(3克),有理气化痰之功。

喝茶期间不必节食。因为喝一段时间后,对食物的喜好自然就会发生变化,很多人不太爱吃荤腥油腻的食物了。

一杯清清荷叶茶,祛湿减肥去心火,是最安全有效的减肥良法,让有肥胖之苦的人既不用刻意节食也不用乱吃减肥药,尤其适合年轻女孩。但有些体形适中的女孩也想减肥,其实是没有必要的,健康才是真正的美。

【养颜上工】

跳舞是一种主动的全身运动,有较大的运动量,有益于美体塑身。跳舞不需要非得模仿伦巴、牛仔舞那种高难度的动作,只要举起手来,跟着音乐摇摆,就能让人健康愉悦。即使想尝试某些复杂的动作,也不要苛求自己100%姿势到位,只需要全身心投入其中,音乐的氛围、舞蹈的情绪就可以让人"脱胎换骨"。在动作过程中要始终有意识地收腹,这样可以锻炼腹肌。摇摆的幅度越大越刺激腹肌,增加腰背力量;摇摆的方向变换越多,腰腹越能得到均衡的锻炼。

目前被大家津津乐道的几种舞蹈都有比较独特的锻炼价值。

迪斯科舞——胯部扭动大，臀部肌肉不断收缩，能有效地减少臀部和大腿的脂肪。据测试，迪斯科舞的运动量相当于每小时长跑8～9千米，每分钟游泳45～50米，每小时以20～25千米的速度骑自行车的运动量。这样的运动量具有明显的瘦身作用，且身心愉快，容易坚持。

拉丁舞——腰胯的8字形摆动，让小腹和腰跟着激情的音乐节奏得到充分的锻炼，使臀部更灵活。

形体芭蕾——舞姿要求优美挺拔，能让腿、胸和颈部得到比较均衡的发展。最大的特色体现在腿部的柔韧性上。

肚皮舞——尽兴舞动腰、臀、肩、臂和腹部，于是细腰、美腹、翘臀在自己的身上开始呈现。

想要杨柳腰，杏仁是个好选择

腰和臀，在女性的"S"曲线中起着承上启下的作用，腰身臀形若恰到好处，在视觉上就能给人曲线玲珑、峰峦起伏的美感。反之，就会显得粗笨。所以，每个女人都要注意塑形美体，让自己有个细腰翘臀的玲珑身材。

要想拥有纤细的腰身，最简单的方法就是在饮食上注意，多吃杏仁、鸡蛋以及豆制品。杏仁中所含的矿物质镁是身体产生能量、塑造肌肉组织和维持血糖的必需品。稳定的血糖能有效防止过度饥饿引起的暴食及肥胖。杏仁最神奇的功能就是它可以阻止身体对热量的吸收。研究发现，杏仁细胞壁的成分可以降低人体对脂肪的吸收。所以，女性朋友要想让腹部平坦，可以每天吃十几粒杏仁。

另外，鸡蛋、豆制品也是平"腹"的佳品。鸡蛋所含的蛋白质和脂肪会让人有过饱的假象，所以经常吃鸡蛋的女性，在一整天里会较少感到饥饿。

大豆富含抗矿物质、纤维及蛋白质。大豆吃法多样，可以作为零食或者用来做菜、煲汤。豆制品的种类很多，如豆腐和豆浆，都是健康美味又有减肥功效的食品。

其次，要多吃一些新鲜的水果蔬菜。瘦腹效果最好的就是香蕉，它有润肺养阴、清热生津、润肠通便的功能。女性朋友坚持每天吃一两根，就有助于排出体内毒素，收缩腰腹，焕发由内而外的健康美丽。黄瓜、西瓜皮、冬瓜皮等也有抑制肥胖的功效。食用时将西瓜皮，冬瓜皮分别刮去外皮，然后在开水锅内焯一下，待冷却后切成条状，放入少许盐、味精即可。经常食用这些食物，可起到清热除湿减肥之效。

【本草应答】

前面我们曾说到，杏仁对温肺散寒非常有助益，其实杏仁的功效还有很多。《本草纲目》里说，杏仁可"令汝聪明，老而健壮，心力不倦"，并且可以阻止身体对热量的吸收。女性经常食用可以让腹部平坦,还能促进皮肤微循环,起到润泽面容、减少面部皱纹形成和延缓皮肤衰老的作用。另外用其制成粉霜乳膏涂于面部,可在皮肤表面形成一层皮脂膜,既能滋润皮肤,保持皮肤弹性,又能治疗色素痣等各种皮肤病。

下面介绍一款杏仁食疗方,有润滑皮肤、排毒通畅的功效。皮肤粗糙干皱的人多多食用,可使肌肤丰满、润泽、白皙。风寒咳嗽,聚痰,腹泻者忌食。

杏仁米粥

材料:杏仁20克,白米50克。

制法:将米煮至半熟时加入杏仁,继续煮成粥即可。当早餐服用时加一些白糖和蜂蜜调味。

【养颜上工】

腰部是窈窕身材的关键,但只"细"不"结实"的腰身也不符合美的标准。因此,爱美的女性除了注意饮食外,还要重视腰部锻炼,以增强腰肌张力和柔韧性。下面提供瘦腰方法两例。

1. 敲带脉

躺在床上,然后用手轻捶自己的左右腰部,100次以上即可。人体的经脉都是上下纵向而行的,只有带脉横向环绕一圈。经常敲打带脉不仅可以减掉腰部赘肉,还可以治愈很多妇科疾病。

2. 运动

(1)收腹运动:可躺在地上伸直双脚,然后提升、放回,不要接触地面。每天保持3~4次,重复做15遍。

(2)仰卧起坐:膝盖屈成60度,用枕头垫脚。右手搭左膝,同时抬起身到肩膀离地,做10次后,换手再做10次。

(3)呼吸运动:放松全身,用鼻子吸进大量空气,再用嘴慢慢吐气,吐出约7成后,屏住呼吸。缩起小腹,将剩余的气提升到胸口上方,再鼓起腹部,将气降到腹部。接着将气提到胸口,再降到腹部,慢慢用嘴吐气,重复做5次,共做两组。

(4)转身运动:左脚站立不动,提起右脚,双手握着用力扭转身体,直到左手肘碰到右膝。左右交替进行20次。

拥有美丽腰际线,才能更好地彰显你的窈窕身段。所以,努力按照上述方法每天坚持练习吧,只要持之以恒,就会拥有杨柳小蛮腰。

观杨玉环——永不过时的丰胸秘方

是药三分毒,让自己更丰满一些这无可厚非,但一定要采用安全的方法,比如按摩和食补。

下面来学习按摩的手法:

1.五指并拢,由乳头向四周呈放射状按摩乳房1分钟,力量要小。

2.用右手掌自左锁骨下方向下,用柔和均匀的力量推摩至乳根部,再向上返回至锁骨下。做3个往返,然后换左手。

只是运用按摩丰胸法取得的效果可能会略逊,如果配合饮食,必会取得满意的效果。鲜奶炖燕窝是丰胸美容甜品。它既可改善胸部的线条,亦可收到美容功效。把燕窝以清水泡上两小时后,拣去绒毛,洗净备用。将红枣去核洗干净。把所有材料放入炖盅,加入鲜奶。加水炖两个小时即可饮用。

【本草应答】

《本草纲目》说葛根:"止渴,排毒,利大小便,丰胸,解酒,去烦热。"此外橙、葡萄、核桃等具有丰胸之功效。不过,不同年龄有不同的身体条件,选用不同的食疗方可以更对症。

青春期的女性可以多吃一些富含维生素 E、B 族维生素、蛋白质以及能促进性激素分泌的食物,从而达到乳房健美的目的。此时不妨食用下面这剂药膳:

羊肝焖黄鳝

材料:羊肝10克,黄鳝150克,黑枣20克,花生30克,生姜片10克。

制法:羊肝切片,黄鳝切段,加调味料腌20分钟,然后用油爆羊肝及黄鳝,加入黑枣、花生、生姜片、调味酱油等,焖熟即食,每晚食一次。

有些成年女人体形偏瘦,乳房中脂肪积聚也较少,故乳房不够丰满。此时应多吃一些热量高的食物,如蛋类、肉类、豆类和含植物油的食品。此种食疗方有:

1.豆浆炖羊肉

材料:淮山150克,羊肉500克,豆浆500克。

制法:将上述材料合炖2小时,加油、盐、姜各少许,每周吃两次。

2.人参莲子汤

材料:人参5克,莲子20克,冰糖10克。

制法:将上述材料炖1～2小时,隔日服1次。

35岁以上的女人,两侧乳房大小不均者,除了注意睡姿、采取按摩等方法纠正外,食疗方为:

海带煨鲤鱼

材料:海带200克,猪蹄1只,花生150克,鲤鱼500克。

制法:先用姜、葱煎鲤鱼,煮后放入配料,即可服。

很多人都知道木瓜具有丰胸功效,且它适合各年龄段的女性食用。在《本草纲目》中是这样记载木瓜的,"性温味酸,平肝和胃,舒筋络,活筋骨,降血压。"可以用新鲜成熟的木瓜、鲜牛奶各适量。将木瓜切细加水适量与砂糖一同煮至木瓜烂熟,再将鲜牛奶兑入煮沸即可服用。此方有丰胸、美容护肤、乌发之功效。

【养颜上工】

丰胸食物大盘点

维生素 A 食物,如花椰菜,甘蓝菜,葵花子油等,有利于激素分泌,帮助乳房发育。B族维生素食物,如粗粮、豆类、牛奶、猪肝、牛肉等,有助于激素的合成。

丰胸食物——植物类

苹果、木瓜、番茄、樱桃、葡萄干、梅子、枸杞、黄豆芽、花生、山药、马铃薯、红萝卜、玉米、南瓜、香菜、豌豆、燕麦、人参、绿豆、红豆、橄榄、松子、芝麻、葵花籽、蒜、白果、红枣、扁豆、桂圆肉。

丰胸食物——动物类

猪脚、鸡汤、牛奶、虾、奶酪、鱼、瘦肉、蛋、小鱼干、蹄筋、鸡爪、猪尾巴、海参。

将健壮手臂按摩出柔美线条

夏季,当你看着别人裸露结实的臂膀,自己却只能把两臂赘肉藏在袖子里时,心里一定不是滋味。这里告诉你一些简单的瘦手臂的小妙方,只要持之以恒,坚持一两个月,就能告别"蝴蝶袖",锻炼出结实的臂肌。

纤细匀称的双臂需要从基本的按摩开始,小臂的按摩以平直柔和为佳,上臂的按摩以手半握抓紧为佳,以促进皮下脂肪软化。你不妨每天花十几分钟为双臂进行按摩,在疏通淋巴组织之余,还可减轻浮肿现象,配合具消脂去水功效的纤手产品,效果更佳。

具体按摩步骤如下:

1. 由前臂开始,紧握前臂并用拇指之力,由下而上轻轻按摩,做热身动作。

2. 利用大拇指和食指握着手臂下方,以一紧一松的手法,慢慢向上移,直至腋下。

3. 以打圈的方式从手臂外侧由下往上轻轻按摩。

4. 再沿手臂内侧由上往下,继续以打圈的方式按至手肘位置。

5. 在手臂内侧肌肉比较松弛的部位,用指腹的力量,以揉搓的方法向上拉。

6. 用手由上而下轻抚手臂,令肌肉得以放松。

整套动作可每晚每只手臂各做一次。

【本草应答】

想要瘦手臂,别忘了我们神奇的本草。多吃下面这些食品,一定会有惊喜发生。

1. 海苔:海苔是维生素的集合体,含有丰富的矿物质和纤维素,是纤细玉臂的美丽武器。

2. 牛肉干:高蛋白、低脂肪。

3. 人参果:高蛋白、低糖低脂,富含多种维生素和矿物质,是营养价值极高的瘦手臂水果。

4. 石榴:含碳水化合物、脂肪、蛋白质、维生素 C,还有磷、钙等矿物质成分,营养价值比较高,经常吃让手臂更美丽。

5.韭菜:富含纤维质,有通便作用,有助于排出肠道中过多的营养,帮助减肥。

6.海带:脂肪含量少,富含维生素、碘、钙及微量元素,常吃海带可以减肥。

【养颜上工】

一些有趣的小运动,也能有效地瘦手臂,下面我们就介绍一下。

1.毛巾妙方

辅助道具:一条小毛巾

开始做这个运动之前,最好准备一条小一点的毛巾做辅助工具。可以先在家里练。等到动作熟练后,就可以不用毛巾而直接让两只手相握,在工作休息时间练习。

基本动作:

(1)首先,右手握住毛巾向上伸直,手臂尽量接近头部,让毛巾垂在头后,然后从手肘部位向下弯曲,这时毛巾就会垂在你的后腰部位。

(2)将左手从身后向上弯曲,也就是从手肘部位,握住毛巾的另一端,两只手慢慢地一起移动,直到右手握住左手。

(3)这个时候两只手都在身后,而右手的手肘会刚好放在后脑勺那里,切记,不要低头,而要用力抵住右手肘,这时你会觉得右手被拉得很酸。

(4)坚持20秒,然后换左手在上右手往下,也做20秒。

(5)每天早晚各一次,每次左右手各做2遍,一天5分钟。

点评:这个妙方见效很快,但是如果长时间不练习的话,还会恢复原样。不过,如果你是边减肥边做这个动作,则不会。

2.矿泉水妙方

辅助道具:瓶装矿泉水

基本动作:

(1)一只手握住一小瓶矿泉水,向前伸直,之后向上举,贴紧耳朵,尽量向后摆臂4~5次。

(2)缓缓往前放下,重复此动作15次。

(3)每天做45次左右。可以不同次完成。

点评:道具简单,动作也不复杂,适合居家练习或者在办公室练习。

3.伸臂妙方

基本动作

(1)将右手臂伸高,往身后左肩胛骨弯曲。

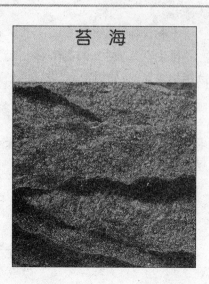

苔　海

（2）以左手压着右臂关节处，并触碰左肩胛骨，而后伸高。

（3）左右换边，如此动作每天做20次。

妙方点评：无需道具，动作也不复杂，适合在办公室练习。

总之还是那句话：没有丑女人，只有懒女人！只要坚持按摩、做运动，就能去掉臂膀的赘肉，使皮肤光洁圆润，手臂修长、无赘肉。但在做这些动作之前，别忘了先做暖身操，否则会有运动伤害之虞。

极品美女的纤腿秘籍

对于很多女人来说，一天可能会在办公室坐上8个小时甚至更久，慢慢地，你会发现双腿越来越粗壮。台湾著名的美女、有"美容大王"之称的大S也曾经烦恼自己的双腿太粗。不过，经过她自己的一番辛勤的"探索"，终于如愿以偿拥有了修长的双腿。下面我们来看看她是怎么做到的。

大腿和臀部的交接处常会出现橘皮组织，最好用收敛性强的护肤品，用抓和捏的方式让它吸收，也可以达到促进血液循环、加强新陈代谢的效果。你可能会感到很热，但这对于消除橘皮组织、消水肿都很有用。

除了抓捏法，另一种物理性塑身法，就是穿调整型的裤子，可以改善腿部的线条。

以上是大S提供的紧实大腿秘诀，但是对于第二种方法我们不是很提倡，因为可能会给大家带来不舒适的感觉。当然，如果有人想尝试也未尝不可。

【本草应答】

看了美女大S的纤腿法，有的人可能会觉得方法不太理想，有没有更好的方法呢？答案是肯定的，通过饮食我们一样可以达到纤腿的目的。普普通通的芹菜其实就是我们修长美腿的好拍档。

芹菜是一种能过滤体内废物的排毒蔬菜，更是让女人们拥有修长美腿的好拍档。这是因为芹菜中含有大量的胶质性碳酸钙，容易被人体吸收，补充人体特别是双腿所需的钙质。而且芹菜健胃顺肠，助于消化，对下半身浮肿、修饰腿部曲线有至关重要的作用。

用芹菜美腿可以这样吃：准备圆白菜两片、芹菜3根、米醋半勺、砂糖少许、盐少许。去除圆白菜的硬芯，切成细丝，芹菜切成小段备用。然后将切好的圆白菜和芹菜放入容器内，淋上搅拌过的米醋即可。

当然，芹菜可不是只吃一次两次就能达到目的的，要经常食用。坚持一段时间，你会发现在不知不觉中，双腿就变得纤细修长了。

【养颜上工】

除了饮食，我们还可以通过按摩的方法来达到纤腿的目的，只要找准腿部按摩部位，每天进行自我按摩，双腿就变得纤细修长。

1.膝盖与两侧按摩

膝盖周围很少累积脂肪,因为膝盖是骨骼相连的关节部位,只是这个部位很容易浮肿或出现松弛的现象,而使得腿部变粗。具体方法是:由膝盖四周开始按摩,可以改善膝盖四周皮肤松弛现象。不过,按摩的次数要频繁,否则无法达到改善曲线的功效。

2. 紧实大腿线条

大腿内侧的皮下脂肪是很容易堆积松弛的。按摩大腿的方法是取坐位,腿部全部离开地面,臀部支撑身体平衡,双手按住膝盖上部大腿中部,轻轻按摩。这样可以消除腿部的浮肿,让双腿肌肤更加有弹性,修长腿部线条。

3. 改善小腿微循环

(1)减小腿要由打松结实的小腿肥肉开始。双手掌心紧贴腿部,四指并拢,大拇指用力压住腿部肌肉,从脚跟的淋巴结处中速向上旋转,两手旋转的方向必须相反。每条腿各2~3分钟。

(2)睡前将腿抬高,成90度直角,放在墙壁上,休息二三十分钟再放下,将有助于腿部血液循环,减轻脚部浮肿。

或许我们很多人都无法拥有模特那样的身高,也没有那样魔鬼的身材,但是只要我们不放弃努力,在完美的道路上一直向前走,我们也能拥有纤细匀称的美腿。

臀部的多米诺骨牌效应

臀部是好身材的隐形敌人,如果臀部松垮、无弹性,那么腰部以下则会美感尽失,下半身的比例也会给人一种失去平衡的感觉。所以,千万别让臀部的多米诺骨牌效应拖垮了你的身材曲线。

【本草应答】

美丽食:黄豆、虾、花菜、香蕉等热量低、营养丰富,对瘦身美臀有良好的功效。《本草纲目·谷部·大豆》中记述:"宽中下气,利大肠,消水胀肿毒。"

制法:取花生、去子的红枣、黄豆各100克。将花生及黄豆连皮烘干后磨成粉,红枣切碎,加少许水充分拌匀后将其揉成小球,再压成小圆饼形状(大小可自行决定),而后放入烤箱预热10分钟,再以摄氏150度烘烤15分钟,即可成一款既有营养又可丰胸、美臀,而且不会发胖的小甜点。

臀部圆翘会带动身材曲线。而豆腐是防止臀部下垂的最佳食品!

【养颜上工】

经常倒立可以防止下垂。在书桌前如果坐得过久,或坐在沙发上看电视时间太长,臀部的肌肉就会松弛下垂。所以要想使臀部肌肉结实起来,就要做到劳逸结合,经常做一些臀部运动,比如:

1. 倒立,每天坚持5分钟以上。

2. 后抬腿,每次坚持做20下左右。

3. 站立——蹲下——站立——蹲下，每天做 10 分钟。

4. 空中脚踏车，平躺在床上，双腿抬高与身体成 90 度角，做蹬脚踏车的动作，每晚睡前做 100 下。

此外，日常生活中不合理的饮食习惯也是造成臀部下垂的重要原因。要知道，若摄取了过多的动物性脂肪，就很容易在下半身囤积，进一步造成臀部下垂。既然找到了臀部下垂的原因，就让我们先从一日三餐着手，注意多吃一些植物性脂肪或含有植物性蛋白质的食物。

消除老虎背，演绎背部完美风情

背部肌肤几乎是全身最厚的部分，循环代谢能力较弱，脂肪及废物亦比较容易堆积在背部而形成角质、斑点、粉刺。因此，爱穿露背装的女士们一定要做好背部美容的两个关键：去斑点粉刺和角质。

明星们一向是服饰潮流的先行者，章子怡、范冰冰、莫文蔚等明星的露背装风情万种，让很多女孩羡慕不已。而作为一种潮流，露背装也悄悄蔓延开来，大胆的你也可以尝试这样的性感装扮。

不过，穿露背装的明星，哪个不是背部肌肤光滑如丝绸般细腻？想穿露背装的你是否也有完美的背部呢？

【本草应答】

背部的美容有两个关键：去斑点粉刺和角质。

背部肌肤几乎是全身最厚的部分，也正因为如此，背部的循环代谢能力通常较弱，脂肪及废物亦比较容易堆积在背部而形成斑点、粉刺。想要拥有完美的背部肤质，可利用深层洁肤品来清除毛孔中的脏污。另外，若担心洁肤品会使毛孔变粗的话，可在清除洁肤品后再涂抹芦荟汁。芦荟具有消炎杀菌、保湿、收敛毛孔的功效。

另外，后背的肌肤上分布着许多皮脂腺，天气闷热时就会出现皮脂腺分泌过剩的情况，进而堵塞毛孔，造成毛孔粗大，形成青春痘或暗疮。要避免这种情况，就要经常去角质。和脸部、颈部不同，去除背部角质我们最好用颗粒状的食盐：将食盐和蜂蜜调在一起，然后让家人帮你涂在背上并轻轻按摩一两分钟，冲洗即可。用食盐去背部角质每月只需做一次，就可抑制油脂分泌过盛，使肌肤变得清爽洁净。

【养颜上工】

中医很注重后背的养生，因为后背为阳，太阳寒水主之，所以很容易受寒。古语有"背者胸中之腑"的说法，这里的腑就是指阳，所以女性朋友们在生活中要注意后背的养生，睡觉时掖好后背处的被子，尤其是小产、坐月子中的女性。此外，捏脊是很好的后背养生法：取俯卧位，拇指、中指和食指指腹捏起脊柱上面的皮肤，轻轻提起，从龟尾穴开始，边捻动边向上走，至大椎穴止。从下向上做，单方向进行，一般捏 3～5 遍，以皮肤微

本草纲目

本草养生

二三五

微发红为度。居家时,可以让爱人帮你完成,既巩固两人之间的感情,又可保健。

"片甲之地"同样需要精彩

美丽健康的指甲应是粉红、光泽饱满、有月牙白,没有倒刺、断裂、分层等现象的。如果你的指甲没有达到这些标准,就需要下下工夫了。

手脚都要美丽,怎能少了指甲?指甲就像一幅美图的点睛之笔,让整幅图景更添了几分灵动的色彩。所以,健康漂亮的指甲是每个精致女人追求的目标。

可是怎样的指甲才算是健康的呢?看看下面几项,你符合几个呢?

1. 颜色呈粉红,表面有光泽。

2. 指甲根部应该有月牙状的白色指甲根。

3. 没有倒刺。

4. 指甲没有断裂和增厚的现象。

5. 指甲周围皮肤没有发炎、红肿的现象。

【本草应答】

健康指甲的条件,你要是没有达到,在平时的养护中就要更加注意了。

一般来说,指甲颜色发白,还有些小斑点,表示缺乏铁、锌等微量元素。《本草纲目》里记载,瓜子仁、豆类等含有丰富的微量元素。所以这类女性可以把瓜子仁或南瓜仁剥好当零食吃,或将豆类和米一起煮成粥,都可以有效补充微量元素。

手指甲上的半月形应该是除了小指都有。大拇指上,半月形应占指甲面积的1/4~1/5,其他食指、中指、无名指应不超过1/5。如果手指上没有半月形或只有大拇指上有半月形,说明人体内寒气重、循环功能差、气血不足,以致血液到不了手指的末梢。《本草纲目》中记载了很多补气血的食物,如小米、菠菜、大枣等,适合此类女性食用。如果半月形过多、过大,则易患甲亢、高血压等病,应及时就诊。

有些女性指甲根处常有倒刺,这主要是由于营养不均衡,缺乏维生素引起皮肤干燥造成的,建议多吃水果,补充维生素。出现倒刺时切不可直接用手拉掉,可以用指甲刀剪去。

如果指甲容易断裂,或出现分层,则说明人体缺乏蛋白质。《本草纲目》记载了大量的食物,如鱼、虾、奶、蛋等富含蛋白质和钙质,另外香蕉、牛肉、花生、鸡肉、海藻等富含锌、钾、铁等矿物质,能使指甲坚固。常吃这些食物能加强营养,指甲自然变得饱满光洁。

【养颜上工】

很多女性喜欢涂指甲油,可是忽略了在上油彩之前应该先给指甲涂一层护甲油,久而久之,指甲原本的颜色就变得黄黄的。对于脆弱的指甲来说,护甲油可以防止指甲油造成的色素沉淀,起到防护的作用。

第四节　小心翼翼,绕过美容雷区

美容专家讲述不得不除的美容坏习惯

女人的风姿在举手投足间淋漓尽致地展现,日常生活中,你的一举一动、一颦一笑会将你的美丽流露。可是平时你关注过自己的"小动作"吗? 还是大大咧咧地随它们去,让它们把你的美丽出卖得荡然无存,把你的年龄秘密公之于众? 还犹豫什么,女人要美丽就是要对自己"严格"一点。

1. 挠头

有些女士比较腼腆,和别人,特别是不熟悉的人打交道时,总是因为不好意思或者找不到话题而习惯性地挠头。习惯挠头的人自己不觉得什么,但在外人看来,这让人很不舒服,给人"小家子气"、"没见过世面"的感觉,在形象上也大打折扣。所以,奉劝有挠头习惯的女士要注意:别让不经意的小动作妨碍到自己的美丽形象。

爱挠头既然是习惯就很难改正,对此,中医有自己的独特看法。中医认为人爱挠头,是因为胆经不通。胆经的循行路线是从人的外眼角开始,沿着头部两侧,顺着人体的侧面向下,到达脚的小趾和四趾。"胆主决断",一旦人有事情想不清楚、决断力不够的时候,经常会做挠头动作。而挠的地方正好是胆经经过的地方,这也是人在刺激胆经以帮助决断。所以爱挠头的女士们,不妨多按摩刺激胆经。

女性爱挠头也可能是因为缺钙,所以要注意补钙,平时多吃些牛奶、海带、虾皮、豆制品等含钙丰富的食物。

2. 跷二郎腿

爱跷二郎腿的女性常常是出于习惯,觉得交叉着双腿坐比较自在、舒服,一些女性还认为,跷二郎腿显得性感、高雅。但是,常跷二郎腿不仅会导致早衰,还会引发疾病。美国的一个医学研究机构就发起了"女人们,改掉跷二郎腿习惯"的活动。原因是长期跷二郎腿会造成腰椎与胸椎压力的分布不均,压迫神经,引起骨骼变形、弯腰驼背,而且还会妨碍腿部血液循环,影响新陈代谢的正常活动,容易产生疲惫感,造成身体尤其是皮肤与骨骼的早衰。所以,建议跷二郎腿的女性还是早日戒除这个影响美丽的习惯为好。

3. 皱眉

有很多女人喜欢皱眉,尤其是在思考问题、写作或读书的时候,会不自觉地皱起眉头。天长日久,双眉之间会出现像"川"字一样的皱纹。面相学中将其称为"川字眉",认为有这样皱纹的女人会克夫。这听起来很可怕,是真是假我们不去追究,但试想一下一个女人顶着个"川"字的确与美丽格格不入。从女人追求美丽的角度讲也应该把皱眉的小动作戒除掉。

喜欢皱眉的人，一般来讲，双眉间的皱纹都比较深，而且一旦形成将很难消退，只能淡化。为此这里给有"川字眉"的女人一个淡化方法：用温水清洗眉间，待毛孔张开后涂上去皱保湿霜，然后横向按摩5分钟，早晚各一次。

4. 久坐

很多职业女性一天可能会在办公室坐上七八个小时甚至更长的时间。久坐容易造成血液循环不顺畅，同时也会引发妇科疾病，甚至可能导致不孕症。同时，久坐者大腿也会变得越来越粗壮，腰部的赘肉也会越来越多，影响体形美。为了健康、为了曼妙身材，女性朋友一定要珍惜每个站起来的机会，在工作的间隙寻找机会站起来。

小心，洗脸方法不当会揉出皱纹

洗脸是我们每日的必经步骤，直接将洁面乳涂在脸上搓揉几下，或者用手掌把洗面乳揉出细致的泡沫，然后用蘸满泡沫的手掌在脸上揉搓几下洗净，这是否是你每天洗脸的手法？

其实这些洗脸方式是错误的。也许我说的这些你会不屑一顾，洗脸就是洗脸，洗干净就行了，讲究那么多干吗？其实不然，著名影星吴佩慈就很重视肌肤的清洁工作，她说洗脸可是一门大学问。作为一种最基础的清洁和保养皮肤的工作，洗脸很有讲究。正确的洗脸方法可以帮助你更好地清洁和保养皮肤，不正确的洗脸方法则会损伤皮肤，加速皮肤的老化。

正确的洗脸方法是：

1. 用中指和无名指洗脸。手掌的操作表面和力道都不适合女性细致的面部肌肤，而中指和无名指是女性的美容手指，无论是洗脸、面部按摩还是涂抹护肤品，都应该用这两个手指来操作。

2. 用洗面乳洗脸时，手指轻揉的方向并不是毫无规律的，应该是顺着毛孔打开的方向揉，即两颊由下往上轻轻按摩，从下巴揉到耳根，两鼻翼处由里向外，从眉心到鼻梁，额头从中部向两侧按摩。只有这样，才能够将毛孔里的脏东西揉出来，并且起到提升脸部肌肉的作用。不正确的手法不但清洁不干净，还会揉出皱纹，加速面部肌肤松弛。

3. 用冷热交替法洗脸。凉水具有清凉镇静的作用，但用来洗脸清洁得不够彻底。因为凉水会刺激皮肤的毛细血管紧缩，使脸上的污垢甚至是洁面产品的残余不易清洗干净，而残留在毛孔内，久之会堵塞毛孔，引发各种肌肤隐患。正确的方法应该先用温水，让毛孔张开，然后涂上洗面奶把毛孔里的脏东西洗出来，再用冷水洗，以收缩毛孔。

完成了上面几步，脸部的清洁工作就算是结束了。但是如果你想让肌肤更白更嫩，那么可以再用醋水洗一遍：放少许醋于温水中，轻轻搅拌后开始蘸水拍打脸部，最后用清水冲洗掉脸上的醋即可。

【养颜上工】

虽然自制脸部面膜会花很多的时间，但可以针对很多用途如清洁、促进循环、抗老化、调理皮肤等来调配。下面再给大家提供一款新面膜。

材料：西红柿一个，杏仁粉三茶匙。

制法：先将西红柿连皮揉成浆状，再加入杏仁粉搅拌，敷在面上约15分钟，然后用温水洗净。

功效：西红柿含有丰富的维生素C，而且蕴涵丰富的果酸，能有效去除面部死皮及为肌肤补充水分。配合具美白滋润功效的杏仁粉，让肌肤时刻拥有足够水分。

远离面霜的四个使用误区

年轻的时候我们可以不用眼霜，但不能不用面霜。恐怕很多人从两三个月开始就使用宝宝霜之类的面霜了。和眼霜一样，面霜也需要远离一些误区，才能起到保养肌肤而无副作用的功效。

1.用过面霜后就按摩

很多女性朋友觉得擦完面霜按摩一下，会让面霜吸收得更好。其实这个观点不完全正确。因为专为按摩而设的面霜油分较高，较容易推开，可减少面部在按摩时产生的摩擦力，不会拉伤皮肤。若使用了不合适的面霜做按摩，容易产生细纹，效果适得其反。

2.把面霜当面膜使用

有些女性觉得把面霜涂得厚厚的就可以当面膜了，其实这样做是很不科学的。面膜的作用是补充，面霜的作用是保护。只有免洗面膜可以当面霜使用，面霜却不可以当面膜使用的，否则只会适得其反，堵塞你的毛孔。

3.将面霜擦在眼睛周围

有些人总是有意无意地将面霜擦在眼部。殊不知，眼部周围皮肤比较薄、脆弱，面霜是比较营养的东西，长期用面霜代替眼霜，可能会使眼部周围营养过剩，长出一些白白的小颗粒。在擦面霜时最好不要接触到眼部，可以试试先擦眼霜，然后擦面霜，自己感觉一下，有眼霜的地方就不要再擦面霜了。

4.洁面后先擦面霜

很多人擦面霜不讲究顺序，乱用一气。其实保养品的使用应先水后霜，因为越是偏向霜状的产品，其滋润度越高，会在肌肤外层形成一层保护膜。如果你先使用滋润度高的面霜，小分子的精华液便无法渗透肌肤，也就不能发挥作用。

脂肪粒——错用眼霜惹的祸

现在，大多数女性都在用眼霜。眼霜可以淡化皱纹，防止眼睛衰老，但是不要忘了，这一切都是建立在正确使用的基础上的,否则,不但不会起到预期的效果,还会滋生出脂肪粒,有碍美丽。

1. 用量要适中

有些人用眼霜时不知道适量,以为多点会更好,其实眼部皮肤极其嫩薄,眼霜用得太多不但吸收不了,反而会造成负担,加速肌肤衰老。所以,每次只用绿豆大小的两粒就可以了。当然,如果你采用的是自制的黄瓜片之类的天然眼霜,就没有这些后顾之忧,只要敷完眼睛后冲洗一下就可以了。

2. 眼霜要涂在正确的部位

有的人用眼霜是因为眼角出现了鱼尾纹,其实下眼皮的老化比眼角更早,只是症状没有眼角的鱼尾纹明显。所以,不管是抹眼霜,还是敷黄瓜片都不能忽视对它们的保养。

3. 采用正确的方法涂抹

很多女性涂抹眼霜就像做眼保健操一般,以为用画圈按摩法,能够使眼霜中的营养成分更好地为肌肤所吸收。其实这是十分错误的方法。要知道,眼部肌肤比面部肌肤薄得多,而画圈按摩时的力量对娇嫩的眼周肌肤而言是一种负担,过多的压迫感甚至会影响眼周正常的血液循环,间接造成黑眼圈。并且,无论从哪一个方向画圈按摩都会扯动皮肤,导致眼部皮肤松弛,进而促使细纹更加明显。

正确涂眼霜的方法是用无名指的指尖蘸取适量眼霜均匀点于眼周皮肤,然后用指腹由内眼角、上眼皮、眼尾至下眼皮做顺时针缓慢轻柔的点弹动作,直至眼霜被肌肤完全吸收。

4. 眼霜不能一概通用

如果你用的不是天然的食物、花草,而是在商场购买的眼霜,那么不要认为只要是眼霜,抹上就行了。其实,眼霜的种类非常丰富,分别针对不同年龄、不同的眼部问题。买眼霜之前一定要先了解自己有什么样的眼部问题,再按需购买,省得花了冤枉钱还解决不了"面子"问题。

【养颜上工】

自制眼膜

银耳眼膜:将银耳煮成浓汁,放入冰箱冰镇。每日一次,每次取 3 ~ 5 滴涂于眼角、眼周。

功效:润白去皱、增强皮肤弹性。

丝瓜眼膜:取未成熟的丝瓜去皮、去子,捣成泥后涂于眼部。

功效:抗过敏、增白。

刚洗完澡,肌肤对化妆品 Say No

沐浴可以美肤,可以给我们带来清洁和轻松,许多女性朋友更是会乘兴给自己化妆,这看似小事，实际上对肌肤的伤害却很大。

洗澡不单是一个去除皮肤外层老化表皮以及洗去灰尘的过程。它对人体的自律神经、内分泌系统、皮肤的酸碱度、皮肤温度、酸化还原能力以及皮肤的水分量和发汗量等都有影响。在洗澡的时候，水的温度和湿度会改变正常皮肤的酸碱度，同时由于人为的反复清洗使表面老化的死皮及表面保护性的油脂层消失，使皮肤几乎处于不设防的状态。

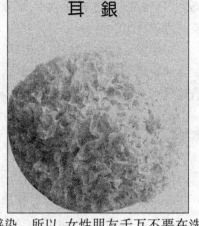

耳银

洗澡后立即化妆不仅起不到及时补充水分、滋润皮肤的效果，相反的，由于沐浴会使毛细血管扩张，化妆品中的细菌或化学物质极易侵入皮肤，造成感染。所以，女性朋友千万不要在洗澡后马上化妆。

如果洗澡后需要化妆的话，也应在 1 小时后进行。这个时候，皮肤的酸碱度恢复到原来的状态，化妆品对皮肤的伤害不会太大。

【养颜上工】

常用小苏打水洗澡会延缓衰老。其原理是由小苏打的化学性质决定的。小苏打的化学名字叫做碳酸氢钠，溶于水后能释放出大量的二氧化碳。水中的二氧化碳小气泡能浸透和穿过毛孔及皮肤的角质层，作用于血管细胞和神经，使毛细血管扩张，促进皮肤肌肉的血液循环，从而使细胞的新陈代谢旺盛不衰。用小苏打水洗澡的浓度以 $1:5000$，水温以 $40℃$ 为佳。

为不同肤质度身打造保湿方法

不同肤质的人保湿方法也不同，所以爱美的女士一定要注意了。

干性皮肤会使人有紧绷的感觉，易起皮屑，易过敏，还可能伴有细小的皱纹分布在眼周围。这类皮肤的抗衰老护理尤为重要，除了要以保湿精华露来补充水分之外，还要每周敷一次保湿面膜。另外，因为干性肌肤本身油脂分泌得就不多，如果频繁洗脸，会让干燥的情况更为严重。因此，每天洗脸最好不要超过两次，且最好以清水洗脸，尽量避免使用洗面皂。洗完脸后应选用含有透明质酸和植物精华等保湿配方的滋润型乳液。干性皮肤随着角质层水分的减少，皮肤易出现细小的裂痕，在给皮肤补水的同时还要适当补充油分，高度补水又不油腻的面霜也是不错的选择。

许多人认为油性皮肤不会有干燥的问题，其实不然。这样的皮肤即使有丰沛天然的油脂作为保护，也可能因留不住水分，而导致皮肤干燥和老化。因此，对于这种缺水不缺油的皮肤，彻底地清洁和保湿是延缓衰老最重要的步骤。选择保湿护肤品时，最好挑选质地清爽、不含油脂，同时兼具高度保湿效果的产品。使用亲水性强的控油乳液、保湿凝露,配合喷洒矿泉水或化妆水,水分不易蒸发,能保持长时间滋润,同时,也不会给油性的皮肤造成负担。

对于混合性的皮肤,由于出现局部出油而又经常干燥脱皮的现象,除了保湿乳液外,保湿面膜也是必不可少的。最好每周使用保湿面膜敷一次脸,或是用化妆棉蘸化妆水,直接敷在干燥部位来保湿。

中性皮肤既不干也不油,肤质细腻,恰到好处,只需选择一些与皮肤 pH 值相近的保湿护肤品,配合喷洒适度的脸部矿泉水。尽量不要在晚上睡前使用太过滋润的晚霜,以防止过多的油脂阻塞皮肤的正常呼吸而导致皮肤早衰。

【养颜上工】

有些人不知道自己的皮肤是属于什么类型的,就盲目地使用化妆品,这样做就有可能使皮肤受到损害。因此,下面给大家介绍一种简单的鉴定皮肤类型的方法。

取一块柔软的卫生纸巾或吸墨纸,在鼻翼两侧或前额部反复擦拭,将皮肤上分泌的皮脂尽量地取下来。如果纸巾上满是油光,说明皮脂腺的分泌功能比较旺盛,属于油性皮肤;纸巾上无油光且颜色较浅,则是干性皮肤;介于两者之间的,属于中性皮肤;如果不同部位的油脂含量不同,则属于混合性皮肤。

食物养颜,吃对了才有效

每个人都希望自己看上去更年轻、漂亮,尤其是女性,但结果却往往事与愿违,甚至有些人看上去比实际年龄更显老。当然,未老先衰是由多种原因造成的,其中饮食不科学也是一个重要因素。

首先,养颜就不要吃反季节瓜果蔬菜。现在,青菜水果一年四季都有卖,本应夏天才有的东西冬天也能吃到,从一定意义上讲,这给我们的生活带来了方便,但这也让很多人失去了季节感,断送了身体与自然之间的那种微妙的联系。中医理论认为,人以天地之气生四时之法成,养生要顺乎自然应时而变。俗语中的"冬吃萝卜夏吃姜"说的就是这个理。

应季的食物往往最能应对那个季节身体的变化。比如,夏天虽然热,但阳气在表而阴气在内,内脏反而是冷的,所以人很容易腹泻,要多吃暖胃的姜;而冬天就不同,冬天阳气内收,内脏反而容易燥热,所以要吃萝卜来清胃火。如果我们不分时节乱吃东西,夏天有的东西冬天吃,这很可能在需要清火时却吃下了热的东西。另外,反季节的瓜果蔬菜中大部分都含有化学成分,食用之后化学品的残余就会积累在身体里,伤害我们的肝肾。

其次,要多吃小的食物,像小豆子、小芝麻、小鱼、小虾之类的,因为它们的能量是最完整的。有时候那些被我们扔掉的东西比吃下去的更有用。比如吃玉米,玉米胚芽就是接近玉米芯那里一个小小的半圆形的东西,里面富含维生素 E,和我们花大钱去买小麦胚芽油来吃是一个效果。

此外,养颜还要多吃完整的食物。现在的食物长得特别大,好像切一小块就能吃饱了。有些人还只吃食物的一小部分,比如只吃鱼唇、鸭舌。其实一个完整的食物的能量和效用是完整的,分割开来就缺乏了。比如一个鸡蛋,蛋白是凉性的,蛋黄是温热的,加起来吃,鸡蛋是性平的,这对身体最好了。橘子吃多了会上火,可是橘皮却可以清热化痰。

所以,我们一定要多吃完整的食物,吃小小的食物,因为它们的能量是最完整的。

那么,什么食物容易让我们长皱纹呢?

牛肉罐头、鱼罐头、沙拉酱、咖啡、冷冻太久的食品、干贝、虾米干、冷冻虾球、巧克力、蛋糕、速食面、油炸物等,都是容易让你长皱纹的食物,不可常吃或吃太多。购买食物时要注意看制造日期,尤其是冷冻及油炸的食物,一旦过期便会变质,对皮肤有很大的影响。

果酸美容要慎之又慎

果酸美容时下很流行,各个化妆品公司也都积极开发一些含有果酸的产品,宣称使用之后会使得皮肤变得如何好,真的是这样吗?

果酸焕肤祛斑所选用的是从水果中提取的自然酸,一般低于10%的低浓度果酸配方有滋润的作用,可使皮肤细致、富有弹性,高于20%的果酸则使肌肤外层老化细胞容易脱落,同时促进真皮层内胶原纤维、黏多蛋白的增生,能达到祛斑的效果。

果酸焕肤祛斑可以祛除位于皮肤表皮浅层的斑点,但对位于皮肤表皮深层(基底层)或真皮层的色素斑点则无能为力。此外,利用果酸焕肤祛斑的要求极高。除了要严格无菌控制,由于采用高浓度果酸,在面部停留的时间也要严格监控,否则会起到适得其反的效果。利用果酸焕肤祛斑不可避免地要伤及皮肤角质层,使皮肤抵御外界侵害的能力降低,同时也令肌肤水分过度丧失,极易出现老化。因此,利用果酸美容一定要慎之又慎。

但是,如果你已决定了用果酸美容,那么建议你在焕肤前一周,停止以下行为:脸部美容;烫发和染发;刮脸和脱毛;使用磨砂膏;在脸上使用维A酸产品;游泳过度,晒伤脸部。

【养颜上工】

现在似乎什么都离不开维生素:为了美容,吃维生素产品;每天工作很疲乏,这是缺乏维生素,怎么办? 吃维生素片;身体虚弱经常感冒,为了增强体质,服维生素;为了弥补饮食中的营养不足服用多种维生素……但是施农家肥的花才是最美的花,吃天然之食的人患病的风险才会减小。维生素毕竟是化学制品,吃多了会危害健康,给人带来意想不到的危险。所以,我们与其花冤枉钱买维生素吃,不如去买富含维生素的水果和蔬菜,因为水果蔬菜才是我们补充维生素的唯一途径。

水果代正餐,减肥不明智

很多女性钟情于"水果代餐减肥法",用水果代替正餐。她们认为,水果含有糖分,又有维生素,不会使人长胖,还能给人以饱腹感,是最好的减肥食品。殊不知,这种方法也存在着不少误区。

因为水果的营养并不全面。水果中几乎不含脂肪,蛋白质含量也非常低。水果中的维生素和矿物质含量并不高,其中铁的含量比不上肉类和鱼类,钙的含量远远低于牛奶和豆制品,维生素C和胡萝卜素的含量不如青菜,因此,水果中所含的营养物质远远不能满足人体的需要。

如果用水果做主食,人体得不到足够的蛋白质供应,缺乏必需脂肪酸,各种矿物质含量也严重不足,长此以往,人体的内脏和肌肉会发生萎缩,体能和抵抗力下降。缺乏蛋白质使人形容枯槁,缺乏必需脂肪酸会使人皮肤和毛发质量下降,因贫血导致苍白憔悴,因缺钙导致骨密度降低。这样的状态,又怎么能美丽呢?何况,用此种方法减肥,一旦停止,非常容易反弹,而且很可能比减肥前更胖。因为内脏和肌肉萎缩之后,人体的能量消耗就会减少,即使吃和以前一样多的东西也更容易发胖。

那么,吃水果对减肥究竟有没有作用呢?如果安排得当,还是有帮助的。首先,可以用水果代替平时爱吃的各种高热量的零食,如巧克力、花生、瓜子、糕点、油炸土豆片之类的小食品。其次,利用水果来减肥的女性最好在餐前吃水果,因为水果内的粗纤维可让胃部有饱胀感,可降低食欲,防止进餐过多而导致肥胖。最后,晚餐时,可以先吃一些水果,然后喝一些粥作为主食,适量地吃一些低脂肪的菜肴,如蔬菜、豆制品、鱼、瘦肉、鸡蛋等。这样就能有效地降低晚餐的能量摄入,对减肥很有帮助。

【养颜上工】

水果都有药性,病人在选择进食时需谨慎。

1.荔枝吃多了会发生口舌生疮、唇裂咽干、声音嘶哑、腹泻等症,严重者出现乏力、昏睡、血压下降、心律不齐等症。胃酸过多、内热太重的人不宜多吃。

2.菠萝不宜空腹吃;有溃疡病的人不宜多吃,以免加重溃疡。平日饮食粗茶淡饭者宜少吃,肥甘厚味者可稍多吃,有助消化。

3.肠胃不好的人要少吃香蕉,以免发生消化不良、腹泻。香蕉富含钾盐,高钾对人体不利。因此,肾炎、水肿患者不宜多吃香蕉,否则易发生高血钾症,威胁生命。

4.苹果是一种大众化水果,但患心脏病、肾脏病的人宜少吃。

5.消化不良、溃疡病患者应多注意,少吃柿子。

6.芒果具有止血的功能,但是来月经的人不要吃,否则会产生子宫肌瘤。

7.梨、无花果、桑葚、松子、酸角是泻下的,但慢性结肠炎患者不要吃。

第五节　美容问题一大堆,本草帮解决

赶走泡泡眼的本草秘方

问:我是杂志专栏的写手,戴隐形眼镜,经常晚上写稿,以前有时候会有黑眼圈但补补觉也就好了,可是最近再怎么补觉也不行,泡泡眼经常出现,怎么办呢?

答:形成泡泡眼的原因主要是眼下的皮肤很薄很松导致水分停留在那里,有一些日常小妙招可以缓解。

1. 睡前认真清洁眼周肌肤。

2. 可将冷藏的小黄瓜切片敷在眼皮上休息 10 分钟。

3. 用几个枕头采取高枕高睡法会自然消肿,但是有的人躺比较高的枕头睡觉会头疼,那就不要尝试了。

4. 一小包冷藏的青豆可令膨胀的血管收缩,减轻眼肿情况。

5. 早晨起来如果发现自己有"泡泡眼",可以喝杯咖啡进行急救,因为咖啡可促进体内水分的排出。但这种方法不太健康,不适合长期使用。

6. 经常运动眼周肌肉,也是预防眼部浮肿的长效良方。教你一个最简单的方法:闭上眼睛,用手去感觉眼窝边缘的骨骼,然后用中指由眼窝外沿向内轻轻打圈,至眉头及鼻梁处稍微加压。

抗皱紧肤的五个小秘方

问:我今年32岁,眼角已经开始有皱纹了,皮肤也有松弛的迹象,有什么可以抗皱紧肤的办法吗?

答:紧致肌肤除了我们前面提到的内养的方法之外,还有一些适合日常生活中常用的小窍门,也能起到一定作用。

1. 把干净的专用小毛巾放在冰箱里,洗完脸后,把冰毛巾轻敷在脸上几秒钟,可以起到紧致肌肤的效果。

2. 取栗子的内果皮,捣成末状,与蜂蜜均匀搅拌,涂于面部,能使脸部光洁、富有弹性。

3. 鸡皮及鸡的软骨中含大量的硫酸骨素,它是弹性纤维中最重要的成分。把吃剩的鸡骨头洗净,和鸡皮放在一起煲汤,不仅营养丰富,常喝还能消除皱纹,使肌肤细腻。

4. 啤酒酒精含量少,所含鞣酸、苦味酸有刺激食欲、帮助消化及清热的作用。啤酒中还含有大量的 B 族维生素、糖和蛋白质。适量饮用啤酒,可增强体质,减少面部皱纹。

5. 每天咀嚼口香糖 5 ~ 20 分钟,可使面部皱纹减少,面色红润。这是因为咀嚼能运动面部肌肉,改变面部血液循环,增强面部细胞的代谢功能。

维生素 C 可以恢复晒伤的皮肤

问:去海南旅游了一段时间,很开心,但也给肌肤留下了些遗憾。那就是肌肤被阳光灼伤了,留下了难看的黑点,最恐怖的是这种状况到现在也没有改善。我该怎么去掉它们呢?

答:很多时候,肌肤的这种状况会随着时间而得到改善,但也有个别的状况。如果你的肌肤不是太敏感的话,你可以去美容院做导入维生素 C 的肌肤护理疗程。维生素 C 可以帮助肌肤恢复光泽,同时可以保护肌肤躲避自然的伤害。对于阳光晒伤后的肌肤,肌肤表面的状况很容易得到改善,但黑斑是很难完全消失的,还需要长期使用美白产品来缓解,严重的要依靠激光祛除。

人人都需要去角质吗

问:是不是每个人都可以去角质啊?

答:一般来说是这样的,但是有以下状况的,千万不能去角质。已出现干燥或脱皮的千万不要以为去角质可把皮去掉,这时应该做的是保湿。去角质只会减轻皮肤的自我防御力,脱皮的情形反而会更加严重。只要长痘痘都不适合去角质,尤其是具有传染性的脓包痘痘。建议可以避开长痘痘的地方,千万不要碰到痘痘。有皮肤疾病也不适合去角质,如扁平疣。

缩小毛孔,让肌肤"喝"黑啤

问:黑啤能护肤、缩小毛孔吗?

答:黑啤口感甘醇,护肤也有奇效。它主要能给皮肤保湿、提供养分和收缩毛孔。这是因为黑啤含有活性酶以及氨基酸、维生素等营养成分,而且与其他啤酒相比,其酒花含量更多,滋补效用更强。所以黑啤不仅能够滋养皮肤,并在皮肤表层形成一层黏黏的"保护膜",减少水分的流失,还可以分解皮肤的油脂和角质,起到收缩毛孔的作用。

具体操作:面膜纸浸入啤酒约 3 分钟后敷在脸上 15 分钟,然后用清水洗去即可。

痘痘要安全无菌地挤

问:脸上长了痘痘,可以把它挤掉吗?

答:很多人看到痘痘的第一反应就是挤,很多人脸上的痘印、小坑就是挤痘痘的不良后果。所以,平常不要挤压痘痘,如果你实在想把其中的脏物挤出来,就要使用特殊工具,以免挤压伤害皮肤。打一盆热水,用洗面奶或细砂磨砂膏(敏感型肌肤不适用)净面后,用升腾的蒸汽蒸脸,而后用热毛巾包裹面部 3 分钟,这样可以促使毛孔打开。再用事先以 75% 酒精棉球消毒过的医用注射针头的针帽或粉刺器柔和地挤压粉刺边缘的皮肤,即可将粉刺挤出来。千万不要用手乱挤乱压,这样容易留疤。

多大年龄开始用眼霜好

问:我今年 18 岁,听说眼部非常容易长皱纹,越早保养越好,我这年龄适合用眼霜吗?

答:如果眼部皮肤没有出现异常(过干、细小皱纹、黑眼圈、眼袋),你还处于青春发育期,没有必要使用眼霜。周末时用黄瓜片贴贴眼部就够了。

去黑头要先蒸面

问:长了黑头,准备除掉它,我需要做哪些准备工作呢?

答:想把黑头清除而不想毛孔变大,不论用什么方法,事前最好先蒸一蒸面,令毛孔张开,这样除了有助于排出毒素外,也有助于清洁。清除完黑头后,最好用冰冻蒸馏水或爽肤水敷于清除黑头的部位,这样除了能使皮肤洁净外,还可以收缩毛孔。

皮肤由暗变亮小妙方

问:我身体不是很好,皮肤也一直不好,比较晦暗,没有光泽,有没有什么小偏方能让我的皮肤看起来亮一些吗?

答:身体不好,在脸色上自然会有反应,最重要的就是先把身体养好。另外,脸色晦暗的原因可能是角质层比较厚,把生鸡蛋的蛋白和蛋黄分开,将蛋白均匀地涂抹在脸上,等几分钟蛋白完全干透以后,用温水洗掉,这样厚厚的死皮就会随着蛋白一起被除去。

另外,每天早晨洗脸时,先用温水洁面,然后倒出适量蜂蜜于手掌心,双掌对搓,再在面部向上向外打圈按摩,按摩完毕,用温水清洗干净,最后搽营养护肤品。坚持一周以上就能明显感觉到面部富有光泽。使用后肌肤无紧绷感,舒适自然,长期使用,效果尤其明显。

眼袋大而黑的解决方法

问:我今年 41 岁,我的眼袋不但大还发黑是什么原因?

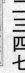

答:这种情况一般来讲和肾有关,加强肾的保养,黑眼圈自然有所改善。可以多吃黑芝麻之类对肾功能有帮助的食物。另外到了一定年龄,眼部皮肤就会松弛,而双眼皮的人通常比单眼皮的人更容易形成眼袋。

头发无生气,营养护理要常做

问:我的头发黯淡枯黄,在阳光下,就像一团毫无生气的毛球,没有光泽和生气,该怎么改善呢?

答:注意饮食,多吃黑芝麻等乌发的食物,另外要每月做一次营养护理。其中最简便而又有效的方法是:在洗发时,取一只杯子,将一个鸡蛋黄倒入杯中,并加入适量的洗发精,搅拌出泡沫,均匀地涂在头发上,过20分钟清洗干净。

头发爱出油,该怎么办

问:我的头发很爱出油,隔一天不洗就油腻腻地贴在头皮上,难看死了。

答:油性发质的根本原因是头皮脂腺分泌过多,倘若再加上头皮清洁不够彻底,令毛囊阻塞,便会大大增加脱发的概率。因此,掌握正确的洗头方法是改善油性发质的不二法门。

1.先用大量的清水冲去头发上的灰尘和皮屑,以减少洗发水的用量,并降低对头皮的伤害。

2.将洗发水倒在掌心,滴一些水,然后轻轻搓揉。

3.洗发水起泡后,均匀涂抹在头发上,以打圈的方式轻揉,最后用清水彻底冲净。

4.油性头发宜隔天清洗。若需每天洗发,应选择性质温和的洗发水。

护发食物全出动

问:对头发有益的食物都有哪些?

答:1.健发的食物:以含维生素 A 和铁质的食物为主,还有维生素 B₁、维生素 B₆、维生素 P、维生素 F,以及碘、铜等矿物质都是必需的,含有这些成分的食物有奶制品、黄绿色蔬菜(特别是红萝卜、菠菜)、肝脏、蛋黄、海带等。

2.使软发转硬而有韧性的食物:可以多摄取含有钙质的食物,如小鱼、紫菜、菠菜、卷心菜等。

3.防止头发发黄或发灰的食物发质不良而发黄或发灰的原因是头发黑色素不足,可以从食物中摄取此种色素,而使头发色泽变好。例如多吃一些含碘的食物,如海带等,可使头发增加色泽。

4.防止头皮屑的食物:头皮屑有干性与油性之分。干性头发,是皮脂分泌不足的结果,以营养不足的人和中年女性为多,宜吃含有维生素 A、B 族维生素之类及脂肪性食物,如动物肝脏、豆芽、海藻类、猪肉、水果等;油性头皮,主要是因缺乏 B 族维生素(特别是维生素 B_1、维生素 B_2、维生素 B_3、维生素 B_6)而引起的居多,宜多吃豆类、芋类、绿色蔬菜、面食等。

5.防止脱发的食物:以含有硫黄的亚米诺酸最为有效。这种亚米诺酸,以动物性蛋白质,特别是牛奶、蛋黄、肉类所含量最多。多吃这类食物对防止头发脱落很有益处。

护肤品涂抹顺序有讲究

问:现在护肤品类型多得:不得了,都不知道该先涂哪个,请问有前后顺序吗,涂在脸上营养一样都会被皮肤吸收吗?

答:当然不是! 护肤品的涂抹顺序是很有讲究的,乱抹一气会影响保养效果。例如,精华素的活性成分浓度最高、分子小,容易渗透深层肌肤,起到有针对性地调理和修护的作用;而面霜的质地一般较为厚重滋润,涂过面霜后,肌肤就很难再吸收其他护肤品的营养成分。由此可见,每天要用的护肤品应该按照一定的顺序来涂:化妆水—精华素—眼霜—细致毛孔凝胶—乳液—面霜—隔离霜或防晒霜。

长期坚持正确地使用护肤品,才可以获得最好的保养效果。所以,涂抹护肤品时顺序一定要正确。

第六节　美容保养药膳

排毒塑身

用排毒的方法进行塑身,是健康科学的减肥方法,很多人是因为身体没有排出毒素而导致肥胖,这类型的肥胖应该如何减肥,才能拥有苗条身材呢? 当然首先是要排出毒素了。如何把脂肪"吃"回去,是我们推荐的药膳塑身法。

首选药材:绞股蓝

【属性】性寒、味苦。

【功效】益气健脾、化痰止咳、清热解毒。

【存放】干燥、阴凉处。

【挑选】气味清新,其形绵长。

【对症药材】绞股蓝、百合、茯苓、桑叶

【对症食材】豆腐、蔬菜、蘑菇、南瓜

饮食宜忌

①忌高糖高热量食品,如巧克力、冰淇淋等,油炸食品最好不吃或者少吃。

②一般来说吃豆类、谷类、奶类含蛋白质、维生素的食物都对减肥有很好的效果。

③定时食用适量的"葱姜",可以起到降血脂、清理和软化血管的效果。

④增加植物纤维的摄入量,帮助带出体内多余脂肪。

⑤多吃水果,起到清理体内"垃圾"的作用。

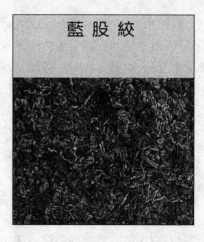

藍股絞

推荐药膳

四神粉煲豆腐

【功效】清热、健脾、温胃、改善食欲、促进消化。

【功效详解】本品含维生素,又可健脾清热,适合想减肥者食用。四神粉是由淮山、芡实、茯苓、莲子四味为主,再加少许薏仁组合而成,具温和平补之效,可改善食欲不振、肠胃消化吸收不良、容易腹泻等病症,也同样适合脾胃虚弱等患者食用。

【药材】四神粉(中药店有售)2 两。

【食材】豆腐600 克,冬菇50 克,笋片30 克,胡萝卜20 克,葱花、酱油、酒各适量。

【做法】①豆腐切块抹上盐;冬菇去蒂;胡萝卜切片。油锅烧热后,放入豆腐,稍油炸后捞起。②将豆腐、冬菇、笋片、胡萝卜放入煲锅后,再将酱油、酒及调水后的四神粉倒入锅内。③大火煮沸后转小火煲1 小时,撒上葱花即起锅。

补气玉米排骨汤

【功效】刺激胃肠蠕动、预防便秘、补气、促进血液循环、促进乳房发育。

【功效详解】玉米具有刺激胃肠蠕动、加速粪便排泄的特性,可防治便秘、肠炎、肠癌等。而党参、黄芪都有补气功效,与玉米、排骨一起煮汤,不仅可以让汤汁更香甜,也能促进血液循环和荷尔蒙的正常分泌,帮助乳房发育,达到塑身的作用。

【药材】党参、黄芪各3 钱。

【食材】玉米适量、小排骨半斤、盐2 小匙。

【做法】①玉米洗净,剁成小块,排骨以沸水余烫后备用。②将所有材料和药材一起放入锅内,以大火煮开后,再以小火炖煮40 分钟,起锅前以少许盐调味即可。

蘑菇海鲜汤

【功效】排毒、净化体内环境、美容护肤、降低胆固醇。

【功效详解】本汤能净化血液、排泄毒性物质。经常食用可净化体内环境,是一种很好的减肥美容食品。蘑菇所含的大量纤维素。具有防止便秘、预防糖尿病及大肠癌、降低血液中的胆固醇含量的作用。而且蘑菇又属于低热量食品,可以防止发胖,对高血压、心脏病患者十分有益。

【药材】防风5克、白术10克、甘草5克、红枣3颗。

【食材】虾仁35克、鲜干贝2颗、蘑菇35克、洋葱1/4个、胡萝卜75克、豌豆仁1大匙、奶油15克、鲜奶50毫升、盐1小匙、黑胡椒粉少许。

【做法】①将药材洗净,打包煮沸,滤取药汁备用;虾仁洗净(除泥肠后)切小丁,其他材料照做。②锅烧热,放入奶油,爆香洋葱丁,再倒入滤取的汤汁、胡萝卜丁等其他材料。③煮滚后盛盘,再撒上少许胡椒粉即可。

南瓜百合甜点

【功效】润肺、止咳、清心、安神、解毒。

【功效详解】百合含有淀粉、蛋白质、钙、磷等营养成分,具有润肺止咳、清脾除湿、补中益气、清心安神的功效。南瓜可健脾养胃、消滞减肥,百合可益气安神。因此,这款粥可作肥胖及神经衰弱者食疗之用,也可作为日常养生健美之品。

【药材】百合250克。

【食材】南瓜250克、白糖10克、蜂蜜15克。

【做法】①南瓜洗净,先切成两半,然后用刀在瓜面切锯齿形状的刀纹。②百合洗净,逐片削去黄尖,用白糖拌匀,放入勺状的南瓜中,盛盘。煮开后,大火转入小火,约蒸煮8分钟即可。③煮熟后取出,淋上备好的蜜汁即可。(蜂蜜可根据个人口味增减。)

多味百合蔬菜

【功效】润肺、补气血、润肠道。

【功效详解】此药膳具有补肺、润肺、补血养神的功效,还具有美容润肤的功效。常食可以起到减肥、塑身的效果。需要注意的是,百合性偏凉,患有风寒咳嗽、虚寒出血、脾虚便溏的人应忌食。

【药材】百合30克。

【食材】豌豆荚15克,新鲜香菇、白木耳、青椒、红椒各10克,低钠盐0.5克,太白粉4克,盐5克。

【做法】①将全部材料洗净,百合剥片;白木耳泡软,摘除老蒂,放入滚水氽烫,捞起沥干;香菇切粗条,放入滚水氽烫捞起、沥干备用。②起油锅,放入百合炒至透明,加入香菇、白木耳拌炒,再加盐、豌豆、红椒快炒,放入太白粉、水勾薄芡,即可食。

冰冻红豆薏仁

【功效】解毒、利尿、消肿、健脾、祛湿。

【功效详解】此汤能促进体内血液和水分的新陈代谢,有利尿消肿的作用,还可以帮助排便、减轻体重,是很好的减肥、滋润肌肤的美容食品,利湿健脾;舒筋除痹;具有清热排毒之功效。

【药材】薏仁3两。

【食材】红豆3两,洋菜、砂糖适量。

【做法】①红豆、薏仁洗净,浸泡20分钟后,加适量水煮至软烂,加糖调味后,倒入果汁机中打匀。②将打匀的红豆、薏仁放入锅中,加切细的洋菜一起煮,直到洋菜完全溶化。放凉后倒入布丁模型中,等再冷却些时间即可放入冰箱冷藏食用。

美肤保湿

面部保养,首先要注意的是:如何保湿。其实,人体的肥胖与消瘦,皮肤的粗糙与细嫩,毛发的亮丽与枯黄,均与科学合理的饮食密切相关,许多食物具有独特的养颜、美发、减肥之效,且无任何毒副作用。在护肤过程中,如能合理安排饮食结构,将食补与美容护肤结合起来,我们的护肤工作就会变得轻松又有效。

首选药材:芦荟

【属性】味苦、性寒。

【功效】清热、通便、杀虫。

【存放】低温冷藏。

【挑选】色泽新鲜、明亮者为佳。

【对症药材】芦荟、当归、玉竹、桂圆

【对症食材】排骨、鸡肉、花椰菜、豌豆

饮食宜忌

①忌抽烟、喝酒,食辛辣食物。

②应该合理搭配营养,饮食要有规律。

③多吃含维生素的食物及蛋白质食物,如豆腐,鱼、牛奶等,以及多食水果。

④每天饮用1800毫升的水以保证肌肤对水分的需求。

⑤睡前喝一小杯红酒,可促进血液循环,加快对皮肤保养品的吸收。

推荐药膳

芦荟西红柿汤

【功效】清热降火、去油脂、调理肠胃、去除黑色素、通便。

【功效详解】此汤可以清热降火,去除体内油脂、调理肠胃,使肤质变好,并消除皮肤的深色素堆积,让皮肤更加光滑白嫩。这是因为其中的芦荟具有清热、通便、杀虫的功效,可治热结便秘、妇女经闭、小儿惊厥等疾病。西红柿清热生津、养阴凉血、健胃消食,适用于高血压、眼底出血等。

【药材】芦荟叶肉100克。

【食材】西红柿2个、鸡蛋1个、香菜2根、太白粉、葱丝、姜丝、盐、味精、香油少许。

【做法】①将西红柿洗净、切片,芦荟切丝,鸡蛋搅匀,香菜切末,加入盐、味精等调料备用。②砂锅上火,倒入色拉油加热时,放入姜、葱丝煸香,放入芦荟、西红柿翻炒。③倒入清水,水开后加入太白粉,倒入鸡蛋,搅拌均匀,放入香菜末。

当归芍药炖排骨

【功效】补血、活血、润肠道、调经。

【功效详解】本品既能补血,又能活血,常用于脸色萎黄、嘴唇及指甲苍白、头晕眼花、心慌心悸、舌质淡等病症;也可用于少血色等血虚症,是女性作为调养的佳品,凡妇女月经不调、血虚经闭、胎产诸病症均可应用;此外,还可用于疗治血虚、肠燥、便秘等病。

【食材】排骨1斤、米酒1瓶、水4碗。

【药材】当归、芍药、熟地、丹参各3钱、川芎1.5钱、田七1.5钱。

【做法】①将排骨洗净,汆烫去腥,再用冷开水冲洗干净,沥水,备用。②将当归、芍药、熟地、丹参、川芎入水煮沸,放入排骨,加米酒,待水煮开,转小火,续煮30分钟。③最后加入磨成粉的田七拌匀,适度调味即可。

干贝绿花椰菜

【功效】明目、利尿、消水肿、抗癌。

【功效详解】绿花椰菜富含维生素A、B、B₂、C、蛋白质及矿物质等。有明目、利尿、抗癌的功效。白果能润泽皮肤、消除水肿,是一道美颜佳品。因此,两者的结合,可谓完美,对改善因疲劳而造成的肤质黯淡无光泽、调节视力等都有帮助,适合爱美的人食用,白领一族更可食用这道菜。

【药材】白果1.5两。

【食材】绿花椰菜300克,新鲜干贝6两,葱、姜、蒜各少许,盐、鸡精、糖、胡椒粉、太白粉各适量。

【做法】①将绿花椰菜、干贝及白果以水洗净(不需泡水)。②先将绿花椰菜入水汆烫,再把葱、姜、蒜片下油锅中爆香,新鲜干贝、白果加入一起炒,待熟后,以绿花椰菜为盘边缀饰,调味即可。

猴头菇鸡汤

【功效】强筋健骨、健胃消食、美容、美白皮肤、补益五脏。

【功效详解】此汤有健体美容之功效,对治疗皮肤粗糙有明显效果。还能提高人体免疫功能,抗癌,调节血脂,对消化道肿瘤患者大有裨益,是宜药宜膳的理想菜品。猴头菇所含的不饱和脂肪有健胃消食、补益五脏的功效,适用于肝大腹胀、食欲不振的肝癌病人。

【药材】猴头菇250克、黄芪50克。

【食材】鸡1只,姜片少许,盐、香油、味精各适量。

【做法】①将鸡洗净,剁成约3厘米见方的小块。②再将鸡块入沸水中略烫,捞出,用温水洗净;猴头菇摘去根,泡发、洗净切片。③锅内注入适量清水,放入鸡肉块、黄芪、姜片、盐,煮沸后捞去浮沫,改用小火煮约1小时,再加猴头菇续炖煮30分钟,滴入香油拌匀,盛入碗内即可。

酒酿红枣蛋

【功效】补气、养血、美容、健脾胃。

【功效详解】酒酿可以促进乳腺发达、活血,红枣可以养血,常服用此汤可以丰胸及使肌肤红润,是美容、美肤的一道好食品,此酿还具有养血安神、补气养血、健脾益胃和增强人体免疫力的特点。

【药材】枸杞5克、红枣4克。

【食材】鸡蛋55克、甜酒酿10克、砂糖10克。

【做法】①鸡蛋放入滚水煮熟,剥去外壳;红枣、枸杞洗净,泡发,备用。②红枣、枸杞放入锅,加入2碗水,煮至还剩1碗水。③起锅前,加入甜酒酿、砂糖,搅拌均匀后,即可熄火起锅。

桂圆山药红枣汤

【功效】补肾、滋阴、补脾养胃、生津润肺、补脑、美容、嫩肤。

【功效详解】益心脾,补气血,安神志。主治虚劳赢弱,心悸任忡,失眠健忘,脾虚腹泻,产后浮肿,精神不振,自汗盗汗等病症。

【药材】新鲜山药150、红枣6颗。

【食材】桂圆肉100克。

【做法】①山药削皮洗净,切小块;红枣洗净,泡发,备用。②煮锅加3碗水煮开,加入山药煮沸,再放红枣,转小火慢熬,待山药熟透、红枣松软,将桂圆肉剥散加入。③待桂圆之香甜味渗入汤中即可熄火,可酌加冰糖提味。

清热解毒

清热,是清除体内热毒的一种方法,解毒,是将体内毒素进行分解的过程。由于发病原因不一,病情变化不同,患者体质有异,故里热证有热在气分、血分之分,有实热、虚热之别。

首选药材:金银花

【属性】味甘、性微寒。

【功效】清热解毒、疏散热邪。

【存放】阴凉、通风处。

【挑选】花蕾肥大、色泽纯正、味道纯正。

【对症药材】玄参、柴胡、荷叶、金银花

【对症食材】西红柿、排骨、萝卜、黄瓜、冬瓜

饮食宜忌

①饮食忌辛辣、刺激,油脂类食物。

②不宜食干燥以及油炸食物。

③宜食用绿豆、金银花、苦瓜、蔬菜、水果等具有凉性、清凉的食物。

④用有清热功用的药材泡酒饮用,可起到活血理气、解毒的效用。

⑤适当的饮水量可促进体内毒素的排出。

推荐药膳

银花白菊饮

【功效】清肝明目、解毒、祛风、清热。

【药材】银花(金银花)、白菊花各 10 克。

【食材】冰糖适量、清水 1000 毫升。

【做法】①银花、白菊花分别洗净、沥干水分,备用。②将砂锅洗净,倒入清水 1000 毫升。用大火煮开,倒入银花和白菊花,再次煮开后,转为小火,慢慢熬煮。③待花香四溢时,加入冰糖,待冰糖完全溶化后,搅拌均匀即可饮用。

玄参萝卜清咽汤

【功效】清热、凉血、解毒、滋阴、促进胃肠蠕动。

【药材】玄参 15 克。

【食材】白萝卜 300 克、蜂蜜 80 克、绍兴酒 20 毫升。

【做法】①萝卜、玄参洗净切成片,用绍兴酒浸润备用。②用大碗 1 个,放入 2 层萝卜,再放 1 层玄参,淋上蜂蜜 10 克、绍兴酒 5 毫升。按照此种方法,放 14 层。③将剩下的蜂蜜,加 20 毫升冷水倒入大碗中,大火隔水蒸 2 小时即可。

茵陈甘草蛤蜊汤

【功效】利尿、清热解毒、益气、益肝肾、滋阴利水、化痰软坚。

【药材】甘草 5 克、茵陈 2.5 克、红枣 6 颗。

【食材】蛤蜊 300 克、盐适量。

【做法】①蛤蜊用水冲净,以薄盐水浸泡吐沙,随后用清水冲洗一遍。②茵陈、甘草、红枣洗净,放入锅中,倒入 4 碗水的水量,熬成高汤,熬到约剩 3 碗,去渣留汁。③将吐好沙的蛤蜊,加入汤汁中煮至开口,酌加盐调味即成。

熟地排骨煲冬瓜汤

【功效】清热解毒、补血、补益肝肾、滋阴除燥、安神。

【药材】熟地 50 克。

【食材】冬瓜 100 克、姜 10 克、盐 3 克、鸡精 1 克、胡椒粉 2 克、排骨 300 克。

【功效详解】此汤清热解毒,老少皆宜,具有滋阴补血、补益肝肾的功效,可用于治疗阴虚血少、腰膝萎弱及劳嗽骨蒸、遗精、崩漏、月经不调、消渴溲数、耳聋目眩等症状。生熟地可治阴虚肝旺所引起的烦躁、失眠、潮热、盗汗、头目晕眩及心神不宁、健忘、白带过多等病症。

【做法】①将所有材料洗净,排骨剁成块,冬瓜切片。烧油锅,炒香姜片、葱段,放适量清水用大火煮开,放入排骨汆烫,滤除血水。②砂锅上火,放入备好的排骨,加入姜片、熟地,大火炖开后,转小火炖约 40 分钟,再加入冬瓜煲熟,调味拌匀,即可食用。

西红柿肉酱烩豆腐

【功效】生津止渴、健胃消食、凉血、平肝、清热解毒。

【功效详解】本品具有生津止渴、健胃消食、凉血平肝和清热解毒等功效,适合于高血压、眼底出血、高脂血症、冠心病等患者食用。西红柿中的葡萄糖、有机酸易被人体直接吸收。另外,西红柿中丰富的维生素 C 由于有机酸的保护,不易因加热而遭到破坏。本品还有助消化和利尿作用,可改善食欲。

【药材】石斛 10 克、白术 10 克、甘草 5 克。

【食材】豆腐、西红柿各 150 克,蘑菇 50 克,猪绞肉 200 克,洋葱末 1 大匙。

【做法】①将各种药材洗净,放入锅中,加 750 毫升水,煮滚后转小火,熬煮至水量剩 500 毫升后,过滤汤汁备用。②豆腐放入盐水汆烫后,捞起切块;西红柿、蘑菇分别洗净后,切末备用。③热油锅加入 1 大匙色拉油,放洋葱末炒香,再倒入猪绞肉、药汁及其他调味料,翻炒片刻即可出锅。

地黄虾汤

【功效】清热、生津、润燥、补肝肾、止血、凉血。

【功效详解】有清热、生津、润燥、凉血、止血的作用,用于治疗热病热邪、舌绛口渴、身发斑疹、阴虚火盛、咽喉肿痛、吐血衄血、肠燥便秘、糖尿病及类风湿关节炎。虾味甘性温,又入肝、肾经。有微毒,并含有丰富的蛋白质,有滋补身体及美肤的功效。

【药材】生地黄 30 克。

【食材】虾 3 只、精盐适量。

【做法】①生地黄洗净后,放在盘中备用。将虾洗净后,放入沸水汆烫去腥、杀菌,然后捞起放在盘中备用。②净锅加水,将水烧开后,把事先准备好的虾和生地黄放入锅中,炖大约 30 分钟。③加入盐调味,将地黄鲜虾汤盛入碗中即可食用。

抗皱防衰老

随着年龄的增加,肌肤细胞与细胞之间的纤维也逐渐退化,令皮肤失去弹性,皮下脂肪流失,容易令皮肤失去支持而变得松垂。人总是抵不过岁月的消逝,到我们 25 岁的时候,皮肤就开始进入衰老期,皱纹、色斑、皮肤松弛等现象逐渐出现,这时,抗衰老工程也正式开展。

首选药材:红枣

【属性】味甘,性温。

【功效】补中益气、养血安神、滋养细胞。

【存放】干燥、通风处。

【挑选】颜色深红、有香甜气味者。

【对症药材】红枣、人参须、黄芪、核桃仁

【对症食材】猪蹄、胡萝卜、香菇、鸭

饮食宜忌

①不宜吃腌制食品,烧烤等,忌抽烟喝酒。

②不可食用霉变食物和含有过氧脂质的食物。

③宜吃一些含蛋白和抗氧化的果蔬如:豆腐、鱼类、花椰菜、卷心菜、甘蓝以及海带等。

④多吃富含胶原蛋白的食物,以增强皮肤的弹性,防止皱纹的产生。

推荐药膳

参片莲子汤

【功效】增强大脑功能、抗衰老、增强免疫力、养心安神、益气健脾。

【药材】莲子40克、人参片10克、红枣10克。

【食材】冰糖10克。

【做法】①红枣洗净、去籽,再用水泡发30分钟;莲子洗净,泡发备用。②莲子、红枣、人参片放入炖盅,加水至盖满材料(约11分钟),移入蒸笼,转中火蒸煮1小时。③随后,加入冰糖(冰糖水亦可)续蒸20分钟,取出即可食用。

木瓜冰糖炖燕窝

【功效】补肺养阴、和胃化湿、化痰、美容、促进儿童智力发育、通乳。

【药材】红枣5颗、枸杞10克、燕窝100克。

【食材】木瓜2个、冰糖适量。

【做法】①木瓜去皮、去籽,洗净备用;燕窝用水泡发,备用。②锅中水烧开,将洗净的木瓜、泡发的燕窝一起入锅,先用大火烧开,再转为小火隔水蒸30分钟。③30分钟后,起锅后调入冰糖盛起(或冰糖水也可以)即可。

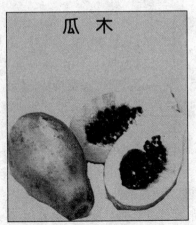

木 瓜

银耳山药羹

【功效】强精、补肾、滋阴、润肺、涩精、补脑、美容、嫩肤。

【药材】山药200克、白木耳100克。

【食材】砂糖15克、太白粉水1大匙。

【做法】①山药去皮、洗净,切小丁;白木耳洗净,用水泡2小时至软,然后去硬蒂,切细末备用。②砂锅洗净,所有材料放入锅中,倒入3杯水煮开,转小火继续煮,大约煮15分钟至熟透,加入砂糖调味,再加入太白粉水勾薄芡,搅拌均匀即可。

美肤猪脚汤

【功效】补气、补血、催乳、美容、治疗消化道出血、补充胶原蛋白。

【药材】人参须、黄芪、麦门冬各 10 克,薏仁 50 克。

【食材】猪脚 200 克、胡萝卜 100 克、生姜 3 片、盐适量。

【功效详解】猪脚又叫猪蹄,其含有大量胶原蛋白和碳水化合物,经常食用可有效防治肌肤营养障碍。猪蹄对消化道出血等失血性疾病也有一定辅助疗效,并可改善全身的循环,进而使冠心病和缺血性脑病得以改善。猪蹄汤还具有催乳作用,对哺乳期妇女具有催乳和美容的双重作用。

【做法】①药材分别洗净,将人参须、黄芪、麦门冬放入棉布袋中,薏仁泡水 30 分钟,放入大锅中备用;猪脚洗净后剁成块,再氽烫后备用。②胡萝卜洗净切块后,与猪脚一起放入锅中,再加生姜、适量水。③用大火煮滚后转小火,煮约 30 分钟后将药材包捞出,续熬煮至猪脚熟透,加入盐即可。

何首乌核桃粥

【功效】补血、养气、补肝肾、填精、润燥、平喘、乌发、降血脂。

【功效详解】核桃是食疗佳品,具有补血养气、补肾填精、止咳平喘、润燥通便等功效,用来煮粥还可治肾虚腰痛、遗精、阳痿、健忘、耳鸣、频尿等症状。制何首乌则具有养血益肝、固肾益精、降低血脂、乌须发、防脱发等功效。两者相搭配可以起到延缓衰老、增强机体抵抗力的作用。

【药材】制何首乌 10 克。

【食材】核桃 50 克、米 1 杯、盐 1 小匙。

【做法】①何首乌用清水冲洗干净,加 5 碗水熬成汤汁,以大火煮沸,然后转为小火煮 15 分钟,去掉渣滓,保留汤汁,备用。②将米淘洗干净,放入锅中,加入备好的何首乌汁一同熬煮约 30 分钟左右,直至米软烂。③加入适量的核桃、盐调味即可。

滋养灵芝鸡

【功效】温中补脾、益气养血、补肾益精、安神。

【功效详解】这道菜是补益的佳品,特别适合想要增强体力、提高免疫力的男士。这道菜将灵芝的补气养血功效与黑枣的滋补肝肾功效完美结合。这道菜不但适合男性食用,女性常食亦可具有补血养颜、延缓衰老的作用,是难得的美容食品。

【药材】灵芝 9 钱、黑枣 10 颗。

【食材】香菇 10 朵、鸡半只、水 6 碗。

【做法】①将香菇、黑枣、灵芝用清水洗净,香菇剥成小朵备用。②鸡肉剁块,洗净,在沸水中氽烫一下,去除血水。③将所有材料放入锅中,加水至盖过所有材料,然后用中火煮熟烂,快熟前加盐调味即可。

丰胸

乳房主要由结缔组织和脂肪组织构成,乳房大小取决于乳腺组织和脂肪的数量,而挺拔丰满的乳房很大程度上依靠结缔组织的承托。胶原蛋白是结缔组织的主要成分,在结缔组织中胶原蛋白常与多糖蛋白相互交织成网状结构,产生一定的机械强度,是承托人体曲线、体现挺拔体态的物质基础。爱美女性平素也可以吃一些具有丰胸效果的膳食来完善胸型。

首选药材:木瓜

【属性】味酸、性温。

【功效】补充维生素、丰胸。

【存放】阴凉、干燥。

【挑选】色泽鲜亮者为佳。

【对症药材】木瓜、通草、枸杞、红枣、王不留行

【对症食材】花生、牛奶、丝瓜、草虾、红辣椒

饮食宜忌

①忌吃激素类药品。

②不宜吃辛辣刺激性的食物,忌抽烟、喝酒。

③不可过度节食,可以吃一些富含胶原蛋白的食物,如猪蹄、鸡爪之类食品。

④可食木瓜或在月经来潮前使用酒酿,促进胸部发育。

⑤一日三餐应定时定量,以达到营养的均衡,为丰胸打好健康基础。

推荐药膳

牛奶炖花生

【功效】活气、养血、补心、安神、祛痰。

【药材】枸杞 20 克、白木耳 10 克、红枣 2 颗。

【食材】花生 100 克、牛奶 1500 毫升、冰糖适量。

【做法】①将白木耳、枸杞、花生洗净。②砂锅上火,放入牛奶,加入白木耳、枸杞、红枣、花生和冰糖同煮,花生煮烂时即成。

通草丝瓜草虾汤

【功效】益气、补血、利小便、润肺、催乳、通调乳房气血。

【药材】通草 6 克。

【食材】草虾 2 只、丝瓜 10 克,香油、葱段、蒜、盐各适量。

【做法】①将通草、丝瓜、草虾洗干净,入锅加水煮汤。②同时下葱、蒜、盐,用中火煮至将熟时,放入香油,煮开即可。

猪脚煮花生

【功效】延缓衰老、理气通乳、壮腰补膝、益肾、健脾和胃、补血润燥。

【药材】红枣 8 颗。

【食材】猪脚 300 克、花生仁 200 克、酱油 2 大匙、盐 1 小匙。

【做法】①猪脚泡软、氽烫捞出;花生洗净,氽烫去涩。②花生先入锅,加红枣、酱油、

盐,并加水直至盖满材料,再以大火煮开,转小火慢煮30分钟。③加猪脚续煮30分钟。

祛斑祛痘

当身体内部新陈代谢和内分泌失调时,身体处于不平衡状态的时候,我们的脸上就会长痘和长斑,很多人会选择去看医生和服用药物。其实,只要我们在日常生活中注意养成良好的生活习惯,做到饮食平衡,就可以减少和避免长痘和长斑对我们造成的烦恼。

首选药材:绿豆

【属性】味甘、性寒。

【功效】清热解毒、消暑、利水、利尿。

【存放】阴凉、干燥。

【挑选】色泽新鲜清翠、无干瘪者。

【对症药材】绿豆、人参、枸杞、玉米须

【对症食材】西红柿、茄子、玉米

饮食宜忌

①忌食刺激类食品,油腻和辛辣。

②宜吃清淡类食品,可饮绿茶、金银花茶、苦瓜茶,多吃新鲜瓜果和蔬菜。

③宜常食吃绿豆、燕麦、豆类食物改善皮肤不良现象。

③注意日常饮水量,保持体内水分以带出身体中的毒素。

⑤不宜暴饮暴食,保持消化系统的平衡,为身体提供均衡的营养。

推荐药膳

玫瑰枸杞养颜羹

【功效】养颜、祛斑、润喉、保肝、明目、排毒。

【功效详解】枸杞能补肾益精,养肝明目,补血安神,生津止渴,润肺止咳。治肝肾阴亏,腰膝酸软,头晕,目眩,目昏多泪,虚劳咳嗽,消渴,遗精。玫瑰活血散瘀、调经止痛,有抗脂肪肝的作用,将二者结合,可以起到美容补血的作用。

【药材】枸杞、杏仁、葡萄干各10克。

【食材】玫瑰花瓣20克、酒酿1瓶、玫瑰露酒50克、白糖10克、醋少许、太白粉20克。

【做法】①将新鲜的玫瑰花瓣洗净、切丝,备用。②锅中加水烧开,放入白糖、醋、酒酿、枸杞、杏仁、葡萄干,再倒入玫瑰露酒,待煮开后,转入小火。③用少许太白粉勾芡,搅拌均匀后,撒上玫瑰花丝即成。

红豆燕麦粥

【功效】健脾胃、补血、去黑斑、美容、清肠道。

【功效详解】燕麦含有丰富的B族维生素和锌,它们对糖类和脂肪类的代谢具有调节作用,可有效降低人体中的胆固醇。红豆中含有较多的膳食纤维,可使糖分的吸收减少,既消脂又利尿。搭配燕麦一起烹煮。这样就可以起到蛋白质互补的作用,也让降脂功效更强。

【药材】枸杞5克。

【食材】红豆10克、燕麦片10克、白糖15克。

【做法】①燕麦片、红豆洗净,泡水约4小时,直到泡胀为止。②将泡软的红豆、燕麦片放入锅中,加入适当的水后,用中火煮。水滚后,转小火煮至熟透。③此时加入泡发的枸杞,最后加入适量的白糖,调味即可。

木瓜炖银耳

【功效】强精、补肾、润肠、益胃、和血、强心、美容。

【药材】白木耳100克、杏仁5克。

【食材】木瓜1个、味精1克、白糖2克。

【功效详解】此汤中银耳含有的胶质具有清胃、涤肠的作用。木瓜富含胡萝卜素,是一种天然的抗氧化剂,能有效对抗全身细胞的氧化,破坏使人体加速衰老的氧自由基,两者结合食用,具有强精、补肾、润肺、生津、止咳、降火、润肠、养肾补气、和血、强心、壮体、健脑、提神、滋润皮肤等功效。因此,常吃有美容护肤、延缓衰老的功效。

【做法】①先将木瓜洗净,去皮切块;白木耳洗净,泡发;杏仁洗净,泡发。②炖盅中放水,将木瓜、白木耳、杏仁一起放入炖盅,先以大火煮沸,转入小火炖制1~2小时。③炖盅中调入味精、白糖,拌匀即可。

桂圆煲猪心

【功效】补气养血、安神、补心、祛斑。

【功效详解】这道菜有美容的作用,它可以补气养血、养心安神,经常食用还有去斑的功效,是爱美女性的进补佳肴。桂圆亦称龙眼肉,富含蛋白质、脂肪、葡萄糖、蔗糖、维生素、酸类物质及多种矿物质;猪心有养血、补心、养颜的效用,尤其适合孕妇食用。

【药材】桂圆35克、党参10克、红枣15克。

【食材】猪心1个,姜片15克,精盐、鸡精、香油各适量。

【做法】①猪心洗净,去肥油,切小片,红枣洗净去核,党参洗净切段备用。②净锅上火,放入适量清水,待水沸放入切好的猪心氽烫去除血水,捞出沥干水分。③砂锅上火,加入清水2000毫升,将猪心及备好的材料放入锅内,大火煮沸后改用小火煲约2小时,最后再加调味料即可。

补气人参茄红面

【功效】增强免疫力、防治青春痘、促进消化、补充丰富的微量元素。

【功效详解】本菜品适合于免疫力差、肌肤愈合性不好、青春痘反复发作的人。西红柿含有的茄红素可增强抵抗力、预防口破,对于破损肌肤有促进愈合的作用。秋葵营养丰富,含有各种微量元素,如钾、镁、叶酸等,可以帮助消化。与人参须、麦门冬、五味子搭配食用,可增强免疫力。

【药材】人参须 5 克、麦门冬 15 克、五味子 2.5 克。

【食材】西红柿面条 90 克、红西红柿 150 克、秋葵 100 克、低脂火腿肉 60 克、高汤 800 毫升、盐 2 小匙、香油 2 小匙、胡椒粉 1 小匙。

【做法】①将药材洗净,与高汤同煮,制成药膳高汤;红西红柿切片、秋葵切片、火腿肉切丝备用。②面条放入滚水中煮熟,捞出放在面碗中,加入调味料;药膳高汤加热,加入红西红柿、秋葵煮熟,倒入面碗中,搭配火腿丝即可。

乌发

一般说来,年轻人的头发乌黑油亮,而老年人往往白发苍苍。然而,有的年轻人因为压力太大或是自身神经、内分泌、血液循环和营养不良等因素也出现了白发、头发不健康、枯萎等问题,除了医治以外,我们在平时生活中还应注意合理、健康的安排膳食,从细节中改善头发问题。

首选药材:何首乌

【属性】味甘、性平。

【功效】补益经血、乌须发、强筋骨、补肝肾。

【存放】密封、阴凉保存。

【挑选】体重、质坚实、粉性足者为佳。

【对症药材】何首乌、茯苓、党参、枸杞、菟丝子、牛膝、补骨脂

【对症食材】香菇、虾米、芹菜、韭菜

饮食宜忌

①忌辛辣、刺激食物,忌烟、酒。

②宜食"黑色系食品",黑色食品不但营养丰富且多有补肾乌发养颜,防衰老,保健益寿,防病治病等独特功效。

③平时可以多食用黑木耳、黑豆、黑芝麻、黑米等。

④平时多食用动物肾脏等强肾食品。

推荐药膳

何首乌党参乌发膏

【功效】延缓衰老、降低血脂、保护肝脏、抗菌消炎、乌发。

【药材】何首乌 200 克,茯苓 100 克,党参、枸杞、菟丝子、牛膝、补骨脂各 50 克。

【食材】黑芝麻 50 克、蜂蜜 1000 毫升。

【做法】①将何首乌、茯苓、党参、枸杞、菟丝子、牛膝、补骨脂、黑芝麻加水适量,浸透,放入锅内煎煮。②每 20 分钟取煎液一次,加水再煎,共取煎液 3 次。合并煎液,先以大火煮开,后转为小火熬至黏稠如膏时,加蜂蜜至沸,停火,待冷却装瓶备用。

何首乌芝麻茶

【功效】补肝肾、益精血、润肠、解毒、乌发、强身。

【药材】何首乌(已制过,熟的)15 克。

【食材】黑芝麻粉 10 克、白砂糖少许、清水适量。

【做法】①何首乌洗净,沥干,备用。②砂锅洗净,放入何首乌,加清水 750 毫升,用大火煮滚后,转小火再煮 20 分钟,直到药味熬出。③当熬出药味后,用滤网滤净残渣后,加入黑芝麻粉搅拌均匀后,加入适量白砂糖,即可饮用。

何首乌红枣粥

【功效】补气血、益肝肾、黑发、养颜美容、活血、安神。

【药材】何首乌 3 钱、酸枣仁 2 钱、丹参 1 钱、红枣 10 颗。

【食材】虾米 5 克,香菇 4 朵,米 1 杯,盐、芹菜末少许。

【做法】①何首乌、酸枣仁、丹参加水 250 毫升,煎煮 20 分钟后去渣备用。②虾米、香菇用少许油炒香。③将 1000 毫升的水加入药汁中,再和虾米、香菇、红枣、米等煮成粥。④加点盐调味,吃前放些芹菜末更可口。

调经补血

"凡医妇人,先须调经,故以为初。"若因经不调而后生病者,必先调经,经调则病自愈。补血是指以补血药物治疗血虚证的方法。血虚以面色苍白或萎黄,唇甲色淡,头晕眼花,失眠健忘,心悸怔忡,月经量少或经闭,舌淡脉细为主症。女性只有在月经有规律、气血旺盛的状态下才会显得健康和美丽。

首选药材:当归

【属性】味甘、辛、性温。

【功效】调节免疫机能、补血化血。

【存放】干燥、阴凉处。

【挑选】质柔韧,断面黄白色或黄粽色,皮部厚。

【对症药材】玫瑰、当归、川芎、红枣

【对症食材】花生、鱼头、胡萝卜、乌鸡

饮食宜忌

①忌生冷、有刺激性、辛辣食物。

②宜吃补血食物,如:阿胶、红枣、当归、黄芪等滋补类药材辅以饮食。

③可多食用牛奶、花生、粳米、鸡蛋等,以合理搭配为宜。

④饮食中可补充蛋白质、脂肪、碳水化合物、钙、铁、磷、镁、钾、钠等元素及多种维生素。

推荐药膳

红枣鸡肉汤

【功效】益气、补血、安神、增强体力和脑力。

【药材】夜来香 30 克、红枣 30 克。

【食材】鸡腿 150 克、盐 5 克、味精 3 克、姜片 5 克。

【做法】①将鸡腿、夜来香、红枣洗净,并将红枣泡发,备用。②锅置火上,倒入适量清水,待锅中水煮沸,放入鸡腿将血水除去。③锅中另放水,放入姜片、鸡腿、红枣,煲 4 分钟后,最后放入夜来香、盐、味精等调味料即可。

川芎白芷炖鱼头

【功效】活血、祛风、镇静止痛、调经、消肿、排脓。

【药材】川芎 3 克、白芷 3 克、西洋参 12 克、枸杞 12 克。

【食材】鲢鱼头 1/2 个、姜 4 片、盐适量。

【做法】①西洋参、川芎、白芷、枸杞分别洗净,放入锅中,加适量水于火上炖,先用沸水煮开,转入小火慢熬,总共需 3 小时。②将鲢鱼头洗净,沥干水分,放入放有草药的锅内。③再放入姜片,炖 30 分钟,用盐调味即可。

桂圆红枣茶

【功效】健脾胃、补气血、安神、益心脾。

【药材】红枣 10 颗。

【食材】冰糖 2 两、桂圆肉 2 两。

【做法】①红枣洗净,以刀背微微拍裂,并去籽。②锅内加 3 碗清水,先放入红枣,水滚开后即转中小火煮,直到红枣呈圆润状。③加入剥好的桂圆肉及冰糖,待桂圆释出甜味,冰糖溶化后即可熄火,桂圆肉及红枣的分量可随机增减,水量也可调整。

红枣乌鸡汤

【功效】安神、养脾气、平胃气、补血养颜、益精明目、通窍、生津。

【药材】红枣 20 粒、枸杞 5 克。

【食材】乌骨鸡半只,绿茶 10 克,香菜 20 克,盐和香油各适量。

【功效详解】甜甜的红枣不仅好吃,还具有多种功效,其中主治心腹邪气,还可安中、养脾气、平胃气、通九窍,助十二经,补气,同时对少津液、身体虚弱、大惊、四肢酸麻患者,长期服用能轻身延年,本汤是滋补的上好佳品。需要注意的是大枣因加工的不同,有红枣、黑枣之分,入药一般以红枣为主。

【做法】①先将红枣泡软,鸡洗净、剁块,绿茶用布袋装好备用。②将剁好的鸡块放入锅中,接着放入茶包、枸杞、红枣,并加水至盖过鸡块为止。③以大火煮沸后转小火慢熬 1 小时,放盐调味即熄火,食用前撒上香菜、淋入香油即可。

玫瑰香附茶

【功效】理气解郁、调经活络、调经止痛、散瘀、养肝。

【功效详解】此茶具有调解荷尔蒙分泌、改善月经失调、痛经,减轻压力的作用。可解肝郁、心烦,对更年期妇女的躁郁、情绪不稳定有改善的作用。

【药材】香附1钱。

【食材】玫瑰花半钱、冰糖1大匙。

【做法】①玫瑰花剥瓣,洗净,沥干。香附以清水冲净,加2碗水熬煮约5分钟,滤渣,留汁。②将备好的药汁再滚热时,置入玫瑰花瓣,加入冰糖搅拌均匀,待冰糖全部溶化后,药汁会变黏稠,搅拌均匀即可。口味清淡者亦可不加糖。

瞿麦排毒汁

【功效】安神、生津、润肺、利尿、调理月经。

【功效详解】此汤具有生津止渴、调经安神的作用。瞿麦可治小便不通,淋病,水肿,经闭,痈肿,目赤障翳,浸淫疮毒。常将此汤配合其他有益调经食材可使月经变的规律。

【药材】莲子10克、瞿麦5克。

【食材】苹果50克、梨子50克、小豆苗15克、果糖1/2大匙。

【做法】①全部药材与清水置入锅中浸泡30分钟后,以小火加热煮沸,约1分钟后关火,滤取药汁待凉。②苹果、梨子洗净切小丁;小豆苗洗净切碎。③全部材料、果糖、药汁放入果汁机混合搅拌,倒入杯中即可饮用。

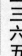

第七章　日常保健,对症治疗

第一节　清热解毒与本草

黄连——清热燥湿,泻火解毒

【释义】苗高一尺,叶似甘菊,四月开黄色的花,六月结像芹子的果实,也是黄色的。生在江南的根像连珠,它的苗经历冬天而凋,叶子像小雉尾草,正月开花像细穗,淡白微黄色。六七月份可以采。

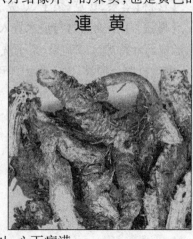
连黄

【别名】王连、支连。

【性味】味苦,性寒,无毒。

【功效主治】

热气,目痛眦伤泣出,明目,肠澼腹痛下痢,妇人阴中肿痛。主五脏冷热,久下泄澼脓血,止消渴大惊,除水利骨,调骨厚肠益胆,疗口疮。治五劳七伤,益气,止心腹痛,惊悸烦躁,润心肺、长肉止血,天行热疾,止盗汗并疮疥。治郁热在中,烦躁恶心,兀兀欲吐,心下痞满。

【应用指南】

1.治心惊实热:用黄连七钱,水一盏半,煎一盏,食远温服,小儿减之。

2.治肝火为痛:黄连,姜汁炒为末,粥糊丸梧子大,每服三十丸,白汤下。

3.治骨节积热:渐渐黄瘦,黄连四分切,以童子小便五大合浸经宿,微煎三四沸,去滓,分为二服。

4.治破伤风病:黄连五钱,酒二盏,煎七分,入黄蜡三钱,溶化热服之。

5.治赤白久痢:没有寒热现象,只是长时间不止,用黄连四十九个,盐梅七个,入新瓶中,烧烟尽,热研,每服二钱,盐米汤下。

6.治鸡冠痔疾:黄连末敷之,加赤小豆末,尤良。

7.治牙痛恶热:黄连末掺之,主止。

8. 治口舌生疮:用黄连煎酒,时含呷之。

9. 治中巴豆毒:下利不止,黄连干姜等份,为末,水服一匙。

【养生药膳】

黄连米汤

【原料】黄连 5 克,大米 60 克。

【做法】先将黄连拣杂,洗净,晒干或烘干,研成细末;大米淘洗干净,用温水浸泡 30 分钟,放入锅中,加适量清水,熬煮成黏稠米汤,加入黄连末,拌匀,再煮片刻即成。

【功效】清热泻火,健脾开胃,可在感冒期间食用。

玄参——凉血滋阴,清热泻火

【释义】玄参为多年生草本,其根长圆柱形或纺锤形。茎具四棱,有沟纹。下部叶对生,上部叶有的互生,卵形至披针形,长 10 ~ 15 厘米,边缘具细锯齿,齿缘反卷,骨质,并有突尖。聚伞圆锥花序大而疏散,轴上有腺毛;花萼 5 裂,裂片边缘膜片;花冠褐紫色,上唇长于下唇;退化雄蕊近圆形。蒴果卵形。花期 7 ~ 8 月,果期 8 ~ 9 月。生长于溪边、山坡林下及草丛中,主产于我国浙江。

【别名】元参、黑参、乌元参、馥草、黑参、野脂麻等。

【性味】味甘、苦、咸,性微寒。

【功效主治】

温热病热和营血、身热、烦渴、舌绛、发斑、骨蒸劳嗽、虚烦不寐、津伤便秘、目涩昏花、咽喉肿痛、瘰疬痰核、痈疽疮毒。肾水受伤,真阴失守,孤阳无根,发为火病,法宜壮水以制火,故玄参与地黄同功。

【应用指南】

1. 治三焦积热:玄参、黄连、大黄各一两,为末,炼蜜丸梧子大,每服三四十丸,白汤下。小儿丸粟米大。

2. 治瘰疬初起:玄参(蒸)、牡蛎(醋煅,研)、贝母(去心)各四两。共为末,炼蜜为丸,每服三钱,开水温服,每日二服。

3. 治伤寒上焦虚,毒气热壅塞,咽喉连舌肿痛:玄参、射干、黄药各一两,上药捣筛为末,每服五钱,以水一大盏,煎至五分,去滓,不拘时温服。

【养生药膳】

玄参萝卜清咽汤

【原料】玄参 20 克,白萝卜 400 克,蜂蜜、白酒各少许。

【做法】玄参洗净,沥干水分;白萝卜洗净,切片,放入沙锅中,淋上白酒、蜂蜜,稍腌渍片刻,再加入冷水,武火隔水炖煮 1 小时即成。

【功效】清热凉血,滋阴解毒,促进胃肠蠕动。

玄参粥

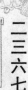

【原料】玄参 15 克,大米 100 克,白糖适量。

【做法】将玄参洗净,放入锅中,加清水适量,水煎取汁,再加大米煮粥,待熟时调入白糖,再煮一、二沸即成,每日 1 剂。

【功效】凉血滋阴,解毒软坚。

连翘——消肿解毒,"疮家圣药"

【释义】落叶灌木,高 2～4 米。枝细长,开展或下垂,嫩枝褐色,略呈四棱形,散生灰白色细斑点,节间空。叶对生,叶片卵形、宽卵形或椭圆状卵形至椭圆形,两面均无毛。3～4 月开花,花黄色,通常单朵或二至数朵生于叶腋,花先叶开放;花萼深 4 裂,边缘有毛;花冠深 4 裂,雄蕊 2 枚。7～9 月结果,果实卵球形、卵状椭圆形或长卵形,先端喙状渐尖,表面有多数凸起的小斑点,成熟时开裂,内有多粒种子,种子扁平,一侧有翅。果实初熟或熟透时采收。初熟果实蒸熟晒干,尚带青色,称"青翘";熟透的果实晒干,除去种子及杂质,称"老翘";其种子称"连翘心"。连翘药用部分主要是果实。

【别名】连壳、青翘、落翘、黄花条、空壳、连壳。

【性味】味苦,性寒。

【功效主治】

清热解毒,散结消肿。主治热病初起,风热感冒,咽喉肿痛,发热、心烦、斑疹、丹毒、瘰疬、痈疮肿毒、急性肾炎、热淋等。

【应用指南】

1. 治太阴风温、温热、温疫、冬温,初起但热不恶寒而渴者:连翘、银花各一两,苦橘、薄荷各六钱,竹叶四钱,生甘草五钱,芥穗四钱,淡豆豉五钱,牛蒡子六钱。将上药捣成粉末,每服六钱,鲜苇根汤煎,香气大出即取服,勿过煮。

2. 治瘰疬结核不消:连翘、炙甘草、鬼箭羽、瞿麦各等份。上为细末,每服二钱,临卧米泔水调下。

3. 治舌破生疮:连翘五钱,黄柏三钱,甘草二钱。水煎含漱。

4. 治小儿一切热:连翘、山栀子、防风、炙甘草各等份。上捣罗为末,每服二钱,水一中盏,煎七分,去滓温服。

5. 治乳痈,乳核:连翘、蒲公英、川贝母、雄鼠屎各二钱。水煎服。

【养生药膳】

连翘栀子茶

【原料】连翘 6 克,栀子 3 克,金银花 3 克,冰糖适量。

【做法】将连翘、栀子、金银花,放入茶壶中,注入沸水,洗茶后,迅速滤出,再注入沸水,加盖闷约 10～15 分钟,滤出茶汤,加入冰糖,待糖化后,即可代茶频饮。

【功效】疏风,清热,解毒,治疗上呼吸道感染。

地榆——清火明目的凉血药

【释义】老根在三月里长苗,独茎直上,高三四尺。三月叶子对分长出,似榆叶但稍狭窄、细长一些,像锯齿状,颜色为青色。七月开花,紫黑色。根外黑里红,可用来酿酒。它的叶可以泡茶,味很美。

【别名】玉豉、酸赭等。

【性味】味苦,性微寒,无毒。

【功效主治】

妇人乳产痛七伤,带下五漏,止痛、止汗,除恶肉,疗金疮。止脓血,诸瘘恶疮热疮,补绝伤,产后内塞,可做金疮膏,消酒,除渴,聪耳明目、轻身,使人肌肤润泽,精力旺盛,不易衰老。止冷热痢、疳积有良效。止吐血、鼻出血,肠风,月经不止,非经期阴道内大量出血,产前产后各种血疾水泻。治胆虚气怯。地榆汁酿的酒,可治风痹,补脑。地榆捣成汁,可涂虎犬蛇虫咬伤。

【应用指南】

1. 治男女吐血:用地榆三两,米醋一升,煮开十余次,去滓,饭前服一合。

2. 治血痢不止:地榆晒干研细,每次二钱,掺在羊血上炙熟吃,以捻头煎汤送下。

3. 治毒蛇伤人:新鲜地榆根捣汁饮,兼泡患处。

4. 治胃肠风热:地榆三钱,苍术等份,用水煎服。

5. 治虎犬咬伤:地榆煮汁饮,并为束敷之。

6. 治下痢赤白相兼:骨瘦如柴,地榆一斤,水三升,煮至一升半,去滓,再煎直至如稠汤,每日服三合。

【养生药膳】

地榆三七汤

【原料】地榆 100 克,三七花 10 克,清汤、盐、味精各适量。

【做法】将地榆洗净,沥干水分;三七花洗净,放入沙锅中,加入清汤、盐烧沸,再放入地榆,再次烧沸,起锅时加味精拌匀即成。

【功效】清热解毒,平肝降压,凉血止血。

地榆粥

【原料】地榆 20 克,大米 100 克,白糖适量。

【做法】将地榆择净,放入锅中,加清水适量,浸泡 5～10 分钟后,水煎取汁,加大米煮粥,待粥熟时下白糖,再煮一、二沸即成,每日 1 剂,连续 3～5 天。

【功效】凉血止血,解毒敛疮。

青蒿——酷夏必备的泻暑热良药

【释义】青蒿二月生苗,茎粗如指而肥软,茎、叶色深青,其叶微似茵陈,而面背俱青,其根白硬;七八月间开细黄花,颇香;结实大如麻子,中有细子。

【别名】臭蒿、香蒿、黄花蒿、菊叶青蒿、香青蒿。

【性味】味苦、辛,性寒。

【功效主治】

清热解暑,除蒸,截疟,凉血。主治阴虚发热、暑邪发热、骨蒸劳热、疟疾寒热、湿热黄疸、夜热早凉。

【应用指南】

1. 清热解表、利水消食,小儿感冒发热:青蒿、白薇、连翘、淡竹叶、滑石各二钱,麦芽四钱,钩藤一钱,蝉衣半钱,以水煎至150毫升,分三次服用。

2. 治夏季热,暑邪:青蒿、薄荷各二钱,生石膏四两,知母一钱,地骨皮三钱,柴胡一钱,甘草一钱,鲜荷叶一片,煎汁代茶饮用。

3. 治妇人血气,腹内满及冷热久痢:秋冬用青蒿子,春夏用青蒿苗,捣绞成汁服用。

【养生药膳】

青蒿枸杞鳖汤

【原料】鳖1只(500克左右),枸杞20克,地骨皮25克,青蒿10克,葱、姜、酒、冰糖各适量。

【做法】青蒿、地骨皮先水煎成汁,备用;甲鱼去内脏洗净,腹中放入枸杞、葱、姜、酒、冰糖,放入沙锅中,加入青蒿地骨皮汁,再对入少许清水,中火熬煮约1小时即成。

【功效】滋阴清热,解毒凉血。

青蒿团鱼汤

【原料】青蒿10克、干桃花10克、黄芪10克、团鱼200克,蜂蜜适量。

【做法】将青蒿、桃花和黄芪放进沙锅内,加水适量,煎汤,去渣留液,再与团鱼一同放进沙锅内煎煮,如药液过少,再加适量净水,约煎半小时后,温度略低时加进蜂蜜即可。

【功效】此方有滋阴养颜、补血滋润之功效,适宜女性。

夏枯草——清火降压的凉茶原料

【释义】多年生草本。茎方形,基部匍匐,高约30厘米,全株密生细毛。叶对生;近基部的叶有柄,上部叶无柄;叶片椭圆状披针形,全缘,或略有锯齿。轮伞花序顶生,呈穗状;小坚果褐色,长椭圆形,具3棱。花期5~6月。果期6~7月。夏季当果穗半枯时采下,晒干。

【别名】麦夏枯、铁色草、灯笼头、地枯牛、六月干。

【性味】味苦、辛,性寒。

【功效主治】

清肝,散结,利尿,清肝火、降血压。用于治疗瘰病、乳痈、目痛、黄疸、淋病、高血压等症。

【应用指南】

1. 治头晕头痛、目胀、大便秘结：夏枯草、磁石、鱼腥草、山楂、夜交藤各 30 克，地龙 10 克，牛膝 20 克，水煎服，每日 1 剂，早晚分服。

2. 治血崩：用夏枯草研为末，每服一小匙，米汤调下。

3. 治产后血晕，心气欲绝：用夏枯草捣烂，绞汁服一碗。

4. 治打伤、刀伤：把夏枯草在口中嚼碎后敷在伤处。

5 治瘰疬、乳痈：用夏枯草六两，加水两杯，煎至七成，饭后温服。

6. 治肝虚目痛、冷泪不止：用夏枯草半两，香附子一两，共研为末。每服一钱，茶汤调下。

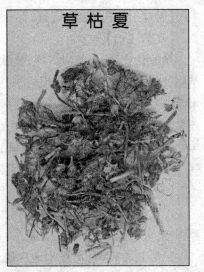

草枯夏

【养生药膳】

夏枯草板蓝根饮

【原料】夏枯草 20 克，板蓝根 30 克，冰糖适量。

【做法】将夏枯草与板蓝根放入沙锅中，加适量清水，水煎成汁，加入冰糖调味，滤出汤汁，即可饮用。

【功效】清热解毒，凉血散结。淋巴肿痛患者可常饮。

夏枯草黄豆汤

【原料】夏枯草 50 克，棉茵陈 60 克，干菊花 40 克，黄豆 80 克，片糖 120 克。

【做法】干菊花用清水冲洗干净；夏枯草、棉茵陈和水发黄豆洗净待用；锅中倒入 2000 毫升清水，再加入夏枯草、棉茵陈和黄豆煮制 30 分钟。最后放入干菊花和片糖，煮制融化。饮用前捞出夏枯草和棉茵陈即可。

【功效】清热解燥、明目养肝。

第二节　止咳化痰与本草

半夏——养胃健脾，化痰功能极佳

【释义】二月生苗，长一茎，茎顶端有三片叶子，浅绿色。很像竹叶，而长在江南的像芍药叶，根下相重，上大下小，皮黄肉白。五、八月采根，以灰裹二日，汤洗晒干。

【别名】守田、水玉、地文、和姑。

【性味】味辛,性平,有毒。

【功效主治】

燥湿化痰,痰多咳嗽气逆,痰饮眩晕,风痰肢麻不遂;降逆止呕胃气上逆呕恶;消痞散结胸脘痞闷,梅核气,瘿瘤痰核,痈疽肿毒,又治胃不和卧不安等。主入脾胃兼入肺,能行水湿、降逆气,善祛脾胃湿痰。痰湿所致疾患毕可选用,兼寒者尤宜。既主治脾湿痰壅之痰多咳喘气逆、痰湿上犯之眩晕心悸失眠,以及风痰吐逆、头痛肢麻、半身不遂、口眼歪斜等症;又善治胃气上逆之恶心呕吐、痰湿中阻之胸脘痞闷、气郁痰结咽中如有物阻之梅核气;还可治痰湿凝滞经络或肌肉所致的瘿瘤痰核及痈疽肿毒。

【应用指南】

1. 化痰镇心:辰沙半夏丸:用半夏一斤,汤泡七次,为末筛过,以水浸三日、生绢滤去滓,澄清去水,晒干,一两,入辰沙一钱,姜汁打糊丸梧子大。每姜汤下七十丸。

2. 治老人风痰:半夏泡七次焙,消石各半两,为末,入白面一两捣匀,水和丸绿豆大,每姜汤下五十丸。

3. 治肺热咳嗽:制半夏、栝楼仁各一两,为末,姜汁打糊丸梧桐子大。每服二三十丸。白汤下。

4. 治白浊梦遗:半夏一两,洗十次,切破,以木猪苓二两,同炒黄,出火毒,去猪苓,入煅过牡蛎一两,以山药糊丸梧子大,每服三十丸,茯苓汤送下。肾气闭而一身精气无所管摄,妄行而遗者,宜用此方。

5. 治小儿惊风:生半夏一钱,皂角半钱,为末,吹少许入鼻,名"嚏惊散",即愈。

【养生药膳】

半夏山药粥

【原料】山药40克,半夏30克,大米100克。

【做法】山药研末;半夏煎成汁,去渣;大米淘洗干净,加入山药末、半夏汁,再加入少许清水,熬煮成粥,加入少许白糖调味即成,每日早、晚空腹服食。

【功效】燥湿化痰,降逆止呕。

桔梗——餐桌上的宣肺祛痰药

【释义】根如小指大小,黄白色,春生苗,茎有一尺多高,叶像杏叶,稍有点长椭圆形。四叶相对而生,嫩时可煮食。六七月开小花,紫绿色,颇似牵牛花。秋后结籽。根细如小指,黄白色的。八月采根,它的根有心。若没有心的便是荠。

【别名】白药、梗草等。

【性味】味辛,微温,有小毒。

【功效主治】

胸胁如刀刺般疼痛,腹满肠鸣,惊恐悸气。利五脏肠胃,补血气,除寒热风痹,温中消谷,疗咽喉痛,下蛊毒。治下痢,破血祛积气,消积聚痰涎,祛肺热气促嗽逆,除腹中冷痛,治小儿真气衰弱及惊风。下一切气,止霍乱抽筋,心腹胀痛。补五劳,养气,能除邪气,辟瘟,破腹内积块和肺脓疡,养血排脓,补内漏及喉痹。利窍,除肺部风热,清咽嗌,胸膈滞气及痛。除鼻塞,治塞呕,口舌生疮,赤目肿痛。

【应用指南】

1. 治胸满不痛:桔梗、枳壳等份,水二盅,煎一盅,温服。

2. 治伤寒腹胀:此为阴阳不和所致。桔梗、半夏、陈皮各三钱,姜五片,水二盅,煎剩一盅。

3. 治牙疳臭烂:桔梗、茴香等份,烧研敷之。

4. 治鼻出衄血:桔梗为末,水服一匙,一日四服。

5. 治妊娠中恶:心腹疼痛,桔梗一两,水一盅,生姜三片,煎六分,温服。

【养生药膳】

桔梗粥

【原料】桔梗 10 克,大米 100 克。

【做法】将桔梗择净,放入锅中,加清水适量,浸泡 5 ~ 10 分钟后,水煎取汁,加大米煮粥,待熟即成,每日 1 剂。

【功效】润肺止咳,肺热久咳、干咳无痰者可常吃。

桔梗茶

【原料】桔梗 10 克,蜂蜜适量。

【做法】将桔梗择净,放入茶杯中,纳入蜂蜜,冲入沸水适量,浸泡 5 ~ 10 分钟后饮服,每日 1 剂。

【功效】化痰利咽,适用于慢性咽炎、咽痒不适、干咳等。

银杏——止咳定喘的佳品

【释义】最早产于江南,因其形状像小杏,核为白色,所以叫银杏。树高二三丈,叶子像鸭掌形,二月开青白花。在夜间开花,随即谢落。一枝结子百十,状如楝子,经霜就熟烂。去肉取核为果。核两头尖,三棱为雄,二棱为雌。

【别名】白果、公孙树、鸭脚树、蒲扇。

【性味】味甘、苦、涩,性平,有小毒。

【功效主治】

生吃引疳解酒,降痰,消毒杀虫,熟后吃益人,温肺益气,定喘嗽,缩小便,止白浊。嚼成浆涂鼻脸和手足,治疱黑斑皱裂及疥癣疳阴虱。与鳗鲡鱼一起吃,会患软风。不可多吃。

【应用指南】

1. 治阴虱作痒:阴毛间生虫如虱,或红或白,痒不可忍,生银杏嚼细后,频频擦上。

2. 治手足皲裂:生银杏嚼烂,每晚涂。

3.治狗咬:嚼生银杏涂上。

4.治小便白浊:用生银杏十个,擂水喝,每天喝一次,有效即停止。

5.治赤白带下,下元虚惫:银杏、莲肉、红米各半两,胡椒一钱半,制成末。用一只乌骨鸡,把内脏取出后装上药,放在瓦器中煮烂,空腹食用。

【养生药膳】

银杏豆腐炒虾仁

【原料】银杏10克,盒装豆腐1/2盒,虾仁250克,鲜干贝4颗,香菇2朵,黄瓜1/2根,酸笋1/2根,姜片、葱段、酒、盐、水淀粉各适量。

【做法】虾仁去壳洗净;鲜干贝用姜片、酒、盐、水淀粉拌匀,热水焯烫至半熟;盒装豆腐切块;银杏洗净;香菇、黄瓜、酸笋分别洗净切块;姜片、葱段爆香,放入所有食材,翻炒至熟,加入少许盐调味,水淀粉勾芡即可。

【功效】止咳平喘,清热解毒,生津润燥。

芦根——小儿肺热咳嗽的常用药

【释义】本品为禾本科草本植物芦根的地下茎。全国各地均有分布。春、夏或秋季均可采挖,洗净,切段,鲜用或晒干用。

【别名】芦茅根、苇根、芦柴根、芦菇根、顺江龙、水蓈蓈、芦通、苇子根、芦芽根、甜梗子。

【性味】味甘,性寒。

【功效主治】

润肺和胃,清热生津,除烦止呕。用于热病烦渴、胃热呕吐、肺热咳嗽、肺痈吐脓、热淋涩痛。

【应用指南】

1.治肺脓疡:用单味干芦根250克,文火煎两次,取汁分3次服完。

2.治百日咳,咯血:(芦根)30克,卷柏6克,木蝴蝶6克,牛皮冻7.5克。水煎服。

3.治肺痈吐血:鲜芦根1000克,炖猪心肺服。

4.治小儿呕吐,心烦热:生芦根一两。净洗,以水一升,煎取七合,去滓,红米一合,于汁中煮粥食之。

5.治胃气痛吐酸水:芦根15克,香樟根9克。煨水服,一日2次。

6.治咽喉肿痛:鲜芦苇根,捣绞汁,调蜜服。

【养生药膳】

芦根薄荷饮

【原料】芦根30克,薄荷5克。

【做法】先将芦根、薄荷叶用清水洗净,芦根切成段。把煮锅洗一洗,放入适量清水,芦根直接放入锅内,盖好锅盖,煎沸10分钟后,再将薄荷投入,片刻即成。

【功效】止咳化痰,利尿消肿,辛凉解表,发汗。

生芦根粥

【原料】芦根 30 克,大米 50 克。

【做法】芦根洗净后放入煲内,加入适量清水武火煮 15 分钟,隔渣留汁,加入米煮成粥,每日 1 剂,宜每早空腹服用。

【功效】专治因舌干或牙龈肿烂造成的口臭。

梨——止咳化痰的美味水果

【释义】梨树到处都有,树高二三丈,尖叶光滑且有细齿,二月开白色的花,梨的品种很多,有青、黄、红、紫四种颜色。

【别名】快果、果宗、玉乳、蜜父。

【性味】味甘、微酸,性寒,无毒。

【功效主治】

热嗽,止渴。治咳热,中风不语,伤寒发热,解丹石热气、惊邪。利大小便,除贼风,止心烦气喘热狂。润肺凉心,消痰降火,解疮毒、酒毒。

【应用指南】

1. 治眼红肿痛:鹅梨一个捣汁。黄连末半两,腻粉一两,和匀后用布裹好浸入梨汁中,用此梨汁每天点眼睛。

2. 治中风失音:喝一盏生梨捣的汁,次日再喝。

3. 治痰火咳嗽:将好梨去核后捣成一碗汁,放入椒四十粒,煎沸后去滓,放黑糖一两,细细含咽即愈。又一方:梨切成片,煎酥吃。

4. 治消渴饮水:用香水梨或鹅梨,或江南雪梨都可以,取它的汁加蜜水熬成后,用瓶收藏。随时可用白开水调服。

5. 治反胃吐食,药物不下:取一个大雪梨,将十五粒丁香刺入梨内,再用湿纸包四五层,煨熟吃。

【养生药膳】

川贝鸭梨汁

【原料】新鲜鸭梨 1 个,川贝母 10 克,银耳 6 克,冰糖适量。

【做法】银耳泡发,去除根部杂质,撕成片;鸭梨洗净,去皮和核,切片;川贝母洗净;将上述食材一同放入沙锅中,加适量清水,文火熬煮至熟烂,加入冰糖调匀即成。

【功效】润肺止咳,补肾益气,养血生津。肺热咳嗽者可常食。

百部——内服止咳、外用止痒的两用药

【释义】多年生草本,高 60～90 厘米。块根肉质,纺锤形,黄白色,几个或数十个簇生。茎下部直立,上部蔓生状。叶 4 片轮生(对叶百部对生),叶柄长,叶片卵状披针形,

本草养生

长 3.5～5 厘米,宽 2～2.5 厘米,宽楔形或截形,叶脉 5～7 条。5 月开花,总花梗直立,丝状,花被 4 片,浅绿色,卵形或披针形,花开放后向外反卷;雄蕊紫色。蒴果广卵形,种子紫褐色。块根入药,初春或晚秋采挖,洗净,去须根,沸水浸烫至刚透为度,晒干。

【别名】百条根、山百部、药虱药、一窝虎、虱姿药等。

【性味】味甘、苦,性微温。

【功效主治】

润肺止咳,杀虫止痒。内服用治一般咳嗽、久咳不已、百日咳及肺痨咳嗽,外用于体虱、头虱、阴部瘙痒、蛲虫病等。

【应用指南】

1. 治肺寒壅嗽,微有痰:百部三两(炒),麻黄,杏仁四十个。上为末,炼蜜丸如芡实大,热水化下,加松子仁五十粒,糖丸之,含化大妙。

2. 治寒邪侵于皮毛,连及于肺,令人咳:桔梗一钱五分,炙甘草五分,白薇一钱五分,橘红一钱;百部 钱五分,紫菀一钱五分,水煎服。

3. 治卒得咳嗽:生姜汁、百部汁和同合煎,服二合。

4. 治暴咳:百部根渍酒,每温服一升,每日三服。

5. 治久嗽不已,咳吐痰涎,重亡津液,渐成肺痿,下午发热,鼻塞项强,胸胁胀满,卧则偏左其嗽少止,偏右嗽必连发,甚则喘急,病必危殆:百部、薏苡仁、百合、麦门冬各三钱,桑白皮、白茯苓、沙参、黄耆、地骨皮各一钱五分。水煎服。

【养生药膳】

百部川贝粥

【原料】百部 10 克,川贝 5 克,杏仁 1 颗,粳米 80 克,冰糖适量。

【做法】百部、川贝分别洗净;杏仁用沸水氽去皮、去尖,洗净;粳米淘洗干净;将杏仁、百部、川贝、粳米同放入沙锅中,加适量清水,置武火烧沸,转文火煲煮 30 分钟,加入冰糖调匀即成。每日 1 次。

【功效】清肺止咳,化痰生津,预防肺热咳嗽。

款冬花——久咳不愈用款冬

【释义】叶像葵而大,根呈紫色。在十二月开黄花,有青紫色的花萼,离地一二寸,初出时像菊花的萼,通直而肥实,不结子。各种草木中只有它不畏冰寒,三四月一到就率先长出。虽被冰雪覆盖,到时也照样发芽生长。

【别名】款冻、颗冻、菟奚、看灯花。

【性味】味辛,性温,无毒。

【功效主治】

咳嗽气喘、哮喘及咽喉肿痛,各种惊痫寒热邪气、消渴、呼吸急促。又治肺气及心跳急促、热痨咳、咳声不断、涕唾稠黏,肺部疼痛、吐脓血。能润心肺,益五脏,除烦消痰,清肝聪耳明目、轻身,使人肌肤润泽,精力旺盛,不易衰老,治中风。

【应用指南】

1. 治痰嗽带血:款冬花蒸焙,等份为末,蜜丸龙眼大,每卧时嚼一丸,姜汤下。

2. 治口中疳疮:款冬花、黄连等份,为细末,用唾液调成饼子,先以蛇床子煎汤漱口,乃以饼子敷之,少顷,其疮即愈。

3. 治痰咳哮喘,遇冷即发:款冬花、麻黄、杏仁、苏子各二钱,水煎服。

4. 治肺热风邪咳嗽:款冬花、知母、桑叶、阿胶、麻黄、贝母、苦杏仁、甘草、半夏、生姜各二钱,煎服。

【养生药膳】

款冬花绿茶

【原料】款冬花 10 克,绿茶 15 克,冰糖适量。

【做法】将款冬花、绿茶、冰糖放入茶壶内,以沸水冲泡,闷浸 15 分钟后可饮。温服,频饮。

【功效】润肺下气,止咳化痰。慢性支气管炎、肺结核者可常饮。

款冬花粥

【原料】款冬花 10 克,大米 100 克,白糖适量。

【做法】将款冬花择净,放入药罐中,浸泡 5～10 分钟后,水煎取汁,加大米煮粥,待熟时调入白糖,再煮一二沸即成,每日 1 剂,连服 3～5 天。

【功效】可润肺止咳,适用于多种咳嗽、气喘。

甘草——解百毒、调众药的"药中之王"

【释义】甘草生在陕西、山西、内蒙古,春天生发青苗,有一二尺高,叶子好像槐树的叶,七月份结紫花,果实像毕豆,根长的有三四尺,粗细不等,皮是红色的,采集后去掉芦头及红色的皮,阴干后用,以坚实断理者为上品。

【别名】蜜甘、蜜草、粉草、美草、灵通等。

【性味】味甘,性平,无毒。

【功效主治】

五脏六腑寒热邪气,坚筋骨,长肌肉,倍气力,解毒,久服轻身延年。生用泻火热,熟用散表寒,去咽痛,除邪热,缓正气,养阴血,补脾胃,润肺。

【应用指南】

1. 伤寒心悸:可用甘草二两,水三升,煮一半,服七合,每日服一次。

2. 小儿羸瘦:甘草三两,炙焦为末,做成绿豆大小的蜜丸,每次用温水服五丸,每日服二次。

3. 肺痿久嗽:鼻涕、唾液多,骨节烦闷,寒热,以甘草三两炙,捣为末状,每日取小便三合,调甘草末一钱,服之。

4.冻疮发裂：甘草煎汤洗之，次以黄连、黄檗、黄芩末，入轻粉、麻油调敷。

5.气虚血亏之心动悸、脉结代等症：甘草常与人参、茯苓、白术同用，此即为四君子汤。本品益气又能养心。

6.润肺益气兼祛痰咳喘：甘草与麻黄、杏仁合用，如三拗汤；治风热犯肺之喘咳，甘草与桑叶、菊花、桔梗、杏仁等合用，如桑菊饮；治肺有郁热之咳喘，甘草与麻黄、生石膏、杏仁等同用，如麻杏石甘汤；治外感风寒、内有停饮之咳喘，常与麻黄、细辛、干姜、五味子等合用，如小青龙汤。

【养生药膳】

猪骨甘草汤

【原料】猪脊骨1具，大枣150克，莲子100克，甘草10克，木香3克。

【做法】将猪脊骨洗净、剁碎，枣及莲子去核、心，木香、甘草用纱布包扎。同放锅内加水适量，文火炖煮4~5小时。分顿食用，以喝汤为主，亦可吃肉、枣和莲子。

【功效】滋阴健脾，清热解毒，止咳化痰。

第三节　改善便秘与本草

大黄——峻猛"将军"，泻下有奇功

【释义】多年生草本，高达2米。肉质根及根状茎粗壮。茎中大黄空绿色，平滑无毛，有纵纹。单叶互生；具粗壮长柄，柄上生白色短刺毛；基生叶圆形或卵圆形，长宽均达35厘米，掌状5~7深裂，裂片矩圆形，边缘有尖裂齿，叶面生白色短刺毛；茎生叶较小（南大黄基生叶5浅裂；鸡爪大黄叶裂极深，裂片狭长）。秋季开淡黄白色花，大圆锥花序顶生；花被6裂，雄蕊9个。瘦果矩卵圆形，有3棱，沿棱生翅，翅边缘半透明。根及根状茎入药。秋末初冬采收，去粗皮，切片干燥备用。

【别名】将军、川军、生军、马蹄黄、锦纹。

【性味】味苦，性寒。

【功效主治】

泻热通肠，凉血解毒，逐瘀通经。用于实热便秘、积滞腹痛、泻痢不爽、瘀血经闭，外治水火烫伤。

【应用指南】

1.治时行头痛，壮热：桂心、甘草、大黄各二两，麻黄四两。将上四味药治下筛，患者以生热汤浴讫，以暖水服方寸匕，三日即可见效。

2.治心气不足，吐血：大黄二两，黄连、黄芩各一两。将上三味药以水三升，煮取一升，顿服之。

3. 治辟瘴明目：用七物升麻丸，可用升麻、犀角、黄芩、朴消、栀子、大黄各二两，豉二升，微熬同捣末，蜜丸梧子大。觉四肢大热，大便难，即服三十丸，取微利为度。若四肢小热，只食后服二十九。非但辟瘴，甚能明目。

4. 治高脂血症：生大黄适量，将上药研末，每次服 3 克，每日 3 次，连服 2 个月为 1 个疗程。

5. 治癥气成块，在腹下不散：用荜茇、大黄各一两，并生为末，加入麝香少许，炼蜜丸如梧桐子大小，每次冷酒服三十丸。

【养生药膳】

大黄蜂蜜饮

【原料】鲜大黄 10 克，蜂蜜适量。

【做法】将大黄洗净，切片，与蜂蜜同置于杯中，冲下沸水适量，浸泡 3 ~ 5 分钟，代茶饮。每日 1 剂。

【功效】泻热通肠，润肠通便，肠燥便秘可饮用，还有助于降低血脂。

巴豆——泻下通便的"大力水手"

【释义】为大戟科巴豆属植物巴豆树的干燥成熟果实，其根及叶亦供药用。种子长卵形，3 枚，淡黄褐色。花期 3 ~ 5 月，果期 6 ~ 7 月，8 ~ 9 月果实成熟时采收，晒干后，除去果壳，收集种子，晒干。

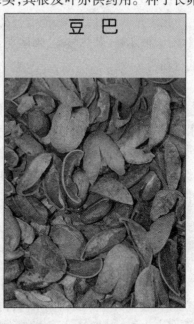

巴豆

【别名】刚子、芒子、红子仁、巴菽、巴果、銮虫。

【性味】味辛，性热，有毒。

【功效主治】

泻寒积，通关窍，逐痰，行水，杀虫。主治寒积便秘、胸腹胀满急痛、痰癖、泻痢、水肿，外用治喉风、喉痹、恶疮疥癣。

【应用指南】

1. 治夏月水泻不止：巴豆一粒（去壳）。上以针刺定，灯上烘烤后，研细，化蜡和作一丸，水下，饭前服之。

2. 治小儿痰喘：巴豆一粒，杵烂，棉裹塞鼻，痰即自下。

3. 治寒癖宿食，久饮不消，大便秘结：巴豆一升，清酒五升。熬煮三日，成膏状，与酒炼制蜜丸，丸如胡豆大，每服一丸，水下，欲吐者服二丸。

4. 治大小便秘，阴毒伤寒心结，按之极痛，但出气稍暖者：巴豆十粒，研细，入面一钱，捻作饼，安脐内，以小艾炷灸五壮，气达即通。

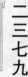

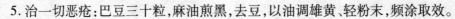

5. 治一切恶疮：巴豆三十粒，麻油煎黑，去豆，以油调雄黄、轻粉末，频涂取效。

6. 治风虫牙痛：①巴豆一粒，研，棉裹咬之。②针刺巴豆，灯上烧令烟出，熏痛处。

【养生药膳】

巴豆饼

【原料】巴豆10粒，面粉3克。

【做法】将巴豆研磨成粉末，加入面粉，捻作成饼，上锅烘烤成饼，饭前食用。

【功效】泻下行水，通利大便。便秘者可食用，巴豆泻下功效极强，不可多食。

甜瓜子——清肺润肠，止渴和中气

【释义】甜瓜子为葫芦科甜瓜属植物甜瓜的种子。一年生蔓生草本，夏、秋季果实成熟时收集，除去杂质，洗净，晒干，用时捣碎。种子扁平长卵形，长6～9毫米，宽2～4毫米，厚约1毫米。一端稍尖，有不明显的种脐，另端钝圆。表面为黄白色或浅黄棕色，平滑，在放大镜下可见表面有细密纵向纹理，质较硬而脆，胚乳白色，膜质；子叶类白色。

【别名】香瓜子。

【性别】味甘，性寒，无毒。

【功效主治】

化痰排脓，散结消瘀，能清肺润肠，止渴和中气。主治腹内结聚，破溃脓血，慢性支气管炎，大便不畅、肺热咳嗽、阑尾炎，最为肠胃内壅之要药。还可以治愈月经过多，研后去油，口服。

【应用指南】

1. 治肠痈疝疽，腹痛便淋，便秘下脓：甜瓜子一合，当归炒一两，蛇蜕一条。每服四钱，水一盏半，煎成一盏，饭前服，便下恶物即愈。

2. 治催吐：取甜瓜子适量，捣碎后，研为末，用温水调匀后，服食，诱发呕吐。

3. 治急性阑尾炎：取甜瓜子半两，白糖适量，将甜瓜子捣碎为末，加入白糖调匀，开水冲服。可起到缓解作用。

【养生药膳】

甜瓜子米汤

【原料】甜瓜子20克，大米80克，蜂蜜适量。

【做法】将甜瓜子捣碎，研为细末；大米淘洗干净，用温水浸泡20分钟，再加入清水，煮沸后，转文火熬煮成黏稠米汤，再加入甜瓜子末、蜂蜜拌匀，即可食用。

【功效】清肺润肠，排毒清肠，改善便秘。

甜瓜子汤

【原料】甜瓜子20克，水适量。

【做法】煎汤。

【功效】主治跌扑瘀血，肠痈，咳嗽口渴。

火麻仁——润肠通便，改善便秘

【释义】为桑科植物大麻的果实。瘦果扁卵形，外围为黄褐色苞片。8～9月果实成熟后割取果穗或连茎割下，晒干打下果实。

【别名】麻仁、麻子、大麻仁。

【性味】味甘，性平。

【功效主治】

润燥，滑肠，通便。用于血虚、津亏肠燥所致的便秘。

【应用指南】

1. 治血虚便秘、小便不通利：火麻仁、杏仁、栝楼各等份，蜂蜜适量。将以上三味共研为细末，用蜂蜜将其调和为枣大的丸剂，每日用温水送服2～3丸。

2. 治肠燥便秘：火麻仁三钱，用水煎服，每日1剂，分2次温服。

3. 治血虚肠燥、阴血不足、大便秘结：火麻仁一两，当归一两半，熟地黄、生地黄各六钱，枳壳半两，杏仁三钱。将以上诸药共研为末，炼蜜为丸。每次服用二钱，于空腹时温水送服，日服1～2次。

4. 治小儿赤白痢，体弱不堪，困重者：火麻子一合，炒令香熟，研为末，每次服用一钱，以蜂蜜水送服。

5. 治小儿头面疮疥：火麻子五升末之，以水调和成汁，加入蜂蜜拌匀，敷于患处。

6. 治呕逆：取火麻仁三合，熬，捣，以水研取汁，放少许盐食用，即可缓解。

【养生药膳】

火麻仁粥

【原料】大麻仁10克，粳米50克。

【做法】先将大麻仁捣烂水研，滤汁，与粳米煮作粥，随量食用。

【功效】润肠通淋，活血通脉，改善便秘。

莱菔子——消食除胀、润肠通便的"能手"

【释义】莱菔子为十字花科植物萝卜的成熟种子。莱菔子呈类卵圆形或椭圆形，稍扁。表面黄棕色、红棕色或灰褐色，质地坚硬，种仁黄白色，破碎后有油性，味微苦。用时，需除去杂质，洗净，干燥，捣碎，即可入药。不宜与人参同用。气虚无食积、痰滞者也需慎用。

【别名】萝卜子、萝白子、菜头子。

【性味】味辛、甘，性平。

【功效主治】

消食除胀，降气化痰。主治饮食停滞、脘腹胀痛、大便秘结、积滞泻痢、痰壅、喘咳等症。

【应用指南】

1. 治小儿厌食,偏食,见食则烦,体弱发稀:莱菔子(炒)、六曲、麦芽、焦山楂(炒)各一两,木香、沙仁、槟榔各三钱,青皮(炒)六钱,胡连四钱,黄芪二两。将上药共研为细面,炼蜜为丸,如黄豆大小,每服1丸,每日2次,奶、水各半送服。如服药面亦可,每次服2克,每日2次。

2. 治宿食停滞、呕吐食少、脘腹胀痛、大便难下者:槟榔、莱菔子各二钱,生姜3片。将莱菔子炒黄与槟榔一起打碎,水煎成汤,放入生姜片,加盖,闷约2~3分钟,取汁,频频温饮。

3. 治气胀、胃脘胀满、不思饮食:莱菔子、沙仁各等份,共研为末,每次取一钱,用米汤送服。

4. 治跌打损伤,瘀血胀痛:莱菔子二两,生研烂,热酒调敷。

【养生药膳】

莱菔子玉竹烩鸡蛋

【原料】莱菔子10克,玉竹9克,鸡蛋2个。

【做法】将莱菔子、玉竹放入锅中,清水浸泡约20分钟,放入鸡蛋,加水至淹没鸡蛋,起火,煎煮至鸡蛋熟,然后鸡蛋去壳再煮片刻,即可滤出汤汁,吃蛋。

【功效】润肠通便,祛痰下气,改善便秘,增强胃肠蠕动。

第四节　通利小便与本草

牵牛子——泻下驱虫的胃肠"清洁工"

【释义】为旋花科植物圆叶牵牛的样子,生于山野灌丛中、村边、路旁,易栽培。秋末果实成熟,果壳未开裂时采割植株,晒干,打下种子,除去杂质。

【别名】二丑、黑白丑、丑牛子、喇叭花。

【性味】味甘,性寒,有毒。

【功效主治】

泻水通便,消痰涤饮,杀虫功积。用于二便不通、痰饮积聚、水肿胀满、气逆喘咳、虫积腹痛及蛔虫、涤虫病。

【应用指南】

1. 水肿:牵牛子末之,以水调和,服用,每日1次,以小便利为度。

2. 小儿腹胀,小便赤涩,水气流肿,膀胱实热:牵牛子生研一钱,青皮汤空腹下。一加木香减半,炼制蜜丸,服用。

3. 一切虫积:牵牛子二两(炒,研为末),槟榔一两,使君子肉五十个(微炒)。俱为末。

每服二钱,沙糖调下,小儿减半。

4. 肾气作痛:黑、白牵牛子等份,炒为末,每服三钱,用猪腰子切,入茴香百粒,川椒五十粒,掺牵牛末入内扎定,纸包煨熟,空心食之,酒下。

5. 风热赤眼:牵牛子末为末,调葱白汤敷患处。

6. 胀闭不出,肠痈有脓:牵牛子头末三钱,大黄二钱,穿山甲(煅)二钱,乳香、没药各一钱。俱为末,每服三钱,白汤调服。

7. 冷气流注,腰疼不能俯仰:黑牵牛子三两(炒),延胡索二两,破故纸(炒)二两。上为细末,煨大蒜研搜丸,如梧桐子大。每服三十丸,煎葱须盐汤送下,饭前服。

【养生药膳】

牵牛子粥

【原料】牵牛子1克,粳米80克,生姜2片。

【做法】牵牛子研磨成粉末;粳米淘洗干净,放入锅中,加入姜片和适量清水,熬煮成粥,待粥熟时,加入牵牛子末拌匀,再搅拌片刻即成。空腹食用,每日1次,从少量食起,不宜多服、久服。

【功效】通便下气,泻水消肿。便秘、有水肿的患者可适量食用。

甘遂——性味苦寒的泄水圣药

【释义】陕西、江东均有。苗像泽漆,茎短小而叶含有汁液。根皮是红色的,而肉是白色的,做连珠状,大的如指头。

【别名】甘藁、陵藁、甘泽、重泽、苦泽、白泽等。

【性味】味苦,性寒,有毒。

【功效主治】

泻水逐饮水肿胀满,痰饮积聚,痰迷癫痫;消肿散结痈肿疮毒。苦寒降泄,能通过二便而泻水逐饮。用治水湿壅盛所致水肿胀满、二便不能,形证俱实的阳实水肿证,以及痰饮积聚、胸满气喘,或痰涎壅盛、癫痫发狂者。外用还可消肿结以治痈肿疮毒。

【应用指南】

1. 正水胀急,大小便不畅,胀急欲死:用甘遂五钱,半生半炒,胭脂环子十文,研匀,每以一钱,白面四两,水和作棋子大,水煮令浮,淡食之,大小便利后,用平胃散加熟附子。每以二钱煎服。

2. 麻木疼痛:万灵膏:用甘遂二两,蓖麻子仁四两,樟脑一两,捣做饼贴之。内饮甘草汤。

3. 耳卒聋闭:甘遂半寸,棉裹插入两耳内,口中嚼少甘草,耳卒自然通也。

【养生药膳】

甘遂半夏汤

【原料】甘遂5克,半夏8克,芍药10克,炙甘草3克。

【做法】将上述药材一同放入沙锅中,加水约600毫升,水煎取200毫升,去渣,滤出汤汁,再水煎一遍,将两次混合后,取100毫升调入蜂蜜,即可饮用。

【功效】通便利水,清热泻下。

大黄甘遂汤

【原料】大黄200克,甘遂100克,阿胶100克。

【做法】将大黄、甘遂和阿胶放入沙锅中,加入水3000毫升,煮取1000毫升,顿服之。

【功效】治疗胁腹攻痛,大便难,小便涩,口不渴,舌暗苔白者。

车前草——治疗泌尿系统疾病的妙药

【释义】春初生苗,叶子在地面上分布如匙面,累年生长者可长到一尺多长。中间有数条茎,有像狗尾一样的长穗。花开得很细密,青色稍有点红。结的果实像葶苈,红黑色。现在人们往往五月采草,七八月采实。

【别名】当道、牛遗、牛舌草、车轮菜、地衣等。

【性味】味甘,性寒,无毒。

清热利尿,渗湿止泻,明目祛痰。下腹至阴囊胀痛、小便不畅或尿后疼痛,利尿,除湿痹。长期服用轻身耐老。治男子伤中,女子尿急、尿频、尿痛不思饮食,养肺强阴益精,使人有子,聪耳明目、轻身,使人肌肤润泽,精力旺盛,不易衰老,疗目赤肿痛。祛风毒,肝中风热,毒风钻眼,赤痛眼浊,头痛,流泪。压丹石毒,除心胸烦热。治妇人难产,养肝,清小肠热,止夏季因湿气伤脾引起的痢疾。陶弘景说:"车前子,性冷利,神仙也食车前草饼,说能令人身轻,可跳越岸谷,长生不老。"

【应用指南】

1. 小便血淋疼痛:车前子晒干研成末,每次服用二钱,用车前子叶煎汤冲服。

2. 难产胎儿不出:车前子研成末,酒送服用一方寸匕。

3. 久患内障:车前子、干地黄、麦门冬等份,为末,蜜丸如梧子大,服之,长时间服用有效。

【养生药膳】

车前草猪肚汤

【原料】车前草50克,猪肚150克,盐、味精、胡椒粉、姜片、料酒各少许。

【做法】将车前草择除杂物,清水洗净;猪肚清水浸湿,用盐揉搓内外,洗净,下锅焯煮透,捞出,清水洗去尿臊味,切成小块;将猪肚、车前草一同放入锅中,加入盐、味精、胡椒粉、姜片、料酒,加适量清水,炖至熟烂,拣出姜片、车前草,盛出即成。

【功效】清热利湿,利尿通淋。泌尿系统疾病患者可常吃。

车前子茶

【原料】车前子10克。

【做法】先将车前子拣去杂质,筛去空粒,洗去泥沙,晒干。把车前子放入保温杯中,沸水冲泡15分钟,当茶饮。

【功效】具有利水降压、祛痰止咳的功效。

第五节　祛除风湿与本草

虎杖——祛风利湿、散瘀定痛的常用药

【释义】多年生灌木状草本,高约1米,全体无毛。根状茎横生于地下,表面暗黄色。茎中空,直立,分枝,表面散生多数紫红色斑点。单叶互生,阔卵形,先端短尖,基部阔楔形或圆形,叶脉两面均明显,叶缘具极小的锯齿,茎节上具膜质的托叶鞘,抱茎。6～8月开两性花,为顶生或腋生的圆锥花序,花小,白色。8～11月结果,果实三角形,黑褐色,光亮,包于花被内,花被在果熟时增大,有翅。春、夏采叶,秋、冬季采全株。

【别名】花斑竹、酸筒秆、酸汤梗、斑杖根等。

【性味】味苦、涩,性凉。

【功效主治】

祛风利湿,散瘀定痛,止咳化痰。用于关节痹痛、湿热黄疸、经闭、癥瘕,咳嗽痰多及水火烫伤、跌扑损伤、痈肿疮毒。

【应用指南】

1. 治湿热,小便淋:将虎杖研为末,每服二钱,米汤送下。

2. 治腹内突长结块,坚硬如石,痛如刺:将虎杖根一两,烘干,捣成末,掺入五升米饭中搅匀,倒入白酒五斗,炮制七日。每日饮用一升半,此间忌食鲜鱼和盐。

3. 治月经不通,闭经:用虎杖三两,凌霄花、没药各一两,共研为末。每日一钱,热酒送下。

4. 治消渴、糖尿病:用虎杖、海浮石、乌贼骨、丹沙,等份为末,渴时,以麦冬汤冲服二钱。每日3次。此间忌酒、鱼、面、生冷、房事。

5. 治高脂血症:虎杖一斤,烘干,研细末,每次一钱,不拘时用温开水送服。

【养生药膳】

虎杖糯米粥

【原料】虎杖15克,糯米100克,白糖适量。

【做法】将虎杖洗净,放入锅内,加水适量,水煎成汁,去渣,糯米淘洗干净,放入虎杖汁中,武火烧沸,文火熬煮黏稠时,加入白糖调味即成。

【功效】祛风散瘀,消炎止痛,祛湿热。

食盐——凉血润燥,祛风利湿

【释义】盐的种类很多,海盐是盐的一种,取海齿煎炼而成。井盐取井卤煎炼而成。

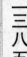

是人体不可缺少的组成部分,咸香味美,是生活中不可缺少的必备调味品。呈白色。

【别名】盐、咸醝、餐桌盐。

【性味】味甘、咸,性寒,无毒。

【功效主治】

肠胃结热,喘逆,胸中病,令人吐。治伤寒寒热,吐胸中痰癖,止心腹疼痛,杀鬼蛊毒气,治疮,坚肌骨,除风邪,吐下恶物,杀虫,祛皮肤风毒,调和脏腑,消积食,令人壮。助水脏,治霍乱心痛、金疮,聪耳明目、轻身,使人肌肤润泽,精力旺盛,不易衰老,止风泪邪气,疗一切虫伤疮肿,火灼疮、长肉补皮肤,通大小便,疗疝气,滋五味。空心揩齿,吐水洗目,夜见小字。解毒,凉血润燥,定痛止痒。

【应用指南】

1. 治脱阳虚证:四肢发冷,不省人事,或者小腹紧痛,发冷汗气喘,炒盐熨脐下气海,取暖。

2. 治酒肉过多:胀满不快者,用盐搽牙,温水漱下二三次。

3. 治一切脚气:盐三升,蒸热分裹,近壁,以脚踏之,令脚心热。又和槐白皮蒸之,效果更好。夜夜用之。

4. 治救溺水死:卧在大凳上,后足放高,用盐擦脐中,等水自动流出,切忌倒提出水。

5. 治溃痈作痒:用盐摩四周就会停。

6. 治娠妇逆生:用盐摩擦产妇腹部,涂在小儿的足底,用水搔腹部。

7. 治蚯蚓咬毒:形如大风,眉发都落,只要用浓的盐汤,浸身几遍就好。

8. 治蜂叮虫咬:用盐涂在伤处。

【养生药膳】

炒食盐小茴香

【原料】食盐 500 克,小茴香 120 克。

【做法】将上述药材共入锅中,炒热,用布包熨痛处,凉了再换,往复数次。

【功效】祛风利湿,散寒止痛,治疗风湿关节痛。

海松子——祛风湿、润五脏,治疗关节痛

【释义】海松子出辽东与云南,其树与中国松树相同。不同之处是五叶一丛,球内结子,有三个棱,一头尖。久存生有油,肉很香美。中原松子只可入药,不能当食品。七月采摘松实,过后便落地难收。

【别名】松子、松子仁、新罗松子。

【性味】味甘,性小温,无毒。

【功效主治】

骨关节风湿、头眩,祛风湿,润五脏,充饥,逐风痹寒气,补体虚,滋润皮肤。久服,轻身延年不老。另有润肺功能,治燥结咳嗽。

【应用指南】

1.治风痹寒气,五脏劳伤,骨蒸盗汗,遗精滑泄,心神恍惚,饮食不甘,咳嗽吐痰:海松子八两,麦冬(不去心)一两,金樱子、枸杞子各八两。熬膏,少加炼蜜收。每早、晚取十余茶匙,对白开水温服。

2.治肺燥咳嗽:海松子一两,胡桃仁二两。研膏,和熟蜜半两收之。每次取十余茶匙,对白开水温服。

3.润心肺,和大肠:海松子同米煮粥食。

4.治老人虚秘:柏子仁、大麻子仁、海松子等份,同研,制成炼蜜丸,以少黄丹汤服2—3丸,饭前服用。

【养生药膳】

海松炒鸡心

【原料】鸡心80克,海松子25克,植物油适量,葱末、姜末、蒜末、胡椒粉、盐、白糖、鸡精、料酒、水淀粉、香油各少许。

【做法】松子去皮,放锅内用文火炒熟,搓去内衣;鸡心洗净,切片;取一小碗,将盐、糖、鸡精、胡椒粉、香油、水淀粉、清汤放入其中,调成糊状,备用;锅内倒适量植物油,烧至七成热时,放入鸡心,油煎片刻,捞出控净油;锅内留少许底油,烧热后,加入蒜片、葱姜粒煸出香味,下入鸡心略炒,烹入料酒、海松子,倒入调好的糊状汤汁,翻炒沸腾后,用水淀粉勾芡即成。

【功效】补心镇惊,健脑益智。

木瓜——关节酸痛,一网打尽

【释义】木瓜处处都有,尤以宣城为佳。树木的形状像奈,叶子光且厚。春末开深红色花,果实如小瓜而有鼻,鼻悬花脱实落之处,瓜皮呈黄色。

【别名】杼木。

【性味】味酸,性温,无毒。

【功效主治】

肌肤麻木,关节肿痛,脚气,霍乱大吐,转筋不止。治脚气剧痒难忍,用嫩木瓜一个,去籽煎服。另外作饮烊喝,可以治呕逆,心膈痰唾,消食,止水痢后口渴不止,止水肿冷热痢,心腹痛。

【应用指南】

1.治脚筋挛痛:用木瓜数枚,以酒水各半,煮烂捣膏,趁热贴于痛处。再用布棉浸水裹脚,凉后即损,一日三五次。

2.治脐下腹痛:用木瓜五钱,柔叶三枚,枣肉一枚,水煎服。

3.治肾脏虚冷:气攻腹胁,胀满疼痛。用大木瓜三十枚,去皮,核剜空,用甘菊花末、青盐末各一斤填满,置笼内蒸熟,捣成膏,加入新艾茸二斤调和,制如梧桐子大的丸。每次用米汤饮服下三十九,一日二次。

【养生药膳】

虎骨木瓜酒

【原料】木瓜1个,虎骨(酥炙)、川芎、牛膝、当归、天麻、五加皮、红花、川续断、白茄根各31克,玉竹62克,秦艽、防风各15克,桑枝100克,高粱酒10升,冰糖适量。

【做法】将上述药材研为细末,用绢袋盛之,放入高粱酒中,浸泡7日,滤清,加冰糖。随量服用。

【功效】祛风定痛,除湿祛寒,壮筋强骨,调和气血。

木瓜花生大枣汤

【原料】木瓜750克,花生150克,大枣5粒,片糖3/2块。

【做法】木瓜去皮、去核、切块。将木瓜、花生、大枣和水放入煲内,放入片糖,待水滚后改用文火煲2小时即可饮用。

【功效】对增加乳汁有显著效用。

威灵仙——祛风湿,治疗腰膝冷痛

【释义】多年生缠绕木质藤本,全株干后变黑色。根茎呈柱状,长5~8厘米,根茎下着生多数细根,细根圆柱形,表面黑褐色或灰黑色。茎和小枝近无毛或有疏的短柔毛。叶对生,单数羽状复叶,纸质;小叶片卵形或卵状披针形,网脉两面均不明显,叶边缘全缘,两面近无毛或有疏生的短柔毛;叶柄通常卷曲攀援他物。6~9月开花,花白色,直径1~2厘米,组成圆锥状聚伞花序生于枝顶或叶腋。8~11月结果,果实扁卵形,有毛,果实顶端有伸长的白色羽毛。秋采根及根茎,鲜用或晒干备用。

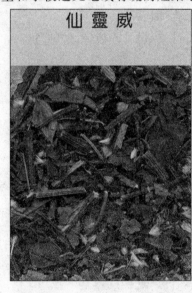

仙靈威

【别名】百条根、铁脚威灵仙、老虎须等。

【性味】味辛、咸,性温,有毒。

【功效主治】

祛风湿,通经络,消骨哽。主治腰膝冷痛、肢体麻木、筋脉拘挛、屈伸不利、痛风顽痹、风湿痹痛、扁桃体炎、诸骨哽咽。

【应用指南】

1.治急性腰扭伤:威灵仙四钱,当归二钱,牛膝三钱,牛蒡子二钱。水煎服,每日1剂。一般3~5剂即可。

2.治呃逆:威灵仙六钱,黑芝麻四钱,蜂蜜六钱,加水750毫升,水煎30分钟,每日1剂,温服。

3. 治胆结石:威灵仙一两,海金沙、郁金、金钱草各六钱,柴胡、延胡索各三钱,黄芩、枳壳、厚朴各二钱。水煎服,每日 1 剂。

4. 治面神经麻痹:取威灵仙、防风各六钱,水煎服,每日 1 剂。

5. 治跟骨骨刺、足跟痛:用威灵仙一两,放入清水中,煮沸 30 分钟,待药液温度适宜,加入陈醋 50 毫升,浸泡患足 1 小时。每日 1 次,连用 7~10 天。

6. 治偏头痛、神经性头痛、三叉神经痛:用威灵仙、葛根、丹参各三钱,全蝎二钱,制马钱子一钱,水煎服,有较好止痛效果。

【养生药膳】

威灵仙蒸猪肾

【原料】威灵仙 15 克,杜仲 20 克,猪肾 1 对。

【做法】将上药分别研末,后混合拌匀;猪肾剖开,洗去血水,放入药粉,摊匀后合紧,共放入碗内。加水少许,用锅置火上久蒸,熟烂后,食用。

【功效】补中益气,健脾益胃。

天麻——利腰膝,强筋骨,治疗腰腿痛

【释义】叶子似芍药,但小些,当中抽出一茎,直向上好像箭杆,高三四尺,青红色,茎顶端结果实,像续随子一样。等到叶子枯萎时,它就发黄成熟了。它的根连一二十枚,犹如天冬之类的块状茎,形状像黄瓜,也像芦菔,太小不定。生熟吃均可。

【别名】明天麻、赤箭等。

【性味】味辛,性温,无毒。

【功效主治】

息风止痉,平肝潜阳,祛风通络,杀鬼精物,蛊毒恶气。久服益气力,滋阴壮阳轻身增年。消痈肿,下肢肿胀,寒疝下血。主各种风湿麻痹,四肢拘挛,小儿风痫惊气,利腰膝,强筋力。久服益气轻身。治寒痹,瘫痪不遂,语多恍惚,善惊失志。助阳气,补阴气,补五劳七伤,环境不适引起的病症,通血脉,开窍,服食无忌。治风虚眩晕头痛。

【应用指南】

1. 腰脚疼痛:天麻、半夏、细辛各一两,绢袋二个,各盛药令均,蒸热交互熨痛处,汗出则愈。数日再熨。

2. 痰饮上逆,痰多心悸,眩晕头痛:半夏、天麻、白术、茯苓各二钱,橘红、甘草、生姜各一钱,大枣 3 枚,水煎服。

【养生药膳】

天麻乌鸡汤

【原料】乌鸡 1 只,(干)天麻 50 克,葱段、姜片、料酒、醋、盐各少许。

【做法】天麻预先用清水浸泡透,切成片;乌鸡洗净,切块,放入沸水中焯煮一下,捞出;然后与天麻一起放入沙锅,加入姜片、葱段,加适量清水,调入料酒、醋,武火烧沸,转

文火炖约 2～3 小时,鸡肉熟烂后,以盐调味即成。

【功效】祛风通络,息风止痉,平肝助阳。

第六节　消除腹胀与本草

芫花——泻水行气,消除胀满

【释义】芫花为瑞香科植物芫花的干燥花蕾。生于山坡路边或疏林中;我国长江流域以南各省区及山东、河南、陕西均有。落叶灌木,高达 1 米,茎多分枝,幼枝有淡黄色绢状柔毛,老枝褐色或带紫红色,无毛或有疏柔毛。叶对生,花为紫色或粉红色,每枝 3～5 朵,簇生于叶腋,花萼外面有白色绒毛,子房内有白色柔毛,柱头为红色,其核果为长圆形,肉质白色。花期 3～5 月,果期 6～7 月。

【别名】莞花、闷头花、南芫花、芫花条、药鱼草、头痛花、老鼠花。

【性味】味辛,性温,有毒。

【功效主治】

泻水行气,利水消肿,解毒杀虫。用于痰饮积聚,水肿胀满,胸腹积水,气逆喘咳,二便不利;外用时,还可治疗疥癣、秃疮、冻疮。芫花根皮还可消肿解毒,活血止痛,治疗痈疖、肿毒、腹水、风湿痛、牙痛、跌打损伤、急性乳腺炎、淋巴结结核等病症。

【应用指南】

1. 治风热头痛:郁热结于上焦,致生风气,痰厥头痛,用水苏叶五两,皂荚炙去皮子三两,芫花醋炒焦一两,为末,炼蜜丸梧子大。每服二十丸,食后荆芥汤下。

2. 治牙痛,诸药不效者:芫花碾为末,擦痛处令热。

3. 治一切菌毒:芫花生研,新汲水服一钱,以利为度。

4. 治突发咳嗽:取芫花一升,加水三升煮汁一升,以枣十四枚,放入汁中煮干,一天吃五枚,必愈。

5. 治腹胁坚痛,久疟:将芫花二两炒过,朱砂五钱,共研为末,加蜜做成丸子,如梧子大。每服十丸,枣汤送下。

【养生药膳】

芫花煮鸡蛋

【原料】鸡蛋 3 个,芫花 6 克。

【做法】将鸡蛋和芫花加水同煮,鸡蛋熟后,剥去外壳,刺数个小洞,放入再煮,至鸡蛋发黑即成。

【功效】泻下行气,清热消肿。

糯米芫花粥

【原料】芫花 5 克,糯米 60 克。

【做法】将芫花洗净,水煎成汁,滤出,放入沙锅中,再将糯米洗净,加入药汁中,熬煮成粥即成。

【功效】清热消肿,泻下行气,治疗面肿,身体浮肿。

薄荷——消除腹胀,清新口气

【释义】多有栽种。二月份宿根长出苗,清明前后可分植。方茎赤色,它的叶子为对生,初时形状不长而且叶梢是圆的,长成后就变成尖形。

【别名】蕃荷菜、南薄荷、吴菝等。

【性味】味辛,性温,无毒。

【功效主治】

贼风伤害发汗,恶气心腹胀满,霍乱,宿食不消,下气,煮汁服之,发汗,大解劳乏,亦堪生食。做菜久食,却肾气,辟邪毒,除劳气,令人口气香洁。煎汤洗漆疮。通利关节,发毒汗,去愤气,破血止痢。疗阴阳毒、伤寒头痛,四季宜食。治中风失言吐痰。主伤风头脑风,通关节,及小儿风涎,为要药。杵汁服,去心脏风热。清头目,除风热。利咽喉口齿诸病,治瘰疬疮疥,风瘙瘾疹。捣汁含漱,去舌苔语涩。以其叶塞鼻,止衄血。涂蜂螫蛇伤。

【应用指南】

1. 治便血不止:薄荷叶煎汤常服。

2. 治水入耳中作痛:薄荷汁滴入,即愈。

3. 治清上化痰,利咽膈,风热:以薄荷末炼蜜丸芡子大,每日吃一丸,白沙糖调和亦可。

4. 治淋巴结核,或破未破:以新薄荷二斤取汁,皂荚一挺,水浸,去皮,捣取汁同于瓦器内熬膏。加连翘末半两,青皮、陈皮、黑牵牛半生半炒各一两,皂荚子一两半,一同捣烂和成梧桐子大小的丸。每次服三十丸,煎连翘汤服下。

5. 治鼻出血不止:薄荷煎汤服。

【养生药膳】
薄荷绿茶

【原料】薄荷 5 克,绿茶 3 克。

【做法】将薄荷、绿茶一同置于茶杯中,以沸水冲泡,加盖闷约 3~5 分钟,即可饮用。

【功效】提神醒脑,健脾开胃,消除腹胀,清新口气,促进新陈代谢。

薄荷汤

【原料】薄荷叶 10 克,盐、香油少许。

【做法】将薄荷叶清洗干净,切碎,用开水烫一下,放香油和盐即可。

【功效】解毒败火。

山楂——健胃消食的灵丹妙药

【释义】山楂树很高,叶有五尖,丫间有刺。三月开五瓣小白花。果实有红、黄两种,像花红果,小的如指头,到九月熟后,果较酸涩,经霜可食。

【别名】楂、赤瓜子、茅楂。

【性味】味酸,性冷,无毒。

【功效主治】

能消食积,补脾,治小肠疝气,发小儿疮疹。健胃,通结气。治妇女产后枕痛,恶露不尽,可煎水加沙糖服,立即见效。核吞下,化食磨积,治睾丸肿硬,坠胀麻木和妇女小腹肿大。

【应用指南】

1. 老人腰及腿痛:用棠木求子、鹿茸(炙)各等份为末,制蜜丸如梧桐子大。每服一百丸,空腹白汤水送服。

2. 食肉不消:山楂肉四两,水煮吃下,并把汤汁喝下。

3. 妇女难产:取山楂核四十丸粒,用百草霜为胞衣,酒服下。

【养生药膳】

山楂决明荷叶汤

【原料】山楂、决明子各 15 克,荷叶半张。

【做法】将山楂洗净,去核,切片;荷叶洗净,切丝;将切好的山楂、荷叶与决明子加水共煎,取汁代茶饮。

【功效】健脾消肿,祛胀除积,降压解油腻。

山楂枸杞饮

【原料】山楂、枸杞各 15 克。

【做法】将山楂、枸杞洗净,放入沙锅中,加适量清水,水煎成汁,滤出,频饮。

【功效】养阴补血,益精明目,还可保肝降压,补肝益肾。

陈皮——健脾行气、消食除积的芳香药

【释义】陈皮为芸香科植物橘及其栽培变种的成熟果皮。橘为常绿小乔木或灌木,栽培于丘陵、低山地带、江河湖泊沿岸或平原,多分布于我国长江以南各地区。10～12 月果实成熟时,摘下果实,剥取果皮,阴干或通风干燥,即可得陈皮。陈皮外表面为橙红色或红棕色,有细皱纹及凹下的点状油室;内表面为浅黄白色,粗糙。

【别名】橘皮、黄橘皮、广橘皮、柑皮、广陈皮。

【性味】味苦、辛,性温,无毒。

【功效主治】

陈皮气味芳香,辛散通温,长于理气,能入脾肺,故既能行散肺气壅遏,又能行气宽

中,主治消化不良、肺气壅滞、胸膈痞满、脾胃气滞、脘腹胀满等症。

【应用指南】

1.治婴儿吐乳:用少妇的乳汁一盏,加入丁香十枚,去白陈皮一钱,放在石器中煎后喂下。

2.治老人秘塞:绵黄耆、陈皮去白各半两,为末,每服三钱,用大麻子一合,研烂,以水滤浆,煎到有白乳时,加入白蜜一匙,再煎至沸腾,调药空心服,情况严重的也不过二服即愈,此药不冷不热,常服无秘塞之患,效果神奇。

3.治伤寒腹胀:此为阴阳不和所致。桔梗、半夏、陈皮各三钱,干姜五片,水二盏,煎一盏。

4.治突发性心痛:如果在旅途中,用药不便,只要用陈皮去白后,煎水喝,就可缓解。

【养生药膳】

陈皮内金粥

【原料】陈皮6克,鸡内金5克,沙仁2克,大米60克,白糖适量。

【做法】将陈皮、鸡内金、沙仁放入搅拌机中,共研成粉末;大米淘洗干净,放入锅中,加适量清水,熬煮成稀粥时,调入药粉拌匀,继续熬煮片刻,待米熟烂后,调入白糖拌匀即成,分2次吃完。

【功效】健脾消积,润肠通便。胃脘胀满、小儿厌食者可常食。

木香——行气止痛,健脾消食

【释义】本品呈圆柱形或半圆柱形,长5~10厘米,直径0.5~5厘米。表面黄棕色至灰褐色,有明显的皱纹、纵沟及侧根痕。质坚,不易折断,断面灰褐色至暗褐色,周边灰黄色或浅棕黄色,形成层环棕色,有放射状纹理及散在地褐色点状油室。气香特异,味微苦。以坚实、条均、香气浓、油性大者为佳。

【别名】蜜香、南木香、云木香等。

【性味】味辛、苦,性温。

【功效主治】

行气止痛,理气疏肝,健脾消食。主治胸脘胀痛,泻痢后重、食积不消、不思饮食。煨木香实肠止泻,用于泄泻腹痛。

【应用指南】

1.治十指疼痛:感到麻木不仁者,生附子去皮脐,木香等份,生姜五片,水煎温服。

2.治思虑过度,劳伤心脾,烦躁不眠,健忘自汗:归脾汤用木香、人参各半两,龙眼肉、酸枣仁(炒)、黄芪(炙)、白术(焙)、茯苓各一两,炙甘草二钱半,咀。每服五钱,干姜三片,枣一枚,水二盏,煎至一盏,温服。

3.补肾兴阳:用虾米一斤,蛤蚧二枚,茴香、蜀椒各四两,并以青盐化酒炙炒,以木香粗末一两和匀,趁热收瓶中密封,每服一匙,空腹盐酒服嚼下,能收到奇妙的效果。

4.治宿食腹胀,快气宽中:木香、牵牛子(炒)、槟榔等份,将上药研为末,滴水制成蜜丸,如桐子大,每服三十丸,姜汤或萝卜汤送服。

5.治不省人事,闭目不语,如中风状:将木香研为末,冬瓜子煎汤,灌下二钱,有痰盛者,加竹沥、姜汁水煎。

【养生药膳】

陈皮木香烧肉

【原料】陈皮、木香各3克,瘦猪肉200克,植物油、盐各适量。

【做法】先将陈皮、木香焙干,研磨成粉末;猪瘦肉洗净,切片;锅中加适量植物油,油烧至七成热,下肉片,翻炒片刻,放适量清水烧熟,待熟时放陈皮、木香末调匀,加少许盐调味即成。

【功效】健脾消食,舒肝理气,解郁止痛。

枳实——消积食,破胀满

【释义】为芸香科植物酸橙、枸橘或甜橙的干燥幼果,果实呈半球形,少数球形,直径0.8~3厘米。外表面灰绿色、棕绿色或黑绿色,粗糙,密被小油点及黄色斑点,顶端有微凸柱基,基部有果梗痕。横剖面外层果皮淡黄色,厚3~7毫米,边缘有油室1~2列,果瓤10~13瓣。质坚硬。5~6月间采摘幼果,自中部横切为两半,晒干或低温干燥。较小者可整体干燥。

【别名】香橙、枸头橙、臭橙。

【性味】味苦、辛、酸,性温。

【功效主治】

化痰散痞,破气消积。主治积滞内停、痞满胀痛、大便不通、泻痢后重、痰滞、气阻、胸痹、胃下垂、脱肛、子宫脱垂等。头风、小腹拘急,可以愈渴除烦,去横膈燥热,润五脏,利大小便,解酒毒,止吐逆,避寄生虫。

【应用指南】

1.治死胎不出:用枳树叶十四片,水、酒各一盏,煎至八分服,有效。

2.治慢性阑尾炎:枳实、桃仁、香附各三钱,栀子麦芽、山楂、木香、鸡内金各二钱,远志、神曲、枳壳、甘草各一钱。将上述药材用水煎服,每日1剂。

3.治患胸痹痛:枳实捣为末,服用三日,每晚临睡前服用。

4.治大便不通:枳实、皂荚等份。研磨为末,饭丸,米汤饮下。

5.治两胁疼痛:枳实一两,白芍药(炒)、川芎、人参各半两,研磨为末,空腹以姜、枣汤调二钱服用,白酒也可以。

6.治湿热,脘腹胀满,闷乱不安:大黄一两,枳实(麸炒,去瓤)、神曲(炒)各五钱,茯苓、黄芩、黄连、白术各三钱,泽泻二钱。将上述药材烘干,研为细末,汤浸蒸饼为丸,如梧桐子大。每服20~30丸,温水送下。

油焖枳实萝卜

【原料】枳实10克,白萝卜400克,虾米50克,葱末、姜丝、盐、猪油各少许。

【做法】将枳实水煎成汁,取汁,去渣;将白萝卜洗净,切块,用猪油煸炸,加虾米,浇药汁适量,文火煨约30分钟,烂熟时,加入葱末、姜丝、盐拌匀即可食之。

【功效】疏肝理气,化痰散痞,破气消积。

荞麦——降气宽肠,消积滞,止泻痢

【释义】荞麦立秋后下种,最怕霜打,苗高达一二尺,红茎绿叶,开繁密的白色小花,结果实累累,上有三条棱,老时呈乌黑色。八九月收割,磨成面食用,不如麦面好。南方种植较少,只能作成粉或做成糕饼吃,是农家冬季的粮食。

【别名】乌麦、花荞。

【性味】味甘,性微寒,无毒。

【功效主治】

能充实肠胃,增长气力,提精神,除五脏的滓秽。做饭吃,能解丹石毒,治疗效果非常好。用醋和粉调好,可涂治小孩儿丹毒红肿热疮。它能降气宽肠,消积滞,消热肿风痛,除白浊白带,脾积止泻。用沙糖水调和炒面二钱服食,能治痢疾。将它炒焦用热水服,能治肠绞痛。因性酸,微寒,吃后难以消化。长期食用,使人感到头眩头晕。做面与猪、羊肉加热同食,不超过八九顿,就要患上热风病,胡子、眉毛脱落,生还的可能很小。

【应用指南】

1. 烫火伤:用荞麦面焙黄,研末,水和敷之。

2. 颈淋巴结结核:用荞麦炒去壳,海藻,白僵蚕炒去丝等份研为末,白梅浸汤,取半量的肉,和丸呈绿豆大,每次服六七十丸。饭前服用,每日五服,它的毒从大便泄去。忌豆腐、鸡、羊肉、酒、面。

3. 痘疮溃烂:荞麦粉反复敷涂。

4. 痘黑凹陷不起:荞麦面煮食,即发起。

5. 肠绞痛:荞麦面一撮炒后,加水调服。

6. 水肿喘满:生大戟一钱,荞麦面二钱,加水做饼,烘熟研末,空腹用茶服,以大小便利出为度。

7. 驱壁虱蜈蚣方:荞麦秸作草垫子,并火烧荞麦秸,烟熏虱虫,就可以把它们驱走。

【养生药膳】

荞麦胡萝卜粥

【原料】荞麦100克,土豆半个,胡萝卜20克,盐、酱油各适量。

【做法】把荞麦米洗净,沥干水分;土豆去皮,洗净,切小块;胡萝卜去皮,洗净,切片;锅中倒入适量的水,放入荞麦熬煮20分钟,放入胡萝卜、土豆,一同熬煮至米熟烂,加入

盐、酱油调味即成。

【功效】降气宽肠,消积止泻。

第七节　活血化瘀与本草

郁金——既能活血又能解郁的良药

【释义】苗似姜黄,花白而质红,秋末出茎心而无实。根为赤黄色,大小如指头,长的大约有一寸,浑圆有横纹,好像蝉的腹部,外黄而内赤,浸水中染色用,微微带有香气。

【别名】马莛、黄郁。

【性味】味辛、苦,性寒,无毒。

【功效主治】

破瘀行气,治血瘀气滞所致多种病症;清心解郁,治热病神昏、癫痫发狂;凉血止血,治肝郁化火或血热有瘀的出血;利胆退黄,治黄疸,结石症。本品辛散苦降,寒能清热,入血分能凉血行瘀,入气分可行气解郁,为活血行气凉血之要药。既善破瘀止痛、凉血清心,又能舒肝解郁、利胆退黄,还能止血。所以可用于血瘀气滞之胸胁疼痛、经行腹痛、热病神昏、癫痫发狂、肝郁化火或血热有瘀之出血症,以及湿热黄疸等症。

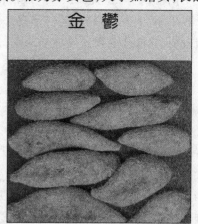

金鬱

【应用指南】

1.治厥心气痛:郁金、附子、干姜等份,为末,醋糊丸梧子大,朱沙为衣。每服三十丸,男酒女醋下。

2.治自汗不止:郁金末,卧时调涂于乳上。

3.治尿血不定:郁金末一两,葱白一握,水一盏,煎至三合,温服,每日三服。

【养生药膳】

郁金黄芪灵芝饮

【原料】郁金10克,黄芪25克,灵芝、茯苓各12克,茶叶6克。

【做法】将郁金、黄芪、灵芝、茯苓一同放入沙锅中,加清水约800毫升,煮沸后,文火煎煮20分钟,将汤汁滤出,装入保温杯中;将茶叶放入茶杯中,冲入滤出的药汁,加盖闷约3分钟即可饮用。

【功效】行气化瘀,清心解郁,利胆退黄。

郁金炒羊肝

【原料】郁金20克,羊肝200克,西芹50克,盐、姜末、葱末、料酒、水芡粉、鸡精各少许,食用油适量。

【做法】郁金切片;羊肝洗净,切片,用盐、鸡精、水芡粉腌制;西芹洗净,切片;锅中加食用油,烧热,下葱末、姜末爆香,加入羊肝、郁金、西芹、料酒、盐炒熟,即可盛盘食用。

【功效】活血止痛,清心凉血,利胆退黄。

鸡血藤——妇女活血补血的良药

【释义】本品为豆科植物密花豆的干燥藤茎。椭圆形、长矩圆形或不规则的斜切片,厚 3~10 厘米。栓皮灰棕色,有的可见灰白色斑,栓皮脱落处现红棕色。切面木部红棕色或棕色,导管孔多数;韧皮部有树脂状分泌物呈红棕色至黑棕色,与木部相间排列呈 3~8 个偏心性半圆形环;骨部偏向一侧。质坚硬。秋、冬二季采收,除去枝叶,切片,晒干。

【别名】血风藤、大血藤、血龙藤、猪血藤、过岗龙。

【性味】味甘、辛,性温。

【功效主治】

养血,调经,活血,舒筋。主治妇女月经不调、痛经、闭经、手足麻木、肢体瘫痪、风湿痹痛。

【应用指南】

1. 治痛经,月经不调:鸡血藤六钱,茄子根三钱。将上两味药用水煎服,每日 2 次。

2. 治闭经:鸡血藤三钱,当归藤三钱,益母草二钱,水煎服。

3. 治肢体偏瘫,肌肉松弛,血虚:黄芪、黄精、丹参、玄参各三钱,鸡血藤四钱,海藻二钱。用水煎服,每日 1 剂,并可随症加减。

4. 治风湿性关节炎:海风藤、鸡血藤、桂枝各二钱,水煎服。

【养生药膳】

鸡血藤煲鸡蛋

【原料】鸡血藤 25 克,鸡蛋 2 个,白糖少许。

【做法】鸡蛋洗净,与鸡血藤一同放入沙锅中,加清水没过鸡蛋,熬煮 8~10 分钟,取出鸡蛋去壳,再将鸡蛋放入药汁中,熬煮至 1 碗,去药渣,饮汤吃蛋。每日 1 剂,晚餐食用最佳。

【功效】活血补血,舒筋活络。女性闭经、月经不调、贫血、面色苍白者可常吃。

鸡血藤木瓜豆芽汤

【原料】鸡血藤 20 克,木瓜 10 克,黄豆芽 200 克,猪油、盐各少许。

【做法】鸡血藤、木瓜洗净,水煎成汁,去渣,再放入黄豆芽、猪油同煮片刻,熟后加盐调味即成。

【功效】消除湿热、活血通络。

桃仁——补中益气、活血化瘀的鲜果仁

【释义】桃仁为蔷薇叶植物桃的种子。种子扁卵形或椭圆形,一端尖,另端钝圆而偏斜,边缘较薄,表面为黄棕色或红棕色,有纵脉纹及密布细粒状突起,近尖端侧边有长 4～6 毫米的线形种脐。种皮薄,子叶两片肥大,黄白色,富油质。果实成熟后采收,除去果肉及核壳,取出种子,晒干,便可入药。

【别名】毛桃仁、扁桃仁、大桃仁。

【性味】味苦、甘,性平,无毒。

【功效主治】

瘀血血闭,腹内积块,杀小虫,止咳逆上气,消心下坚硬,除卒暴出血,通月经,止心腹痛,治血结、血秘、血燥,通润大便,破瘀血。每夜嚼一枚和蜜,涂手和脸,效果良好。主治血滞,肢体游移性酸痛,肺痨病,肝疟寒热,产后血病。

【应用指南】

1. 延年祛风:用桃仁五合去皮,用粳米饭浆同研,绞汁会尽,又温之悦面,效果好。

2. 风劳毒肿:挛痛,或牵引小腹或腰痛。桃仁一升去尖皮,焙令黑烟出,热研如脂膏,用三升酒搅匀服下,卧床保暖出汗不过三次即愈。

3. 产后百病:桃仁一千二百枚,去掉皮尖和双仁的,熬捣至极细后,加一斗一升,井水三斗,曲六升,米六斗,煮熟。用常规方法酿酒,每天空腹时任意喝。

4. 风虫牙痛:针刺桃仁,在油灯上烧得冒烟时拿开吹灭,放置在痛牙上咬住。不过五六次即愈。

【养生药膳】

桃仁决明蜜茶

【原料】草决明子 12 克,桃仁 10 克。

【做法】将桃仁、草决明子水煎,加蜂蜜,饮服。

【功效】补中益气,健脾益胃。

月季花——调经止痛,女人经期必备

【释义】月季花为蔷薇科植物月季的花。有刺灌木,或呈蔓状与攀援状。常绿或落叶灌木,直立,茎为棕色有一点绿,具有钩刺或无刺,但也有几乎无刺的。花期较长,每年 4～10 月开放,大多数是完全花,或者是两性花,有"花中皇后"的美称。秋季时,采摘后晾晒,烘干,即可入药。

【别名】月月红、长春花、四季花、胜春、斗雪红、月贵红等。

【性味】味甘,性温。

【功效主治】

活血化瘀,调经止痛。主治妇女肝气不舒、气血失调、经脉瘀阻不畅,以致月经不调、

胸腹疼痛、食欲不振甚或恶心、呕吐等症。

【应用指南】

1. 妇女闭经,月经稀薄,小腹痛,精神不振,大便燥结:月季花、当归、丹参、白芍各等份,加红糖适量,清水煎服。

2. 气血不和引起月经病:月季花、代代花各三钱,水煎服。

3. 月经不调,经来腹痛,带下病:月季根六钱,鸡冠花、益母草各三钱,水煎成汁,煮蛋食用。

【养生药膳】

月季花大枣茶

【原料】月季花10克,大枣2枚,冰糖适量。

【做法】将月季花、大枣、冰糖一同放入茶杯中,冲入沸水,加盖闷约5~10分钟即可饮用,可反复冲泡3~5遍。

【功效】活血化瘀,调经止痛。

月季花汤

【原料】月季花5朵,黄酒10克,冰糖适量。

【做法】将月季花洗净加水150克,文火煎至100克,去渣取汁,加入冰糖和黄酒,调匀即成。每日1次,温热服用。

【功效】活血调经,消肿止痛。

红花——活血美容的中药名花

【释义】一年生草本,高40~90厘米,全体光滑无毛。茎直立,基部木质化,上部多分枝。叶互生,质硬,近于无柄而抱茎;卵形或卵状披针形,基部渐狭,先端尖锐,边缘具刺齿;上部叶逐渐变小,成苞片状,围绕头状花序。花序大,顶生,总苞片多列,外面1~3列呈叶状,披针形,边缘有针刺;内列呈卵形,边缘无刺而呈白色膜质;花托扁平;管状花多数,通常两性,橘红色。果期8~9月。瘦果椭圆形或倒卵形,基部稍歪斜,白色,红花的花可入药。孕妇慎用。5~6月当花瓣由黄变红时采摘,晒干、阴干或烘干。

【别名】刺红花、草红花、红蓝花

【性味】性温,味辛。

【功效主治】

活血通经,祛瘀止痛。主治恶露不行、产后血晕、瘀滞腹痛、胸痹心痛、痛经、闭经、症瘕痞块、跌打瘀肿、关节疼痛、中风瘫痪等。

【应用指南】

1. 治产后恶露不尽:红花、桃仁、血竭、归尾各等份。将上药分别研末,混和。每次服用3克,温酒送下。

2. 治产后血上冲心,血刺,血晕,腹疼:红花一两,初出卷荷一两,蒲黄(纸炒)三钱,牡

本草养生

丹皮三钱。将上药研为细末,每次服用二钱,用温酒或童子尿调服。

3.治跌打损伤,头痛头昏,瘀血留于胁下,痛不可忍:取红花适量,用油浸泡,加入少许麝香粉,涂擦揉捏患处。

【养生药膳】

红花三七花茶

【原料】红花10克,三七花5克。

【做法】将红花、三七混匀,分作3次,取一次的量放入茶杯中,以沸水冲泡,加盖闷3~5分钟,即可饮用。

【功效】活血化瘀,降压止痛。

红花菜羊肉汤

【原料】嫩红花菜200克,嫩羊腿肉150克,香葱花15克,蛋清、淀粉、盐、味精、鲜汤、料酒适量。

【做法】将嫩红花菜洗净,切成段,投入沸水锅中焯水后,沥干水待用;将嫩羊腿肉切成片,放上盐、蛋清、淀粉待用;锅内放鲜汤、料酒、盐,烧沸,将羊肉片抖散下锅烧沸,打净浮沫,放嫩红花菜烧至沸,放味精,葱花起锅即成。

【功效】可健脾益气、温补肾阳、清热解毒。

丹参——轻松赶走痛经的烦恼

【释义】二月发芽生长,有一尺多高,茎为方形有棱,青色。叶相对而生,像薄荷,但是上边有毛。三月到九月开穗状的花,红紫色,像苏花。根是红色的,大的如手指粗细,有一尺多长,一棵上有几条根。秋季采挖,整修洗净,润透后切片,晒干。生用或酒炒用。

【别名】赤参、山参、木羊乳、逐马、奔马草、紫丹参等。

【性味】味苦,性微寒,无毒。

【功效主治】

活血祛瘀,凉血止痛,治血热瘀滞,月经不调,经闭癥瘕,产后瘀阻,风湿热痹;清心安神,治热病伤营,心烦失眠;清热消肿,治疮疡肿毒。

【应用指南】

1.落胎下血:丹参十二两,酒五升,煮取三升,温服一升,一日三服,水煮也可以。

2.小儿身热:因中风而引起的汗出拘急,可用丹参半两,炒鼠屎三十枚,为末,每服三钱,浆水下。

3.惊痫发热:可用丹参摩膏:丹参、雷丸各半两,猪膏二两,同煎七上七下,滤去滓盛之。每以摩儿身上,每日三次。

4.热油火灼:用以治疗烧烫伤,可除痛生肌。丹参八两,以水微调,取羊脂二斤,煎三上三下,以涂疮上。

【养生药膳】

丹参猪肝汤

【原料】猪肝 250 克,丹参 10 克,油菜 2 棵,盐、姜末各少许。

【做法】猪肝洗净,切片,加入姜末,拌匀,去腥;油菜洗净;锅中加适量清水,放入丹参煮沸后,下猪肝,转文火熬煮约 15 分钟,待猪肝快熟时,放入油菜,调入盐,熬煮片刻即成。

【功效】活血化瘀,调经止痛,养肝明目。

第八节　杀虫驱虫与本草

石榴皮——涩肠收敛,止血杀虫

【释义】石榴皮为石榴科植物石榴的果皮。每年秋季果实成熟顶端开裂时,采摘,取其皮,切瓣晒干,或微火烘干,以备药用。

【别名】酸榴皮、石榴壳、西榴皮。

【性味】味酸、涩,性温。

【功效主治】

涩肠收敛,止血消炎,杀虫驱蛔。主治久泻、久痢、滑精、崩漏、脱肛、虫积腹痛。止下痢和滑精。治筋骨风,腰脚不遂,步行挛急疼痛,涩肠。用汁点目,止泪下。煎服,下蛔虫。止泻痢,便血脱肛,崩中带下。

【应用指南】

1. 治大便前有血:用酸石榴皮烤干,研细为末,每服二钱,加入茄子枝煎为汤服用。

2. 治小儿腹泻、痢疾:石榴皮、黄芩、白芍、山楂曲、云芩、干荷叶、炒二芽各 6 克,葛根 4 克。将上药用水煎服,少量频服。

3. 治痔疮肿痛出水:石榴皮一两,黄柏五钱。煎汤洗过,以冰片一二厘,纳入痔疮破烂处,立效。

4. 治虚劳尿精:石榴皮、桑白皮(切)各五合。上二味,以酒五升,煮取三升,分三服。

【养生药膳】

石榴皮荠菜粥

【原料】石榴皮(干品)10 克,鲜荠菜 40 克,大米 80 克,蜂蜜适量。

【做法】将石榴皮用干净纱布包好;荠菜洗净,切成碎末;大米淘洗干净,放入锅中,加适量清水,放入石榴皮袋,一同熬煮,煮至大米八成熟时加入荠菜末,再煮至粥熟,拣出石榴皮袋,调入蜂蜜即成。每日 2 次,连服 3～5 天。

【功效】涩肠止泻,清热止血,平肝明目,和脾利水。

槟榔——绦虫蛔虫，一个都跑不了

【释义】槟榔树初生时一直向上，一节一节的没有分枝，从心抽条，顶上的叶子像蕉叶笋竿，三月时叶子突起一房，自行裂开，出穗共数百颗，大如桃李。穗下累生刺以护卫果实。五月成熟，剥去皮，煮其肉而晒干。生食槟榔味道苦涩，但与扶留藤和蚶子灰一同咀嚼，则柔滑甘美。

【别名】宾门、仁频。

【性味】味苦、辛、涩，性温，无毒。

破积，下气，行水，杀虫。主治消谷逐水，杀肠道寄生虫、伏尸、寸白虫；除湿气，通关节，利九窍，除烦，破腹内结块；还可治脚气、水肿、痢疾、腹胀腹痛、大小便不能、痰气喘急，疗恶性疟疾，抵御瘴疠。

【应用指南】

1. 治心脾作痛：鸡心槟榔、高良姜各一钱半，同陈米一百粒，以水煎服下。

2. 治肠胃湿热大便秘塞：大槟榔一枚，同麦冬煎汤取汁温服。

【养生药膳】

槟榔糯米粥

【原料】槟榔10克，郁李仁20克，火麻仁15克，糯米50克。

【做法】将槟榔捣碎；用热水烫郁李仁，去皮，磨成膏状，与槟榔调匀；火麻仁洗净，水煎取汁；糯米淘洗干净，放入锅中，加入火麻仁汁，煮沸，加入槟榔郁李仁膏，拌匀，转文火熬成粥即成。

【功效】理气醒脾，润肠通便，杀虫驱蛔。

马齿苋槟榔粥

【原料】马齿苋250克，槟榔25克，粳米125克，白沙糖10克。

【做法】先将新鲜马齿苋除根，去老黄叶，用清水洗净，用刀切碎备用。把粳米淘洗净，与槟榔一同放入锅内，加入适量的清水，置于武火之上煮，煮沸之后，改用文火煮至米开花时，倒入马齿苋，再煮几沸，即可供食用。在食之前，加入白糖调味。

【功效】粥具有清热、益胃、止痢的功效。

麻油——利大肠、杀蛔虫的良药

【释义】把芝麻炒熟，香而少含水，趁热挤压出油，称为生油，经煎炼，称之为熟油，可以食用了。

【别名】胡麻、油麻、巨胜、脂麻、香油。

【性味】味甘，性寒，无毒。

【功效主治】

利大肠，治产妇胞衣不落。生油擦患处消肿，生发，去头面游风。治天行热闷，肠内结热。每次服一合,至有效为止。治声音嘶哑,杀五黄,下三焦热毒气,通大小肠,治蛔虫钻心痛,治一切恶疮疥癣。

【应用指南】

1. 治砒石毒:麻油一碗灌下就好。

2. 治鼻衄水上:纸条蘸麻油放入鼻中,打喷嚏就好。

3. 治河豚毒:一时仓促没有药,用麻油多灌,吐出毒物就好了。

4. 治卒热心痛:生麻油一合,服后效果良好。

5. 治肿毒初起:麻油煎葱为黑色,趁热涂患处,可自消。

6. 治身面白癜:用酒服生麻油一合,一日三服,服到五斗时瘥。忌生、冷、油腻、蒜等百日。

【养生药膳】

麻油炒鸡蛋

【原料】鸡蛋2个,麻油5毫升,姜末、盐、植物油各少许。

【做法】将鸡蛋磕入碗中打散,加入姜末,拌匀;锅中倒入植物油,烧至七成热,倒入蛋液,炒匀,淋上麻油,加少许盐调味即成。

【功效】利大肠,驱杀蛔虫。

麻油鸡汤

【原料】鸡肉500克,黑麻油10克,老姜10片,米酒150毫升,水、糖、盐、味精适量。

【做法】先将鸡洗净,去除太肥的油脂,切块备用。热锅,倒入麻油烧热,爆香姜片,随即将鸡块倒入爆炒1分钟,接着倒入米酒,等烧开后加入水和所有调味料继续煮,水滚后改文火煮约20分钟即可。

【功效】温中益气,补精添髓,补虚益智。

乌梅——敛肺涩肠,消肿杀虫

【释义】装青梅于篮内,置于灶头上熏黑,如再用稻草灰水淋湿润后蒸过,则饱满而不被虫蛀。

【别名】梅实、熏梅、春梅。

【性味】味酸,性温,干涩,无毒。

【功效主治】

下气、除热、安心,治肢体痛,偏枯不灵,死肌,祛青黑痣,蚀恶肉,祛痹,利筋脉,止下痢,好唾口干。泡水喝,治伤寒烦热,止渴调中,祛痰,治疟瘴,止吐泻,除冷热引起的下痢。治肺痨病,消酒毒,安神得睡。与建茶、干姜一起制成丸服,止痢最好。敛肺涩肠,止久嗽,反胃噎膈,蛔厥吐利,消肿涌痰。杀虫,解鱼毒、马汗毒、硫黄毒。

【应用指南】

1. 治消渴烦闷:乌梅肉二两,稍微炒焙研为末。每服二钱,水二盏,煎至一盏水,滤去滓子,加入豉二百粒,煎到水剩半盏时,趁温服下。

2.治产后痢渴:乌梅肉二十个,麦门冬十二分,加水一升,煮七合,缓缓饮下。

3.治久痢不止:用乌梅二十个,加水一盏,煎至六分,食前分二次服下。

4.治大便不通:气阻欲死者,用乌梅十颗,用汤水浸泡去核,制丸如枣大,塞入肛门处,少刻即通。

5.治心胆腹痛:气短欲绝者。取乌梅十四枚,水五升,煮一沸,纳大钱十四枚,煮水至二升半,分顿服下。

6.治伤寒头痛:凡壮热,胸中烦痛,四五日不解。乌梅十四枚,盐五合,水一升,煎至半升,温服含吐,吐后避风,效果甚好。

7.治小儿头疮:乌梅烧末,生油调涂。

【养生药膳】

乌梅汤

【原料】乌梅8粒,冰糖适量。

【做法】将乌梅用刀切碎,放入锅中,加适量清水,文火熬煮约20分钟,加入冰糖,继续熬煮至糖化,调匀,晾温即可饮用。

【功效】健脾开胃,敛肺涩肠,消肿杀虫。

薏苡根——肠虫无地躲

【释义】本品为禾本科植物薏苡的根,秋季采挖,根中含有薏苡素、棕榈酸、硬脂酸、豆甾醇、氯化钾、葡萄糖、蛋白质、淀粉等成分。

【别名】打碗子根、五谷根、米仁根。

【性味】味甘,性寒,无毒。

【功效主治】

除肠虫。用它煮汁至烂后很香,可以打蛔虫,很有效。也能用它来堕胎,以及治疗心急腹胀、胸胁痛,只需将它锉破后煮成浓汁服下3升即可。将它捣成汁和酒服用,能治黄疸。

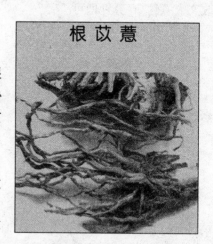

根苡薏

【应用指南】

1.治蛔虫腹痛:薏苡根一斤切碎,加水七升,煮水剩下三升,饮下,虫死可排出体外。

2.治妇女经水不通:薏苡根一两,水煎服下。不超过几次,即见效。

3.治小儿肺炎,发热喘咳:薏苡根三至五钱,煎汤调蜜,日服3次。

4.治牙齿风痛:薏苡根四两,水煎成汁,常含漱,冷即易之。

【养生药膳】

薏苡根猪肚汤

【原料】薏苡根 20 克，猪肚 200 克，盐、花椒、鸡精各少许。

【做法】将猪肚洗净，切块；薏苡根用纱布包好；将猪肚块、薏苡根药包、花椒一同置于沙锅中，加适量清水，武火煮沸，转文火慢慢熬炖约 2 小时，猪肚熟烂后，加入盐、鸡精调味即成。趁热服用。

【功效】健脾止泻，固涩排毒。

薏苡煎

【原料】薏苡仁、薏苡根各 30 克。

【做法】将薏苡仁、薏苡根切段水煎。去渣饮汁。早、晚空腹饮。

【功效】利浊去湿，引血下行。

第九节　改善失眠与本草

酸枣仁——补益肝气，治疗失眠的良药

【释义】酸枣仁，落叶灌木或小乔木，高约 1～3 米，枝节上有直的和弯曲的刺。木质坚硬而且重。它的树皮也细而且硬，纹如蛇鳞。它的枣圆小而且味酸，它的核微圆，色赤如丹。其枣肉酸滑好吃。花期 4～5 月，果期 9 月。生于向阳或干燥山坡、平原、路旁。主产河北、陕西、河南、辽宁。

【别名】山枣、酸枣子、别大枣、刺枣。

【性味】味酸，性平，无毒。

【功效主治】

理气和中，宁心安神，养肝敛汗。主治心腹寒热、邪结气聚、四肢酸痛湿痹。久服安益五脏，轻身延年。可治烦心不得眠、脐上下痛、血转九泄、虚汗烦渴等症。补中益肝气，坚筋骨，助阴气，能使人肥健。

【应用指南】

1.治心烦不眠：用酸枣仁一两，水二盏，研绞取汁，下粳米二合煮粥，待熟后下地黄汁一合，再煮匀后食。

2.治胆虚不眠，心多惊悸：用酸枣仁一两，炒出香味捣为散，每服二钱，竹叶汤调下。

3.治虚烦不眠：《深师方》里的酸枣仁汤，用酸枣仁二升，知母、干姜、茯苓、芎藭各二两，炙甘草一两。以水一斗，先煮枣仁减去三升，再加其他药物同煮取三升分次服下。

4.治筋骨风：用炒酸枣仁研成末，汤服。

5.治睡中盗汗：酸枣仁、人参、茯苓各等份，将上药共研为细末，用米汤调成糊，服用。

6.治肝脏风虚、常多泪出：酸枣仁、五味子、蕤仁（汤浸去赤皮）各一两，将上药共研为

末,制成散剂,饭后,以温酒调成糊,服用,每次一钱。

【养生药膳】

龙眼酸枣仁饮

【原料】酸枣仁10克,龙眼12克,芡实10克,白糖适量。

【做法】酸枣仁捣碎,装入纱布包中,与芡实、龙眼一同放入沙锅中,加水约500毫升,煮30分钟,成汁后,取出酸枣仁包,加适量白糖,滤出汁液,即可代茶饮用。

【功效】理气和中,安神养心,益肾固精。

远志——赶走失眠健忘,还你清醒的头脑

【释义】根形像蒿根,黄色,苗似麻而青,又如毕豆。叶也有像大青但是较小,三月开白花,根长约一尺。春秋两季均可采挖。修整后洗净晒干。生用或炙用。

【别名】苗名小草、细草、棘菀、远志肉、炙远志等。

【性味】味苦,性温,无毒。

【功效主治】

安神益智。本品辛散、苦泄、温通,既能助心阳,益心气,使肾气上交于心,交心肾而安神益智,治惊悸失眠、迷惑善忘;又能散郁祛痰,治寒痰阻肺的咳嗽。此外,又能消散痈肿而止痛,治痈疽肿毒,证属寒凝气滞、痰湿入络者。内服外用均可。

【应用指南】

1.治喉痹作痛:远志肉为末,吹之,涎出为度。

2.治脑风头痛:头疼不能忍受者,可用远志搐鼻。

3.治催乳肿痛:远志焙研,酒服二钱,以滓敷之。

4.治一切痈疽:用远志不以多少,米泔浸洗,捶去心,为末。每服三钱,温酒一盏调,澄少顷,饮其清,以滓敷患处。

【养生药膳】

酸枣仁远志粥

【原料】远志10克,(炒)酸枣仁8克,大米80克。

【做法】将远志、酸枣仁一同放入烧锅中,加4碗清水,水煎成汁,去渣;将大米淘洗干净,放入远志酸枣仁汁中,武火煮沸后,转文火熬煮约30分钟,成粥后,晾温即可食用。

【功效】宁心安神,祛痰开窍,补中益气,养肝敛汗。

远志莲粉粥

【原料】远志30克,莲子15克,粳米50克。

【做法】先将远志泡去心皮与莲子均研为粉,再煮粳米粥,待熟入远志和莲子粉,再煮一二沸。

【功效】补中,益心志,聪耳明目。适用于健忘、怔忡、失眠等。

柏子仁——养心安神全靠它

【释义】柏子仁为柏科植物侧柏的种仁。长卵形或长椭圆形,种仁外面常包有薄膜质的种皮,顶端略尖,圆三棱形,基部钝圆。质软油润,断面黄白色,胚乳较多,富含油脂。每年秋、冬两季采收成熟种子,晒干,除去种皮,收集种仁。

【别名】柏子、柏实、侧柏仁。

【性味】味甘,性平。

【功效主治】

养心安神,润肠通便。主治虚烦不眠、心悸怔忡、肠燥便秘等症。心神失养,惊悸恍惚,心慌,失眠,遗精,盗汗者宜食;老年人慢性便秘者也可食用。但大便溏薄或咳嗽痰多的人需慎食。

【应用指南】

1.治风湿卧床:用金凤花、柏子仁、朴消、木瓜煎汤洗浴,每日二三次。内服独活寄生汤。

2.治老人便秘:柏子仁、松子仁、大麻仁等份,一起研,与蜜制成梧桐子大小的丸,饭前用黄丹汤调服二三十丸,每日二次。

3.治脱发:当归、柏子仁各一斤。共研细末,炼蜜为丸。每日三次,每次饭后服用10克即可。

4.治劳欲过度,心血亏损,精神恍惚,夜多怪梦,怔伴惊悸,健忘遗泄:柏子仁四两,枸杞二两、麦冬、当归、石菖蒲、茯苓各一两,玄参、熟地各二两,甘草五钱。先将柏子仁、熟地蒸透,研成泥,再将剩余药材,共研为末,和匀,炼蜜为丸,如黄豆大。每次服用5～10丸,早、晚用灯心草或龙眼汤送服。

【养生药膳】

柏子仁炖猪心

【原料】猪心1个,柏子仁10克,姜片、葱末、盐、鸡精、料酒各少许。

【做法】猪心清洗干净,横向切成厚片,放入沸水中焯煮片刻,去除血腥,捞出,放入沙锅中,再放入姜片、葱末、料酒、柏子仁,加适量清水,煮沸,转文火炖约30分钟,猪心软烂后,加适量盐、鸡精调味即成。

【功效】养心安神,补血养心,润肠通便。

灵芝——神经衰弱和失眠患者的必备佳品

【释义】多生山间石崖上,状如木耳。采集洗去沙土,作食,味美胜过木耳。本品为多孔菌科植物赤芝或紫芝的全株,以紫灵芝药效为最好。灵芝原产于亚洲东部,中国分布最广的在江西,可全年采收,除去杂质,剪除附有朽木、泥沙或培养基质的下端菌柄,阴干或在40℃到50℃烘干,即成药。

【别名】灵芝草、神芝、芝草、仙草、瑞草。

【性味】味甘,性平,无毒。

【功效主治】

长期食用增人面色,至老时能保持容颜依旧,令人耐饥饿,减少二便,聪耳明目,使人精力旺盛,肌肤润泽,延年防衰。灵芝对于增强人体免疫力、调节血糖、控制血压、辅助肿瘤放化疗、保肝护肝、促进睡眠等方面均具有显著疗效。

【应用指南】

1. 治泻血脱肛:取灵芝五两炒过,白枯矾一两,密陀僧半两,共研为末,蒸饼丸如梧桐子大小,每次吃二十丸。

2. 治肺痨久咳、痰多,肺虚气喘,消化不良:灵芝片一两,人参四钱,冰糖适量,一同装入纱布袋置酒坛中,加 1500 毫升白酒,密封浸 10 天,每日饮用 2 次,每次 15~20 毫升。

3. 治冠心病和心绞痛:灵芝半两,三七粉一钱,炖服,早、晚各服一次。

4. 治甲亢,失眠,便溏,腹泻:取灵芝切片二钱,水冲泡或煎煮,代茶饮。

5. 防癌、抗癌,降血压,降血脂:灵芝、黑木耳、银耳各一钱,蜜枣 6 枚,瘦猪肉 200 克,熬煮成汤,隔几日食用一次,久服还可延年益寿。

【养生药膳】

灵芝薄荷饮

【原料】灵芝 3 克,薄荷 5 克,谷芽 4 克,冰糖适量。

【做法】将灵芝、薄荷、谷芽冲洗干净,放入沙锅中,加适量清水,武火煮沸,停火,放入冰糖调匀,待糖化后即可滤出汤汁,代茶饮用。

【功效】理气开窍,提神醒脑,补脑益智。

益智仁——益气安神,利三焦,调气

【释义】本品为姜科植物益智的干燥成熟果实。益智子的苗、叶、花、根与豆无区别,只是子比较小。树有一丈多高,它的根上长有小枝,无花萼,子从心出,大小如小枣。其中核黑而皮白。核小的最好。每年于夏季采摘其成熟果实,除去果梗,晒干或焙干以备药用。

【别名】益智子。

【性味】味辛,性温,无毒。

【功效主治】

遗精虚漏,小便余沥,益气安神,补不足,安三焦,调诸气。夜尿多,可取二十四枚籽入盐同煎后服用。治风寒反胃,和中益气,令人多唾液。治心气不足、梦遗赤浊、热伤心闷、吐血、血崩等症。

【应用指南】

1. 治小便赤浊:益智子仁、茯神各二两,远志、甘草水煮半斤,为末,酒糊丸如梧桐子

大小,空腹姜汤饮下五十丸。

2. 治香口避臭:益智子仁一两,甘草二钱,碾成粉末舐食。

3. 治小便频数、遗尿:益智仁、白茯苓、白术等份为末,每服三钱,白开水送下。

4. 治腹胀忽泻,日夜不止,诸药不效,此气脱也:益智仁二两,水煎服。

5. 治妇人崩漏:将益智仁炒后,研为细末,调入米汤和盐服用。

6. 治伤寒阴盛,心腹痞满,呕吐泄利,手足膝冷,及一切冷气奔冲:炮川乌四两,益智仁二两,炮干姜半两,青皮三两。将上药共研为末,制成散剂,每次取三钱,用温水调成糊状,加盐少许,与生姜五片,枣二个,水煎后,去渣,温服,饭前服用。

7. 治小儿流涎症:生白术、益智仁各二钱,将上药用水煎半小时服用,每日 1 剂。

【养生药膳】

益智仁红枣粥

【原料】益智仁 15 克,白术 10 克,红枣 5 颗,大米 80 克。

【做法】将益智仁、白术、红枣分别洗净,放入沙锅中,水煎成汁,去渣,放入洗净的大米,熬煮成稀粥即成。

【功效】益气安神,补气养血。

第十节　醒脑提神与本草

菖蒲——补五脏,开九窍,醒神益脑

【释义】春天生青叶,长一二尺,叶子中间有脊,形状像剑一样,没有花与果实,根盘屈有节,形状如同马鞭大小,一根旁引三四根,旁根的节更密集。刚采的时候虚软,晒干后方坚实,折开后中间微红,嚼之辛香,滓比较少。人大多把其种于干燥沙石土中,冬天移栽容易成活。

【别名】昌阳、尧韭、水剑草。

【性味】味辛,性温,无毒。

【功效主治】

风寒湿痹,咳逆上气,开心孔,补五脏,通九窍,明耳目,出音声,主耳聋痈疮,温肠胃,止小便利。久服轻身,不忘不迷惑,延年,益心智。治中风猝死,客忤癫痫,下血崩中,亦胎漏,散痈肿。

【应用指南】

1. 健忘益智:取菖蒲为末,酒服方寸匕,饮酒不醉,久服聪明,忌铁器。

2. 治三十六风:菖蒲切晒干三斤,盛绢袋内,清酒一斛,悬浸之,密封一百日,视之如菜绿色,以一斗熟黍米纳中,封十四日,取出日饮。

3. 治癫痫风疾：菖蒲去毛，木臼捣末，以猪心一个劈开，沙罐煮汤，调服三段，日一服。

4. 治霍乱胀痛：生菖蒲锉四两，水和捣汁，分四次温服。

5. 治赤白带下：石菖蒲、破故纸等份，炒为末，每服二钱，更以菖蒲浸酒调服。

【养生药膳】

菖蒲酒

【原料】菖蒲100克，白酒、冰糖各适量。

【做法】用干净刀将菖蒲切成米粒状或薄片状，取于净容器，将冰糖放入，加少量沸水，使其充分溶解，然后将切片的菖蒲放入，再放入白酒，搅拌至混合均匀。将容器加盖盖紧，放在阴凉处储存20天，然后即可启封饮用。

【功效】通窍醒脑，理气和中，久服还可延年益寿。

苏合香——通窍醒脑，驱一切不正之气

【释义】苏合香为金缕梅科植物苏合香树所分泌的树脂。通常于初夏将树皮击伤或割破，深达木部，使分泌香脂，浸润皮部。至秋季剥下树皮，榨取香脂；残渣加水煮后再榨，除去杂质，即为苏合香的初制品。如再将此种初制品溶解于酒精中，过滤，蒸去酒精，则成精制苏合香。宜装于铁筒中，并灌以清水浸之，置阴凉处，以防止走失香气。

【别名】苏合油、苏合香油、帝膏。

【性味】味辛，性温。

【功效主治】

芳香开窍，行气温中，辟秽止痛。主治中风痰厥、猝然昏倒、胸腹冷痛、惊痫等症，久服，通神明，轻身延年。

【应用指南】

1. 治突然昏倒，牙关紧闭，不省人事，心服卒痛，甚则昏厥：苏合香、龙脑各一两，安息香、香附、朱砂、丁香、水牛角、白檀香、沉香、木香、白术、荜茇各二两，将上药研为末，拌匀，炼制蜜丸，每服药丸如梧桐子大，饭前服用，温服，每日3次。

2. 治水气浮肿：取苏合香、白粉、水银各等份，捣匀，以蜜制成如黄豆大的药丸，每次服二丸，温服。

3. 治湿浊蒙蔽，精神恍惚、健忘：取苏合香二两，远志一两，将上药研为末，拌匀做成药散，不拘时，以凉开水送服，每日1次。

4. 治冻疮：取苏合香适量，研为末，溶于乙醇中，敷于患处，用纱布包好，连用2～3日。

5. 治心腹卒痛、吐利时气：苏合香五分，藿香梗一钱，五灵脂二钱，共为末，每服五分，生姜泡汤调下。

6. 治五脏六腑气窍不通：苏合香一钱，石菖蒲（焙）三钱，姜制半夏（焙）二钱。将上药共研为末，以苏合香酒溶化为丸，如龙眼核大。每次1～2丸，淡姜汤送服，每日1次。

【养生药膳】

苏合香酒

【原料】苏合香丸40克，米酒800毫升。

【做法】将苏合香丸压碎，放入米酒中，浸泡约7日，便可滤出酒液饮用，每次服用10毫升，连服数日。

【功效】散寒通窍，温经通脉。

茯苓——开心益志，补劳乏、养精神

【释义】生长在泰山山谷及松树下，二、八月份采摘，阴干备用。皮黑而且有细皱纹，肉坚而且白，形状如鸟兽龟鳖的为好。内虚泛红色的不好。茯苓性防腐及虫蛀，埋地下三十年，颜色及纹理不会改变。

【别名】伏灵、伏菟、松腴。

【性味】味苦，性平，无毒。

【功效主治】

胸胁逆气，忧恐惊邪，心下结痛，寒热烦满咳逆，口焦舌干，通利小便。经常服用，安魂养神，使人不饥延年，止消渴嗜睡，治腹水、胸水及水肿病症，还有开胸腑、调脏气、除肾邪、长阴益气、保神气的功能。可开胃止呕逆，善安心神。主治慢性肺部疾病及痰多不易咳出，心腹胀满，小儿惊痫，女人热淋。补五劳七伤，开心益志，止健忘，暖腰膝并安胎。止烦渴，利小便，除湿益燥！有和中益气的功能，可利腰脐间血，逐水缓脾，生津导气，平火止泄，除虚热，开腠理，泻膀胱，益脾胃。治肾积水。服用茯苓时忌米醋以及酸性食物。

【应用指南】

1. 治胸胁气逆，胀满：茯苓一两，人参半两，每服三钱，水煎服，一日三次。

2. 治血虚心孔有汗，养心血：用艾汤调茯苓末，日服一钱。

3. 治小便不禁，心肾俱虚，神志不清：用白茯苓、赤茯苓等份为末，用新汲水揉洗去筋，控干水，以酒煮地黄汁捣膏和入茯苓末，制丸如弹子大小。每嚼一丸，空腹盐酒服下。

4. 延年益寿，美容养颜：用华山梃子茯苓，削如枣般大的方块，放在新瓮内，用好酒浸泡。用纸密封一层，百天后才打开。它的颜色应当如饴糖，可每天吃一块，到一百天肌体润泽，长久服用，延年耐老，面若童颜。《经济后方》有记载。

【养生药膳】

茯苓贝梨汤

【原料】茯苓20克，雪梨1个，川贝母8克，蜂蜜400毫升，冰糖适量。

【做法】将茯苓洗净，切成小方块；雪梨洗净，切成小块；川贝母洗净、沥干；将茯苓、贝母放入锅中，加入适量水，用中火煮沸，加入梨块、蜂蜜冰糖继续煮至梨熟，出锅即成。可吃梨、茯苓，饮汤。

【功效】开心益智，提神醒脑，改善健忘，增强记忆力。

第十一节 日常养护药膳

促进代谢

当你发觉你的体力越来越差。动不动就觉得倦怠时，那你就该好好想想怎样提升新陈代谢的速度了。平时多饮水，注意饮食规律并且适当进行运动，是提升代谢最快捷的方式。增加运动的质与量是加速新陈代谢最直接快速的方法，只有这样，才能有助于健康。

首选药材：沙参

【属性】味甘，性微寒。

【功效】养阴清肺、祛痰止咳、益气。

【存放】放在通风干燥处，防潮防蛀。

【挑选】参根较大、参形完整、有光泽者为佳。

【对症药材】枸杞、沙参、莲子、参须

【对症食材】牛膝肉、河鳗、猪肚、新鲜山药

饮食宜忌

①不宜吃太多干燥、辛辣的食品。

②应当多喝水或吃一些润肺的食物，或一些蛋白质类食物，如蛋、奶、肉、豆制品等，都可以促进新陈代谢。

③富含蛋白质的藻类能有效促进热量的代谢。

④绿茶、杜仲茶等日常饮料也能有效地促进人体内部的代谢。

推荐药膳

枸杞牛肉

【功效】补脾胃、益气血、强筋骨、促进脂肪分解。

【功效详解】本道菜可以促进脂肪分解、益气血、强筋骨。牛肉含有丰富的蛋白质，能提高机体抗病能力，具有补中益气、滋养脾胃、强健筋骨等功效。另外，本道菜中加入了山药，山药具有降血糖、调解机体对非特异刺激反应的作用。

【药材】枸杞10克。

【食材】新鲜山药600克、牛膝肉500克、盐2小匙。

【做法】①牛肉切块、洗净汆烫捞起再冲净1次，山药削皮洗净切块。②将牛肉盛入煮锅，加7碗水以大火煮开，转小火慢炖1小时。③加入山药、枸杞，续煮10分钟，加盐调味即可。

参须枸杞炖鳗

【功效】增强抵抗力、益气、生津、润肺、补肝、明目。

【功效详解】这道菜可以增强人体免疫力。促进人体新陈代谢。参须有益气、生津、止渴的疗效,可治咳嗽、吐血、口渴、胃虚呕逆等症。枸杞能滋肾、补肝、养肝明目、益精血,可治肝肾阴亏、头晕、目眩等症。

【药材】参须 15 克、枸杞 10 克。

【食材】河鳗 500 克、盐 2 小汤匙。

【做法】①鳗鱼洗净,去鱼鳃、肠腹后切段,余烫去腥,捞出再冲净,盛入炖锅。参须冲净,撒在鱼上,加水盖过材料。②移入电饭锅,外锅加 2 杯水。炖至开关跳起,揭开锅盖撒进枸杞,再按一次开关直至跳起,加盐调味即可。

经期护理

女人在月经间期,抵抗力下降,若身体受寒,则气血凝滞,可导致月经失调或痛经,因此,经期不宜吹风受寒,冒雨涉水,冷水洗脚或冷水浴,不吃生冷食物,这些是有道理的。经期喝些红糖水,可让身体温暖,活络气血,加快血液循环,月经也会排得较为顺畅。

首选药材:当归

【属性】味甘、辛、性温。

【功效】调节免疫机能、补血化血。

【存放】干燥、阴凉处。

【挑选】质柔韧,断面黄白色或黄棕色,皮部厚。

【对症药材】阿胶、百合、艾叶、当归、田七

【对症食材】乌鸡、牛肉、鸡蛋、西洋芹、红腰豆

饮食宜忌

①经期不宜食用寒凉食物,经期若嗜食辛辣的食物,或过度饮酒,会导致月经过多、月经不调等症状发生。

②可以食用一些温补类食物,如红糖、大枣等。

③养成良好的进食习惯,保证摄入营养的平衡。

④多吃活血食物,如山楂、黑木耳等。

推荐药膳

花旗参炖乌鸡

【功效】滋阴、养血、生津止渴、清虚火、抗衰老。

【功效详解】此药膳适合女性在经期食用。乌骨鸡,花旗参都是上好的滋阴药材。花旗参能补气养阴、清热生津,可治肺虚久咳、咽干口渴、虚热烦倦等症。乌骨鸡含有人体不可缺少的赖氨酸、蛋氨酸和组氨酸,有相当高的滋补药用价值,特别是富含黑色素,有

滋阴、养血、补虚和抗衰老的作用。

【药材】花旗参 10 克、海底椰适量。

【食材】乌骨鸡 1 只，猪肉 200 克，姜片、盐、味精、糖各适量。

【做法】①乌骨鸡去肠，入沸水中余烫去除血水；再将猪肉放入水中。②将乌骨鸡、猪肉、花旗参、海底椰放入炖盅，加适量清水，炖 3 个小时。③放入姜片及调味料，略煮入味即可。

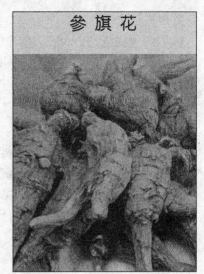

参旗花

阿胶牛肉汤

【功效】调经安胎、补血止血、滋阴养血、健脾。

【功效详解】阿胶能调经安胎，补血止血，尤其是在寒冷的冬季，阿胶是进补的佳品。阿胶牛肉汤能滋阴养血、温中健脾，适用于月经不调、经期延后、头昏眼花、心悸不安者。阿胶质地黏腻，因此消化能力弱的人不宜食用；内热较重，有口干舌燥、潮热盗汗等症者也不适宜服用此药膳。

【药材】阿胶 15 克。

【食材】牛肉 100 克、米酒 20 毫升、生姜 10 克、精盐适量。

【做法】①将牛肉去筋切片。②将切好的牛肉片与生姜、米酒一起放入砂锅，加入适量的水，用小火煮 30 分钟左右。③最后加入阿胶及调味料，溶解搅拌均匀即可。

艾叶煮鸡蛋

【功效】理气血、祛寒、安胎、增强记忆、延缓智力衰退。

【功效详解】艾叶药理方面的作用有理气血、祛寒湿、温经止血、安胎，可治心腹冷痛、久痢、吐衄、下血、月经不调等病症。鸡蛋蛋黄中的卵磷脂、甘油三脂、胆固醇和卵黄素，对神经系统和身体发育有很大的作用，可增强记忆力、延缓智力衰退，鸡蛋中的微量元素还有防癌功效。

【药材】艾叶 10 克。

【食材】鸡蛋 2 个。

【做法】①将艾叶加水熬煮至出色。②加入鸡蛋一起炖煮。③待鸡蛋壳变色即可食用。

熟地当归鸡汤

【功效】补血养阴、活血、强身健体、治疗妇女病。

【功效详解】这道菜品可以调经理带，治疗妇女病、血虚症、妇女月经失调、带下等诸症。以及性功能失调，如性交疼痛、冷感、阴道痉挛等现象，都适合以此汤渐渐调理。本汤不仅是妇女的保养汤，也适合男性，对贫血、血虚、体弱之男性可借以补血、活血，且不损男性阳刚之气。

【药材】熟地 25 克、当归 15 克、川芎 5 克、炒白芍 10 克。

【食材】鸡腿 1 只、盐适量。

【做法】①鸡腿剁块，放入沸水氽烫、捞起、冲净，药材以清水快速冲净。②将鸡腿和所有药材盛入炖锅，加 6 碗水以大火煮开，转小火续炖 30 分钟。③起锅并加盐调味即成。

当归田七乌鸡汤

【功效】散瘀消肿、止血活血、止痛、补血行气。

【功效详解】当归又名秦归，它有活血、补血的功效，为治血病的重要之药，对妇女调整子宫功能气血循环也有很好的功效。田七为姜科植物，它的块茎可用于散瘀消肿、活血止血、行气止痛。可治跌打瘀痛、风湿骨痛、吐血、产后失血过多等症。女性月经过多可适当多食。

【药材】当归 20 克、田七 8 克。

【食材】乌骨鸡肉 250 克、盐 5 克、味精 3 克、酱油 2 毫升、油 5 克。

【做法】①把当归、田七用水洗干净，然后用刀剁碎。②把乌骨鸡肉用水洗干净，用刀剁成块，放入开水中煮 5 分钟，再取出过冷水。③把所有的材料放入炖盅中，加水，慢火炖 3 小时，最后调味即可。

百合炒红腰豆

【功效】增强免疫力、补血、防衰老、修补细胞。

【功效详解】这道菜既营养又有瘦身的效果，适合想要减肥的爱美女性食用。红腰豆原产于南美洲，是干豆中营养最丰富的一种。它含丰富的维生素，也含丰富的铁和钾等矿物质。因此红腰豆有补血、增强免疫力、帮助细胞修补及防衰老的功效。要注意的是红腰豆在过水的过程中，时间不要太久，否则会影响口感。

【药材】百合 250 克。

【食材】西洋芹 250 克，红腰豆 100 克，葱油、姜汁、盐、味精、鸡精粉、太白粉适量。

【做法】①把所有的调味料放好备用，西洋芹洗净，切成段，百合洗净。②西洋芹、百合、红腰豆放入沸水中氽烫，另起锅加入葱油、姜汁烧热后，再放入西洋芹、百合、腰豆翻炒。③倒入盐、味精、鸡精粉炒匀，用太白粉勾芡。盛出装盘即可。

月子养护

产妇由于妊娠过程中积蓄的能量和营养物质在分娩过程中已耗尽，所以需要在产后额外补充营养以弥补其损失的蛋白质。但产后补养也不能急于求成，要十分注意膳食。这样对机体的新陈代谢，形体恢复都大有益处。

首选药材：白芍

【属性】味苦酸、性凉。

【功效】养血柔肝、缓中止痛、调经敛汗。

【存放】干燥、通风处。

【挑选】色泽光亮者为佳。

【对症药材】当归、熟地、白术、黄芪、党参

【对症食材】乌鸡、羊肉、黑豆、牛奶、猪肝

饮食宜忌

①这个时期切忌偏食及饮食过量。

②不食油腻过多及辛辣有刺激性的食物。

③以高蛋白、高热量、高维生素、易消化的食物为宜。

④每日食物应有荤有素。

⑤养成规律的进食习惯。

推荐药膳

归芪补血乌鸡汤

【功效】行气、活血、促进血液循环、增强造血功能、促进新陈代谢。

【功效详解】当归搭配黄芪能行气活血,调理气血两虚之症。贫血、妇女经血量多、产后发烧不退等,都宜以此汤品使气血在较短时间内恢复正常循环。过劳体虚匮乏、房劳纵欲、性事不顺遂等,都与气血失调、阴阳失和相关,此汤品有造血功能,能促进血液循环和新陈代谢,气血充盈则有利调和阴阳,建立和谐美满的家庭。

【药材】当归 25 克、黄芪 25 克。

【食材】乌骨鸡 1 只、盐少许。

【做法】①将乌骨鸡剁块. 放入沸水氽烫、捞起、冲净。②乌鸡块和当归、黄芪一起盛锅,加 6 碗水,以大火煮开,再转小火续炖 25 分钟。③加盐调味即成。

十全大补乌鸡汤

【功效】补血、促进血液循环、利尿、消肿、调经理带、滋肾补血。

【功效详解】十全大补汤补气又补血,促进血液循环、利尿消肿、提振精力,并滋肾补血、调经理带、消减疲劳,兼顾调理气血、经脉、筋骨、肌肉等组织及血液循环。搭配乌骨鸡炖补,不但适宜产后坐月子食用。也可提早治疗男女气血失调、虚弱而导致的性功能失调,使性生活更趋完美。

【食材】乌骨鸡腿 1 只。

【药材】当归、熟地、党参、炒白芍、白术、茯苓、黄芪、川芎、甘草、肉桂、枸杞、红枣各 10 克。

【做法】①乌骨鸡腿剁块,放入沸水氽烫、捞起、冲净,药材以清水快速冲洗。②将鸡腿和所有药材一起盛入炖锅,加 7 碗水以大火煮开。③转小火慢炖 80 分钟即成。

巴戟天黑豆鸡汤

【功效】益肾、祛风湿、强筋健骨。

【药材】巴戟天 15 克、黑豆 100 克。

【食材】胡椒粒 15 克、鸡腿 1 只、盐 1 小匙。

【功效详解】本道菜品强筋骨、祛寒湿的效果很好,可以改善体虚乏力、腰膝酸软等症状。因其有温肾的作用,所以也适用于治疗由肾阳虚寒而导致的小便失禁、小便频繁等症状,是极好的补肾菜品。

【做法】①将鸡肉洗净、剁块,放入沸水中氽烫,去除血水。②黑豆淘洗干净,与鸡腿、巴戟天、胡椒粒一起放入锅中,加水至盖过所有材料。③用大火煮开,再转成小火继续炖煮约 40 分钟左右。快煮熟时,加入调味料即成。

黄芪猪肝汤

【功效】益气、补血、补肝、明目、消肿、利水。

【功效详解】此汤有补益气血、益肝明目、利水消肿等功效。当归补血、黄芪补气、丹参活血通经、生地黄清热凉血,而姜、酒、麻油均温热行气,猪肝、菠菜补血。所有材料合用具有既补血又活血的作用,适于产后气虚血少,乳汁分泌不足的妇女食用,也适宜气血虚弱的癌症患者食用。

【药材】当归 1 片,黄芪 3 钱,丹参、生地黄各 1.5 钱。

【食材】姜 5 片、米酒半碗、麻油 1 汤匙、猪肝 4 两、菠菜 1/3 把、水 3 碗。

【做法】①当归、黄芪、丹参、生地黄洗净,加 3 碗水,熬取药汁备用。②麻油加葱爆香后,放入猪肝炒半熟,盛起备用。③将米酒、药汁入锅煮开,再放入猪肝煮开,接着放入切好的菠菜煮开,适度调味即可。

牛奶红枣粥

【功效】补血、护肝、美容养颜、促进大脑发育、促进睡眠。

【功效详解】牛奶含有丰富的蛋白质、脂肪和碳水化合物,还含有钙、磷、铁及多种维生素。牛奶红枣粥易于消化,开胃健脾,营养丰富,常食对治疗产妇气血两虚有益处。

【药材】红枣 20 颗。

【食材】白米 100 克、鲜牛奶 150 克、砂糖适量。

【做法】①将白米、红枣分别洗净,泡发 1 小时。②起锅入水,将红枣和白米同煮,先用大火煮沸,再改用小火续熬,大概 1 个小时。③鲜牛奶另起锅加热,煮沸即离火,再将煮沸的牛奶缓缓调入之前煮好的红枣白米粥里,加入砂糖拌匀,待煮沸后适当搅拌,即可熄火。

更年期饮食

妇女更年期的饮食养生、营养调节,是预防和调治更年期女性生理功能变化,以及保持老年阶段健康的重要保证。更年期饮食搭配尤为重要,如果能正确对待,不仅能安然渡过更年期,而且许多不适的症状也有可能得到改善。

首选药材:生地黄

【属性】甘苦,凉。

【功效】清热、凉血、生津、滋阴养血。

【存放】置于阴凉、干燥处保存。

【挑选】体重硕大,断面乌黑油润者为佳。

【对症药材】莲子、西洋参、蒺藜、生地黄

【对症食材】猪肚、小麦、乌鸡、排骨

饮食宜忌

①不宜食燥热、辛辣的食物。

②应多吃富含胶原蛋白的食物,富含碱性的食物,富含核酸的食物。

③多吃富含维生素的食物,动物肝脏和多食鱼肉。

④多吃清淡食物,对减压有一定功效。

⑤常吃如猪心、芹菜叶等安神降压食物。

推荐药膳

麦枣甘草萝卜汤

【功效】补虚、除燥、益气、促进睡眠。

【功效详解】本药膳的主要功效是除燥、补益。小麦的主要功效为除客热、止烦渴、养肝气等。甘草具有补脾益气、清热解毒等功效,可用于倦怠乏力、心悸气短、脾胃虚弱等症状。

【药材】甘草 15 克、红枣 10 颗。

【食材】小麦 100 克、萝卜 15 克、排骨 250 克、盐 2 小匙、清水适量。

【做法】①小麦洗净,以清水浸泡 1 小时,沥干。②排骨汆烫,捞起,冲净;萝卜削皮、洗净、切块;红枣、甘草冲净。③将所有材料盛入煮锅,加 8 碗水煮沸,转小火炖约 40 分钟,加盐即成。

药膳排骨汤

【功效】清热、凉血、健脾开胃、益血、止血、护肝。

【功效详解】本道汤品的主要功效是疏肝解郁、清热、祛风明目,有利于肝脏解毒排毒,缓解肝气不畅或焦虑所致的肝郁。饮用此汤可缓解压力、解除紧张。

【药材】白芍 10 克、蒺藜 10 克。

【食材】莲藕 300 克、小排骨 250 克、棉布袋 1 个、盐 2 小匙、姜适量。

【做法】①白芍、蒺藜装入棉布袋扎紧;莲藕用清水洗净,切块。②小排骨洗净,汆烫后捞起,再用凉水冲洗,沥干,备用。③将做法 1、2 中材料放进煮锅,加 6 ~ 7 碗水,大火烧开后转小火约 30 分钟,加盐调味即可。

地黄乌鸡汤

【功效】补虚、益气血、生津、安神、养气。

【药材】生地黄 10 克、红枣 10 个。

【食材】乌骨鸡 1 只、猪肉 100 克、姜 20 克、葱和盐各 5 克、味精 3 克、料酒 5 毫升、高汤 500 毫升。

【功效详解】此汤品具有补虚损、益气血、生津安神等功效,可以治疗血热伤津、心烦热燥、牙痛等病症,是女性安心、养气的上好补品,尤其适宜处于更年期的女性们食用。长期食用,可神清气爽,减少心烦气躁、气血虚损等生理不适症。

【做法】①将生地黄浸泡 5 小时后取出切成薄片,红枣洗净沥干水分,猪肉切片。乌骨鸡去内脏及爪尖,切成小块,用热水余烫去除血水。②将高汤倒入净锅中,放入乌鸡块、猪肉片、地黄片、红枣、姜,烧开后加入盐、料酒、味精、葱调味即可。

猪肚炖莲子

【功效】清心、益肾、补脾、安神、调理肠胃。

【功效详解】这道菜具有清心、开胃、安定心神、调理肠胃功能的作用。莲子是一味很有价值的中药,其甘能补脾,平能实肠,其涩能固精,世人喜食,老少咸宜。莲子的药用价值非常高,具有补脾、益肺、养心、益肾和固肠等作用,能够治疗心悸、失眠、体虚、遗精、慢性腹痛等症状。

【药材】莲子 40 粒。

【食材】猪肚 1 个,香油、食盐、葱、姜、蒜各适量。

【做法】①猪肚洗净,刮除残留在猪肚里的余油;莲子用清水泡发,去除苦心,装入猪肚内,用线将猪肚的口缝合。②将猪肚放入沸水中余烫一下,接着清炖至猪肚完全熟烂。③捞出洗净,将猪肚切成丝,与莲子一起装入盘中,加各种调味料拌匀,即可。

西洋参炖土鸡

【功效】理气养血、暖胃健脾、补气、养阴。

【功效详解】本药膳有理气、暖胃健脾、补气养阴的功效。对孕妇尤其对中年妇女具有很好的保健养颜作用。同时,它也能增强体力和免疫力,可调气养血。西洋参为五加科植物,其根为清补保健之名贵佳品。与性温的人参相比,西洋参性寒凉,刚好弥补了人参性温偏燥的不足,表现了自己的特色。

【药材】西洋参 1 钱,莲子、芡实各 5 钱,枸杞 1 钱、红枣 5 颗。

【食材】土鸡 1/4 只、老姜 10 克、米酒半杯、盐适量。

【做法】①将西洋参、莲子、芡实、枸杞洗净备用。②土鸡用微火去掉细毛,用水洗净,切块,再余烫一下,沥干,备用。③将药材用大火煮沸,接着放切好的鸡块、姜片,待再次煮沸时,放入米酒,搅拌均匀后,用小火炖煮 30 分钟即可。

骨质疏松

骨质疏松是指骨密度降低,骨支撑体重的作用减弱,导致突发的和不可预料的骨折发生的危险性增加。骨质疏松字面上的意思就是"多孔的,疏松的骨头"。这种疾病虽然没有任何症状或者疼痛,但随着时间的发展会逐渐加重,所以应引起重视。

首选药材：五加皮

【属性】味辛、苦、性温。

【功效】祛风湿、补肝肾、强筋骨。

【存放】置于干燥阴凉处。

【挑选】表皮灰棕色，折断面平坦。

【对症药材】人参、五加皮、川牛膝、白术、黄芪

【对症食材】蔬菜、鱼丸、乌鸡、木耳

饮食宜忌

①不宜食含有较多草酸的蔬菜，如菠菜、苋菜等。

②应多吃含钙丰富的食品，各种发酵类谷类食品，各种乳类，如：鸡、鱼、瘦肉、蛋类、绿叶蔬菜，或黄、红色蔬菜、水果、豆制品、虾皮等含钙量高的食物。

③限制饮酒量，酒能降低人体对钙的吸收。

④多食富含维生素 A、维生素 D 的食物，以促进对钙的吸收。

推荐药膳

抗敏关东煮

【功效】明目、活化脑细胞、降低胆固醇、降血压、预防骨质疏松。

【药材】白术、麦门冬各 10 克。黄芪、红枣各 15 克。

【食材】玉米 100 克、白萝卜 100 克、鱼豆腐 45 克、鳕鱼丸 3 个、竹轮 3 个、鸭血糕 100 克、棉布袋 1 个。

【做法】①将各药材分别洗净，放入棉布袋中，和水煮滚转小火熬煮，最后取出药包，留下汤汁备用。其他各材料洗净切块，备用。②将切好的材料放入备好的汤汁。煮滚后转小火熬至萝卜熟烂，再将萝卜切小块，与其他材料连同汤汁一起盛盘即可。

牛膝蔬菜鱼丸

【功效】强筋骨、活血、通络、利尿。

【药材】牛膝 3 钱。

【食材】鱼丸 300 克，蔬菜、豆腐（随自己喜爱搭配）、酱油适量。

【做法】①将牛膝加 2 杯水，用小火煮取 1 杯量，滤渣备用。②锅中加 5 杯水，先将鱼丸煮至将熟时，放入蔬菜、豆腐煮熟，大约 3 分钟。③再加入牛膝药汁略煮，可根据个人口味。适当添加调味料，盛盘即可。

五加皮烧牛肉

【功效】祛风湿、补肝肾、强筋骨、消肿。

【药材】五加皮、杜仲各 1.5 钱。

【食材】牛肉半斤，葱 1 根（切段），米酒少许，胡萝卜 1/3 根，太白粉半小匙，橄榄菜 1 把，酱油、姜末、香油、盐少许。

【做法】①把药材熬煮成半碗药汁;橄榄菜切大段,加一些盐及米酒氽烫;牛肉切片,拌入姜末、米酒等搅拌均匀,再腌渍20分钟左右。②将葱爆香,与腌好的牛肉一同拌炒。③牛肉快熟时倒入药汁、胡萝卜片一起炒即成。

大骨高汤

【功效】健脾胃、益气、补钙、预防骨质疏松。

【药材】香菇30克。

【食材】大骨1000克,高丽菜、胡萝卜、白萝卜各200克,黄豆芽100克,玉米200克,醋适量。

【功效详解】用猪骨所熬出来的高汤,口味香醇浓郁,很适合搭配肉类入粥。另外,鸡架大骨也可用来做大骨高汤。在做高汤时,还可根据个人口味,适当添加葱丝和姜丝等材料,如此味道会更鲜美。

【做法】①大骨洗净、氽烫,泡水30分钟。将香菇、高丽菜、胡萝卜、白萝卜、黄豆芽、玉米等材料分别洗净、沥水备用。②取5升水倒入锅中,开中火煮滚,加入所有材料。③转小火续煮3小时,再将材料过滤即成。

鲜人参炖乌鸡

【功效】活血、养心、强筋骨、行气。

【功效详解】鸡肉嫩滑鲜美,但鸡汤中从鸡油、鸡皮、肉与骨中所溶解出来的含水溶性小分子蛋白质及脂肪类的浮油,最好将其捞出,以减少油脂的摄取量,避免肥胖。人参与鸡都是大补食品,体质燥热者,不宜食用。注意在烹饪时,乌鸡一定要去净血污,炖出来的汤才不会有一层漂浮物在汤面上。

【药材】人参2根。

【食材】猪瘦肉200克、乌骨鸡650克、火腿30克、生姜2片、花雕酒3克、味精4克、盐2克、鸡粉15克、浓缩鸡汁5克。

【做法】①将乌骨鸡去毛,在背部剖开去内脏,猪瘦肉切片,火腿切粒。②将所有的肉料氽烫去除血水后,加入其他材料,然后装入盅内,移去锅中隔水炖4小时。③在炖好的汤中加入所有调味料即可。

黑白木耳炒芹菜

【功效】滋阴、养胃、益气、活血、生津润肺、补脑强心。

【功效详解】这道菜富含胶质,对骨质疏松症有良好的预防效果。因为黑、白木耳具有滋阴养胃、益气活血、生津润肺、补脑强心的作用,可用于主治崩漏、痔疮、便秘出血、下痢便血等症状。也适用于高血压、创伤出血、月经不调以及血管硬化等病症。

【药材】干黑木耳、白木耳各5钱。

【食材】芹菜茎、胡萝卜、黑芝麻、白芝麻、姜、砂糖、芝麻油各适量。

【做法】①黑木耳、白木耳以温水泡开、洗净;芹菜切段;胡萝卜切丝。上述材料皆以开水氽烫,捞起备用。②将黑、白芝麻以芝麻油爆香,拌入所有食材即可起锅,最后加入盐、糖腌渍30分钟即可。

提神醒脑

提神醒脑的方法有很多,比如:喝茶、喝咖啡,还可以通过按摩穴位来振奋精神,其实还可以通过我们日常生活中调节饮食的方法来提神,这样既滋补又健康。在此,我们推荐以下膳食给大家。

首选药材:女贞子

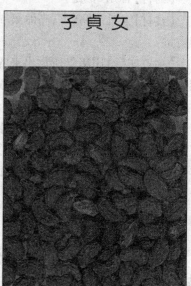

【属性】味甘、性平。

【功效】补肝肾、强腰膝、明目乌发。

【存放】阴凉通风。

【挑选】色泽深黑者为佳。

【对症药材】枸杞、海底椰、白木耳

【对症食材】鲑鱼、雪梨、三宝米、冰糖

饮食宜忌

①不宜吃肥腻、多脂的食物。

②宜食含维生素的食品,如:蜜柑、柠檬、凤梨、葡萄、西红柿、菠菜、豌豆、豆芽等。

③早餐一定要搭配质量好的蛋白质类食物,例如牛奶、蛋类、乳酪、肉类等。

④经常吃一些赤豆、黑豆或黄豆,能补充铁质,有效改善疲惫、无力的状况。

推荐药膳

养眼鲜鱼粥

【功效】提神醒脑、消除疲劳、促进发育、养肝明目、延缓衰老。

【功效详解】本品具有消除疲劳、提神醒脑、帮助发育、预防心血管疾病、抗老化、平肝清热、祛风利湿及润肺止咳等功效。经常食用能降压、安神、醒脑,是高血压、脑动脉硬化、心血管疾病患者的上好佳肴,并且适合于脑力工作者。但体质过敏、尿酸过高及痛风患者不宜多吃。

【药材】枸杞15克。

【食材】白米80克、三宝米50克、鲑鱼150克、鸡胸肉60克、玉米200克、芹菜末15克、香菜少许。

【做法】①枸杞洗净,备用;白米洗净,和三宝米一起用水浸泡1小时,沥干水分,备用。②鲑鱼切小丁;鸡胸肉剁细后,用少许盐腌渍;玉米洗净,保留玉米心备用。③熬煮玉米心,水开后,再煮1小时转为小火,再加入其他剩余材料,煮7分钟即可。

银耳雪梨汤

【功效】强精、滋阴、润肠、补气血、提神、美容。

【功效详解】银耳素有"平民燕窝"之称,含有多种营养元素,特别是蛋白质和氨基酸,是保健、养颜的健康食品。常喝此汤可以滋润皮肤,淡化色斑。尤其是天气干燥的时候,雪梨银耳汤更是首选的汤水。

【药材】白木耳 10 克。

【食材】雪梨 1 个、冰糖 15 克。

【做法】①将干白木耳用水泡发 30 分钟,随后清洗、去渣;雪梨洗净、去核,用刀切成小块,盛于碗中,备用。②砂锅洗净置于锅上,加适量水,先将白木耳煮开,再加入雪梨,煮沸后转入小火,慢熬至汤稠。③起锅前,加冰糖溶化即可。

明目

拥有一双健康、明亮的眼睛是所有人都希望的。学生和上班族们看书和使用电脑,平时用眼强度太大,上了年纪的人则会出现视物不清等眼部症状,想让眼睛恢复活力和明亮,我们可以通过多吃以下几道养眼菜品来改善。

首选药材:菊花

【属性】味甘苦、性凉。

【功效】疏风、清热、清肝明目。

【存放】干燥阴凉存放。

【挑选】挑选气味清香,颜色新鲜者。

【对症药材】菊花、决明子、枸杞、桑叶、天麻

【对症食材】杏仁粉、鱼头、芝麻糊、猪肝、鸡肝

饮食宜忌

①少食辛辣、燥热之食物,宜食清淡食品。

②多食富含维生素 A 的食物,如:苦瓜、胡萝卜、无花果、动物肝脏、青鱼、白鱼、蚌肉等。

③饮用清肝泻火的饮料如菊花茶等可达到明目的作用。

④枸杞对明目的作用不可低估,因此在日常饮食中应适量加入枸杞的摄入。

推荐药膳

桑杏菊花甜汤

【功效】祛风、清热、凉血、明目、保肝。

【药材】桑叶 10 克、菊花 10 克、枸杞 10 克。

【食材】杏仁粉 50 克、果冻粉 15 克、白砂糖 25 克。

【做法】①桑叶入锅中,加水,以小火加热至沸腾,约 1 分钟后关火,滤取药汁备用。②杏仁粉与果冻粉倒入药汁中,以小火加热搅拌,沸腾后倒入盒中待凉,入冰箱冷藏。③

菊花、枸杞放入锅中倒入清水,以小火煮沸,加入白砂糖搅拌溶化备用;将凝固的杏仁冻切块倒入药汁中即可食用。

桑叶芝麻糊

【功效】祛风、凉血、明目、补肝肾、益精血、润肠。

【药材】桑叶 15 克、芝麻糊。

【食材】牛奶、桑椹 1 汤匙。

【做法】①先将桑叶洗净,放入锅中,用大火煮开后,捞出桑叶,晾干,备用。②随即在桑叶汁中,冲入芝麻糊及牛奶,搅拌均匀。③转入小火。调成糊状,并加入桑椹汁,即可食用。

菊花决明子茶

【功效】养肝、明目、通便、益肾。

【药材】决明子 15 克、红枣 15 颗。

【食材】黑糖 10 克、菊花 10 克。

【做法】①红枣洗净,切开去除枣核;决明子、菊花各自洗净,沥水,备用。②决明子与菊花先加水 800 毫升,以大火煮开后转小火再煮 15 分钟。③待菊花泡开、决明子熬出药味后,用滤网滤净残渣后,加入适量黑糖,搅拌调匀即可。

玄参炖猪肝

【功效】养血、清肝明目、滋阴、降火、清咽、补虚。

【药材】玄参 15 克。

【食材】猪肝 500 克,花生油、太白粉、糖、酱油、料酒、葱、姜、精盐、味精各适量。

【功效详解】清热凉血,泻火解毒,明目,滋阴。主治温邪入营,内陷心包,温毒发斑,热病伤阴、舌绛烦渴、津伤便秘、骨蒸劳嗽、目赤、咽痛、瘰疬、白喉、痈肿疮毒。使用注意:脾胃虚寒,食少便溏者不宜服用。

【做法】①取玄参片洗净,与猪肝同煮 1 小时后,取出猪肝,汤汁备用。②猪肝切片,将油锅烧热,加入姜、葱煸炒,再放入猪肝片,加酱油、糖、料酒少许。③加入猪肝原汤,太白粉勾芡,加入精盐、味精调味即可。

强肝菊香肝片

【功效】养肝、明目、解毒、镇静、解热。

【功效详解】玄参炖猪肝具有养肝明目的功效。适用于肝阴不足之两目干涩、昏花、夜盲,慢性肝病等。其中玄参味甘、苦、咸;性微寒。归肺,胃,肾经。清热凉血。泻火解毒,滋阴。适用于温邪入营,内陷心包,温毒发斑,热病伤阴、舌绛烦渴、津伤便秘、骨蒸劳嗽、目赤、咽痛、瘰疬、白喉、痈肿疮毒等症状。

【药材】黄菊 1 朵、枸杞 10 克。

【食材】鸡肝 5 副、盐 1 小匙、面粉 1/2 碗。

【做法】①鸡肝剔去筋和油脂,洗净,汆烫后捞起,沥干;枸杞以清水泡软后捞起;菊花剥取花瓣,冲净,沥干。②将上述材料盛入碗中,加面粉、盐,以 1/3 碗水拌匀。③锅中油滚后,将拌好的材料一起下锅,以中火炸至酥黄,捞起沥油即可。

天麻枸杞鱼头汤

【功效】保肝、明目、镇静、补肝益肾、健脾胃、补气益肺。

【功效详解】此汤有益气定惊、镇静养肝的功效,对于调节肠胃,补充体力有良好作用,适用于有眼部疾病,肝病和脾胃不和、肾气不足症状,对于保护肝肾,调理气血方面也有很好的作用。

【药材】天麻 10 克、当归 10 克、枸杞 15 克。

【食材】鲑鱼头 1 个、绿花椰菜 150 克、蘑菇 3 朵、盐 2 小匙。

【做法】①鱼头去鳞、鳃,洗净;绿花椰菜撕去梗上的硬皮,切小朵;蘑菇洗净,对切为两半。②将天麻、当归、枸杞以 5 碗水熬至约剩 4 碗水左右,放入鱼头煮至八分熟。③将绿花椰菜、蘑菇加入煮熟,加盐调味即成。

中暑消暑

夏天是容易中暑的季节,中暑是以出汗停止因而身体排热不足、体温极高、脉搏迅速、皮肤干热、肌肉松软、虚脱及昏迷为特征的一种病症,由于暴露于高温环境过久而引起身体体温调节机制的障碍所致。在夏天里,我们应该多注意预防中暑。

首选药材:冬瓜皮

【属性】味甘、性凉。

【功效】利水、消肿、清热解暑、治暑热口渴。

【存放】置于阴凉干燥、避光,避高温处。

【挑选】无暗色和异位者为佳。

【对症药材】薏仁、板蓝根、车前草、陈皮

【对症食材】绿豆、鸭肉、鲜藕、番茄、西瓜

饮食宜忌

①不宜食辛辣、肥腻之食品。

②宜食清淡食物,如:绿豆、苦瓜、莲子、银耳、冰糖、黄瓜及各种绿色蔬菜。

③宜食的水果有:西瓜、柚子、葡萄、梨等消暑食物。

④平时注意饮水量。

⑤鲜藕汁能清热解烦,解渴止呕,在暑季能起到消暑的良好功效。

⑥冬瓜味甘性凉,有利尿消肿、清热解毒、等功效,很适合在夏季"清补"。

推荐药膳

荷叶鲜藕茶

【功效】凉血、益胃、散瘀、清热、润肺。

【药材】荷叶 1/2 片。

【食材】鲜藕 150 克、冰糖适量、清水适量。

【做法】①将买来的鲜藕、荷叶洗净,荷叶氽烫去涩,鲜藕削皮、切片。②将鲜藕、荷叶放入锅中,加水至盖过材料,用大火烧开,搅拌均匀,以大火煮开转小火,煮约 20 分钟。③最后起锅前,加冰糖调味即可,也可根据个人喜好,将冰糖改为蜂蜜。

陈皮绿豆汤

【功效】理气、化痰、清热、解毒、消暑。

【药材】陈皮 5 克。

【食材】绿豆 30 克、绿茶包 1 袋、砂糖 10 克。

【做法】①将陈皮洗净,切成小块;绿豆洗净,浸泡 2 小时。②砂锅洗净,将绿茶与陈皮放入,先加水 800 毫升,滚后小火再煮 5 分钟,滤渣取汤。③在汤内加入泡软的绿豆与少许砂糖,续煮 10 分钟,滤出汤即可饮用。剩余的绿豆可留待以后进食。

车前草红枣汤

【功效】补气血、安神、健脾胃、清肝明目、清热解毒。

【药材】车前草(干)50 克、红枣 15 颗。

【食材】清水 1000 毫升、冰糖 2 小匙。

【做法】①将红枣洗净、泡发,备用;车前草洗净,备用。②砂锅洗净,倒入 1000 毫升的清水,以大火煮开后,放入车前草,大火改为小火,慢熬 40 分钟。③待熬出药味后,加入红枣,待其裂开后,加冰糖,搅拌均匀后即可。

冬瓜薏仁鸭

【功效】利小便、消肿、止渴、补肾、养阴、明目、滋阴补虚。

【药材】薏仁 20 克、枸杞 10 克。

【食材】鸭肉 500 克,冬瓜、油、蒜、米酒、高汤各适量。

【功效详解】此汤因三味材料都有消除水肿的效果,另冬瓜又能清热解暑、薏米美白养颜,鸭肉清润滋补,又不含饱和脂肪酸,吃了不会长胖,而且汤水清甜可口,因此这道冬瓜薏米老鸭汤特别受到爱美女性常食。

【做法】①将鸭肉、冬瓜切块。②在砂锅中放油、蒜等调味料,和鸭肉一起翻炒,再放入米酒和高汤。③煮开后放入薏仁,用大火煮 1 小时,再放入冬瓜,小火煮熟后食用。

绿豆薏仁汤

【功效】清热、解毒、消暑、利尿、消肿。

【功效详解】绿豆和薏仁都具有清热止渴效果,可以消软皮肤硬结,可治疗粉刺、脂溢性皮炎、皮疣。夏天常饮此汤可以很好起到清热消暑的作用。

【药材】薏仁 10 克。

【食材】绿豆 10 克、低脂奶粉 25 克。

【做法】①先将绿豆与薏仁洗净、泡水,大约 2 小时即可泡发。②砂锅洗净,将绿豆与薏仁加入水中煮滚,水煮开后转小火,将绿豆煮至熟透,汤汁呈黏稠状。③滤出绿豆、薏仁中的水,加入低脂奶粉搅拌均匀后,再倒入绿豆牛奶中。

板蓝根西瓜汁

【功效】清热、解毒、凉血、解暑、增强免疫力。

【功效详解】此汤具有抗菌抗病毒和清热利湿的作用,对多种细菌有抑制作用,水浸液对枯草杆菌、金黄色葡萄球菌,八联球菌、大肠杆菌、伤寒杆菌、副伤寒甲杆菌有杀灭作用,常饮可以增强人体免疫力。

【药材】板蓝根 8 克、山豆根 8 克、甘草 5 克。

【食材】红肉西瓜 300 克、果糖 2 小匙。

【做法】①将药材洗净,沥水,备用。②全部药材与清水 150 毫升置入锅中,以小火加热至沸腾,约 1 分钟后关火,滤取药汁降温备用。③西瓜去皮,切小块,放入果汁机内,加入晾凉的药汁和果糖,搅拌均匀倒入杯中,即可饮用。

免疫力低下

免疫力低下的身体易于被感染或患癌症;免疫力超常也会产生对身体有害的结果,如引发过敏反应、自身免疫疾病等。各种原因使免疫系统不能正常发挥保护作用,在此情况下,极易招致细菌、病毒、真菌等感染,因此免疫力低下最直接的表现就是容易生病。

首选药材:山楂

【属性】酸甘,微温。

【功效】消食健脾,行气散瘀。

【存放】通风处冷藏,保持温度稳定。

【挑选】酸味浓而纯正,肉质柔糯。

【对症药材】红枣、山楂、山药、紫苏、苍术、黄芪

【对症食材】豌豆荚、糯米粉、玉米笋、竹笋

饮食宜忌

①不宜抽烟、喝酒。

②饮食上要均衡营养,宜食增强免疫力的食物,如:黑豆、枸杞、红枣汤、灵芝、新鲜萝卜、人参蜂王浆。

③多喝水,水可以促进体内新陈代谢,增进免疫力。

④养成按时、合理进食的习惯。

⑤忌食生冷、对身体有不良刺激的食物,处处注意对身体的呵护。

推荐药膳

四宝鲜甜汤

【功效】补肾、保肝、健脾、补气血、安神。

【药材】山药 10 克、百合 1 球、薏仁 2/3 杯、枸杞 15 克。

【食材】冰糖适量。

【做法】①山药削皮、冲净、切丁块；百合剥瓣、削去老边、冲净。②砂锅洗净，薏仁淘净盛入煮锅，加 4 碗水以大火煮开后，再转小火煮 20 分钟，加入山药续煮 10 分钟。③放入枸杞和百合，煮至百合变透明，加冰糖调味即成。

西洋参红枣汤

【功效】补气血、健脾胃、养肺阴、清虚火、生津。

【药材】西洋参 3 片、红枣 5 颗。

【食材】清水 800 毫升、冰糖适量。

【做法】①将红枣、西洋参洗净、沥水；红枣切开枣腹，去掉枣核，备用。②红枣、西洋参放入锅中，加水 800 毫升，煮滚后，用小火再煮 20 分钟，直到红枣和西洋参的香味都煮出来。③用滤网将汤汁中的残渣都滤掉，最后起锅前，加入适量冰糖即可。

莲藕红枣汤

【功效】补气血、安神、健脾胃、增强免疫力。

【药材】红枣 20 克。

【食材】新鲜的莲藕 1 整条、蜂蜜少许。

【做法】①新鲜莲藕先用海绵刷洗干净，用刀连皮切成薄片。②红枣洗净、泡发，备用。③砂锅洗净，加水 3500 毫升，投入红枣，以大火煮滚后转小火再煮 45 分钟，滤渣当茶饮，可适当加少许蜂蜜调味，也可不加，因为红枣和莲藕都带甜味。

山药炒豌豆

【功效】益胃、滋肾、益精、防癌治癌、增强免疫。

【药材】生山药半斤、冬笋 4 两。

【食材】豌豆荚 1 两。竹笙、香菇、胡萝卜、辣椒适量，盐 1/2 茶匙，太白粉 2 汤匙。

【功效详解】此药膳具有补气润脾，补肾润肺的功效。治温病发热，热毒血痢，痈疽，肿毒，瘰疬，痔漏。豌豆所含的止杈酸、赤霉素和植物凝素等物质，具有抗菌消炎，促进新陈代谢的功效。豌豆适合与富含氨基酸的食物一起烹调，可以大大提高豌豆的营养价值。

【做法】①香菇轻划十字，备用；豌豆荚、胡萝卜、辣椒斜切片，山药、冬笋切薄片，竹笙切段。烧热油锅，放入香菇、辣椒稍微拌炒，放入胡萝卜、山药等同炒，再加 1 杯水。②收汁后放入豌豆荚、竹笙，最后用太白粉勾一层薄芡即可。

纤瘦蔬菜汤

【功效】生津、止咳、化痰、养阴、凉血、清热。

【功效详解】蔬菜汤能把体内的毒素排出，可使老化的细胞年轻，酸化细胞正常，使病变组织恢复健康，使免疫力提高。此汤维生素、铁、矿物质含量丰富，常饮还可以强身健体、增强身体免疫力。

【药材】紫苏10克、苍术10克。

【食材】白萝卜200克、西红柿250克、玉米笋100克、绿豆芽15克、清水800毫升、白糖适量。

【做法】①全部药材与清水800毫升入锅中，以小火煮沸，滤取药汁备用。②白萝卜去皮洗净，刨丝；西红柿去蒂头洗净，切片；玉米笋洗净切片。③药汁放入锅中，加入全部蔬菜材料煮沸，放入调味料即可食用。

糯米甜红枣

【功效】补气、养血、健脾胃、生津、滋补健身。

【功效详解】此药膳健脾益胃，适合脾胃虚弱，腹泻，倦怠无力的人食用，常食能补中益气，健脾胃，达到增加食欲，止泻的功效。

【药材】红枣200克。

【食材】糯米粉100克、白糖30克。

【做法】①将红枣洗净、泡好，用刀切开枣肚，去核。②糯米粉用水搓成细团，放入切开的枣腹中，装盘。盘中可放一片荷叶，既能提味，又能避免黏盘。③用白糖加水，将其溶化成糖水，均匀倒入糯米红枣中，再将整盘放入蒸笼，蒸5分钟即可出笼。

体虚乏力

现代人由于工作和生活压力大的原因，经常会感到疲惫，很多人会出现一些身体问题，比如：记忆力下降、精神不振、血压升高、失眠等，使我们的身体处于亚健康的状态，但平时只要多注意休息和饮食，这些不适状况就会得到改善。

首选药材：黄芪

【属性】味甘、性微温。

【功效】健脾补中、升阳举陷、益卫固表。

【存放】干燥、通风处。

【挑选】条粗长、皱纹少、质坚而绵。

【对症药材】茯苓、黄芪、山药、灵芝

【对症食材】鸡肉、排骨、牛蛙、牛奶

饮食宜忌

①少吃凉食，冷饮，否则会损伤脾胃、影响食欲，甚至可能导致胃肠功能混乱。

②吃水果应该适度，避免生水食产品。

③宜多食含钾的食物，如：西瓜、香蕉、柑桔、杏子、草莓、柚子、葡萄等水果，除此之外，蔬菜中的青菜，如：芹菜、大葱、马铃薯、毛豆、青蒜等含钾也很丰富。

④食用鲫鱼、黄鳝等补血健胃的食物，有益于体虚乏力的治疗。

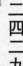

推荐药膳

土茯苓灵芝炖龟

【功效】健脾、养胃、安神、提高体力、增强免疫力、补血养颜。

【药材】灵芝 200 克、土伏苓 50 克。

【食材】草龟 1 只、瘦肉 200 克、家鸡半只、大干贝 3 个、姜片 5 克、盐 3 克、味精 5 克、酒少许。

【做法】①草龟宰杀洗净,家鸡洗净,瘦肉切小块,干贝放入水中泡发 2 小时。②把所有准备好的材料放入沸水中氽透,捞出,洗净。③把材料放入炖盅中,加入调味料,入蒸锅蒸 3 小时,即可。

蔬菜鲜饭团

【功效】润肺、强精、补肾、补气血。

【药材】黄芪 10 克、党参 10 克、枸杞 6 粒。

【食材】黑芝麻 5 克、昆布 30 克、白米 1 杯、紫菜 1 张、细粒冰糖 1 大匙、色拉酱 1 大匙。

【做法】①将黄芪、枸杞分别洗净,用棉布袋包起,熬煮出汤汁;再放入昆布,过滤出汤汁备用。②白米洗净,取备好的汤汁 1 杯浸泡 30 分钟后一起放入电饭锅,煮成白饭,趁热拌入冰糖溶化,将白饭做成饭团备用。③将小片的紫菜贴在饭团上,撒上枸杞即可。

山药排骨汤

【功效】健脾、润肺、美白肌肤、益肾、滋阴。

【药材】山药 2 两。

【食材】排骨 500 克、盐 2 小匙。

【做法】①排骨入滚水中氽烫,去浮沫洗净。新鲜山药削去外皮洗净,滚刀切成块或以药用山药代替亦可。②将 1/2 的材料加 8 碗水煮,以大火烧开后转小火煮 3～4 分钟,待排骨熟透后加调味料即可。

枸杞黄花蒸鳝片

【功效】祛风、活血、益气、消除疲劳。

【药材】枸杞 10 克、麦门冬 10 克、黄芪 10 克。

【食材】鳝鱼 350 克、姜 10 克、盐 3 克、味精 2 克、蚝油 4 克、酱油 1 克、胡椒粉少许。

【功效详解】鳝鱼味咸性温,血清有微毒,但不耐热,烹熟食之则无毒,有祛风活血之功效。体倦乏力、产后虚羸者服食,具有很好的补益作用。将鳝鱼与黄芪、枸杞相搭配,更增强其益气、滋补之效果,对于女性常见的体虚乏力、四肢酸软、虚寒易冷等病症有很好的改善作用。

【做法】①鳝鱼去头、骨剁段;黄芪、麦门冬洗净;枸杞洗净泡发;姜洗净切片。②将鳝鱼用盐、味精、酱油腌渍 5 分钟至入味。③将所有材料和调味料一起拌匀入锅中蒸熟即可。

党豆洋菜糕

【功效】强身健体、增肥、丰乳、促进新陈代谢、增强免疫力。

【功效详解】这道菜具有强身健体、增肥丰乳之功效。据分析,黑豆中蛋白质含量可与瘦肉、鸡蛋媲美,还含有人体不能自身合成的氨基酸。此外,黑豆还含有多种微量元素,对人体的生长发育、新陈代谢、内分泌的活性、免疫功能等均具有重要的作用。

【药材】黑豆 500 克。

【食材】白糖 100 克、洋菜粉 12.5 克、青梅少许、碎冰糖。

【做法】①先将黑豆在石磨上磨一下,除去皮,再磨成粗粉,加白糖和适量的水拌匀,上笼蒸熟。②将洋菜粉加少许水调和,倒入蒸熟的黑豆中,放上少许青梅、碎冰糖,冷却后,放入冰箱冻成糕,切成小块,做成一道甜点,可随意食用。

党参煲牛蛙

【功效】滋补、解毒、滋阴壮阳、养心、安神、补气。

【功效详解】牛蛙的营养价值非常高,是一种高蛋白质、低脂肪、低胆固醇的营养食品,备受人们的喜爱。牛蛙有滋补解毒的功效,消化功能差或胃酸过多的人及体质弱的人可以用来滋补身体。牛蛙还有养心、安神、补气、滋阴壮阳之功效,可以促使人体气血旺盛、精力充沛、有利于病人的康复。

【药材】党参 15 克、红枣 10 克、莲子 10 克。

【食材】活牛蛙 200 克、排骨 50 克、姜、葱各 10 克、盐 20 克、味精 10 克、白糖 5 克、胡椒粉少许。

【做法】①将牛蛙处理干净,剁成块;排骨洗净剁块,汆烫捞出;姜切片;葱切段;红枣泡发备用。②在锅中注入适量清水,再放入牛蛙、排骨、党参、红枣、莲子。③用中火先煲30 分钟,再加入盐、味精、白糖、胡椒粉,再煲 10 分钟即可。

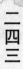

第八章　吃吃喝喝本草养生

第一节　粥膳本草经

每天食粥一大碗，壮脾胃补气血

李时珍一生辛劳，为了编著《本草纲目》耗费了大量心血。他75岁去世，在当时这已经是高寿了。从事如此繁重的工作，他还能健康尽享天年，他的粥养功不可没。李时珍特别推崇以粥养生，他在《本草纲目》中说："每日起食粥一大碗，空腹虚，谷气便作，所补不细，又极柔腻，与肠胃相得，最为饮食之妙也。"

现在看来，李时珍的粥养是非常科学合理的。我们日常所吃的食物大都是复杂的大分子有机物，食入后必须先在消化道内分解成结构简单的小分子物质后，才能通过消化道内的黏膜进入血液，送到身体各处供组织细胞利用，使各个脏器发挥正常的功能，保证身体的生长。西医的营养学里有一种叫"要素饮食"的方法，就是将各种营养食物打成粉状，进入消化道后，易于直接吸收。由此看来，消化、吸收的关键与食物的形态有很大关系，液体的、糊状的食物因分子结构小就可以直接通过消化道的黏膜上皮细胞进入血液循环来滋养人体。所以，在喂养婴儿或者大病初愈、久病体弱的成年人和老年人需要补养肠胃时，都应该给予细碎的食物，这样才能加快气血的生成，促进身体的健康。

而粥恰好符合这些特点，它对老年人、儿童、脾胃功能虚弱者都是适宜的。不仅如此，健康的人经常喝粥，更可以滋养脾胃，从而保护元气。所以，李时珍甚至提出了"粥是第一补人之物"的论断。

粥能健脾胃、补虚损，最宜养人益寿，这里给大家介绍几款养生粥。

1. 山药枸杞粥

材料：山药300克，枸杞10克，大米100克。

制法：首先将大米和枸杞洗净、沥干，山药去皮洗净并切成小块。将锅置于火上，将500克的水倒入锅内煮开，然后放入大米、山药以及枸杞续煮至滚时稍搅拌，再改中小火熬煮30分钟，一道山药枸杞粥就做好了。

《本草纲目》解读:山药有"益肾气,健脾胃,止泄痢,化痰涎,润皮毛"之效。与枸杞、大米一起熬制的粥营养丰富,非常适合体弱、容易疲劳的人食用。

2. 蜜枣桂圆粥

材料:桂圆、米各180克,红枣10颗,姜20克,蜂蜜1大匙。

制法:首先将红枣、桂圆洗净,姜去皮,磨成姜汁备用。然后将米洗净,放入锅中,加入4杯水煮开,加入所有材料和姜汁煮至软烂,再加入蜂蜜搅匀即可。

《本草纲目》解读:枣味甘,性温,能补中益气、养血生津,可用于治疗"脾虚弱、食少便溏、气血亏虚",而蜂蜜能清热、补中、解毒止痛。二者一起熬成的粥具有补气健脾、养血安神的作用,能使脸色红润,增强体力,并可预防贫血及失眠。

3. 莲子粳米粥

材料:嫩莲子100克,粳米200克。

制法:首先将嫩莲子泡水待其发涨后,在水中用刷子擦去表层,抽去莲心,冲洗干净后放入锅中,加清水煮得烂熟,备用。然后将粳米淘洗干净,放入锅中加清水煮成薄粥,粥热后加入莲子,搅匀,趁热食用。

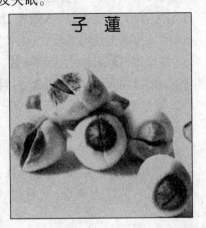
子莲

《本草纲目》解读:"莲子性平,味甘、涩。益心补肾、健脾止泻、固精安神。"中医认为,莲子性平,味甘、涩,具有养心安神、健脾补肾、固精止遗、涩肠止泻之功效。可以治疗脾虚泄泻、肾亏遗精、妇女崩漏与白带过多、心肾不交之心悸失眠、虚烦消渴及尿血等症。现代研究证明,莲子除含有多种维生素、微量元素外,还含有荷叶碱、金丝草苷等物质,对治疗神经衰弱、慢性胃炎、消化不良、高血压等病症有效。莲子粳米粥能健脾补肾,适用于脾虚食少、便溏、乏力、肾虚带下、频尿、遗精、心虚失眠、健忘、心悸等症。

4. 百合粥

材料:百合40克,粳米100克,冰糖适量。

制法:将粳米洗净加水大火熬制,水开以文火熬1小时后加入百合,快熟时再放少许冰糖,稍煮片刻即可。

《本草纲目》解读:百合具有"润肺止咳、补中益气、清心安神"的功效。百合粥非常适于心阴不足、虚烦不眠、口干、干咳者食用。

5. 燕窝莲子粥

材料:燕窝、莲子各适量。

制法:将燕窝洗净,放入锅内,加适量水和莲子,待熬至黏稠状时,美味的燕窝莲子粥就做成了。

《本草纲目》解读:燕窝莲子粥能治高血压、失眠等。也可以用银耳代替。《本草纲

五谷杂粮粥其实是最养人的

很多本草都可以用来做粥，但其中最养人的还是五谷杂粮粥。每天早晚喝一碗这样的粥，最养元气。尤其是老年人和大病初愈的人，脾胃比较虚弱，用这些粥养生极为适宜。

1. 大米粥

材料：大米、白砂糖各适量。

制法：将大米淘净，放入锅中，加清水适量，煮为稀粥服食，每日 1~2 剂。喜欢甜食的人，可加白糖适量同煮服食。不过切忌过甜，否则伤肾。

《本草纲目》解读：大米性味甘、平，入脾、胃经，有补中益气之功。以大米煮粥服食，当米烂时取其上面的浓米汤饮之，对脾胃亏虚、消化功能薄弱者尤为适宜。

2. 粟米粥

材料：粟米、大米。

制法：将粟米、大米淘净，放入锅中，加清水适量，煮为稀粥服食。

《本草纲目》解读：粟米性味甘、咸、凉，入脾、胃、肾经，有健脾和胃、补益虚损之功。《本草纲目》言其"煮粥食，益丹田、补虚损、开肠胃"。尤其是病人和产妇，此粥能补虚疗损。

3. 糯米粥

材料：糯米。

制法：将糯米淘净，放入锅中，加清水适量，煮为稀粥服食。

《本草纲目》解读：糯米性味甘、温，入脾、胃、肺经，有补中益气、固表止汗之功。《本草纲目》言其"暖脾胃，止虚寒泄痢，缩小便，收自汗，发痘疮"，很适用于食欲不振、便溏久泄的人。不过需要注意的是，《本草纲目》言糯米"糯性黏滞难化，小儿、病人最忌之"，所以脾胃虚弱者不宜多食。

4. 山药粥

材料：山药、麦面粉，或用干山药磨粉，葱、姜适量，红糖少许。

制法：将山药去皮，洗净，切为薄片，捣为泥糊，放锅中煮沸后，下小麦面调匀，再放入葱、姜及红糖等，煮成粥糊服食，每日 1 剂。

《本草纲目》解读：山药性味甘、平，入脾、肺、肾经，有补益脾胃、益肺补肾之功。《本草纲目》言其"益肾气，健脾胃，止泄痢，化痰涎，润皮毛"。山药补而不滞，不热不燥，能补脾气而益胃阴，是培补脾胃而性质平和的药物。小麦面有养心除烦、健脾益肾、除热止渴之功，适用于妇人脏燥、脾虚泄泻、烦热消渴等。《本草纲目》言其"生食利大肠"。

5. 红薯粥

材料:新鲜红薯,大米。

制法:将红薯洗净,连皮切为薄片,加水与大米同煮为稀粥,待熟时,调入白糖,再煮一二沸即成,每日 1 剂。

《本草纲目》解读:红薯性味甘、平,入脾、胃、大肠经,有补益脾胃、生津止渴、通利大便之功。煮粥服食,有健脾胃、益中气的效果。

因为红薯粥含糖分较多,糖尿病人不宜。

补中益气的药粥你不可不知

《本草纲目》中的很多本草都有补中益气的功效,拿来做粥,效果更为明显。这里挑出一些最能益气升阳的药粥给大家,粥方里的本草药材,大家在一般的中药店都可以买到。

1. 黄芪粥

材料:黄芪 10 克,大米 100 克,白糖少许。

制法:将黄芪择净,切为薄片,用冷水浸半小时,水煎取汁,共煎两次。二液合并,分为两份,每取 1 份同大米煮粥,待熟时调入白糖,再煮一二沸即成,每日 1 剂。

《本草纲目》解读:黄芪性味甘、微温,入脾、肺经,有补气升阳、固表止汗、利水消肿、托毒生肌之功。黄芪是除了人参以外,最著名的补气佳品。《本草纲目》说"耆者,长也,黄芪色黄,为补药之长,故名之"。这款粥对肺脾气虚、汗出异常及平素常常感冒的人都有补养的功效。

需要注意的是,如果此时有疮疡,则不宜选用。

2. 白术粥

材料:白术 10 克,大米 100 克,白糖少许。

制法:将白术择净,放入锅中,加清水适量,水煎取汁,加大米煮粥,待熟时调入白糖,再煮一二沸即成,每日 1 剂。

《本草纲目》解读:白术性味甘、温,入脾、胃经,是中医常用的健脾药。能健脾益气、固表止汗。同大米煮粥服食,更增其补益健脾之力。如果你经常食欲不佳、倦怠乏力,又大小便异常,本品可以帮你养胃补脾。

3. 莲米粉粥

材料:莲米 100 克,白糖少许。

制法:将莲米择净,研为细末,用冷水适量调匀。锅中加清水适量煮沸后,下莲米粉煮为粥糊,待熟时调入白糖,再煮一二沸即成,每日 1 剂。

《本草纲目》解读:莲米性味甘、涩、平,入脾、肾、心经,有补脾止泻、补肾涩精、养心安神之功。《本草纲目》言其"交心肾,厚肠胃,固精气,强筋骨,补虚损……止脾虚久泄痢,赤白浊,女人带下崩中诸血证"。这款莲子粉粥可以"健脾胃,止泄痢",经常拉肚子的人,

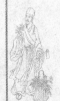

应该多喝这种粥。

止咳平喘的药粥是你摆脱病痛的救星

咳嗽是我们在日常生活中经常会遇到的小毛病。中医认为这是外邪入侵，使得脏腑受伤，影响到肺导致的有声有痰之证，所以要祛邪宣肺，还要调理脏腑、气血。本草里能够清肺止咳的种类有很多，以下药粥皆有润肺止咳的功效。

1. 枇杷叶粥

材料：鲜枇杷叶 30 克，大米 100 克，冰糖适量。

制法：将鲜枇杷叶背面的绒毛刷去，洗净，切细，水煎取汁，加大米煮粥，待熟时调入冰糖，再煮一二沸即成，每日 1 剂。

《本草纲目》解读：枇杷叶性味苦、平，入肺、胃经。《本草纲目》言其"和胃降气，清热解暑毒，疗脚气"，有化痰止咳、和胃降逆之功。本品性平而偏凉，故能下气止咳、清肺化痰，又能清胃热而止呕逆，故对咳嗽痰稠、胃热呕吐、呃逆等甚效。配冰糖煮粥服食，可增强枇杷叶的润肺化痰、和胃降逆之力，对肺热咳嗽、胃热呕吐等均有治疗效果。

不过，引起咳嗽的原因很多，如果是风寒引起的咳嗽，则不宜选用本品。

2. 麦门冬粥

材料：麦门冬 10 克，大米 100 克，白糖适量。

制法：将麦门冬择净，布包，水煎取汁，加大米煮粥，待熟时调入白糖，再煮一二沸即成，每日 1 剂。

《本草纲目》解读：麦冬性味甘、微苦、微寒，归心、肺、胃经。《本草纲目》言其"主治心腹结气，伤中伤饱，胃络脉绝，消瘦短气"，有养阴润肺、养胃生津、清心除烦、润肠通便之功。本品甘寒入肺，为润肺燥、养肺阴常用药物。煮粥服食，对肺胃阴虚、干咳痰少、胃脘隐痛、纳差食少、心烦不寐、大便秘结等有良好治疗效果。

3. 沙参粥

材料：沙参 15 克，大米 100 克，白糖适量。

制法：将沙参洗净，放入锅中，加清水适量，水煎取汁，加大米煮粥，待熟时调入白糖，再煮一二沸即成，每日 1 剂。

《本草纲目》解读：沙参性味甘而微寒，入肺、胃经。《本草纲目》言其"清肺火，治久咳肺痿"，有养阴润肺、益胃生津之功。本品性寒能清，味甘能补，归入肺经，既能清肺胃之热，又能养肺胃之阴，适用于阴虚肺燥或热伤肺阴所致的干咳痰少、咽喉干燥等症及温热病热伤胃阴或久病阴虚津亏所致的口干咽燥、舌红少苔、大便干结等症。煮粥服食，对肺胃阴虚所致的各种病症有良好的治疗作用。

肺寒痰湿咳嗽者不宜选用本品。

4. 芥菜粥

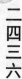

材料:芥菜叶、大米各100克。

制法:将芥菜叶洗净,切细备用。大米淘净,放入锅中,加清水适量煮粥,待煮至粥熟时,调入芥菜叶等,再煮一二沸服食,每日1剂,连续2～3天。

《本草纲目》解读:芥菜性味辛、温,入肺、胃经。《本草纲目》言其"通肺豁痰,利膈开胃",有宣肺豁痰、温中健胃、散寒解表之功。煮粥服食,化痰止咳、散寒解表,对外感风寒、咳嗽气喘等确有效果。煮制时配点生姜、葱白同用,其效更佳。

5. 白果粥

材料:白果5枚,大米100克。

制法:将白果择净,去壳取仁,与大米同放入锅中,加清水适量煮粥服食,每日1剂。

《本草纲目》解读:白果性味甘、苦、涩、平,有小毒,入肺、肾经。《本草纲目》言其"熟食温肺益气,定喘嗽,缩小便,止白浊;生食降痰,清毒杀虫",有敛肺平喘、收涩止带之功。本品味甘苦涩,长于敛肺气、定喘嗽、止带下,对咳嗽痰多、带下不止、夜尿频多等甚效。煮粥服食,脾肾双补、脾胃健运、痰湿自化、肾气归元,故喘嗽可止、白带可痊、水循常道、小便自利。

不过本品不宜服食过量。

6. 梨汁粥

材料:鲜梨2个,大米100克,白糖适量。

制法:将梨洗净,去皮、核,榨汁备用。将梨皮、梨渣、梨核水煎取汁,加大米煮粥,待熟时调入梨汁、白糖,再煮一二沸服食,每日1剂。

《本草纲目》解读:梨性味甘、微酸、凉,归肺、胃经。《本草纲目》言其"润肺凉心,消痰降火,解疮毒,酒毒"。有润肺消痰、清热生津之功,适用于热咳或燥咳、热病津伤,或酒后烦渴、消渴等。

7. 荸荠粥

材料:荸荠、大米各100克,白糖适量。

制法:将荸荠择净,去皮,切块备用。先取大米淘净,加清水适量煮粥,待熟时调入荸荠、白糖,煮至粥熟即成;或将荸荠洗净,榨汁,待粥熟时,同白糖调入粥中,再煮一二沸服食。每日1剂,连续3～5天。

《本草纲目》解读:荸荠性味甘、寒,入肺、胃经。《本草纲目》言其"主血痢、下血、血崩",有清热养阴、生津止渴、消积化痰之功。本品性味多汁,性寒清热,对热病伤阴、津伤口渴、肺燥咳嗽等诸多效验。若煮制时加点麦冬、梨汁、鲜藕汁等同用,其效更佳。

本品生食易感染姜片虫,故以熟食为宜。若必须生食时,应充分浸泡后刷洗干净,以沸水烫过,削皮再吃为宜。

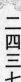

强身健体还是要多喝一些肉粥

健康饮食一直强调"少食肥腻",肉吃得太多容易引起肥胖、增高血脂、对心脑血管不利等。其实,任何东西吃多了都不好,就算水果也不例外。我们的身体需要肉类食物的滋养,每天吃二两肉左右是很合适的标准。不过,肉类食物比较难消化,所以煮成肉粥,很适合那些脾胃虚弱的人。

1. 猪脊肉粥

材料:猪里脊肉、大米、香油、葱花、姜末、花椒、食盐、味精各适量。

制法:将猪里脊肉洗净,切细,用香油烹炒一下,而后与大米同放锅中,加清水适量,煮为稀粥,待熟时调入葱花、姜末、花椒、食盐、味精,再煮一二沸即成,每日1剂。

《本草纲目》解读:猪肉性味甘、咸、平,入脾、胃、肾经,有滋阴润燥、健脾益气之功,适用于热病伤津、消渴羸瘦、燥咳、便秘等。《本草纲目》言其"补肾气虚竭"。煮粥服食,再加上适当的调味品,味道鲜美,而且补益人体,对各种虚损性疾病等均有治疗作用。

2. 猪肚粥

材料:熟猪肚、大米、葱花、姜末、食盐、味精各适量。

制法:将猪肚切丝,大米淘净,与猪肚同放锅中,加清水适量,煮到粥熟后调入葱花、姜末、食盐、味精,再煮一二沸服食,每日1剂。

《本草纲目》解读:猪肚性味甘、微温,入脾、胃经,有补虚损、健脾胃、消食积之功。中医脏器食疗学认为,动物脏器可"以脏补脏,以形治形"。同大米煮粥服食,可增强猪肚补益之力,对脾胃亏虚、中气下陷所致的胃下垂等疗效甚佳。平素脾胃虚弱者,经常喝点猪肚粥,很有益处。

3. 羊肝粥

材料:羊肝、大米、葱花、姜末、花椒、食盐、味精各适量。

制法:将羊肝洗净,切细,与大米同放锅中,加清水适量,煮为稀粥,待熟时调入葱花、姜末、花椒、食盐、味精,再煮一二沸即成,每日1剂。

《本草纲目》解读:羊肝性味甘、苦、凉,入肝经,有补肝明目、养血益精之功,适用于身体消瘦、血虚萎黄、肝虚目暗、眼目昏花等。《本草纲目》言其"补肝,治肝风虚热,目赤暗痛,热病后失"。

不过本品不宜久服,过量食用容易导致烦躁不安、皮肤干燥发痒、毛发脱落等。

4. 鸡肝粥

材料:鸡肝、大米、葱花、姜末、花椒、食盐、味精各适量。

制法:将鸡肝洗净,切细,与大米同放锅中,加清水适量,煮为稀粥,待熟时调入葱花、姜末、花椒、食盐、味精,再煮一二沸即成,每日1剂。

《本草纲目》解读:鸡肝性味甘、微温,入肝、肾经,有补肝明目、养血补血之功,适用于肝血亏虚所致的目暗、夜盲、小儿疳积、胎漏、产后及病后贫血等。《本草纲目》言其"疗风虚目暗"。

5. 猪肝粥

材料:猪肝、大米、葱花、姜末、花椒、食盐、味精各适量。

制法:将猪肝洗净,切细,与大米同放锅中,加清水适量,煮为稀粥,待熟时调入葱花、姜末、花椒、食盐、味精,再煮一二沸即成,每日1剂。

《本草纲目》解读:猪肝性味甘、苦、温,入肝经,有补肝明目、养血安神之功,适用于肝血不足所致的头目眩晕、视力下降、眼目干涩及各种贫血等。《本草纲目》言其"补肝明目,疗肝虚浮"。大米能健脾益气,与猪肝一起煮粥服食,对气血亏虚所致的各种疾病都有治疗作用。

《本草纲目》中的补血粥细细数

中医认为气属阳,血属阴,因而补血类药粥有养阴作用,养阴类药粥也有补血作用。不过,补血类药粥性质偏于黏腻,故平素多痰、胸闷腹胀的人不能过量服用。

1. 阿胶粥

材料:阿胶10克,大米100克,红糖适量。

制法:将阿胶捣碎备用。先取大米淘净,放入锅中,加清水适量,煮为稀粥,待熟时,调入捣碎的阿胶、红糖,煮为稀粥服食,每日1~2剂。

《本草纲目》解读:阿胶性味甘、平,入肺、肝、肾经,有补血止血、滋阴润肺之功。本品止血作用较佳,《本草纲目》言其"疗吐血,衄血,血淋,尿血,肠风,下痢,女人血痛,血枯,月经不调,无子,崩中,带下,胎前产后诸疾……虚劳咳嗽,喘急,肺痿唾脓血……和血滋阴,除风润燥,化痰清肺"。同大米煮粥服食,能增强阿胶补肺之力,是一切血虚、出血及虚劳咳嗽的食疗良方。

2. 龙眼肉粥

材料:龙眼肉10克,大枣5枚,大米100克,白糖适量。

制法:将龙眼去皮取肉,大米淘净,大枣去核,与龙眼肉、大枣同放锅中,加清水适量,煮为稀粥,每日1~2剂。喜好甜食者,可加白糖适量同煮服食。

《本草纲目》解读:龙眼肉性味甘、温,入心、脾经。《本草纲目》言其"开胃益脾,补虚长智",有补益心脾、养血安神之功。主要用于心脾虚损、气血不足所致的失眠、健忘、惊悸、怔忡、眩晕等。本品滋补之中既不滋腻,又不壅气,为滋补良药。

心主身之血脉,藏神,汗为心之液,贫血或心血虚者常有心悸失眠、自汗盗汗等症,常食龙眼肉粥有良好的补益作用。

3. 桑仁粥

材料:桑仁30克,鲜者加倍,大米100克,白糖适量。

制法:将桑仁择净,用清水浸泡片刻,而后同大米放入锅中,加清水适量,煮为稀粥,待熟时调入白糖,再煮一二沸即成,每日 1～2 剂。

《本草纲目》解读:桑仁性味甘而微寒,有滋阴补血、润肠通便之功,为中医常用的滋补强壮药。《本草纲目》言其"捣汁饮,解酒中毒;酿酒服,利水气,消肿"。桑仁粥属补益性药粥,可随意经常服用。

第二节　水是最好的药

健康生命,水为根基——因为缺水所以你会生病

药王李时珍说:"水为万化之源,水去则营竭。水是生命的本源,一个人可以一年不食,但不可以三日无水。"

"人是一只行走的水袋。"人体内食物的消化、吸收、血液循环以及废物排泄等每一个生命过程,都离不开水。免疫力也不例外。

首先,人的各种生理活动都需要水。如水可溶解各种营养物质,脂肪和蛋白质等要成为悬浮于水中的胶体状态才能被吸收。水在血管、细胞之间川流不息,把氧气和营养物质运送到组织细胞,再把代谢废物排出体外。总之,人的各种代谢和生理活动都离不开水。

其次,水在体温调节上有一定的作用。当人呼吸和出汗时都会排出一些水分。比如炎热季节,环境温度往往高于体温,人就靠出汗,使水分蒸发带走一部分热量,来降低体温,使人免于中暑。而在天冷时,由于水储备热量的潜力很大,人体不致因外界温度低而使体温发生明显的波动。

最后,水还是体内的润滑剂。它能滋润皮肤。皮肤缺水,就会变得干燥,失去弹性,显得面容苍老。体内一些关节囊液、浆膜液可使器官之间免于摩擦受损,且能转动灵活。眼泪、唾液也都是相应器官的润滑剂。

更重要的是,水是医疗三大法宝之一。因为病人为了排出人体病源代谢物和多余的废物,则需大量饮水以便产生大量尿液、汗液,通过生理现象,将病源排出体外,同时,促进药物的代谢、减少药物的毒副作用。

另外,水能打通经络。水是良好的导电体,如果身体缺水,经络就会产生导电不良的现象,而使气血滞塞,无法将身体所需的能量送达各器官组织,从而使代谢物无法正常排出,导致气血不畅,生理紊乱,以致体弱、生病。

长期以来,很多人一旦生病就花上一大笔医药费,或是为了保证生命的延续,维持健康而努力吃些"健康食品,无农药蔬菜、水果,无添加剂的食品"等东西,但其效果却甚微。

药补不如食补,食补不如水补。人体七大营养素中,水占第一位,人们若能认识到水的作用及重要性,并有效地利用它,就能维持和促进健康。

正确饮用健康之水,方能铸就坚固健康

喝水是最简单的养生方式,但如果喝的水不健康,不仅起不到养生保健的作用,还会对身体造成危害。所以,我们一定要了解哪些水对身体有利,哪些水对身体有害。

水温30℃以下最好。30℃以下的温开水比较符合肠胃道的生理机能,不会过于刺激肠胃道,造成血管收缩或刺激蠕动。

早上盐水好,晚上蜜水好。古语有"朝朝盐水、暮暮蜜糖"的说法。按照中医理论,成属水归肾经,如果早上喝一杯淡盐水,可以保养一天的精神。到了傍晚的时候,再用温开水(不超过60℃)冲一杯蜂蜜喝,这样可以濡养脾胃,促进健康。

我们再来总结一下对人体有害的水:生水,生水中含有各种各样对人体有害的细菌、病毒和人畜共患的寄生虫;老化水,即死水,也就是长时间储存不动的水;千滚水,即在炉上沸腾了一夜或很长时间的水及电热水器中反复煮沸的水;蒸锅水,即蒸馒头等的蒸锅水,特别是经过多次反复使用的蒸锅水,亚硝酸盐浓度很高;不开的水,比如自来水;重新煮开的水,这种水烧了又烧,水分再次蒸发,亚硝酸盐会升高,常喝这种水,亚硝酸盐会在体内积聚,引起中毒。

由上我们知道了怎样区分健康水和有害水,下面我们再看看喝水的方式。正确地喝水才能提高免疫细胞的功能。

少量多饮。喝水过多、过少都不利健康。一下子饮水过多,即使没有水中毒,但大量的水积聚在胃肠中,使人胸腹感到胀满,还会冲淡胃液,导致胃肠的吸收能力减弱。而饮水过少,则不能令身体真正吸收、利用。正确有效的饮水方法是:一口气将一整杯水(约200～250毫升)喝完,而不是随便喝两口便算。

未渴先饮。有些人没有养成定时喝水的习惯,只有口渴了才想起来要喝水。口渴,实际上是体内已严重缺水,人体很多器官可能已经受到脱水的伤害,因此不要等到身体告诉你它"缺水"了才喝。

不要喝得太快太急。喝水太快太急,无形中会把带着的很多空气一起吞咽,容易引起打嗝或是腹部胀气。肠胃虚弱的人,喝水更要慢。剧烈运动后的喝水方法是,先用水漱漱口,润湿口腔和咽喉,然后喝少量水,停一会儿,再喝一些,让肌体慢慢吸收。

喝哪些水对身体有益,怎么喝我们都知道,还有一条我们也不能忽视,就是喝的量。

一般说来,健康的人体每天消耗2～3升水。这些水必须及时补充,否则就会影响肠道消化和血液组成。因此建议每天至少喝两升水,相当于8杯水。天热的时候适量增加,喝4升水也不为过。而那些爱运动、服用维生素或正在接受治疗的人,更应该多喝。

那么这8杯水又该怎么喝呢?

每天起床后,空腹先喝一杯水,过十几分钟后再去吃早饭,这是第一杯水。

在早上九十点的时候喝一杯水,在午饭前半小时再喝一杯水,有助于润肠。这是早上3杯水的喝法。

下午时间段较长,可以在 13～14 点喝一杯水,15～16 点喝一杯水,然后在饭前半小时再喝一杯水,这样是 6 杯水。

晚上在 19 点到 20 点之间喝一杯水,然后在睡前半小时再喝一杯水,这样一天 8 杯水就喝完了。有的人在睡前喝水,第二天眼睛有浮肿现象,这样的人可以减去睡前的这杯水。

水疗,治愈百病最低廉的药

大多数人判断体内缺水的信号是"口干",其实很多慢性疼痛,比如腰部疼痛、偏头痛、肠炎疼痛等,都是身体因缺水而发出的危机信号。换句话说就是,疼痛是体内缺水的缘故,可以用水来治疗。

以肠炎性疼痛为例。左腹下方出现的肠炎性疼痛是身体缺水的一种信号。这种疼痛往往与便秘有关,是持续缺水造成的。

大肠的主要功能之一是吸收大便中的水分,以免在消化食物的过程中失去太多水。必须有一定量的水才能排便顺畅。在脱水状态下,食物残渣的含水量自然小于正常含水量,由于食物残渣蠕动的速度减缓,大肠就得加强吸收挤压作用,大肠中的固体残渣的最后一点水分也被吸走。因此,便秘不畅是脱水症的并发症。如果摄入较多食物,输送到大肠的固体废物就会增加,加重排便的负担。这一过程就会引起疼痛。如果我们能摄入足量的水,左腹下方由便秘不畅引发的疼痛就会消失。

再有就是一些冠心病病人,由于出汗、活动、夜尿增多、进水量过少等原因可致血液浓缩、循环阻力增高、心肌供血不足,导致心绞痛。早晨由于生理性血压升高、动脉内的斑块易松动脱落、血小板活性增高等原因,容易诱发急性心肌梗死。若能于每晚睡前及晨间各饮一杯(250 毫升)温开水,可使血黏度大大降低,流速加快,有效地预防和减少心绞痛及心肌梗死的发生。

缺血性脑梗塞所致的中风占急性脑血管病的半数以上,尤以老年人为多,且常发生于夜间。由于动脉粥样硬化,管腔狭窄,夜间迷走神经功能亢进,血流减慢,血液变稠,极易发生缺血性脑梗塞,不常饮水及夜尿增多的老人若能在睡前及半夜各饮一杯开水,可降低血黏度,在很大程度上能预防或减少缺血性中风。

另外,水还可以预防癌症。国外专家研究认为,每日饮水 2.5 升可减少致癌物与膀胱内壁接触的数量及时间,使膀胱癌的发病率减少一半。此外,每日清晨饮一杯开水可清洁胃肠道,清除残留于消化道黏膜皱襞之间的食糜,促进肠蠕动,软化粪便,加速排泄,减少食糜及粪便中有害物质及致癌物对胃肠道黏膜的刺激。既可通便,防止习惯性便秘的产生,又可预防和减少消化道的癌症。

水是世界上最廉价、最有治疗力量的奇药,我们一定要及时、科学地饮水,这样才能缓解病痛,促进健康长寿。

多饮水可防前列腺炎

前列腺炎是男人的多发病,患病后尿频、尿痛,种种不适的症状不但让丈夫痛苦不堪,妻子看了也心疼不已。其实,如果妻子在生活中能够了解一些防治的小窍门,通过日常点点滴滴的小事,无形中就会让丈夫远离前列腺炎。

生活中,许多男人忙于工作,常常忘记饮水,有时甚至整天不饮水。饮水量的减少必然使尿液浓缩,排尿次数减少,尿液内的有害物质残留在体内,"尿液反流"进入前列腺,引发炎症。如果每天饮用水能达到 2 升以上,就可以充分清洗尿道,对前列腺起到保护作用。而且多排尿对肾脏也十分有益,可防止泌尿系统形成结石。

睡前一杯水,预防脑血栓

脑血栓是老年人的一种常见疾病,它的发生不仅同高血压、动脉硬化的程度有关,也与老年人的血液黏度增高密切相关。有研究表明,睡前喝杯水可在一定程度上防止脑血栓的发生。

脑血栓的发病时间多在清晨至上午期间,而人的血液黏度也在早晨 4 点至 8 点达到最高,这说明血黏度增高同脑血栓的发生有一定关系。所以,老年人在夜晚入睡前喝下约 200 毫升水,这样第二天早晨人体的血黏度就会有所下降,从而维持血流通畅,防止血栓形成。

当然,脑血栓发生的原因是多方面的,血黏度增高只是众多因素之一,但至少可以肯定,养成睡前饮水的习惯对预防脑血栓的发生会起到一定的作用。

茶水抗病功效佳

茶叶是很常见的饮品。《本草纲目》中记载,茶叶中的儿茶素有增强微血管弹性、降低血脂和溶解脂肪、防止血液及肝脏中胆固醇和中性脂肪的积聚、预防血管硬化、收缩微血管和消除体内的自由基的作用。茶叶一般分为:绿茶、红茶和乌龙茶。

绿茶中含有多种多酚成分,以儿茶酚为主。儿茶酚是一种抗氧化剂,而且比任何一种抗氧化剂的活性都高。研究证实绿茶有下列作用:抗紫外线伤害、保护表皮内抗氧化剂、防御酶系统免干衰竭、抗癌、抗病毒等。但是绿茶的性质寒凉,胃有寒疾者不宜。

红茶是全发酵茶,茶中的多酚物质主要是儿茶素经多酚氧化酶与过氧化物酶作用,氧化并聚合生成茶色素。通过动物实验和体外实验发现,口服或皮肤外涂红茶提取物均可抑制化学剂诱导的皮肤癌,还可减轻化学剂或紫外线诱发的皮肤炎症,对射线诱导的人体细胞的 DNA 损伤具有保护作用。同时,红茶还具有抗突变、抗细胞增生和促进癌细胞凋亡的作用。但是,发烧的人并不适合高浓度的红茶。

乌龙茶属于两者之间,作用相似,寒温适中,对大多数人来说都比较合适。

并不是喝茶就对人体有益,要挑选适合自己体质状况的茶叶,这样才能达到养生的效果。

绿茶偏凉,体质发胖和患有心血管病的人喝绿茶好。但喝得过量,会引起神经失调。睡前喝浓绿茶会导致失眠。

红茶偏温,刺激性小,并有提神益智,解除疲劳和温胃消食等功能。因此,喝红茶后胃有舒适感,老年人和有胃病者饮之比较好。但红茶是经过发酵的,维生素 C 大都被破坏,有效成分损失大。花茶是以绿茶窨制成的,其吸附鲜花香气的性能好,特别是茉莉花茶最受人们喜爱。由于花茶所含营养成分与绿茶基本相同,所以和绿茶有相似的功能和疗效。到底喝哪种茶好,要根据自己的身体情况及嗜好加以合理选择。

天然果汁巧搭配,提高免疫力最甜的秘密

《本草纲目》中记载,天然的果汁含有很多天然招牌营养素,能增强免疫力、减少生病、延缓衰老。特别是鲜榨果汁,具有该水果的绝大部分营养、功效。服用果汁可以使消化系统、泌尿系统和呼吸道患癌症的危险降低一半,同时还能有效预防动脉硬化、高血脂和冠心病等心血管疾患。

不妨试试这些为提高你的免疫力专门研制的果汁搭配:

橙汁 100 毫升 + 葡萄汁 50 毫升 + 柠檬汁 5 毫升

功效:可帮助增强免疫功能,协助补养气血,帮助防治感冒或肺炎。一般吃水果最好取单样,这样较不会有胀气或不消化的感觉,消化系统良好者可随意。适合有胃炎或溃疡的患者。

甘蓝菜汁 80~100 毫升 + 深色莴苣叶汁 50 毫升

功效:可帮助防治病毒感染,一般服后效果良好,不少人可立即感到明显改善。易腹泻或者处于生理期的女性就不宜喝。

除了上述 2 个搭配饮品外,下面的天然饮料也是对人体有益处的:

1. 可帮助防治病毒和细菌感染的精力汤:苜蓿芽 + 绿豌豆苗(嫩叶) + 深色莴苣叶 + 西红柿 + 西瓜 + 苹果 + 回春水(或清水),打成细泥状食用。

2. 防中老年人胃癌:叶酸 + 硒 + 鲜橘汁。

叶酸与硒有防止胃癌前期病变的作用。大鼠实验与胃炎病人的临床试验均证实这一点。多种绿叶蔬菜与菌菇以及动物肝、肾等食物都是叶酸与硒的"富矿",可在一日三

餐中安排。此外,每天饮 1 杯鲜橘汁,也有同样的作用。

除了保健之外,果汁的功效还有美容。很多女性喜欢把新鲜水果的汁液涂抹于面部或直接将小片水果贴在面部。她们不喜欢把时间和金钱浪费在美容院里,而是喜欢躺在自己家里的沙发上,边休息边进行皮肤护理,既经济又方便。

在这里给大家介绍几款自制的果汁美容方:

1. 美容提神蔬果汁

材料:生菜 80 克、番茄 50 克、苹果 100 克、蜂蜜。

制法:将生菜洗净,剥下叶片卷成圆形,放入榨汁机内榨汁,依次放入番茄、苹果,完成后加入蜂蜜调味即可。

功效:可消除疲劳,使头脑清新灵活;增强身体抵抗力,减缓肩膀酸痛;预防糖尿病、皮肤粗糙;减肥。适合女性,皮肤病、抵抗力差、慢性病及熬夜者饮用。

2. 美容养颜蔬果汁

材料:油菜 80 克、苹果 100 克、菠萝 150 克、柠檬 1/2 个。

制法:将油菜成束放入榨汁机内榨汁,并顺序将苹果、菠萝投入,完成后加入柠檬调味即可。

功效:含维生素 A、维生素 B_1、维生素 B_2、维生素 C,铁、钙等多种矿物质。增加感冒抵抗力;对雀斑、皮肤粗糙有预防作用,并具有良好美容效果;对高血压、糖尿病等慢性病有良好效果;可改善体质,增进健康。适合女性、发育期儿童、中年男性、老年人、慢性病患者饮用。

3. 青春洋溢果汁(除皱)

材料:奇异果 2 颗、柳橙 1 颗、苏打水 200 毫升。

制法:

(1)柳橙榨汁,奇异果削皮、切片打成汁。

(2)纯果汁混合搅拌均匀,倒入杯中。

(3)加入一些冰块,注满汽水即完成。

功效:柳橙含有丰富的维生素 C,有淡斑、除皱等抗老作用。

4. 酸甜抗老葡萄汁

材料:葡萄 10 ~ 15 颗、柠檬 1/4 个、老姜一小块。

制法:

(1)洗净老姜榨汁,柠檬去皮,切片榨汁。

(2)葡萄连皮带梗榨纯汁,或加入 200 毫升水打成果汁。

(3)所有纯汁搅拌均匀,立即饮用或冷藏。

功效:葡萄可舒筋活血、开脾健胃、助消化、利小便、镇静止痛。

5. 美体奇异精灵

材料:猕猴桃 2 个、苹果 1/2 个、菠萝 2 小片、嫩姜 2 片、蜂蜜适量。

制法：

（1）苹果、菠萝均去皮，切块榨纯汁，嫩姜榨姜汁。

（2）猕猴桃去皮、切成块状，加200毫升水榨成糊汁。

（3）所有果汁一起搅拌，依喜好加入蜂蜜。

功效：猕猴桃具有利尿作用，可排出体内过多的水分及钠离子。

鲜奶，酸奶——无法替代的健康饮品

据研究者发现，人们每天分早晚两次食用加蜂蜜的浓度较高的酸牛奶（每次一杯，每杯掺入一小勺蜂蜜），可大大增加体内的生物免疫能力。在遇到生物武器侵袭时，可免受或减轻生物毒素造成的伤害。

人们都知道喝一杯牛奶可以有效地舒缓紧张，解除腹痛，增强抵抗力。此外，牛奶也是失眠者的良药，睡前喝上一杯加糖的牛奶，能起到良好的镇静作用。原因是牛奶可以诱生脑中的多巴胺和去甲肾上腺素，这些化学物质对缓解失眠有益。

奶品是钙的良好来源，几乎对所有的缺钙者都适用。如果你能早早地定时喝牛奶，则可以有效预防骨质疏松症（这是一种老年人多发的骨骼病症）。研究表明，在儿童或青春期开始饮牛奶的女性，当到了绝经期时（此时是骨质疏松发展最快的阶段）比不喝或很少喝牛奶的女性出现的骨质疏松症明显要少。

可是，因为现实生活条件的原因，我们目前无法喝到原汁原味的、浓稠的、高质量的牛奶。因此，我们需要掌握下面几条原则：

1.身体寒湿较重，手指甲上小太阳比较小的，而且脾胃虚寒，容易腹胀，大便稀不成形，以及经常腰酸背痛，舌苔经常发白的人，不管是大人还是孩子，都要少喝牛奶，特别是稀的鲜奶。

2.手指甲小太阳较多，平时吃鱼、虾等荤食较多的人，或者抽烟、喝酒的人，以及平时吃蔬菜、水果不多的人，都可以经常喝牛奶，能起到滋阴、润燥、止渴的作用。

3.孩子如何喝奶。质量好的配方奶要比稀稀的鲜奶在营养的搭配上更加丰富、均衡。而且家长在给孩子喝奶的时候要注意孩子舌苔的变化。如果其他饮食没变，孩子喝奶后舌苔变白，就该试着换其他牌子，再注意观察。

不论你对牛奶的看法如何，牛奶仍然是一种营养丰富、全面的好食品，而且便于吸收。只要大家注意一些细节，完全可以放心食用。

豆浆增强免疫力

《本草纲目》中记载，"豆浆性平味甘，利水下气，制诸风热，解诸毒"。

经常为家里的老人准备豆浆，每天一杯能让他们远离骨质疏松，也不会便秘。女性常喝豆浆可以调节体内雌激素与孕激素水平,使分泌周期的变化保持正常,能有效预防乳腺癌和子宫癌、卵巢癌的发生,提高机体的免疫能力。

豆浆适宜四季饮用。春秋饮豆浆,滋阴润燥,调和阴阳;夏饮豆浆,消热防暑,生津止渴;冬饮豆浆,祛寒暖胃,滋养进补。现代医学也证明,豆浆内含丰富的氧化剂、矿物质和维生素,还含有一种牛奶所没有的植物雌激素"黄豆苷原",具有调节女性内分泌系统的功能。每天喝一杯鲜豆浆,可明显改善女性心态和身体素质,延缓皮肤衰老,使皮肤细白光洁。

豆浆是女性的养颜圣品,但是在饮用时一定要有所注意,否则很容易诱发疾病。那么,喝豆浆要注意什么呢?

不要空腹喝。空腹喝豆浆,豆浆里的蛋白质大都会在人体内转化为热量而被消耗掉,不能充分起到补益作用。喝豆浆的同时吃些面包、糕点、馒头等淀粉类食品,可使豆浆内的蛋白质等在淀粉的作用下,与胃液较充分地发生酶解,使营养物质被充分吸收。

不能冲入鸡蛋。很多人以为豆浆加鸡蛋会更有营养。殊不知,鸡蛋中的蛋清会与豆浆里的胰蛋白酶结合,产生不易被人体吸收的物质。

不能与药物同饮。有些药物会破坏豆浆里的营养成分,如红霉素等抗生素类药物。忌饮未煮熟的豆浆。生豆浆里含有皂素、胰蛋白酶抑制物等有害物质,未煮熟饮用,会发生恶心、呕吐、腹泻等中毒症状。

现在市面上的豆浆机种类很多,可以选一款自己喜欢的,亲手制作更卫生。需要注意的是不要把各种豆子放在一起磨,因为不同的豆子有不同效果,混在一起,会互相影响疗效。

喝豆浆时最好不要加糖或蜂蜜。如果纯豆浆不适合你的口味,你可以用豆浆煮粥。

制法:把洗净的大米和豆浆一起放入锅里,如果豆浆过少,可以加清水,以达到平时煮粥所需要的水量。先用大火烧开,再转为小火,一直到粥熟。用豆浆和大米煮粥有你想不到的滑腻香甜。

让身体快速变暖的最佳饮料——姜糖水

很多人会经常被寒凉侵袭,苦恼不堪,那么,有没有快速让身体变暖的方法呢?

姜糖水可以让我们的身体快速变暖!

民间有"冬天一碗姜糖汤,祛风祛寒赛仙方","冬有生姜,不怕风霜"的说法。《本草纲目》中记载,生姜性温,其所含的姜辣素,能刺激胃肠黏膜,使胃肠道充血,消化能力增强,能有效治疗因吃寒凉食物过多而引起的腹胀、腹痛、腹泻、呕吐等。

在五味中,生姜味辛,辛主散,故能发汗、祛风散寒。一般人吃过生姜后,会有发热的感觉。这是因为生姜能使血管扩张、血液流动加速,促使身上的毛孔张开,从毛孔渗出的汗液不但能把多余的热带走,同时还把病菌放出的毒素、人体内的寒气一同排出体外。

所以,身体受了寒凉,吃些生姜就能及时散寒。

讲到这里,你也许会问,那直接吃姜得了,还用糖干什么?生姜有辛辣之味,一般人不爱吃,但多数人对甜的东西"情有独钟"。红糖性温味甘,有暖胃、祛寒的作用,且红糖中含有大量的矿物质,能加快新陈代谢、促进血液循环。所以与生姜一起熬成红糖水,不仅好喝,还能祛寒防病.一举两得。

第三节　醉翁之意不在酒

佳酿适度饮,以酒养生其乐无穷

我国古人有用酒养生的习惯。比如曹雪芹在《红楼梦》中就记述了大观园里的酒经。《红楼梦》第三十八回中,黛玉吃了螃蟹后觉得心口痛,就想要喝口热热的烧酒,也就是我们所说的白酒。宝玉忙令将那"合欢花浸的烧酒"烫一壶来。合欢花有安神、解郁等功效,能够祛除寒气,而且对黛玉的多愁善感、夜间失眠也有独特的功效。另外大观园里的养生酒还有屠苏酒,它是采用赤木桂、防风、蜀椒、桔梗、大黄、赤小豆等浸泡而成,具有祛风寒、清湿热及防病作用。

酒除了能够直接饮用来养生,也能作为药引,达到增强药效的作用。《神农本草经》记载:"大寒凝海,惟酒不冰,明其热性,独冠群物,药家多须以行其势。"这说明,早在古代,中医就已经认识到了酒对于药效的增强作用。

酒如何来增强药效呢?它可以使血脉畅通,能够引药上行,使人体能够更好地吸收药物成分,从而可使药效充分地发挥出来。中药都比较苦,人们往往难以下咽,酒却是普遍受欢迎的。如果将药物配入酒中制成药酒,经常饮用,既强身健体,又享乐其中。

李时珍认为,酒性善走窜,可宣和百脉、舒筋活络,宜酌情配药服用之。《本草纲目》记述了很多药酒,明确标明的药酒有 80 种之多。这些药酒中,有补虚作用的人参酒等 24 种;有治疗风湿痹病的薏苡仁酒等 16 种;有祛风作用的百灵藤酒等 16 种;有温中散寒,治疗心腹胃痛的蓼汁酒等 24 种。各种花果露酒在《本草纲目》中有 30 余种,如人参酒、虎骨酒、五加皮酒、枸杞酒、鹿茸酒、葡萄酒等。

不过喝酒也有适宜的时段。一般而言,秋后和冬季是进补的最佳时期,也最适合服用补酒。补酒性温,有温阳散寒、补养气血、调补肝肾等作用,对阳气虚衰、气血双亏、肝肾不足的人最为适宜。而补酒到春天阳气上升、气候转暖时,一般不宜再服。另外,阴虚阳旺、有低热表现的人,高血压患者以及孕妇和儿童不宜服用。

酒再好,也必须酌情饮用,过量也会伤身。

薏苡仁酒——祛风湿,壮筋骨

《本草纲目》中多次提到薏苡仁,它也被称为米仁、六谷或者菩提子。薏苡仁可以健脾除湿,能医治由于脾虚、湿气缠身而导致的各种病症,比如食欲不佳、便溏、水肿、小便不利。薏苡仁经常与清热解毒药一起同用。而用薏苡仁泡酒可以主治腰痛、膝痛等,且祛风湿、强筋健骨。

薏苡仁酒的制法:

材料:薏苡仁4克,白砂糖20克,蜂蜜30克,白酒500克。

制法:先将薏苡仁放入石磨内,用小石臼将薏苡仁捣碎或碾成粉状,然后装入布口袋中,扎紧袋口,待用。取干净容器,将糖、蜂蜜放入,加少量沸水,使其充分溶解,然后将装有薏苡仁的布袋放入,再将白酒放入,浸泡30分钟,搅拌均匀。将容器盖盖紧,放在阴凉处储存30天,即可启封饮用。

备注:《太平圣惠方》上记载薏苡仁酒的古方:薏苡仁3两,防风2两(去芦头),牛膝3两(去苗),独活2两,生干地黄2两,黑豆5两,合炒令熟,当归1两(微炒),酸枣仁3分(微炒),芎䓖1两,丹参1两(去芦头),桂心2两,附子1两炮裂(去皮脐)。上锉细,以生绢袋盛,用清酒2斗,渍5~7宿。

五加皮酒——温补肝肾祛寒湿

五加皮酒是由多种中药材配制而成,熟悉酒文化的朋友都知道最有名的就是致中和五加皮酒。传说,东海龙王的女儿下凡到人间,与凡人致中和相爱。不过他们的生活很清贫,于是公主提出要酿造一种既健身又治病的酒。致中和想破了脑袋也想不出酒的配方,于是公主偷偷告诉了他神仙的酿造方法:"一味当归补心血,去淤化湿用姜黄。"《本草纲目》中记载:"甘松醒脾能除恶,散滞和胃广木香。薄荷性凉清头目,木瓜舒络精神爽。独活山楂镇湿邪,风寒顽痹屈能张。五加树皮有奇香,滋补肝肾筋骨壮,调和诸药添甘草,桂枝玉竹不能忘。凑足地支十二数,增增减减皆妙方。"其中包含了十二种中药,这便是五加皮酒的配方。

不过现在五加皮药酒的配方有多种,功能各有不同。以下是五加皮酒方最常见的配法,定时适量饮用可以聪耳明目、祛虚补脾肺,虚劳衰弱者饮之最宜。

五加皮酒的制法:

材料:党参0.6克,陈皮0.7克,木香0.8克,五加皮2克,茯苓1克,川芎0.7克,豆蔻仁0.5克,红花1克,当归1克,玉竹2克,白术1克,栀子22克,红曲22克,青皮0.7克,焦糖4克,白砂糖500克,肉桂35克,熟地0.5克,脱臭酒精5000克。

制法:将党参、陈皮、木香、五加皮、茯苓、川芎、豆蔻仁、红花、当归、玉竹、白术、栀子、红曲、青皮、肉桂、熟地放入石磨内,用小石臼将其捣碎或碾成粉状。取干净容器,将白砂糖、焦糖放入,加适量沸水,使其充分溶解,然后将党参等物放入,搅拌均匀,浸泡4小时后,再将脱臭酒精放入,搅拌至混合均匀,继续浸泡4小时。将容器盖盖紧,放在阴凉处储存1个月,然后启封进行过滤,去渣取酒液,即可饮用。

枸杞酒——护肝又明目

枸杞酒是中国传统家庭里常备的养生酒。《本草纲目》记载,枸杞具有滋补虚弱、益精气、祛冷风、壮阳道、止泪、健腰脚等功效。用枸杞泡酒,常饮可以筋骨强健、延年益寿。现代科学研究认为,枸杞的有效成分为枸杞多糖,这种成分具有提高机体免疫力和抗衰老作用,另外还有明显的降血脂、降血糖、耐缺氧、耐疲劳等作用。

枸杞酒的制法:

材料:枸杞子,白酒。

制法:选取成熟枸杞,挑除发霉变质的劣质果和其他杂物。用清水洗去灰尘等杂质,然后在太阳下曝晒至干备用。将晒好的枸杞碾碎,露出种子。将破碎的枸杞放入容器内,再注入白酒,一般比例为每1000克白酒加300克枸杞,搅匀封口放在阴凉干燥的地方。开始时每2~3天搅动1次,7天后,每2天搅动1次,浸泡2周后即可过滤。将泡制好的酒缓缓地通过绢布或纱布(需用4层)滤入另一个容器内,最后将枸杞用力挤压至无酒液滤出时将其扔掉。把过滤好的酒液放置7天后进行2次过滤,绢布需用2层,纱布需用6~8层,如上所述缓缓过滤,这时得到的液体应为橙色透明的液体,置于阴凉处密闭放置30天。

仙灵脾酒——益肾壮阳通经络

大家可能对"仙灵脾"这个名字有点陌生,它还有个名字叫"淫羊藿"。据记载,南北朝时的著名医学家陶弘景在采药途中,忽听一位老羊倌说:有种生长在树林灌木丛中的怪草,叶青,状似杏叶,一根数茎,高达一二尺。公羊啃吃以后,与母羊交配次数明显增多,而且阳具长时间坚挺不痿。

陶弘景找到这种植物,经过反复验证,证明它具有很强的补肾壮阳之功。陶弘景曾说:"服此使人好为阴阳。西川北部有淫羊,一日百遍合,盖食藿所致,故名淫羊藿。"《本草纲目》中记载:"豆叶曰藿,此叶似之,故亦名藿。仙灵脾、千两金、放杖、刚前,皆言其功力也。鸡筋、黄连祖,皆因其根形也。"

淫羊藿也可以入酒。《本草纲目》载仙灵脾酒:"益丈夫兴阳,理腰膝冷。用淫羊藿一斤,酒一斗,浸三日,逐时饮之。"可以补肾壮阳、强筋骨、祛风湿。

仙灵脾酒的制法:

材料:仙灵脾 60 克,白酒 500 毫升。

制法:将仙灵脾洗净,装入纱布袋中,然后放入酒中浸泡,3 日后取出。每次饮 10 ~ 30 毫升,每日 1 次,睡前服用。

备注:凡阴虚火旺者,不宜饮用此酒。孕妇忌用。

天门冬酒一通利血脉,延缓衰老

《本草纲目》中记载:"天门冬清金降火,益水之上源,故能下通肾气。"所以天门冬可以补肾益津、通血脉。用天门冬入酒制成天门冬酒,有很好的补益功效。《本草纲目》说天门冬酒"补五脏,调六腑,令人无病"。而且,制成酒以后,能够抑制天门冬本身的寒气。

老年人动脉粥样硬化、冠心病等可以适当服用天门冬酒,有通利血脉的功效。而健康人服用天门冬酒,则可以延缓衰老,还有美容之功。

天门冬酒的制法:

材料:天门冬 100 克,白酒适量。

制法:将天门冬洗净,去心切碎,放酒瓶内,加酒至瓶满,盖好摇动酒瓶,浸泡半月即可饮用。

菊花酒——滋肝补肾祛头风

重阳节喝菊花酒是中国古时的传统习俗。菊花酒在古代被看做是重阳必饮、消灾祈福的"吉祥酒"。菊花酒能疏风除热、养肝明目、消炎解毒,具有较高的药用价值。李时珍在《本草纲目》中指出,菊花酒具有"治头风、明耳目、治百病"的功效。"用甘菊花煎汁,同曲、米酿酒,或加地黄、当归、枸杞诸药亦佳。"

甘菊花辛、甘,能够疏散风寒、平肝明目。将菊花制成酒,借酒的走窜之性,能够治头风、清头窍,加入地黄、当归、枸杞子,还可以起到滋补肝肾的作用。

菊花酒方 1

材料:菊花、生地黄、枸杞根各 2500 克,糯米 35 千克,酒曲适量。

制法:前 3 味加水 50 千克煮至减半,备用;糯米浸泡,沥干,蒸饭,待温,同酒曲(先压细)、药汁同拌,入瓮密封,候熟澄清备用。

每次温服 10 毫升,日服 3 次。能够壮筋骨、补精髓、清虚热。

菊花酒方 2

材料:甘菊花 500 克,生地黄 300 克,枸杞子、当归各 100 克,糯米 3000 克,酒曲适量。

制法:将前 4 味水煎 2 次,取浓汁 2500 毫升,备用;再将糯米,取药汁 500 毫升,浸湿,沥干,蒸饭,待凉后,与酒曲(压细)、药汁拌匀,装入瓦坛中发酵,如常法酿酒,味甜后去渣即成。

每次服20～30毫升,日服2次。本品养肝明目、滋阴清热,用于肝肾不足之头痛、头昏目眩、耳鸣、腰膝酸软、手足震颤等症。

第四节　家庭必备的中草药

生精补髓当属关东三宝之一——鹿茸

鹿茸是"关东三宝"之一,非常珍贵,因为它是大补之药。现代有些人要么天生虚弱,动不动就感冒;要么容易疲劳,动不动就疲惫;要么久病不愈,总是跟跟跄跄,这个时候鹿茸就可以大显身手,帮你渡过难关。

据《本草纲目》记载:"鹿茸味甘,性温,主病下恶血,寒热惊悸,益气强志,生齿不老。"它主要用于治疗虚劳羸瘦、神经疲倦、眩晕、耳聋、目暗、腰膝酸痛、阳痿滑精、子宫虚冷、崩溃带下,还能壮元阳、补气血、益精髓、强筋骨等。目前鹿茸主要被用于全身衰弱、年老或病后体弱,或病后恢复期。

那么鹿茸怎么吃呢?最常见的就是煲汤。取鹿茸片5～10克,与鸡(鸭、鹅、鸽、猪、牛、羊)肉、大枣、枸杞、莲子、百合、当归、人参等随意搭配,放入电饭煲或砂锅内炖3～5小时,之后食用。另外,你还可以用鹿茸来泡茶、熬粥、泡酒,只要坚持食用,一定会收到很好的效果。另外再介绍给大家一款补肾壮阳的药膳——鹿茸鸡汤。

材料:鸡肉400克,肉苁蓉15克,熟地12克,菟丝子10克,山萸肉12克,远志10克,淮山12克,鹿茸3克。

制法:将鸡肉洗净、斩块,与鹿茸一起放入炖盅内,加开水适量,炖盅加盖、置锅内用文火隔水炖2小时,备用。然后将肉苁蓉、熟地、菟丝子、山萸肉、远志、淮山分别用清水洗净,一起放入锅内,加水煎汁,汤成去渣留汁,把药汤冲入鸡汤中,调味服用。

但要注意的是,也有不适合服用鹿茸的人群:

1. 外感风寒及外感风热等外感疾病者均不宜服用鹿茸。

2. 肾有虚火者不宜服用。

3. 内有实火者不宜服用。

4. 高血压、肝病患者慎服。

在这里要提醒你的是,服用鹿茸时最好不要喝茶、吃萝卜,也不要服用含有谷芽、麦芽和山楂等的中药,这些食物都会不同程度地削弱鹿茸的药力。

钩藤平肝息风降血压

钩藤又名莺爪风,在叶腋处有弯钩,故名钩藤,以带钩茎枝入药,是中医临床常用的平肝解郁类中药。中医学认为，钩藤性味甘、微寒，入肝、心二经，有清热、平肝、止痉的功效。《本草纲目》记载："钩藤，手足厥阴药也，足厥阴主风，手厥阴主火，惊痫眩晕，皆肝风相火之病。钩藤通心包于肝木，风静火息，则诸证自除。"

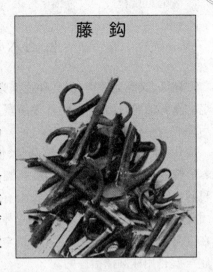

藤钩

钩藤入药最初的文字记载见于南北朝陶弘景的《名医别录》。但古代医家认为其气轻清，故多视为小儿的专用药，正如陶弘景指出："疗小儿，不入余方。"后世中医学家不断拓宽它的应用范围，现已成为内、儿、妇科的常用药。近代医家也多用钩藤治疗肝炎患者的心烦意乱、性情暴躁、左胁疼痛，同样取得良好疗效。

除此之外，现代医学研究表明，钩藤还具有降压、镇静、抗癫痫和抑制腓肠肌痉挛的作用。钩藤煎剂或钩藤碱等给动物灌服，能抑制血管运动中枢，阻滞交感神经和神经节，扩张外周血管，使血压下降，心率减慢。由于外周阻力降低，从而血压下降。随着血压的下降，头晕、头痛、心慌、气促、失眠等症状亦相应减轻或消失。也许就是钩藤的这些作用，使《红楼梦》中的薛姨妈"略觉安顿些"，"不知不觉地睡了一觉"。可见曹雪芹当时就已经知道了钩藤降压和镇静的作用，所以才有此描写。

中医认为，钩藤不宜久煎，否则影响药效，因此在煎剂时，必须"后下"，即在其他药物煎煮15～20分钟之后再下锅，复煎10分钟即可。若煎煮时间超过20分钟，那么降压的有效成分便被破坏。另外，关于用量，一天用9～15克，若降压效果不佳，增加至60～75克，疗效较好。

地黄扶正气，服用辨生熟

地黄是中医常用之药，著名的"六味地黄丸"中就有这一成分。它又分为熟地黄、干地黄，功用各有不同：熟地黄善于补血，干地黄偏重滋阴。

熟地黄，又名熟地，为生地黄的炮制加工品。《本草纲目》记载，熟地黄味甘，性微温，入肝、肾二经。有滋阴补血、益精生髓之功效，为临床补血要药。李时珍说它能"填骨髓，长肌肉，生精血，补五脏、内伤不足，通血脉，利耳目，黑须发，男子五劳七伤，女子伤中胞漏，经候不调，胎产百病。"《本草纲目》说，生地黄味甘、苦，性寒，人心、肝、肾三经，具有清热、生津、滋阴、养血之功效。既可祛邪，又扶正气。

生地黄汁可以养阴血而助血运。对于女性产后多虚，气血两亏有疗效。可用温中之姜汁、红糖以行血脉，用作早餐食用。但此粥不宜久食，只作辅助调治之用。

桂圆入心脾，治内邪有奇效

桂圆，又称龙眼肉，因其种圆黑光泽，种脐突起呈白色，看似传说中"龙"的眼睛而得名。新鲜的龙眼肉质极嫩，汁多甜蜜，美味可口，实为其他果品所不及。鲜龙眼烘成干果后即成为中药里的桂圆。

《本草纲目》中记载，桂圆味甘，性温，无毒，入心、脾二经，有补血安神、健脑益智、补养心脾的功效。另有研究发现，桂圆对子宫癌细胞的抑制率超过90%，妇女更年期是妇科肿瘤好发的阶段，适当吃些龙眼有利健康。桂圆还有补益作用，对病后需要调养及体质虚弱的人有辅助疗效。据《得配本草》记载，桂圆"益脾胃、葆心血、润五脏、治怔忡"。在古典名著《红楼梦》中，主人公贾宝玉因悲伤过度，导致魂魄出窍，心悸怔忡，俗称"失心症"，就是用桂圆汤治好的。

但是专家建议，桂圆性属大热，阴虚内热体质的人不宜食用。且因含糖分较高，糖尿病患者当少食或不食。凡外感未清，或内有郁火，痰饮气滞及湿阻中满者忌食龙眼。又因龙眼肉中含有嘌呤类物质，故痛风患者不宜食用。另外，桂圆每次服用不可过量，否则会生火助热。

下面，再为大家推荐一款"蜜枣桂圆粥"。

材料：桂圆、米各180克，红枣10颗，姜20克，蜂蜜1大匙。

制法：

1. 红枣、桂圆洗净；姜去皮，磨成姜汁备用。

2. 米洗净，放入锅中，加入4杯水煮开，加入所有材料和姜汁煮至软烂，再加入蜂蜜煮匀即可。

功效：此粥具有补气健脾、养血安神的作用，能使脸色红润、增强体力，并可预防贫血及失眠。

注意：蜂蜜是很好的滋润材料，能补中益气、调和营养、使脸色红润，以红糖取代较具暖身、活血的功效，但滋润的效果会较差。

枸杞有神力，滋肝补肾去火气

枸杞子又名地骨子、杞子、甘杞子，营养成分十分丰富，并有很高的药用价值。中医学认为，枸杞子味甘性平，具有滋补肝肾、益精明目的作用。关于枸杞，还有个非常有趣的故事：

相传，盛唐时期，丝绸之路上的一队西域商人，傍晚在客栈住宿，见有少女斥责鞭打一老者。商人上前责问："你何故这般打骂老人？"那女子道："我责罚自己曾孙，与你何干？"闻者皆大吃一惊，一问才知此女竟已三百多岁，老汉受责打是因为不愿意服用草药；

弄得未老先衰,两眼昏花。商人惊奇不已,于是恭敬地鞠躬请教。这种草药就是枸杞,后来,枸杞传入中东和西方,被誉为"东方神草"。

枸杞有润肺清肝、滋肾、益气、生精、助阳、祛风、明目、强筋骨的功能。可以嚼食,每天晚上取十几粒放入口中咀嚼,长期食用,可以养颜明目,延年益寿。枸杞还可以泡茶喝:取枸杞15粒,泡于茶中,碧茶红果,色香俱佳,清香醇和,生津止渴,坚持饮用,益肝补肾。另外,煮八宝粥放入适量枸杞,和胃补肾,滋肝活血,最适合老人食用。炖肉时,出锅前10分钟放入枸杞30粒,身瘦体弱,食之最宜。枸杞在做菜、煲汤时均可适量使用,有食补之功。

枸杞因其性平,适合各类人群服用。但是,任何滋补品都不要过量食用,枸杞子也不例外。一股来说,健康的成年人每天吃20克左右的枸杞比较合适,如果想起到治疗的效果,每天最好吃30克左右。

麝香辟秽通络,活血散结就找它

麝香,别名元寸,是一种名贵的动物性药材。《神农本草经》列其为上品,来源于哺乳动物麝。

麝,民间称香獐子,习惯在深山密林中生活。主要分布在我国东北、华北及陕、甘、青、新、川、藏、云、贵、湘、皖等地。雄麝上颌犬齿发达,露出唇外,向下微曲,俗称"獠牙";脐部有香腺囊,囊内包含香。雌麝上颌犬齿小不外露,也无香腺囊。

麝香即为雄麝体下腹部腺香囊中的干燥分泌物,气香强烈而特异。成颗粒状者俗称"当门子",多呈紫黑色,油润光亮,质量较优;成粉末状者称"元寸香"。麝香的主要成分为麝香酮,约占麝香纯干品的0.5%～2%,此外,还含有多种雄(甾)烷衍生物以及麝吡啶等。

中医认为,麝香味辛,性温,人心、脾、肝经,有开窍、辟秽、通络、散淤的功能。主治中风、痰厥、惊痫、中恶烦闷、心腹暴痛、跌打损伤、痈疽肿毒。古书《医学入门》中谈"麝香,通关透窍,上达肌肉。内人骨髓……"。《本草纲目》中记载:"……盖麝香走窜,能通诸窍之不利,开经络之壅遏"。其意是说麝香可很快进入肌肉及骨髓,能充分发挥药性。许多临床材料表明,冠心病患者心绞痛发作时,或处于昏厥休克时,服用以麝香为主要成分的苏合丸,病情可以得到缓解。

麝香用于疮疡肿毒、咽喉肿痛时,有良好的活血散结、消肿止痛作用,内服、外用均有良效。用治疮疡肿毒,常与雄黄、乳香、没药同用,即醒消丸,或与牛黄、乳香、没药同用;用治咽喉肿痛,可与牛黄、蟾酥、珍珠等配伍,如六神丸。

另外,用麝香注射液皮下注射,治疗白癜风,有显效;用麝香埋藏或麝香注射液治疗肝癌及食道、胃、直肠等消化道肿瘤,可改善症状、增进饮食;对小儿麻痹症的瘫痪,亦有一定疗效。

不过,值得注意的是,在应用麝香的过程中要注意以下两点:

1. 麝香忌过量服用。若内服过量,一方面对消化道有刺激性,另一方面会抑制中枢神经系统,使呼吸麻痹、循环衰竭,并引起严重的凝血机制障碍,导致内脏广泛出血。剂量过大,甚至会导致呼吸、循环衰竭而死亡。

2. 孕妇禁用。麝香能促使各腺体的分泌,有发汗和利尿作用,其水溶性成分有兴奋子宫作用,可引起流产。李时珍在《本草纲目》中写到:"麝香开窍、活血散结、透肌骨、消食积、催生下胎"。所以孕妇应禁用麝香。

柴胡疏肝解郁,阴虚火旺离不了

柴胡,又名北柴胡、南柴胡、软柴胡、醋柴胡,是伞形科植物北柴胡和狭叶柴胡的根。始载于《神农本草经》,列为上品。历代本草对柴胡的植物形态多有记述。如《本草图经》记载:"(柴胡)今关、陕、江湖间,近道皆有之,以银州者为胜。二月生苗,甚香,茎青紫,叶似竹叶稍紫……七月开黄花……根赤色,似前胡而强。芦头有赤毛如鼠 3 尾,独窠长者好。二月八月采根。"

其中,北柴胡又名硬柴胡,药材质较坚韧,不易折断,断面为木质纤维性,主要产于辽宁、甘肃、河北、河南等省。狭叶柴胡的根又名南柴胡、软柴胡、香柴胡,药材质脆,易折断,断面平坦,气微香,主要产于湖北、江苏、四川等省。炮制时需切短节,生用、酒炒或醋炒。

关于"柴胡"名称的由来,还有个民间传说。从前,一地主家有两个长工,一姓柴,一姓胡。有一天姓胡的病了,发热后又发冷。地主把姓胡的赶出家,姓柴的一气之下也出走。他扶了姓胡的逃荒,到了一山中,姓胡的躺在地上走不动了。姓柴的去找吃的。姓胡的肚子饿了,无意中拔了身边的一种叶似竹叶子的草的根入口咀嚼,不久感到身体轻松些了。待姓柴的回来,便以实告。姓柴的认为此草肯定有治病效能,于是再拔一些让胡食之,胡居然好了。他们二人便用此草为人治病,并以此草起名"柴胡"。

中医认为,柴胡性凉味苦,微寒入肝、胆二经,具有和解退热、疏肝解郁、升举阳气的作用,常用以治疗肝经郁火、内伤胁痛、疟疾、寒热往来、口苦目眩、月经不调、子宫脱垂、脱肛等症。《本草纲目》记载其"治阳气下陷,平肝胆三焦包络相火",《神农本草经》则说其"去肠胃结气,饮食积聚,寒热邪气,推陈致新"。

值得一提的是,柴胡对肝炎有特殊疗效。目前,中医治疗传染性肝炎的肝气郁滞型,就是用的柴胡疏肝散,其中主药就是柴胡。

另外,柴胡还组成许多复方,如小柴胡汤为和解少阳之要药;逍遥散能治疗肝气郁结所致的胸胁胀痛、头晕目眩、耳鸣及月经不调;补中益气汤的主药有柴胡、升麻、党参、黄芪等,能治疗气虚下陷所致的气短、倦怠、脱肛等症;柴胡疏肝散还能治疗乳腺小叶增生症。但值得注意的是,肝阳上亢、肝风内动、阴虚火旺及气机上逆者忌用或慎用。

下面,我们再为大家推荐一款"柴胡粥":

材料:柴胡 10 克,大米 100 克,白糖适量。

制法:将柴胡择净,放入锅中,加清水适量,水煎取汁,加大米煮粥,待熟时调入白糖,再煮一二沸即成,每日 1～2 剂,连续 3～5 天。

功效:和解退热,疏肝解郁,升举阳气。适用于外感发热,少阳寒热往来,肝郁气滞所致的胸胁、乳房胀痛,月经不调,痛经,脏器下垂等。

珍珠,美容养颜之上品

珍珠,又名真朱、真珠、蚌珠、濂珠,产在珍珠贝类和珠母贝类软体动物体内,由于内分泌作用而生成的含碳酸钙的矿物(文石)珠粒,是由大量微小的文石晶体集合而成的,皆为妆饰、美容之上品。

珍珠入药,在我国已有两千多年的历史,魏晋时期的《名医别录》把珍珠列为治疗疾病的重要药材,并阐明了珍珠的药效。《日华子本草》记载,珍珠"安心、明目。"《本草汇言》曰:"镇心、定志,安魂,解结毒,化恶疮,收内溃破烂。"明代《本草纲目》记载:"珍珠涂面,令人润泽好颜色。安魂魄、止遗精、白浊、妇女难产、解痘疗毒。"类似这样的记载,在古典医籍中还有很多。

中医认为,珍珠性味甘咸寒,无毒,入心、肝二经。具有安神定惊,清热滋阴,明目,解毒的功用,适用于热病惊痫、烦热不眠、咽喉肿痛腐烂、口疮、溃疡不收口、目赤翳障等症,并能润泽肌肤。经现代医学分析,珍珠中含有十多种人体需要的氨基酸和多种微量元素,被人体吸收以后,能促进体内酶的活力,调节血液的酸碱度,使细胞的生命力增强,阻止或减慢衰老物质——脂褐质的产生,从而延缓细胞的衰老,延长其寿命,使皮肤皱纹减少,滋润秀丽,达到延年益寿和美容的目的。清代的慈禧太后就是用珍珠来养颜防老的。据记载,她每十天服珍珠粉一银匙,并且是在同一时辰服用,数十年来从不间断。她还命太监在制作香粉时也掺入珍珠粉末,用其扑面化妆。所以慈禧活到年逾古稀,看起来仍像五十多岁的人,皮肤光洁柔润,皱纹甚少。

珍珠除养生防衰、美容护肤、妆饰点缀外,还可用于优生优育、妇科疾病。中国古代胎养经书中曾介绍了一种"珍珠玉石类安胎养儿法",即孕妇(怀孕三月后)佩戴珍珠项链(海水珍珠最好)或手链,每日玩弄、摩挲珍珠,可使孕妇安神定惊、心平气和、消除胎毒,还可使孩子日后相貌端正、肌肤细嫩、光滑柔润。此种方法是取其"外相而内感也"之理。现代医学研究证明,孕妇若经常处于良好的心态环境中,有益于胎儿的生长发育。不少妇女在经前、经期情绪不稳、烦躁易怒、胸胁胀闷、乳房疼痛,而珍珠有平肝潜阳、定惊安神、清肝解郁的作用,佩戴珍珠项链有良好的调节作用,可使情绪平稳,心境安泰。

珍珠美容大致有口服、外用两种。

1. 口服:把珍珠加工成珍珠粉,每隔 10 日服 1 次,每次 7 克左右,长期服用,可使皮肤

2. 外搽：可用手指蘸上水或甘油与珍珠粉调匀，轻轻在脸上涂搽，有一定的美容效果，每日 1～2 次。或使用珍珠做成的化妆品如：珍珠霜、珍珠膏、珍珠粉等，可根据自己的情况选用。

活血通经、祛风止痛之凤仙花

凤仙花，又名指甲花。因其花头、翅、尾、足俱翘然如凤状，故又名金凤花。凤仙花属凤仙花科一年生草本花卉。根据清初赵学敏所著《凤仙谱》，我国凤仙有二百多种，其品种变异之多，居世界前列。颜色多种多样，有粉红、朱红、淡黄、紫、白清色等。

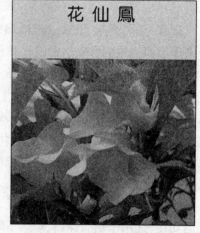

《广群芳谱》卷四十七"凤仙"条中记载："女人采红花，同白矾捣烂，先以蒜擦指甲，以花傅上，叶包裹，次日红鲜可爱，数月不退。"富察敦崇《燕京岁时记》云："凤仙花即透骨草，又名指甲草。五月花开之候，闺阁儿女取而捣之，以染指甲，鲜红透骨，经年乃消。"由此可见，用凤仙花染指甲是有据可查的。

除了观赏价值之外，凤仙花亦是一种著名的中药。《本草纲目》中记载，凤仙花花瓣味甘，性温，归肾经，有小毒，有活血通经、祛风止痛的作用，适用于闭经、跌打损伤、淤血肿痛、风湿性关节炎、痈疖疔疮、蛇咬伤、手癣等症；凤仙花种子亦名急性子，味甘，性温，有小毒，为解毒药，有通经、催产、祛痰、消积块的功效，适用于闭经、难产、骨硬咽喉、肿块积聚等症；茎亦名透骨草，味苦、辛，性温，归肾经，有祛风、活血、止痛、消肿之功效，捣烂外敷可治疮疖肿疼、毒虫咬伤；凤仙花根味甘，性平，具有祛风止痛、活血消肿的功效，适用于风湿关节疼痛、跌打损伤等症。

药理研究表明，凤仙花还对霉菌、金黄色葡萄球菌、溶血性链球菌、伤寒杆菌、痢疾杆菌等有不同程度抑制作用。但因其有活血作用，故孕妇慎用。

下面，我们再为大家推荐两剂以凤仙花为主的药方。

1. 凤仙花干末 3 克（鲜品 10 克），乌贼骨 30 克，水煎服，每日一剂，连续 1 周，可治带下病。另外，并用凤仙花全草 1 棵煎汤，先熏，后洗阴部，有抗菌消炎作用。

2. 伸筋草、透骨草、红花各 30 克，共放入搪瓷脸盆中，加清水 2000 毫升，煮沸 10 分钟后取出，放入浴盆中，药液温度以 50℃～60℃为宜，浸洗患肢。先浸洗手部，再浸洗足部，浸洗时手指、足趾在汤液中进入自主伸屈活动，每次 15～20 分钟，药液温度下降后可再加热，每日 3 次，连续 2 月，可治中风后手足痉挛。

肉桂：温中补阳、活血祛淤

肉桂，又名玉桂、桂皮，为樟科植物肉桂的树皮。多于秋季剥取栽培 5～10 年的树皮和枝皮，晒干或阴干，主要产于云南、广西、广东、福建。中医认为，肉桂味辛、甘，性大热，入肾、脾、心、肝经，有温中补阳、祛风健胃、活血祛淤、散寒止痛之效，适用于脾肾亏虚所致的畏寒肢冷、遗尿尿频、脘腹冷痛、虚寒吐泻、食少便溏、虚寒闭经、痛经等。如《玉楸药解》中记载："肉桂，温暖条畅，大补血中温气。香甘入土，辛甘入木，辛香之气，善行滞结，是以最解肝脾之郁。凡经络埋瘀，藏腑症结，关节闭塞，心腹疼痛等症，无非温气微弱，血分寒冱之故，以至上下脱泄，九窍不守，紫黑成块，腐败不鲜者，皆此症也。女子月期、产后，种种诸病，总不出此。悉用肉桂，余药不能。"《本草经疏》中则说："桂枝、桂心、肉桂，夫五味辛甘发散为阳，四气热亦阳；味纯阳，故能散风寒；自内充外，故能实表；辛以散之，热以行之，甘以和之，故能入行血，润肾燥。"

另据药理研究表明，桂皮含挥发油及鞣质等，对胃肠有缓和的刺激作用，能增强消化机能，排除消化道积气，缓解胃肠痉挛；有中枢性及末梢性血管扩张作用，能增强血液循环；有明显的镇静、解热作用。

下面，我们为大家推荐两款肉桂食疗方：

1. 肉桂粥

材料：肉桂、茯苓各 2 克，桑白皮 3 克，大米 50 克。

制法：将上述药水煎取汁，加大米煮为稀粥，每日一剂，作早餐食用。

功效：可温阳化饮，适用于水饮停蓄、上逆于肺所致的胸满、咳逆、痰白稀、欲呕、饮食不下、下则呕逆等。

2. 肉桂羊肉汤

材料：羊肉 1000 克，肉桂 10 克，草果 5 个，香菜及调味品适量。

制法：将羊肉洗净，切块，余药布包，加水同炖沸后，调入胡椒、姜末、食盐、黄酒等，炖至羊肉熟烂后，去药包，调入葱花、味精及香菜等，再煮一二沸即可。

功效：可健脾温肾，适用于脾肾阳虚之四肢不温、纳差食少、腰膝酸软、脘腹冷痛等。

养肝益肾、乌须美发说首乌

何首乌，又名夜交藤，为蓼科植物何首乌的块根，是一种常用的补益中药。何首乌原来是一个人的名字，据说在唐朝时有个人叫何能嗣，五十八岁仍然性无能，服此药七日而思人道，娶妻后还连生数子。其中一个儿子名叫何延秀，持续服用此药，活到了 160 岁，也生了很多子女，其中一个取名为何首乌。何首乌也持续服用此药，活到 130 岁头发都还乌黑亮丽，唐朝文人李翱为他们写了《何首乌传》。后李时珍根据史料记载，把原来的

"夜交藤"改名为"何首乌"。

中医认为,何首乌味苦、甘、涩,性微温,归肝、肾经,具有补肝肾、益精血、乌须发、强筋骨之功效。适用于肝肾阴亏、须发早白、血虚头晕、腰膝酸软、筋骨酸痛、遗精、崩漏、久痢、慢性肝炎、痈肿、瘰疬、肠风、痔疮、红斑狼疮等病症。《本草备要》记载:"补肝肾,涩精,养血祛风,为滋补良药。"《开宝本草》云:"益气血,黑髭鬓,悦颜色,久服长筋骨,益精髓,延年不老。"

现代医学证实,何首乌中的蒽醌类物质,具有降低胆固醇、降血糖、抗病毒、强心、促进胃肠蠕动等作用;还有促进纤维蛋白溶解活性作用,对心脑血管疾病有一定的防治作用;何首乌中所含卵磷脂是脑组织、血细胞和其他细胞膜的组成物质,经常食用何首乌,对神经衰弱、白发、脱发、贫血等病症有治疗作用;何首乌还有强壮神经的作用,可健脑益智,能够促进血细胞的生长和发育,有显著的抗衰老作用。中年人经常食用何首乌,可防止早衰的发生和发展。其茎为中药"夜交藤",有安神养心之功,可治疗各种原因引起的失眠。

在临床应用上,如果是肝肾不足、精血亏虚、腰膝酸软、头晕耳鸣、须发早白、遗精滑精者,可与当归、枸杞子、菟丝子等配伍;若是血虚精亏、肠失滋润、大便秘结者,可与当归、火麻仁、黑脂麻等配伍,以增强养血润肠通便之效;若痔血便难者,可单味煎服,或与枳壳等同用;若是血虚所致风瘙疥癣者,可与荆芥、蔓荆子等配伍内服;凡久疟不止、气血两虚者,多与人参、当归等配伍。

下面,我们再为大家推荐一款何首乌粥。

材料:何首乌 50 克,粳米 100 克,红枣 5 枚。

制法:将何首乌洗净,放入砂锅内,加水煎取汁,去渣。将米、红枣分别洗净。将米、红枣同煎汁放入砂锅内,加入适量水,用大火煮沸,改用文火煮约 30 分钟。加入糖再煮段时间即成。每日早晚服食。

功效:可养肝益肾,适用于肝肾亏虚、精心不足所致的头目昏花、须发早白等及慢性肝炎、冠心病、高血压、高脂血症、神经衰弱等。

理气化痰、舒肝健脾说佛手

佛手,又名九爪木、五指橘、佛手柑,为芸香科植物佛手的果实。主产于闽粤、川、江浙等省,其中浙江金华佛手最为著名,被称为"果中之仙品,世上之奇卉",雅称"金佛手"。

佛手是形、色、香俱美的佳木。佛手的花有白、红、紫三色。白花素洁,红花沉稳,紫花淡雅。佛手的叶色泽苍翠,四季常青。佛手的果实色泽金黄,香气浓郁,形状奇特似手,千姿百态,让人感到妙趣横生。有诗赞曰:"果实金黄花浓郁,多福多寿两相宜,观果花卉唯有它,独占鳌头人欢喜。"佛手的名也由此而来。

佛手不仅有较高的观赏价值,而且具有珍贵的药用价值、经济价值。佛手全身都是宝,其根、茎、叶、花、果均可入药。中医认为,佛手味辛、苦、甘,性温,无毒,入肝、脾、胃三经,有理气化痰、止咳消胀、舒肝健脾和胃之功效,适用于肝郁气滞所致的肋痛、胸闷、脾胃气滞所致的脘腹胀满、纳呆胃痛、嗳气呕恶、咳嗽痰多、胸闷胸痛等症。据史料记载,佛手的根可治男人下消、四肢酸软;花、果可泡茶,有消气作用;果可治胃病、呕吐、噎嗝、高血压、气管炎、哮喘等病症。据《本草归经》记载,佛手并具治鼓胀发肿病、妇女白带病及醒酒作用,是配制佛手中成药的主要原料。

佛手的果实还能提炼佛手柑精油,是良好的美容护肤品。佛手的花与果实均可食用,可作佛手花粥、佛手笋尖、佛手炖猪肠等,有理气化痰、舒肝和胃、解酒之功效。

佛手与其他药物相配伍,可治以下诸病:

1. 肝气郁结、胃腹疼痛:佛手10克,青皮9克,川楝子6克,水煎服。

2. 恶心呕吐:佛手15克,陈皮9克,生姜3克,水煎服。

3. 哮喘:佛手15克,藿香9克,姜皮3克,水煎服。

4. 白带过多:佛手20克,猪小肠适量,共炖,食肉饮汤。

5. 慢性胃炎、胃腹寒痛:佛手30克,洗净,清水润透,切片成丁,放瓶中,加低度优质白酒500毫升。密闭,泡10日后饮用,每次15毫升。

6. 老年胃弱、消化不良:佛手30克,粳米100克,共煮粥,早晚分食。

"穷人的燕窝"——银耳,滋阴去火非它莫属

不同的人火气在不同的地方,胃火大,上火就表现在口臭;肝火旺,人就会整天发脾气……

面对这么多的"火",应该怎么办呢? 治病要治本,去火要滋阴。燕窝是比较好的滋补品,很多人一听到"滋阴"就会想到用燕窝。但是燕窝太补易上火,而且价格昂贵。

燥气和火气就像急性病和慢性病,火气来得急,太久未消就会转成燥气,容易耗损人体阴液,造成内脏缺水。尤其老年人由肠燥引起便秘,吃银耳最有效。

银耳为凉补,有润燥的作用,被称为"穷人的燕窝",具有补脾开胃、益气清肠、安眠健胃、补脑、养阴清热、润燥之功,对阴虚火旺者而言是一种良好的补品。

银耳富有天然特性胶质,加上它的滋阴作用,长期服用可以润肤,并有去除脸部黄褐斑、雀斑的功效。如果和红枣一起熬成汤,食用起来效果更好。

第九章　寻丹本草，长寿有方

第一节　源自于本草中的养生长寿方案

日啖白果七八颗，何愁今生不长寿

银杏树的果实又叫白果，它是种子植物中最古老的物种之一，因此又被人誉为"活化石"。李时珍的《本草纲目》中就记载，白果能止咳平喘、补肺益肾、敛肺气、止带浊、缩小便。如皋人的身体力行又告诉我们，常吃白果还可以活到天年。

科学家用仪器分析后发现，白果中含有蛋白质、脂肪、糖类、钙、铁、磷、胡萝卜素及多种氨基酸等人体所需的营养成分，能改善血液循环，修复人受损的血管，让大脑、心脏获得充足的营养，防止血栓的发生，更能增强老年人的记忆力和机体免疫力，减缓细胞老化，预防老年痴呆症。因此，如皋人吃白果能够长寿绝不是一个神话。

如皋人吃白果可谓是花样百出，炒、蒸、煨、炖、焖、烩、烧、熘等各种方法齐齐上阵，做出形形色色的美味佳肴。爱吃甜食的，就用白果肉煮水，加少许糖；也可以与栗子、莲心等一起煮成甜羹。爱吃咸味的，就将白果红烧或与蹄筋等共煮，非常美味。爱吃素的人，把白果和蘑菇、竹笋等一起炒，或者一起煮汤，味道也相当不错。

白果的银杏叶，您千万不要扔掉，如皋人会拿它们来做枕头芯。因为，用3年以上银杏叶做成的枕头芯，会在您养神睡觉时发出一股股淡淡的幽香，枕着它，您不仅心里平和无忧、一觉睡到自然醒，长期使用还可以防止高血压、脑中风、糖尿病等疾患的发生。

晨吃三片姜，赛过人参汤

"早晨起床的第一件事就是要吃一小匙生姜末"，这是百岁老人郑桂英坚持了几十年的习惯，也是她的养生之道。

每天早晨一匙生姜末，不仅是百岁老人郑桂英长寿的经验之谈，更是中国古代养生家的重要发现。我国北宋著名文学家、美食家苏东坡在《东坡杂记》中曾记载了一则常年食生姜而延年益寿的故事。

苏东坡在任杭州太守时，有一天他到净慈寺去游玩，拜见了寺内住持。这位住持年逾80，仍鹤发童颜，精神矍铄。苏东坡感到惊奇，便问他有何妙方可以求得延年益寿。住持微笑着对苏东坡说："老衲每天用连皮嫩姜切片，温开水送服，已食四十余年矣。"

生姜可以延年益寿，颐养天年，并不是这位住持的首创，儒家大师孔子早在春秋战国时期就已认识到食用生姜具有抗衰老的功能。他一年四季食不离姜，但不多食，每次饭后食姜数片而已。在那个饱尝战祸，颠沛流离的年代，孔子活到了73岁，恐怕和他重视食用生姜有着密切的联系。

在日常生活中，人们都把生姜当做调味品。因为生姜具有独特的辛辣芳香气味，可以去鱼肉腥味。此外，生姜还含有挥发油、姜辣素（老姜成分较高）、树脂、纤维、淀粉等成分。生姜在我国已有两三千年的历史，长沙马王堆一号汉墓的陪葬物中就有生姜。

生姜可以祛病养生。生姜不仅是调味佳品，还是宝贵的中药材。《本草纲目》认为，生姜"可蔬、可和、可果、可药，其利博矣"。据《神农本草经》记载，生姜性味辛温，入肺、脾、胃经，有解表散寒、温中止呕、化痰止咳功能。常用来治风寒感冒、胃寒呕吐、寒痰咳嗽等。据现代药理研究，生姜含有姜醇、姜烯、姜辣素等多种成分，具有解热、镇痛、抗炎、镇静、催眠、抗惊厥、兴奋心脏等作用。

生姜含有的辛辣姜油和姜烯酮，对伤寒、沙门氏菌等病菌有强大的杀灭作用。"上床萝卜下床姜，不劳医生开药方"，民间广泛流传的这一俗语，对生姜虽有誉美之嫌，但它的确道出了生姜祛病养生的中药保健功效。

生姜可以防止动脉血管硬化。生姜可以降低胆固醇，抑制前列腺素的合成，减少血小板的聚集。美国学者认为，在生姜提取物中含有与阿司匹林作用相似的抗凝血成分，其抗凝作用甚至超过阿司匹林。服用生姜可以防止血小板集聚，防止血栓形成，还不产生任何副作用，对维护血管的弹性，防止动脉硬化，预防心肌梗死有特殊的功效。

生姜可以治疗胃溃疡、类风湿性关节炎等病症。在对老鼠的动物实验中，让老鼠口服盐酸和乙醇，使之发生胃溃疡，然后再喂以生姜提取物，结果老鼠的胃溃疡受到了明显的抑制。每天口服鲜姜5克或生姜粉0.5～1.5克，可以治疗类风湿性关节炎，不仅可减轻疼痛、肿胀，而且还能改善关节的活动。

生姜还有美容作用。生姜中含有一种"姜辣素"，对心脏和血管有一定的刺激作用，可使心跳加快、血管扩张、血液循环加快、流动到皮肤的血液增加。这可能与中医所说的生姜能"宣诸络脉"有关。络脉布于体表，受经脉的营养，以滋养肌肤，皮肤暗黑在很大程度上是络脉不通畅引起的。生姜能使络脉通畅，供给正常，容光自然会焕发。生姜泡澡可以通过发汗、排汗达到消耗热量、燃烧脂肪、瘦身健美的目的。

生姜具有抗衰老的功能。现代医学研究证明，生姜含有比维生素E作用大得多的抗氧化成分。这种成分能减轻人体自由基活跃所产生的被科学家比喻成"体锈"的有害产物，老年斑就是这种"体锈"的外部表现。常吃生姜有助于使老年斑推迟发生或逐渐消失。

生姜可以预防胆结石。生姜中所含的姜酚,能抑制前列腺素的合成,并有较强的利胆作用。因此胆囊炎患者常食生姜,可防止胆结石的形成,预防胆结石症的发生和发展。

民间早就流传着"晨吃三片姜,赛过人参汤"的说法。郑桂英老人的长寿经为这种说法提供了新的佐证。

胡萝卜,小人参;经常吃,长精神

胡萝卜是张骞通西域引进的,在我国有数千年栽培史。中医认为,胡萝卜性甘平,归肺脾,具有健脾化滞、清凉降热、润肠通便、增进食欲等功效。

现代科学研究发现,胡萝卜含丰富的胡萝卜素,在人体内能够转化为维生素 A 和膳食纤维。中国人的膳食结构缺钙和维生素 A,胡萝卜正好填补这一空白。维生素 A 有保护黏膜的作用,缺乏维生素 A,免疫力会下降。不同年龄段的人如果缺乏维生素 A,会有不同反应。孩子缺乏维生素 A,容易感冒发烧,患扁桃体炎;中年人缺乏维生素 A,容易出现癌细胞、动脉硬化;老年人缺乏维生素 A,就会眼睛发花,视力模糊。

古代就有人说,胡萝卜是养眼的蔬菜,对夜盲症有很好的效果。

健康谚语"胡萝卜,小人参;经常吃,长精神",可算一语中的。因此,我们郑重向大家推荐胡萝卜,因为胡萝卜具有多种营养,可以养眼、润肤、美容、护发等,并且还是价廉物美的蔬菜。

胡萝卜不怕高温,温度再高也不会破坏营养,而其他的蔬菜就不行。

补充维生素 A,能够促进婴幼儿的生长发育及维持正常视觉功能,增加儿童抵抗力,防治老人眼睛发花,保护视网膜。

胡萝卜还被广泛用于防治高血压及癌症。经常吃胡萝卜、不容易患感冒,也不容易得胃肠炎。此外,胡萝卜还含有较多的维生素 C、B 族维生素等营养素。因此,胡萝卜被誉为"大众人参",也就是所谓的"小人参"。

在欧洲,胡萝卜被制成糕点出售;俄罗斯人喜欢用胡萝卜做饺子馅。

胡萝卜是喂养婴儿的价廉物美的辅食。从婴儿 4 个月开始,便可给婴儿喂食胡萝卜泥,一方面能补充婴儿成长所需的营养素,另一方面又可以让婴儿尝试并适应新的食物,为今后顺利过渡到成人膳食打好基础。

值得注意的是,胡萝卜不能当下酒菜。胡萝卜与酒同食,胡萝卜素与酒精一同进入人体,会在肝脏中产生毒素,引发肝病。

《本草纲目》介绍过这样一种"抗衰老胡萝卜粥"。

材料:胡萝卜 100 克、粳米 50 克、猪油 10 克。

制法:将新鲜胡萝卜洗净,切成碎粒,与粳米一道放到锅里,加水煮粥,粥近熟时加猪油,再煮 5~10 分钟,即可。

功效：胡萝卜含有多种有美容效果的维生素。粥中以胡萝卜为主，少佐猪油，可以增加有益美容物质的吸收。

用法：早晚服食，可加少许食盐调味。

小小花生是名副其实的"长生果"

花生又名长生果、落花生，被誉为"田园之肉"、"素中之荤"。花生的营养价值非常高，其中含有的优质蛋白质易于人体所吸收。花生仁中还含有十几种氨基酸，其赖氨酸含量比粳米、面粉高出 4~7 倍。赖氨酸可提高智力，促进生长和抗衰老。花生仁中的某些物质还能润肤，延缓机体细胞衰老和预防动脉硬化。

关于花生的主要功效，《本草纲目》中记载："花生悦脾和胃润肺化痰、滋养补气、清咽止痒"。而中医认为，脾胃是人的后天之本，脾胃功能非常重要。花生可以调理脾胃，增强脾胃功能，对人体健康非常有利，能延缓衰老，益寿延年。所以，民间把花生称为长生果。具体说来，花生的功效主要有以下几种：

1. 淡化色斑

花生富含维生素 B_6，维生素 B_6 具有褪除黑色素斑痕的作用。

2. 健齿

食用花生不产生腐蚀酸，有利牙齿健康。

3. 减肥

花生是高脂高热量食物，但是并不会增加体重。因为花生高蛋白、高纤维、质地易碎，容易增加饱腹感并持续较长时间，花生饱腹感长于高碳水化合物食物五倍时间，可抑制饥饿，从而减少对其他食物的需要量，降低总能量摄入，避免吃过量。花生吸收效率不高，也是避免增加体重的一个原因。

另据《中国医药报》报道，花生中的 β-谷固醇可抑制口腔细菌的生长，并具有一定的抗癌作用。中医临床有时也会用花生治疗慢性胃炎、支气管炎等消化和呼吸道疾病。因此，口气不好的人可以每天少量、反复咀嚼花生一次，能有效抑制口臭。

很多人都喜欢吃油炸花生米或爆炒花生米，其实这种方式对花生米中的维生素 E 和其他营养成分破坏非常大。而且花生本身就含有大量的植物油，高温烹制后，花生的甘平之性就会变成燥热之性，经常食用容易上火。所以，吃花生的最好方式是煮着吃，这样既能保住营养又好吸收。还有些人经常把花生仁（油余的、椒盐及带壳的花生果）和拌黄瓜作为下酒菜，其实这种吃法是错误的，会造成腹泻，甚至食物中毒。

此外，还有四种人不适合吃花生。

1. 高脂血症患者

花生含有大量脂肪，高脂血症患者食用花生后，会使血液中的脂质水平升高，而血脂升高往往又是动脉硬化、高血压、冠心病等病疾的重要致病原因之一。

2.胆囊切除者

花生里的脂肪需要胆汁去消化。胆囊切除后,贮存胆汁的功能丧失。这类病人如果食用花生,没有大量的胆汁来帮助消化,常可引起消化不良。

3.消化不良者

花生含有大量脂肪,肠炎、痢疾、脾胃功能不良者食用后,会加重病情。

4.跌打瘀肿者

花生含有一种促凝血因子。跌打损伤、血脉淤滞者食用花生后,可能会使血瘀不散,加重肿痛症状。

此外,花生含油脂特别多,患有肠胃疾病或皮肤油脂分泌旺盛、易长青春痘的人,不宜大量食用。

1.花生养胃益智粥

材料:花生米、山药、粳米、冰糖。

制法:山药切丁,花生米开水烫泡1～2分钟,去皮晾干,捣碎粳米与花生,山药加水熬煮,快熟时放入冰糖即可。

功效:益气养胃,健脑益智。

2.花生小豆鲫鱼汤

材料:花生米200克,赤小豆120克,鲫鱼一条。

制法:将花生米、赤小豆分别洗净,离去水分;鲫鱼剖腹去鳞和肚肠;将花生米、赤小豆及洗净的鲫鱼同放一个大碗中加入料酒、精盐少许,用大火炖,等沸腾后,改用小火炖到花生烂熟即可。

功效:健脾和胃、利水消肿。

延年益寿话保健,茯苓全方位保护您

茯苓的功效十分多:健脾、安神、镇静、利尿,可以说能全方位地增强人体的免疫能力,被誉为中药"四君八珍"之一。

茯苓生长在哪里呢？一般的大树枯死或被砍伐后,往往会从枯死的躯干或残留的根上生出新的小枝叶来,中医认为这是大树未绝的精气要向外生发。如果大树枯死后,上面不长小的枝叶,就意味着附近的土壤下有茯苓,是茯苓吸取了大树的精气,使它没有能力再生发小的枝叶。

茯苓生长在土壤中,而且是在大树根部附近,它的生长位置告诉我们,它能收敛巽木之气,让其趋向收藏。

"人过四十,阴气减半"。如果人的肝木之气得不到足够的阴精制约,就会渐渐偏离常道在体内妄行,导致头晕、手足摇动等肝风太过的症状出现。而茯苓,色白,应坎水之精,恰好能够收敛巽木的外发之气,使它潜藏于坎水之中。所以,茯苓对于中老年人绝对是延年益寿的良药。

在古代，人们对茯苓推崇备至，因为他们认为那是大树之精化生的奇物，有十分好的养生功效。相传慈禧太后一日患病，不思饮食。厨师们绞尽脑汁，以松仁、桃仁、桂花、蜜糖等为原料，加以茯苓霜，再用淀粉摊烙外皮，精心制成夹心薄饼。慈禧吃后十分满意，让这种饼身价倍增。后来此法传入民间，茯苓饼就成了北京名小吃，名扬四方了。

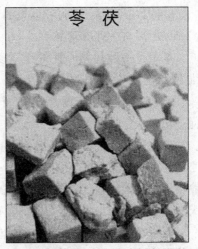

苓 茯

《本草纲目》说茯苓能补脾利湿，栗子补脾止泻，大枣益脾胃。这三者同煮，就可以用于脾胃虚弱，饮食减少，便溏腹泻。

白茯苓有多种食用方法，最简单的是把茯苓切成块之后煮着吃，还可以在煮粥的时候放进去。另外，可以把茯苓打成粉，在粥快好的时候放进去，这样人体更容易吸收。

茯苓栗子粥

材料：茯苓 15 克，栗子 25 克，大枣 10 个，粳米 100 克。

制法：加水先煮栗子、大枣、粳米；茯苓研末，待米半熟时徐徐加入，搅匀，煮至栗子熟透。可加糖调味食。

另外，茯苓可以宁心安神，麦冬养阴清心，粟米除烦热。这三者同煮就可以用于心阴不足，心胸烦热，惊悸失眠，口干舌燥。

茯苓麦冬粥

材料：茯苓、麦冬各 15 克，粟米 100 克。

制法：粟米加水煮粥；二药水煎取浓汁，待米半熟时加入，一同煮熟食。

对于中老年人，茯苓具有补益功效，但对于正处在生长发育期的儿童与青少年就不太适合。孩子处在发育阶段，生机盎然，正需要肝木之气的生发之性，而茯苓趋向收敛，会阻碍孩子的生长。给未成年人吃茯苓，就等于在扼杀他们的生发之机，给健康带来不利的影响。未成年人只有在生病等特殊的情况下，经过医生的准确辨证后才能服用茯苓，家长千万不要自作主张煎煮茯苓给孩子吃。

经常吃可爱的草莓，健体、寿累积

古今中外的营养专家都认为，常吃草莓对人体健康大有益处。

熟透的草莓红似玛瑙，不仅果肉细嫩多汁，酸甜爽口，而且营养价值很高。其外观呈心形，鲜美红嫩，果肉多汁，酸甜可口，香味浓郁，具有一般水果所没有的宜人的芳香，是水果中难得的色、香、味俱佳者，因此常被人们誉为"果中皇后"。

草莓易于被人体吸收利用，食用时无任何禁忌，吃多了既不会受"凉"也不会上

"火",是婴儿、老人、体弱者理想的营养健美果品。草莓除鲜食外,还可加工制成果汁、果酱、果酒、罐头和速冻食品。

草莓是一种营养价值高,且为人们喜爱的低糖、低热量水果。其主要营养成分有糖、维生素、矿物质、有机酸和果胶等。早在李时珍的《本草纲目》中对草莓就有明确的记载,味甘酸、性凉,有清暑、解热、生津止渴、消炎、止痛、润肺、健脾、补血、通经、利尿、助消化、促进伤口愈合等功效。

现代医学研究证明,草莓有降血压、抗衰老作用,对防治动脉粥样硬化、高胆固醇、冠心病、脑溢血、贫血症、痔疮等都有一定的疗效,对胃肠病也有良好疗效。草莓还具有抗癌作用。美国华盛顿农业研究中心水果实验室的专家说,草莓中有一种物质能抗癌。意大利的医学家指出,新鲜草莓里含有一种化学物质可以阻止癌细胞的形成。

据测定,草莓果肉中含有糖、蛋白质、脂肪、维生素、钙、磷、铁等,其中维生素 C 的含量比梨、苹果、葡萄等高出 7～10 倍,磷和铁等人体所必需的矿物质元素也比上述水果高 3～5 倍。草莓中含有少量的胡萝卜素,是合成维生素 A 的重要物质,具有明目等作用。草莓还含有一定的膳食纤维,有帮助消化、通畅大便之功效。

草莓不仅能有效地预防感冒,而且对防治皮肤黑色素沉着、痣和雀斑有特效;牙龈出血者常吃草莓可健全牙龈,预防牙周病的发生;草莓汁与牛奶混合后涂于皮肤表面,能清除油腻,使皮肤洁白。

草莓又是良好的园林和庭院花草,近年来普遍引种。它的生长期长,季节变化明显。早春二三月,新叶破土而出,形成翠绿的"地毯";三四月白花朵朵镶嵌在绿叶层里,如同白玉嵌入翡翠,繁星点点,一派春天气息;五六月红果累累,使绿色草层生机盎然;深秋红叶铺满大地,观赏价值很高。此外,草莓还可以盆栽观赏,赏绿叶、白花、红果,最后还可尝果,既饱眼福,又饱口福。

选购草莓应以色泽鲜亮、颗粒大、清香浓郁、蒂头叶片鲜绿、表面无损伤者为优。颜色过白或过青都表示尚未成熟。

市场上有些草莓看上去个头很大、颜色漂亮,可买回来一吃却索然无味。原来这些个头异常的草莓,是由于在种植过程中喷施了膨大剂造成的。膨大剂是一种植物生长调节剂,通过促进果实中的细胞分裂和体积增大达到增产的目的。它一般在草莓生长的特定时期使用,除了能促进草莓果实增大,还能较好地保证草莓的质量。可是,有些果农为使草莓提前上市,获得更高的经济效益,违反技术操作规程,在种植过程中滥用膨大剂,不仅使草莓口感和质量下降,还可能对人体造成潜在的危害。要辨认出哪些草莓经过膨大剂、催红剂等处理,并非很难。只要看它的大小是否均匀、果实形状是否正常、色泽是否自然就可以了。另外很重要的一点是,最好吃应季草莓,不要为尝鲜过早购买提前上市的草莓。

还应注意的是,草莓属于低矮的草茎植物,且表面凹凸不平,在栽培施肥时易受到污染,表面可能带有一些细菌、病毒和农药残留。加之草莓在采摘、运输过程中,往往会沾上污物、尘埃。所以，人们在食用草莓时，必须进行彻底清洗。否则草莓表面的病菌便会乘虚而入，侵袭人体，危害健康。

清洗时，应将草莓放在流水下边冲边洗，随后放入清洁的容器内，将高锰酸钾按1：5000的比例稀释，将草莓放入消毒液中浸泡5～10分钟（若无高锰酸钾，用食盐溶液也可），最后再用凉开水浸泡1～2分钟后即可食用。

专家指出，因为草莓含糖量低，糖尿病患者也可以吃，但是每次最多宜吃5～6颗。

当草莓上市的季节，广大中老年人不要忘记"经常吃草莓，健体寿积累"这条长寿俗语。

预防老年人疾病，黑木耳显身手

黑木耳，生长在朽木上，古人称之为"树的鸡冠"，而且其形似人耳，色黑或褐黑，故名黑木耳。黑木耳营养极为丰富，据史料记载，它是古代帝王独享之佳品。由于其营养丰富，滋味鲜美，被人们誉为"素中之荤"。

黑木耳味甘气平，有滋养脾胃、补血润燥、活血通络的功效，适用于痔疮出血、便血、痢疾、贫血、高血压、便秘等症。《本草纲目》中记载，有补气益智、润肺补脑、活血止血之功效。现代医学研究表明，如果每人每天食用5～10克黑木耳，它所具有的抗血小板凝集作用与每天服用小剂量阿司匹林的功效相当，因此人们称黑木耳为"食品阿司匹林"。阿司匹林有副作用，经常吃会造成眼底出血，而黑木耳没有副作用，更受人们青睐。同时，黑木耳具有显著的抗凝作用，它能阻止血液中的胆固醇在血管上的沉积和凝结，不仅对冠心病，对其他心脑血管疾病以及动脉硬化症也具有较好的防治和保健作用。

黑木耳中含有两种物质：丰富的纤维素和一种特殊的植物胶原，这使得它具有促进胃肠蠕动，促进肠道脂肪食物的排泄、减少对食物中脂肪的吸收，从而防止肥胖的作用；还能防止便秘，有利于体内大便中有毒物质的及时清除和排出，从而起到预防直肠癌及其他消化系统癌症的作用。老年人特别是有便秘习惯的老年人，如果能坚持食用黑木耳，常食木耳粥，对预防多种老年疾病、防癌、抗癌、延缓衰老都有良好的效果。

黑木耳中的含铁量非常高，比菠菜高出20倍，比猪肝高出约7倍，是各种荤素食品中含铁量最高的。中医认为，黑木耳味甘性平，有凉血、止血作用，主治咯血、吐血、衄血、血痢、崩漏、痔疮出血、便秘带血等。其含铁量高，可以及时为人体补充足够的铁质，是一种天然补血食品。

黑木耳对胆结石、肾结石、膀胱结石等内源性异物也有比较显著的化解功能。黑木耳所含的发酵素和植物碱，具有促进消化道与泌尿道各种腺体分泌的特性，并协同这些分泌物催化结石，滑润管道，使结石排出。同时，黑木耳还含有多种矿物质，能对各种结石产生强烈的化学反应，剥脱、分化、侵蚀结石，使结石缩小、排出。

对于初发结石，每天吃1～2次黑木耳，疼痛、恶呕等症状可在2～4天内缓解，结石能在10天左右消失。对于较大、较坚固的结石,其效果较差,如长期食用黑木耳,亦可使有些人的结石逐渐变小、变碎,排出体外。

艾草——长寿之乡如皋的救命神草

艾草,草本植物,芳香且有益健康。在我国,采艾治病迄今已有3000多年的历史。艾,性温,无毒。据《本草纲目》载:"服之则走三阴,逐一切寒湿,灸之则透诸经而治百种病邪,起沉疴之人为康泰。"

如皋艾草久负盛名,被认为是驱邪、治病、延年益寿的神草。艾草生长在广袤的山野之间,生命力极强,在长寿之乡如皋遍地栽种。坊间,特别是端午节前后,如皋多有鲜艾出售,人们买回家去,呈放于供神的中堂两边,或房间妆台之旁,奇香可数月不减,蚊蝇嗅之即逃。

传说东汉方士费长房在海边眺望远方时,发现江海之滨的风水宝地如皋有恶鬼病魔作祟,即指派徒儿桓景带上驱邪之草——艾草前往,为江海大地的子民消灾降福,延年益寿。桓景身背神剑乘仙鹤来到如皋,把艾草分送给那里的渔民、农民,人们拿到药草,果然治好了各种各样的疾病。

史载,以返老还童而闻名的古代仙人老莱子平常就很喜欢艾草的香味,所以他的小屋中经常放有艾草,地上也铺满晒干的艾草。他是一位非常孝顺和顽劣的仙人,即使已经70岁了,还会穿上小孩子的花衣服来取悦父母,有时就躺在地上,模仿小婴儿啼哭的样子。传说老莱子就是因为常常把艾草用水煎来服用,才慢慢出现返老还童迹象的,所以艾草也被叫做仙人草。

艾草中含有丰富的促人长寿物质。每100克艾草中含有7.2毫克的胡萝卜素,它被认为具有抗癌、防止老化的作用。除了胡萝卜素外,艾草还含有维生素A、维生素B₁、维生素C和8%的蛋白质,同时铁元素和纤维素含量也很丰富。

艾草中所含的叶绿素成分,除了可以预防癌症外,还具有净血、杀菌、畅通血路的功效。而艾草中所含的腺嘌呤,可以使心脏强壮,防止功能退化,对预防脑部疾病等有很强的效果。

艾草很早就走进入们的生活。早在《诗经》时代,艾草即被用于灸术。因为艾草性温、味苦、无毒,能通十二经、理气血、逐湿寒、止血下痢,所以人们一般是把艾草点燃之后去薰、烫穴道,使穴道受热而经络疏通。现在台湾流行的"药草浴"大多就是选用艾草做药材。如皋民间常用艾草枯叶卷成长条,点燃轻薰关节,治疗筋内关节疼痛。早年间妇女生产,必用艾草煮汤煎服,排淤血和补中气。

艾草除了被用作药材外,还可以做成各种美味食物,吃了让人延年益寿。在长寿之乡如皋,赋闲在家的老人们喜欢以艾草为原料,做成各种传统的长寿食物。食用艾草的方法很多,最简单的是将艾草的嫩芽摘下来,直接放入口中咀嚼,或者是将艾草的嫩芽做成糕点，也可以跟蔬菜一起煎成艾草汤。

"海菜"海中长，多吃寿命长

海菜是在海洋中生长的各种可食性植物的统称。海菜被誉为海洋中的"黑色食品"，营养丰富，含有人体需要的多种物质。人们最为常见的当然属于海带。海带是大叶藻类植物，又名海草、昆布等，生活在海水中，柔韧而长如带子，故得其名。海带是一种褐藻，藻体褐色，一般长 2 ~ 4 米，最长可达 7 米，其成品褐绿色，表面略有白霜。海带是一种营养丰富、价格低廉且常年可食的海产蔬菜，其风味独特，色调别致，凉拌、荤炒、煨汤均可，是家庭佐膳佳品。

海带具有较高的营养保健价值，被誉为"海上蔬菜"、"长寿菜"、"含碘冠军"。早在1500 多年前的晋朝，我国的医学家就知道海带可治"瘿病"（甲状腺肿）。明朝李时珍的《本草纲目》说，海带主治 12 种水肿、瘿瘤聚结气、瘘疮。唐宋以来，海带被誉为延年益寿的补品，这是有一定道理的。

常吃海带可抗癌。美国一放射矿区甲状腺肿和白血病发病率较高，为了防治甲状腺肿，该矿区居民掀起了吃海带热。结果不仅大部分甲状腺肿得以治愈，而且还出人意料地对治疗白血病产生良好的疗效。近年来，专家发现癌症病人的血液多呈酸性，血液趋于酸性可能是癌症预兆之一。随着生活水平的提高，大量缺乏钙的酸性食品、肉类涌上了餐桌，使血液趋于酸性，因而可导致癌症发生。而海带素有"碱性食物之王"的美誉，如果多食海带，就可以防止血液酸化，防治癌症。

常吃海带可防高血压。海带中含有一种海带多糖，能降低人体血清中胆固醇、甘油三酯的浓度。此外，海带多糖还具有抗凝血的作用，可阻止血管内血栓的形成。海带中还富含纤维素，可以和胆酸结合排出体外，减少胆固醇合成，防止动脉硬化。近年来，医学家们发现缺钙是发生高血压的重要原因，而海带含钙量极为丰富，对高血压的防治无疑会大有好处。

常吃海带可以治疗糖尿病。海藻中的活性多肽，其功能同胰岛素相似，对糖尿病患者有较好的治疗和保健功能。糖尿病人食用海带后，能延缓胃排空与通过小肠的时间，可减免胃的饥饿感，又能从中吸收多种氨基酸与矿物质，因此是理想的饱腹剂，可以帮助糖尿病患者控制饮食，有利于控制血糖水平。

吃海带可以治便秘。海带中 1/4 的成分是藻朊酸，藻朊酸与食物纤维素同样不被身体消化就进入大肠，可刺激肠蠕动，有促进排便的作用。因此，海带可以扫除肠道中的食物残渣，起到清洁作用，又预防便秘。

肾脏有病的人应多吃海带。据《中国食品报》报道，海带表面有一种白色粉末，略带甜味，叫甘露醇。海带含有较高的甘露醇，具有良好的利尿作用，可治疗肾功能衰竭、药物中毒、浮肿等。另外，海带中还含有一种叫藻酸的物质，这种物质能使人体中过多的盐排出体外,不仅对高血压患者有好处,对肾病也有独特的预防作用。

常吃海带可以美发。近年来研究发现,黄头发的产生主要是由于酸毒症的存在,而白头发的产生主要是由于酸毒症的发展所致。海带属碱性食品,可改善酸毒症,所含的营养物对美发也大有裨益。因此,常吃海带,对头发的生长、润泽、乌黑、光亮都具有特殊的功效。

多吃海带还能御寒。在冬天,有一些人很怕冷,这与每个人体内甲状腺分泌的甲状腺素多少有很大关系。碘是分泌甲状腺素的主要原料,而海带中含有大量的碘。因此冬天怕冷的人如果常吃些海带,有利于体内分泌更多的甲状腺素,可有效地提高身体的御寒能力。

我国的海带资源尤为丰富,漫长的海岸线,众多的浅海生态区和滩涂都为海带等藻类的养殖提供了有利的条件。我国海带的年产量最保守地估算也在300万吨左右。其中,黄海和渤海沿岸的海带和紫菜不但产量大,而且质量优良。

海菜海中长,多吃寿命长。由于海产品生产的快速发展,无论是海边还是内地,都能买到各种海产品,特别是海带,不但供应充足而且价格便宜。只要我们充分认识海菜在延缓衰老、抗御疾病中的作用,就会自觉、科学地食用海菜。

一年四季不离蒜,不用急着去医院

很多人非常讨厌大蒜,因为吃过蒜后人的口腔内会有一股强烈刺鼻的味道,会在日常交际中遭人厌烦。其实,大蒜的刺鼻味道有很多方法可以驱除,这并不能成为我们拒绝大蒜的理由。相反,大蒜有很好的保健作用,对于老年人来讲更应该成为经常食用的食物。

大蒜是人们烹饪中不可缺少的调味品,它既可调味,又能防病健身,被人们誉为"天然抗生素"。大蒜是人体循环及神经系统的天然强健剂,没有任何副作用。数千年来,中国、埃及、印度等国将大蒜既作为食物也作为传统药物应用。在美国,大蒜素制剂已排在人参、银杏等保健药物中的首位,它的保健功能可谓妇孺皆知。

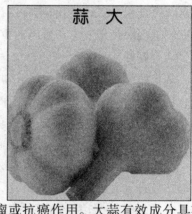

蒜大

大蒜能保护肝脏,诱导肝细胞脱毒酶的活性,可以阻断亚硝胺致癌物质的合成,从而预防癌症的发生。同时大蒜中的锗和硒等元素还有良好的抑制癌瘤或抗癌作用。大蒜有效成分具有明显的降血脂及预防冠心病和动脉硬化的作用,并可防止血栓的形成。

紫皮大蒜挥发油中所含的大蒜辣素等具有明显的抗炎灭菌作用,尤其对上呼吸道和消化道感染、霉菌性角膜炎、隐孢子菌感染有显著的功效。另据研究表明,大蒜中含有一种叫"硫化丙烯"的辣素,其杀菌能力可达到青霉素的十分之一,对病原菌和寄生虫都有良好的杀灭作用,可以起到预防流感、防止伤口感染、治疗感染性疾病和驱虫的功效。

从大蒜的诸多功效可以看出,长期食用大蒜对身体的保健是有很多益处的。所以民间才会有"四季不离蒜,不用去医院"的说法。

当然大蒜也不是绝无坏处的。《本草纲目》云,大蒜味辛性温,辛能散气,热能助火,伤肺、损目、昏神、伐性,久食伤肝。《本草经疏》告诫人们,凡脾胃有热,肝肾有火,气虚血虚之人,切勿沾唇。《本经逢原》也指出,凡阴虚火旺及目疾,口齿、喉、舌诸患及时行病后也应忌食。至于食用大蒜后产生的强烈的蒜臭味,虽属大蒜一弊,但不难克服。吃大蒜后只要嚼些茶叶或橘皮,口臭马上就可消失。

总之,大蒜对人体健康的利远远大于害。春天吃蒜祛风寒;夏季食蒜解暑气;秋天吃蒜避时疫;冬天食蒜可以暖胃肠。长期坚持食蒜会增强人体免疫力,减少生病机会,自然就可以少去医院了。

老年人长寿的密码藏在食物里

人人都想长寿,所以从古代就开始研究长寿秘方。可以说,我国医学典籍在这方面的知识和药方是非常丰富的。所谓的长寿食品,其作用、机制以及实际效果尚有待全面的科学验证,但它们都是含有丰富营养素的有益健康的食品,这是确定无疑的。

1. 有益老年健康的植物类食物

常见的有枸杞子、黑豆、菱角、大枣、猕猴桃、胡麻仁、胡桃、葡萄、莲子等。古代医药书中还记载着很多植物类食物具有延年益寿的功效,如芡实、高粱米、山药、刺五加、龙眼、桑葚子、柏子仁等。一般来说,古代中医和民间所认为的长寿植物类食物都具有补气益血、调补内脏的功效。从现代药理研究来说,这类食物大都具有降血糖、血脂、血压以及保护心血管、增加免疫功能、调节内分泌和抗肿瘤等作用。

2. 有利老年健康的动物类食物

常见的有蜂蜜、花粉、龟、鳖等。古今中外还有很多医书记载和民间流传着某些动物类食品也具有一定的延年益寿的功效,如鹿茸、人乳、酸牛奶、马奶酒、蚂蚁、牡蛎等。一般来说,中医和民间所认为的长寿动物类食品都具有益肾填精、补养气血的功效。从现代医学研究来说,大都具有增强抗病能力、强壮机体、降低血糖、调节内分泌、促进细胞再生以及抗肿瘤等功效。当然,有的食物的抗衰老作用尚未被现代医学研究所证实。

给自己留点喝茶的工夫,乐活到"茶寿"

茶寿是福建武夷山区的茶农们对 108 岁的雅称。为什么叫茶寿呢? 首先是因为茶农们对茶的热爱。另外我们来看这个"茶"字,上面的草字头即双"十",相加则为"二十"；中间的"人"分开即为"八"，底部的"木"即"十"和"八"，相加即"十八"，中底部连在一起构成"八十八"，再加上字头的"二十"，一共是108，故此得名。

其实，茶本身就是延年益寿之品，有"灵丹妙药"之效。宋代著名诗人苏东坡主张人有小病，只需饮茶，不要服药。如果我们每天能够抽出时间来好好地品上几杯茶，也许真的可以快乐健康地活到"茶寿"。唐代的医学家陈藏器指出"诸药为各病之药，茶为万病之药"，高度地评价了茶对人的保健作用。具体来说，茶的作用主要包括：

1. 提神醒脑。茶叶有提神醒脑的作用。唐代大诗人白居易就用"破睡见茶功"的诗句，来赞扬茶叶的这种作用。茶叶之所以提神，是因为茶叶中含有咖啡因，而咖啡因具有兴奋中枢神经的作用。

2. 利尿强心。俗话说："茶叶浓，小便通。三杯落肚，一利轻松。"这是指茶的利尿作用。饮茶可以治疗多种泌尿系统的疾病，如水肿、膀胱炎、尿道炎等；对于泌尿系统结石，茶叶也有一定的排石作用；常喝茶对预防冠心病也有好处，这是因为茶叶中所含的咖啡因和茶碱可直接兴奋心脏，扩张冠状动脉，使血液充分地输入心脏，提高心脏本身的功能。

3. 生津止渴。《本草纲目》中说："茶苦味寒……最能降火。火为百病，火降则上清矣。"唐朝《本草拾遗》亦云："止渴除疫，贵哉茶也。"尤其是在夏天，茶是防暑、降温、除疾的好饮料。

4. 消食解酒。饮茶能去油腻、助消化。这是由于茶中含有一些芳香族化合物，它们能溶解脂肪，帮助消化肉类食物。茶之所以解酒，是因为茶叶能提高肝脏对物质的代谢能力，增强血液循环，有利于把血液中的酒精排出体外，缓和与消除由酒精所引起的刺激。

5. 杀菌消炎。实验证明，茶叶浸剂或煎剂，对各型痢疾杆菌皆有抗菌作用，其抑菌效果与黄连不相上下。

6. 降压、抗老防衰。茶多酚、维生素C和维生素P，都是茶叶中所含的有效成分，这些有效成分能降脂、降血压和改善血管功能。茶的抗老防衰作用，是茶叶中含有的维生素E和各种氨基酸等化学成分综合作用的结果。

除上述作用外，茶叶还具备保健、医疗作用，因此，坚持经常喝茶，有益于身体健康。但喝茶也有讲究，要科学饮茶。若饮茶不当往往会带来许多不良后果。下面我们就逐个盘点一下喝茶的误区。

1. 空腹饮茶。茶叶中含有咖啡因，空腹饮茶，肠道吸收咖啡因过多，会引起心慌、尿频等不适，还会阻碍维生素 B_1 的吸收和利用。空腹饮茶还可因大量茶水冲淡胃液，影响消化酶的作用，使饮食无味，食欲减退。

2. 饱食后饮茶。吃完饭立刻喝茶，茶叶中的鞣酸会同食物中的蛋白质、铁元素等发生凝固，影响蛋白质和铁的吸收。

3. 睡前饮茶。睡觉前饮茶，因茶水中咖啡因的作用，致使大脑中枢神经兴奋性增高，难以安静入睡,影响睡眠效果和身体健康。

4.服药时饮茶。茶水中含有一种叫单宁酸的物质,如服药后喝茶或用茶水服药,可与某些药物发生化学反应,降低治疗效果。

5.喝浓茶。茶水过浓,其中含的有机物质过多,特别是咖啡因的含量过高,对健康有一定影响。另外,咖啡因可遏制肠道钙的吸收和促进尿中钙的排泄,容易引起缺钙而导致骨质疏松症,即使最好的香茶,也只宜淡淡地品。

6.隔夜茶不能饮用。这种说法流传很广,其根据主要是:隔夜茶中含有二乙胺,而二乙胺是一种致癌物质,所以隔夜茶不应再饮用。但是这种说法并不准确,因为只有当茶因放置过久而变质时才会产生大量的二乙胺,而在短短一夜间不可能变质。另外,"隔夜"这个词本身也过于含糊,晚间泡的茶放到第二天早晨是十多个小时,而如果是早晨泡的茶放到夜晚也是十多个小时,晚间的气温相对低些,茶水变质的可能性反而更小些。所以,判断茶水是否变质不应以隔夜为标准,而要看放置时间的长短。即使是白天,放置过久的茶水也不宜饮用。

"萝卜干嘎嘣脆,常吃活到百十岁"

如皋当地有句俗话:"萝卜干嘎嘣脆,常吃活到百十岁。"如皋盛产萝卜及萝卜制品,这些食物富含维生素和纤维素,常吃不但可以均衡营养,还可以带走身体中的有害物质,是养生佳品。

我国是萝卜的故乡,栽培食用历史悠久。早在《诗经》中就有关于萝卜的记载。李时珍曾赞扬萝卜道:"可生可熟,可菹可酱,可豉可醋,可糖可腊可饭,乃蔬菜中之最有利益者。"民间也有很多关于萝卜的谚语,如"吃萝卜喝茶,气得大夫满街爬。"可见萝卜对人体健康的益处早已得到了大家的认可。

《本草纲目》记载,萝卜性凉辛甘,入肺、胃二经,可消积滞、化痰热、下气贯中、解毒,用于食积胀满、痰咳失音、吐血、衄血、消渴、痢疾、头痛、小便不利等症。实践证明,萝卜还具有防癌、抗癌功能,原因之一是萝卜含有大量的维生素A、维生素C,它是保持细胞间质的必需物质,起着抑制癌细胞生长的作用。美国及日本医学界报道,萝卜中的维生素A可使已经形成的癌细胞重新转化为正常细胞;原因之二是萝卜含有一种糖化酵素,能分解食物中的亚硝胺,可大大减少该物质的致癌作用;原因之三是萝卜中有较多的木质素,能使体内的巨噬细胞吞噬癌细胞的活力提高2~4倍。萝卜中所含萝卜素即维生素A原,可促进血红素增加,提高血液浓度。萝卜含芥子油和粗纤维,可促进胃肠蠕动,推动大便排出。因此,常吃萝卜可降低血脂、软化血管、稳定血压、预防冠心病、动脉硬化、胆石症等疾病,对人体健康是非常有益处的。

在吃法上,萝卜既可用于制作菜肴,炒、煮、凉拌等俱佳,又可当做水果生吃,味道鲜美,还可腌制为泡菜、酱菜。像如皋人将萝卜晒成干食用,更加独具风味,不仅鲜香脆口,而且消食开胃。

　　需要注意的是：萝卜为寒凉蔬菜，故阴盛偏寒素质者、脾胃虚寒者等不宜多食。胃及十二指肠溃疡、慢性胃炎、单纯甲状腺肿、先兆流产、子宫脱垂等患者忌食萝卜。萝卜严禁与橘子同食，否则易患甲状腺肿大。

　　萝卜的食疗应用：

　　1. 清肺止咳、润燥化痰：白萝卜汁 300 毫升，饴糖 15 克，蒸化趁热徐徐咽下。多用于老人、小孩顿咳。

　　2. 烧伤、解热毒：萝卜 1000 克，羊肉 500 克煮汤，食肉饮汤。

　　3. 百日咳

　　（1）白萝卜 250 克，橄榄 6 克，切碎水煎，日服 2 次，数日可愈。

　　（2）白萝卜 500 克，橄榄 10 克，用榨汁机榨汁饮。

　　4. 流行性感冒：大白萝卜 250 克，加水 500 毫升，煎熟加白糖适量，趁热喝。

　　5. 支气管炎：萝卜 250 克，冰糖 60 克，用榨汁机榨汁 300 毫升，早晚各饮 1 次。

　　6. 预防脑膜炎：萝卜 250 克，绿豆 50 克熬成汤饮。

　　7. 肺结核咳血、鼻衄不止：大萝卜 1000 克用榨汁机榨汁，加蜂蜜 15 克，当茶饮。

　　8. 烫伤、火伤：白萝卜汁涂患处。如烟熏烧伤昏迷者，以萝卜汁灌之使苏醒。

多吃小辣椒，寿岁节节高

　　平常喜欢吃辣椒的百岁老人王金凤，虽然已是 110 岁的老寿星，仍然体形清瘦，面色红润，胃口特别好。或许这和老人平常喜欢吃辣椒的生活习惯有着一定的关系。

　　辣椒，又名辣角，在烹饪中占有很高的地位。很多动物原料去腥膻、解油腻都离不开辣椒。因此，它赢得了众多的喜食者。

　　我国四川、贵州、湖南、湖北等地的菜肴之所以脍炙人口、誉满中外，就是因它具有辣香的特点。四川人不怕辣，湖南人辣不怕，贵州人怕不辣。这表明我国许多地方都存在吃辣椒的习惯，特别是气候潮湿的中南和西南地区，喜欢吃辣椒的人更为普遍。

　　辣椒作为一种烹饪佐料，它的吃法和做法很多，已经形成食辣的学问和菜肴体系，其中有油辣、火胡辣、干辣、酸辣、青辣、麻辣、蒜辣等系列。它上可烹制山珍海味，下可烹制时鲜小蔬。火锅、小吃也同样离不开辣椒。

　　我国的传统医学认为，辣椒"性味干热，祛邪逐寒，明目杀虫，温而不猛"。可以治寒滞腹痛、呕吐泻痢、消化不良等症。胃寒痛者，经常适量食点辣椒，可以起辅助治疗作用。现代医学研究证明，辣椒能缓解胸腹冷痛，制止痢疾，杀抑肠道内寄生虫，控制心脏病及冠状动脉硬化，还能刺激口腔黏膜，引起胃的蠕动，促进唾液分泌，增强食欲，促进消化。

　　美国康奈尔大学的研究人员对 36 个国家的 4500 种菜做了深入研究，认为远古时期的食辣者获得了一种在艰苦环境中生存的优势，这种优势遗传到基因上，使后代越来越觉得辣味食品味道鲜美。辣味品因其具有杀菌、防腐、调味、营养、驱寒等功能，为人类防病、治病、改良基因、促进人类进化起到了积极作用。这一成果被誉为"菜谱中发现的进化线索"。因此，辣椒酱已被美国宇航局列在太空食品单上。

辣椒具有开胃的功能。从医学角度看，辣椒具有温中下气、开胃消食、散寒除湿的作用，这也是低温潮湿地区喜食辣椒的真正原因。从饮食角度看，由于辣椒素的作用，能够刺激唾液分泌，使人增进食欲，"有辣椒就能多吃二两米饭"，这是十分形象的说明。对于喜欢食辣地区的人来说，没有辣椒饭也吃不下，觉也睡不香。

辣椒能起到减肥的作用。据报道，近年来食辣椒已成为日本女性减肥的时尚。辣椒在日本颇受广大女性的青睐，特别是许多肥胖型的女性和担心发胖的少女，除在家中吃饭顿顿不离辣椒外，还常把一小瓶辣椒或胡椒面同化妆盒或香粉袋一起装在手包里随身携带。日本医学专家认为，辣椒减肥的奥秘主要是因为含有大量的辣椒素，它能促进人体脂肪的分解，起到很好的减肥作用。

辣椒可预防癌症。从流行病学的研究来看，许多嗜辣的民族，如东南亚、印度罹患癌症的几率都比西方国家少。科学家推测，这些辛辣的食物中，本身含有许多抗氧化的物质，氧化和慢性病、癌症、老化本来就有直接的关联。最近，美国夏威夷大学的研究指出，辣椒、胡萝卜等蔬菜中的类胡萝卜素能刺激细胞间传达讯息的基因，这可能在预防癌症上有重要功用。因为细胞癌变是由于细胞间交换信息系统发生了故障，刺激细胞间传达讯息的基因能改善细胞间的通讯。

辣椒可预防动脉硬化。红辣椒中含有β-胡萝卜素，而β-胡萝卜素是强力的抗氧化剂，可以对付低密度脂蛋白（LDL）被氧化成有害的形态。LDL一旦被氧化，就会阻塞动脉。换句话说，就是β-胡萝卜素在动脉硬化的初始阶段，就开始进行干预。

辣椒可以解痛。自古以来辣椒就常被用来解除疼痛。科学家最近通过研究得知，辣椒素可以刺激和耗尽P物质，而P物质可以将疼痛的信息传遍神经系统。透过辣椒素的止痛原理，辣椒膏已经被用来舒解带状疱疹、三叉神经痛等引起的疼痛。

辣椒可减轻感冒的不适症状。千百年来，辛辣的食物常被认为可以祛痰，减轻感冒引起的不适。科学研究发现，辣的食物可以稀释分泌的黏液，并帮助痰被咳出，以免阻碍呼吸道。美国加州大学教授艾文奇曼甚至说："许多在药房出售的感冒药、咳嗽药的功效和辣椒完全一样，但我觉得吃辣椒更好，因为它完全没有副作用。"

喜欢吃辣椒，寿岁节节高。既然辣椒有这么多好处，我们可以在日常生活中有意识地食用一些，既调节口味又促进健康，何乐而不为呢？

生栗子嚼成浆，让你到老腿脚好

古代有一首诗"老去自添腰脚病，山翁服栗旧传方"。就是说，腰脚出了小毛病，就要吃栗子。栗子，味甘性温，能治肾虚，腰腿无力，它能够通肾、益气、厚胃肠，古代医书里有很详细的记载。但所有的中医学都是带点神秘感的。为什么这样说？好多人都会觉得，有时去看中医，很灵验，一下子就好了，甚至都不用吃药，就是推捏一下也能祛病。可有时，中医就显得比较没效果了，汤汤水水的，病总也不好，让人生厌。

其实这不是中医的问题，这是在细节的地方有点误区。如吃栗子能够缓解腰腿毛病。吃栗子要"三咽徐收白玉浆"，就是把栗子放在嘴里，然后慢慢地、仔细地嚼，直到嚼成浆再咽下去，还得咽三回，这样才能够有效地解决腰腿疼。

现在老年人为什么都爱练太极拳，是因为很多人都有腰腿疼的问题。常言道，人老腿先老。这话一点都不能马虎，人得在年轻的时候就注意增加腿部力量，除了运动，还要没事就嚼嚼栗子。古代的燕赵之地有木本粮食，即枣和栗子，板栗当时对燕赵之地的民众健康发挥了很重要的作用。

中医把栗子列为药用上品，认为能补肾活血、益气厚胃，可与人参、黄芪、当归媲美，尤其对肾虚有良好疗效。现代医学认为，栗子含有丰富的不饱和脂肪酸、多种维生素以及矿物质，有预防和治疗高血压、冠心病、动脉硬化、骨质疏松等疾病的作用，所以对老年人颇为适宜。

栗子以风干为佳，一次服食不宜过多，如治腰腿病，需生食，细嚼，连液慢咽。栗子加工方法多样，可炒可煮，还可自制栗子粉，加糖和少量奶油、奶酪拌食，犹如吃蛋糕的感觉。栗子与白果一同炖煮，再加百合，更是秋季补益的佳品。

栗子的食疗功效如下：

1. 肾虚、腰酸腿软：可每日早晚各吃风干（阴干）生栗子 5 个，细嚼成浆咽下。也可以用鲜栗子 30 克，置火堆中煨熟吃，每日早晚各 1 次。

2. 气虚咳喘：用鲜栗子 60 克，瘦猪肉适量，生姜数片，共炖食，每日 1 次。

3. 脾胃虚寒性腹泻：可用栗子 30 克，大枣 10 个，茯苓 12 克，大米 60 克，共煮粥，加红糖食之。

4. 口角炎：栗子富含维生素，因维生素缺乏引起的口角炎、舌炎、唇炎、阴囊炎的人，可用栗子炒熟食用，每次 5 个，每日 2 次。

5. 板栗 50 克，粳米 100 克，两者煮粥，老少皆宜。经常食用，具有健脾胃、补肾气、强筋骨的作用。栗子虽好，但不可过多食用，每次进食栗子以不超过 60 克为宜。尤其是消化能力较差的小儿，更应格外注意，否则容易造成积滞。

食栗子最适宜的季节是冬季，这是因为栗子是糖分含量较多的干果品种，能提供较多的热能，有利于机体抵御寒冷。进入冬季，天气寒冷，人体的气血开始收敛，这段时间食用栗子进补尤为适宜。冬季是感冒的多发季节。栗子不仅具有很好的益气作用，可提高人体的免疫力，而且还可提高人体对寒冷的适应能力，适量食用，可远离感冒的困扰。

冬季是心脑血管疾病的多发季节，栗子含有丰富的不饱和脂肪酸、烟酸、维生素 B_1、维生素 B_2、胡萝卜素、钙等多种营养物质，特别适合高血压、冠心病等心脑血管疾病患者食用。

栗子作为一种美味的干果,不论生吃还是炒、蒸、煮、炖,都有很好的风味。我们在选择糖炒栗子时,最好不要选择开口的栗子。因为炒栗子时锅里的砂糖在高温时会生成焦糖,时间长了会变成黑色,开口的栗子容易粘到这些有害健康的黑焦糖。

每天一袋奶,喝得科学便能老而不衰

牛奶是营养价值非常高的一种食物,具有补充钙质,增强免疫力、护目、改善睡眠、美容养颜和镇静安神等保健功效。每天喝一袋奶,可提高我们身体的免疫力,为健康增加保护屏障。宋代陈直也极力主张喝牛奶。他认为,牛奶性平,能补血脉,益心气,长肌肉,从而使人康强润泽,老而不衰。早在《本草纲目》中就有记载,牛奶能补虚损、润五脏、养血分。

然而,牛奶并非简单一喝就能产生营养价值,只有科学地喝牛奶,才能喝得更健康,发挥它的营养价值。现提出以下几点注意事项:

1. 早上饮用,切忌空腹。

一般晨起后会感到口干,有些人就拿牛奶解渴,一饮而尽,好不酣畅。如此"穿肠而过",胃来不及消化,小肠来不及吸收,牛奶的营养价值也就无从体现。况且,如果单纯以一杯牛奶作为早餐,热量也是不够的。为此,早上饮用牛奶时一定要与碳水化合物同吃。具体吃法可以用牛奶加面包、点心、饼干等,干稀搭配。可先吃点面包、饼干,再喝点牛奶;也可以在牛奶中加大米、麦片或玉米等做成牛奶粥。牛奶中所含的丰富的赖氨酸可提高谷类蛋白质的营养价值,也可使牛奶中的优质蛋白质发挥其应有的营养作用。

2. 小口饮用,有利消化。

进食牛奶时最好小口慢慢饮用,切忌急饮。对碳水化合物要充分咀嚼,不要狼吞虎咽。这样,可以延长牛奶在胃中停留的时间,让消化酶与牛奶等食物充分混合,有利于消化吸收。

3. 晚上饮用,安神助眠。

很多人会问何时饮用牛奶好。按照一般的习惯,以早上或晚上饮用者居多。一般地说,如果每天饮用 2 杯牛奶,可以早晚各饮 1 杯。如果每天饮用 1 杯奶,则早晚皆可。晚上饮用牛奶可在饭后两小时或睡前一小时,这对睡眠较差的人可能会有所帮助。因为牛奶中含有丰富的色氨酸,具有一定的助眠作用。

4. 冷饮热饮,任君自便。

牛奶煮混后,其营养成分会受点影响,如 B 族维生素含量会降低,蛋白质含量会有所减少,但总的损失不会很大。饮用方式要看各人的习惯和胃肠道对冷牛奶的适应能力而定。一般而言,合格的消毒鲜奶只要保存和运输条件符合要求,完全可以直接饮用。如果需要低温保存的消毒鲜奶在常温下放置超过 4 小时后,应该将其煮沸后再饮用,这样比较安全。

5. 特殊人群,巧选品种。

有些人喝了牛奶以后,会出现腹胀、腹痛、腹泻的症状,医学上称之为"成人原发性乳糖吸收不良"。患有此症者可选食免乳糖的鲜奶及其制品,或直接喝酸奶。对高脂血症和脂肪性腹泻患者而言,全脂牛奶也不十分适宜,可改喝低脂或脱脂牛奶。老年人容易骨质疏松,可以喝添加钙质的高钙牛奶。

我们提倡喝牛奶,但并不是每个人都能喝的,有些人喝了牛奶后不但不能保健康,而且还会给自己带来麻烦。那么,哪些人不能喝牛奶呢?

1. 经常接触铅的人:牛奶中的乳糖可促使铅在人体内吸收积蓄,容易引起铅中毒,因此,经常接触铅的人不宜饮用牛奶,可以改饮酸牛奶,因为酸牛奶中乳糖极少,多已变成了乳酸。

2. 乳糖不耐者:有些人的体内严重缺乏乳糖酶,因而使摄入人体内的牛奶中的乳糖无法转化为半乳糖和葡萄糖供小肠吸收利用,而是直接进入大肠,使肠腔渗透压升高,大肠黏膜吸入大量水分。此外,乳糖在肠内经细菌发酵可产生乳酸,使肠道 pH 值下降到 6 以下,从而刺激大肠,造成腹胀、腹痛、排气和腹泻等症状。

3. 牛奶过敏者:有人喝牛奶后会出现腹痛、腹泻等症状,个别严重过敏的人,甚至会出现鼻炎、哮喘或荨麻疹等。

4. 反流性食管炎患者:牛奶有降低下食管括约肌压力的作用,从而增加胃液或肠液的反流,加重食管炎。

5. 腹腔和胃切除手术后的患者:病人体内的乳酸酶会受到影响而减少。饮奶后,乳糖不能分解就会在体内发酵,产生水、乳酸及大量二氧化碳,使病人腹胀。腹腔手术时,肠管长时间暴露于空气中,肠系膜被牵拉,使术后肠蠕动的恢复延迟,肠腔内因吞咽或发酵而产生的气体不能及时排出,会加重腹胀,可发生腹痛、腹内压力增加,甚至发生缝合处胀裂,腹壁刀口裂开。胃切除手术后,由于残留下来的胃囊很小,含乳糖的牛奶会迅速地涌入小肠,使原来已不足或缺乏的乳糖酶更加不足或缺乏。

6. 肠道易激综合征患者:常见的肠道功能性疾病,特点是肠道肌肉运动功能和肠道黏膜分泌黏液对刺激的生理反应失常,而无任何肠道结构上的病损,症状主要与精神因素、食物过敏有关,其中包括对牛奶及其制品的过敏。

7. 胆囊炎和胰腺炎患者:消化牛奶中的脂肪,必须供给胆汁和胰腺酶。牛奶加重了胆囊与胰腺的负担,结果使症状加剧。

8. 平时有腹胀、多屁、腹痛和腹泻等症状者:这些症状虽不是牛奶引起,但饮用牛奶后会使这些症状加剧。

第二节 想长寿，多琢磨菜单

常吃南瓜疙瘩汤，祥云不忘祝寿来

如皋盛产南瓜。每年金秋时节，家家户户的菜园、门前和屋顶上都结满黄澄澄的南瓜，放眼望去，好像有一片金色的云彩笼罩在长寿之乡上空。

南瓜的吃法很多，南瓜粥、南瓜饼、南瓜汤都是如皋人餐桌上常见的食物，但如皋长寿老人最喜欢的还是南瓜疙瘩汤。

如皋老人做南瓜疙瘩汤的方法很简单：将南瓜剔籽，洗净后切块，用素油翻炒，加盐，再加水焖煮，熟后，把面粉调制的面疙瘩加入南瓜汤中，直到面疙瘩熟透。如果想营养更丰富一些，可以在调制面疙瘩的时候加鸡蛋。也可以在南瓜疙瘩汤中加几颗白果仁，或放些油菜、菠菜、西红柿，味道更为鲜美。南瓜疙瘩汤既能当主食来吃，又能当汤来喝，所以在长寿村很受欢迎。

中医认为，南瓜性温味甘，入脾、胃经。具有补中益气、消炎止痛、解毒杀虫的功能，可用于气虚乏力、肋间神经痛、疟疾、痢疾、蛔虫、支气管哮喘、糖尿病等症的治疗。《本草纲目》和《医林记要》都把南瓜列为"补中益气"、"益心敛肺"的佳品。清代名医陈修园也称南瓜是"补血养颜之妙品"。相传，晚清名臣张之洞就多次建议慈禧太后多吃南瓜以葆青春不老，慈禧太后欣然采纳，每隔三五天吃一次南瓜，不到 3 个月，就容光焕发，气色非凡。

如皋老人除了把南瓜制作成疙瘩汤外，还喜欢用南瓜与粳米熬成南瓜粥，对胃和十二指肠溃疡病有显著的治疗效果。另外，他们把南瓜与豆腐一起炖煮，让自己两便通畅。此外，他们还用南瓜煮汤喝，每天早、晚各 1 次，连吃 1 个月，就可把自己身上的高血压降下来。

南瓜虽好，但一次不宜多吃，尤其是胃热病人要少吃，吃多了会引起肚腹胀痛。

常吃荞麦饼，健康到老不是梦

如皋长寿村的老人用荞麦面、熟芝麻面和熟花生米屑为原料，配以切碎的雪里蕻咸菜做馅，制作成口口生香的荞麦饼，是其他地方难得一见的特色长寿食品。荞麦是我国的传统作物，但产量不高，全国种植的地方并不多。但在长寿之乡如皋，它一直作为特色长寿作物被普遍种植。

如皋人之所以把荞麦作为长寿食品，是因为荞麦中含有丰富的荞麦碱、芦丁、烟酸、亚油酸以及多种维生素和微量元素等,这些都是大米、白面等"细粮"所不具备的。其中铬是防治糖尿病的重要元素,芦丁有降血压、降血脂的功能,B族维生素、维生素E及硒有良好的抗衰老和抗癌作用。《本草纲目》中就说荞麦"实肠胃,益气力,续精神,能炼五脏滓秽。作饭食,压丹食毒,甚良",还称荞麦"甘,平寒,无毒"。

东陈镇是如皋种植荞麦最多的地方,那里的农民几乎家家户户都要种荞麦,每户少则一二分地,多的甚至要种一二亩。每年收获的荞麦自家磨面食用,所以这个地方的长寿老人明显多于其他不种或很少种荞麦的地区。由于喜食荞麦,这里的老人很少有患高血压、糖尿病以及呼吸系统肿瘤的。

如皋人除了把荞麦制作成荞麦饼外,还喜欢把荞麦面调成糊状,加上盐、葱花和鸡蛋,调匀,在锅上摊成薄薄的煎饼。清明时节,他们还会在摊荞麦煎饼的时候洒上新摘的杨柳嫩叶,使得煎饼有一种特别的清香味道。

"城南城北如铺雪,原野家家种荞麦。霜晴收敛少在家,饼饵今冬不忧窄。"这是宋代大诗人陆游咏荞麦的诗句。荞麦收获的季节,陆游看到田野里满是收割荞麦的人,觉得冬天不愁吃到荞麦饼,不禁喜上心头,便做此诗。

简单糁儿粥,多喝就能延年益寿

糁儿粥是深受如皋人喜爱的粥食,这样的叫法似乎只有如皋才有。它是用玉米面、大麦糁和元麦糁等做主料熬成的。如皋民谣说:"糁儿粥,米打底,喝了能活九十几。大麦青,元麦黄,多吃杂粮人长寿。"这又一次体现了如皋人饮食倾向"粗"、"杂"的特点。

玉米性平味甘,归胃经和大肠经,有止血、利尿、利胆、降压的作用,对小便不通、膀胱结石、肝炎、黄疸、胃炎、鼻炎、胆囊炎、高血压等病具有一定的治疗功效。

调查发现,如皋90岁以上的老人全都喜欢吃玉米,这充分说明长期食用玉米,有良好的滋补身体和延年益寿的功效。事实上,秘鲁山区、格鲁吉亚以及我国长寿之乡广西巴马等地区的人们都把玉米作为日常的主要食品。2004年,"首届中国长寿之乡联合论坛"在如皋召开,世界各地的长寿研究专家汇聚一堂,大家一致认为,玉米是最好的长寿主食。

如皋"三麦"指的是大麦、小麦和元麦,它们都是如皋糁儿粥的原料。

《唐本草》称,大麦具有"平胃止渴、消食疗胀"的作用。《本草纲目》也说它能消积进食、平胃止渴、消暑除热、益气调中、宽胸大气、补虚劣、壮血脉、益颜色、实五脏、化谷食。

小麦是现代人最重要的主食之一,它的营养价值也很高。中医认为,它味甘性凉,能养心安神、消除烦躁。《本草再新》把它的功能归纳为养心、益肾、和血、健脾四种。

如皋人所称的"元麦"其实是大麦的变种,北方人称"裸大麦"、"米麦"或"糖麦",西藏、青海等地称"青稞"。元麦的食用价值和药用价值都很高,它的营养价值等同或高于大麦。在如皋的农村,当元麦成熟的时候,田间劳作饥饿了的农民常常会摘下元麦的穗头,用手轻揉,弄出饱满水灵的元麦粒,吹去尘土,拣去麦芒,直接入口,幽幽麦香,留在齿间。

把元麦磨碎,即元麦糁。玉米糁和元麦糁是如皋糁儿粥的最常用原料。如皋人常吃的麦片其实就是玉米或元麦加工而成的。

如皋人熬糁儿粥喜欢用米打底,即用1/3的粳米加2/3的糁,和水熬制而成。方法是把淘洗干净的米倒入锅中,加水煮开,约15分钟后,加入用水调和好的糁,或直接把糁均匀洒扬在锅中,边扬糁,边搅拌粥锅,待粥沸腾后,用小火熬稠即可。

糁儿粥里面还可以加其他的辅食,像加山芋做成的山芋粥,在城市和农村都深受欢迎。

"糁儿粥,米打底"体现的是一种纯朴的民间营养概念。大米、玉米、大麦、小麦、元麦几种作物都具有健胃功效。大米性平、玉米性平、大麦性凉、小麦性凉,它们相互补充,相互配合,构成了独特的长寿营养食品。北魏的贾思勰在《齐民要术》中说:"炊糁佐以粳米为餐,补精益气。"唐代医学家孙思邈在《千金要方》上也谈到糁儿粥在食疗和养生方面的积极作用。因此,喝这种粥食的如皋老人能长寿,就不是什么奇怪的事了。

"三菜一汤"保健康,又保长寿

如皋人的午餐很有特点,通常就是"三菜一汤",这种膳食模式听起来简单,其实非常有讲究。

在如皋,大多数家庭的"三菜一汤"讲究的是两荤两素或一荤三素。"两荤"一般为肉禽类(猪肉、鸡肉、牛肉等)和水产类(鱼、虾等)各一种,可以其中一个是主菜,另一个是汤。但无论是"两荤两素"还是"一荤三素"的模式,素菜的量永远大于荤菜的量。也就是说,如皋人的膳食习惯中,素菜显得更为重要。

汤在长寿之乡一般是作为副菜考虑的,如皋人饭前饭后都要喝汤。特别是午饭必有一汤,如果一顿饭有两个荤菜做主菜,那汤一定是蔬菜汤;如果一顿饭只有一个荤菜,那汤可以是荤的,也可以是素的。

在如皋人"三菜一汤"的菜单上,最常见和最受欢迎的菜色有以下几种。

1. 肉禽类:红烧猪肉、冷切羊肉、酱牛肉、青椒冬笋肉片、芹菜肉丝、韭菜蘑菇肉丝、大蒜猪肉丝。

2. 水产类:红烧河鱼、清蒸江鱼、盐水海虾、炒河虾、韭菜文蛤、红烧带鱼、蒜苗烧黄鱼。

3. 蔬菜类:炒油菜、炒芹菜、炒茼蒿、炒韭菜、丝瓜青豆、冬瓜虾仁、氽芦笋、鸡蛋番茄。

4. 豆制品:红烧豆腐、清炒茶干、凉拌豆腐丝。

5. 汤:油菜汤、荠菜豆腐汤、紫菜鸡蛋汤、排骨萝卜汤、肚肺汤、鲫鱼汤、老母鸡汤、肉片蘑菇汤、冬瓜汤。

"三菜一汤"加米饭,这就是如皋人的午餐食单。虽然简单,却非常符合营养学的标准,身体获得的营养成分也很充足。这种荤素搭配、以素为主的膳食模式,既经济又实惠,而且蕴藏着非常深刻而又容易为人们所忽略的长寿秘诀。

长寿老人推荐的一日三餐的长寿菜单

郑集是我国衰老生化研究学科的奠基人,我国生物化学和营养学研究的先导者之一。郑老在109岁高龄时出了一本名叫《不老的技术:百岁教授养生经》的养生书,书中介绍了他独创的"长寿菜单"。

起床先空腹喝一杯蜂蜜水。《本草纲目》记载:"蜂蜜甘而平和,故能解毒。"所以早晨一杯蜂蜜有祛除体内毒素的作用。

早餐1杯牛奶,吃用5颗红枣、3颗桂圆、15~20颗枸杞子一起煮的食物,还有一小块蛋糕。

中午三菜一汤,黄豆炒瘦肉丝、凉拌苦瓜、清炒生菜、西红柿嫩豆腐汤,再来点稀饭,里面放一点红豆、山芋,稀饭熬1个小时左右,很稠。

晚饭是藕粉、包子、面条、馄饨之类容易消化的食物,有时是煎鸡蛋饼。

除了正餐,郑老每天水果不断。

最爱吃的水果是香蕉,中午、晚上各一根。因为年龄大、活动少,容易便秘,吃香蕉的好处就是每天大便数次、每次量少。

更让人吃惊的是,郑老居然跟小孩子一样爱吃巧克力。巧克力是抗氧化食品,对延缓衰老有一定功效,还能缓解情绪低落,使人兴奋。

除了在饮食上注意之外,生活起居也一样不含糊。

早上5:00起床,中午12:45午睡,下午2:30~3:30起床,晚上10:00睡觉。

郑老说:"要想长寿,就得科学化地饮食,不要违反自然规律。更重要的是凡事要想得开,心平气和了身体才能健康。"郑老还提醒人们不要过分迷信保健品,可以服用一些维生素,"不用选贵的,国产的和进口的都是一个物质。我一天要吃三四毛钱的维生素。"

"海带烧排骨"给你健康又长寿

前面我们已经知道冲绳是日本的一个长寿县,据专家们研究,这与当地的饭菜营养丰富有一定的关系。其中,最有特点的就是"海带烧排骨"。

冲绳人对"海带烧排骨"的喜爱,丝毫不亚于中国人对"西红柿炒鸡蛋"的感情。当地人认为,排骨和海带吃下去会让"身体从里到外都暖了,有劲了"。营养学家们则分析,海带和排骨中蛋白质、氨基酸含量非常丰富,可以迅速地补充体力。更重要的是,海带是典型的"碱性食品",排骨是"酸性食品",两者组合起来,能使人体达到"酸碱平衡"。《本草纲目》记载:"海带性寒、滑、味咸;散结、利水消肿、平咳定喘。"被誉为"海上蔬菜"、"长寿菜"、"含碘冠军"的海带具有较高的营养保健价值,想要长寿的人不妨多吃一些。

那么,这道长寿菜单——海带烧排骨又是怎么做的呢?下面我们就来介绍一下,想要长寿的老人不妨试试看。

材料:排骨 700 ~ 800 克,海带 20 根左右,萝卜 600 克,盐、酱油和生姜适量。

制法:

(1)将排骨用热水氽一遍,然后放进锅里,加水到差不多盖住排骨,点火烧开。

(2)将水倒掉或将浮沫去掉。

(3)海带洗后,放到水里浸泡至柔软,剪成小段,打"海带结"。

(4)萝卜切成小块。

(5)在锅里放入水和刚才预煮过一遍的排骨,大火烧开,小火煮 1 ~ 1.5 小时。

(6)加入海带,煮 30 ~ 40 分钟后,加萝卜、盐和酱油,继续用小火炖熟即可。

(7)按照冲绳的习惯,准备一点姜末,吃时随自己的口味添加,据说味道会更好。

乾隆皇帝长寿菜单离不开"海参"

乾隆于雍正十三年即位,为清代入关第四帝,其在位 60 年,享年 89 岁,是中国历史上 230 多位皇帝中最长寿的一位。他的长寿跟很多因素有关,其中最主要的因素就是他懂得适时进补。

乾隆帝尤其偏爱有"百补之首"、"长寿之神"之称的海参。在《清宫御膳》的档案中,"鸭条烩海参"、"鸭条熘海参"等海参菜肴也有许多。乾隆下扬州,第一份菜单的第二道菜就是"海参汇肚筋"。传统的满汉全席中,"八宝海参、海参球、海参野鸭羹、瓤海参、鲨鱼皮烧海参"等海参菜肴占据全席的很大比重,海参奉为席上的珍品和贡品。

清廷明确规定,满汉全席中头等汉席须用"海参一碗",并出现了海参席,在大雅之堂往往扮演"压台轴"的角色。清乾隆年间所著《本草从新》称海参"补肾益精,壮阳疗萎"。《本草纲目》中有"海参,味甘咸,补肾,益精髓,摄小便,壮阳疗痿"。现代实验发现海参含有大量的酸性黏多糖、海参素和软骨素及锰、牛磺酸等,对延缓衰老、延年益寿有着独特的功效。

从此以后海参作为珍贵的海味广为流行,海参珍馐常被作为宫廷、官府和富裕殷实人家高级宴会的珍贵大菜。

除此之外,乾隆皇帝还喜欢服用药饵进行补养。他常服的补益增寿方药有 6 种以上,其中最主要的当属龟龄集和松龄太平春酒。龟龄集,国产成药之中的一大珍品,具有强身健脑、调整神经、促进新陈代谢、增强机体活力等功能;松龄太平春酒是一种补益药酒,具有益气健脾、养血活络的功效。同时,饮茶也是乾隆皇帝的所爱。研究表明,饮茶可以降低血脂,清热醒神,缓解机体的疲劳状态。

乾隆皇帝还喜欢赋诗作画、品茗唱歌。赋诗，锻炼脑力，抒发情怀；习书作画，陶冶性情、调节心理。现代研究表明，人的大脑具有很强的可塑性，只要对大脑不断地输入信息，脑细胞就可以不断发育，脑功能就可以不断得到加强，从而延缓大脑的衰老。

由此可见，乾隆皇帝在养生方面可谓是面面俱到，难怪当年英国大使马嘎尔尼在日记中写道："观其（指乾隆）风神，年虽八十三岁，望之如六十许人，精神矍铄，可以凌驾少年。"

多吃名副其实的长寿菜——蕨菜

蕨菜又称长寿菜，也有称为龙爪、龙头草等，是我国古老的蔬菜之一。它是野生植物，素有"山菜之王"的美称，产自深山，全国均有分布，东北、西北、内蒙古较多。《本草纲目》中有："蕨菜性寒，味甘、微苦；消热化痰、降气滑肠、健胃"，现代研究认为，蕨菜富含蛋白质、脂肪、糖类、矿物质和多种维生素，并对细菌有一定的抑制作用，能起到清热解毒、杀菌消炎的作用。

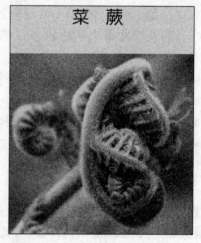

菜蕨

蕨菜食用的方法很多，可以将蕨菜洗净用开水焯一下，后炒食或冲汤；还可干制，将其稍加蒸煮，晒干，食时用水浸泡。蕨菜性味寒凉，脾胃虚寒者不宜多食。

据历史记载，当年康熙皇帝每年夏天都要到热河行宫木兰围场去打猎，路经 6 旗 36 营。每次皇帝来，这些旗营的头人都要拿着金银财宝去进贡，以表忠心。有一次，金凤营的头人海通，没什么可进贡的，便提着一小袋蕨菜前去进贡，说："这菜不仅味道鲜美，而且去痰生津、清气上升、浊气下降，常吃眼清目明，肤色润滑，长命百岁。"海通还用几片山鸡肉和碧玉色的蕨菜做出一道菜，并拼成一个"寿"字，康熙急忙品尝，果然香气沁透脾胃，口感脆、嫩、滑，一时食欲大开，神清气爽。

喝小米粥、吃红薯——老人的长寿秘诀

每一个长寿的人都有与众不同之处，在他们看来很普通的一件事，有时候恰恰是长寿的关键。

专家认为，经常喝小米粥，爱吃红薯，是老人长寿的一个重要原因。

红薯营养丰富，是补益身体的佳品。红薯被称为"土人参"，为什么会有这样的称号呢？这得从一个故事说起。乾隆皇帝寿至 89 岁，在我国历代皇帝中享年最高。据传，他在晚年曾患有老年性便秘，太医们千方百计地为他治疗，但总是疗效欠佳。一天，他散步

路过御膳房，一股甜香气味迎面扑来，十分诱人。乾隆走进去问："是何种佳肴如此之香？"正在烤红薯的一个太监见是皇上，忙叩头道："启禀万岁，这是烤红薯的气味。"并顺手呈上了一块烤好的红薯。乾隆从太监手里接过烤红薯，大口大口地吃起来。吃完后连声道："好吃！好吃！"此后，乾隆皇帝天天都要吃烤红薯。不久，他久治不愈的便秘好了，精神也好多了。乾隆皇帝对此十分高兴，便顺口夸赞说："好个红薯！功胜人参！"从此，红薯又得了个"土人参"的美称。

红薯的营养非常丰富，是粮食中的佼佼者。前苏联科学家说它是未来的"宇航食品"。法国人说它是当之无愧的"高级保健食品"。《本草纲目》记载，红薯有"补虚乏、益气力、健脾胃、强肾阴"的功效，经常食用红薯能使人"长寿少疾"。《本草纲目拾遗》中有："红薯能补中、活血、暖胃、肥五脏。"红薯含有大量膳食纤维，在肠道内无法被消化吸收，能刺激肠道，增强蠕动，通便排毒，尤其对老年性便秘有较好的疗效。

小米在中国古代叫做"稷"，江山社稷的"稷"字。国家的代称叫做社稷，社是什么？社就是我们对祖先表示一种祭祀，"社稷"的意思就是我们祖先用最好的粮食来供奉祖先。

小米具有极强的生命力，在任何贫瘠的土地上都可以生长，只要撒下去，它就能长起来，所以我们的祖先把小米作为五谷之首，是很有道理的。

《本草纲目》中记载，小米"煮粥食益丹田，补虚损，开肠胃"。革命战争时期，八路军伤员养伤靠的就是山西老大娘的小米汤。现在很多女性生完孩子，也都要喝小米粥。女人生完孩子以后，体质衰弱。中医说"糜粥自养"，指的是小米粥。小米在五谷杂粮中是最具生命力的。所以，不管是老人还是小孩，都要经常喝点小米粥。不过需要提醒的是，熬小米粥时千万不要把上面漂着的那层粥油撇掉。粥油就是上面那层皮，这是小米最精华的部分，主要作用是益气健脾。小孩脾胃生发力最弱，常常会腹泻，喝了粥油以后，很快就会好了。

第三节　药膳千万别忽视

清蒸人参鸡——补气安神

清蒸人参鸡具有补气安神之功效，特别适合气虚、失眠的人。人参的药用价值早在《本草纲目》中就有记载，"人参味甘，补元气"。

材料：人参、水发香菇各15克，母鸡1只，火腿、水发玉兰片各10克，精盐、料酒、味精、葱、生姜、鸡汤各适量。

制法：将母鸡宰杀后，退净毛，取出内脏，放入开水锅里烫一下，用凉水洗净。将火腿、玉兰片、香菇、葱、生姜均切成片。将人参用开水泡开,上蒸笼蒸30分钟,取出。将母鸡洗净,放在盆内,加入人参、火腿、玉兰片、香菇、葱、生姜、精盐、料酒、味精,添入鸡汤(淹没过鸡),上笼,在武火上蒸烂熟。将蒸烂熟的鸡放在大碗内,将人参(切碎)、火腿、玉兰片、香菇摆在鸡肉上(除去葱、生姜不用),将蒸鸡的汤倒在勺里,置火上烧开,撇去沫子,调好口味,浇在鸡肉上即成。

用法:佐餐食用。

沙参百合麦冬粥——滋阴润燥

沙参百合麦冬粥具有养阴润燥之功效,用于口干舌燥、口渴多饮、干咳久咳无痰、大便秘结、气短汗多、心烦失眠、热病后期等阴虚者。《本草纲目》中有"百合可润肺止咳、宁心安神、补中益气"之记载。

材料:沙参20克,百合30克,麦冬30克,粳米60克,白糖适量。

制法:

(1)将沙参、百合、麦冬洗净后经水磨再澄取淀粉,晒干备用。

(2)每次用沙参、百合、麦冬粉各30克,与粳米同煮粥,加适量白糖食用。

用法:每日1次,可经常食用。

沙参心肺汤——润肺止咳

沙参心肺汤可养阴润肺。用于气阴不足的咳嗽、肺结核、口干舌燥、便秘等。明代李时珍在《本草纲目》中说:"沙参甘淡而寒,其体轻虚,专补肺气,因而益脾与肾,故金能火者宜之"。

材料:沙参15克,玉竹15克,猪心、猪肺各一个,葱、食盐适量。

制法:

(1)将沙参、玉竹洗净后用纱布袋装好,扎上袋口备用。

(2)将猪心、肺用水冲洗干净,挤尽血水与药袋一起放入砂锅内,再将洗净的葱段放入锅内,加入适量水,置武火上煮沸捞去浮沫,改文火炖至肉烂,加适量食盐即成。

用法:每月2次,佐餐,食肉喝汤。

当归生姜羊肉汤——补阳驱寒

当归生姜羊肉汤的功效在于补阳散寒。用于产后、腹部冷痛、四肢不温、腰膝酸冷、阳痿、免疫力低下等阳虚之人。《本草纲目》中说:"当归调血,为女人要药,有思夫之意,故有当归之名。"

材料：当归50克，生姜200克，羊肉500克，食盐适量。

制法：

（1）当归、生姜洗净后切成大片备用。

（2）羊肉洗净后切成2厘米见方的肉块，放入沸水锅中余去血水后，捞出晾凉。

（3）将羊肉、当归、生姜放入砂锅中加适量清水置武火上煮沸，捞去浮沫，改用文火炖至肉烂，加入食盐即成。

用法：每周1次，佐餐，食肉喝汤。

杞鞭壮阳汤——滋补肝肾

杞鞭壮阳汤可滋补肝肾，壮阳益精。用于肝肾虚损而致的阳痿、遗精、腰膝酸软、头昏耳鸣等。《本草纲目》中曰"男子服后如洪水泛涨、顺流而去、盎然涣然"。

材料：黄牛鞭1000克，枸杞15克，肉苁蓉50克，肥母鸡肉500克，花椒6克，猪油30克，黄酒20克，食盐、生姜适量。

制法：

（1）先将牛鞭用热水发胀，然后顺尿道对剖成两块，刮洗干净，以冷水漂30分钟，待用。

（2）枸杞、肉苁蓉洗净后用纱布袋装好扎上口。

（3）将牛鞭、鸡肉放入砂锅中置武火上煮沸，撇去浮沫，加入生姜、花椒、黄酒用武火煮沸后改用文火炖，炖至六成熟时，用干净纱布滤去汤中的姜、花椒，加入装有枸杞、肉苁蓉的纱布袋，用文火炖至八成熟时，取出牛鞭，切成长3厘米的指条形，仍放入锅内，直到炖烂为止。鸡肉取出作别用，药包取出不用，再加食盐、猪油等即成。

用法：每周1次，佐餐，食牛鞭喝汤。

柏子仁酸枣仁炖猪心——养心安神

柏子仁酸枣仁炖猪心具有养心安神之功效。适用于心慌气短、失眠盗汗、大便秘结、五心烦热等心阴不足者。此药膳中的柏子仁是一味治疗心神不安、失眠多梦的常用中药，《本草纲目》将其归入治疗健忘的药物之中。

材料：柏子仁15克，酸枣仁20克，猪心1个，食盐适量。

制法：

（1）柏子仁、酸枣仁研细成末。

（2）猪心洗净血污，把柏子仁、酸枣仁粉放入猪心中，用砂锅加水适量炖至熟即可食用。

用法：食猪心、喝汤。每次适量服用。每周1次。

灯芯莲子粥——清热去火

灯芯莲子粥可清热安神。用于心火亢盛而致的失眠、心烦不安、小便灼热、口舌生疮等。《本草纲目》认为"莲子,交心肾,厚肠胃,强筋骨,补虚损,利耳目"。

材料:灯芯 1 束,莲子 30 克,淡竹叶 5 克,粳米 50 克,白糖适量。

制法:

(1)灯芯、莲子洗净装入纱布袋中扎上口。

(2)莲子、粳米淘洗后,放入砂锅中,再将纱布药袋放入锅内,加适量清水,文火熬至莲子烂,加适量白糖即可。

用法:每日早晚温服,5 天一疗程。

人参核桃饮——固肾益气

人参核桃饮具有益气固肾的作用。常用于肾气不足而出现的头昏健忘、耳鸣失眠、须发早白、神疲乏力、汗多气短等。

材料:人参 5 克,核桃肉 3 个。

制法:将人参切片,核桃肉掰成蚕豆大,把两者放入锅中加水适量,文火熬煮 1 小时即可。

用法:代茶饮,可长期服用。

灵芝人参果杞酒——补肾抗衰

灵芝人参果杞酒的功效在于益气补肾,抗衰老。适用于须发早白、失眠健忘、腰酸耳鸣、头昏眼花、气短乏力等肾气不足者。《本草纲目》中记载:"灵芝味苦,无毒,可补中,增智慧,久食可轻身不老。"

材料:灵芝 50 克,人参(西洋参、种洋参、生晒参均可)30 克,果杞 50 克,冰糖 100 克,白酒 500 毫升。

制法:灵芝洗净切薄片、人参切片、果杞洗净置于酒罐中,加入冰糖、白酒,密封罐口,浸泡 15 天即成。

用法:每日 2 次,每次 10 毫升。可长期饮用。

虫草乌鸡——益气补肾

虫草乌鸡最大的特点就是益气补肾。用于肾气亏虚而致的头昏乏力、气短喘促、腰膝酸软、心慌汗多、久咳不愈等。《本草纲目》中记载,冬虫夏草具有滋肺阴、补肾阳之效。

材料:冬虫夏草10克,乌鸡1只,果杞30克,姜、葱、食盐适量。

制法:

(1)将乌鸡宰杀后,去毛、内脏,洗净后备用。

(2)冬虫夏草、果杞洗净。将冬虫夏草、果杞、适量食盐、姜葱段放入鸡腹中缝合,放入蒸锅中蒸至鸡肉烂即可。

用法:佐餐,肉、药同食。

核桃芝麻奶饮——益智健脑

核桃芝麻奶饮具有益智健脑之功效。适用于头昏眼花、耳鸣重听、须发早白、健忘、智障等肾精不足者。李时珍在《本草纲目》中记载,"核桃性温、味甘;补肾固精、润肠通便、消肿散毒、温肺定喘"。

材料:核桃肉20克,黑芝麻20克,鲜牛奶250毫升,白糖适量。

制法:

(1)将核桃肉、黑芝麻研细成末。

(2)将核桃肉、黑芝麻末加入鲜牛奶中煮沸10分钟,加白糖适量,即可饮用。

用法:每日1次饮用。

枸杞莲药粥——补肾健脾

枸杞莲药粥可补肾健脾,养心安神。此粥适用于脾肾虚弱而致的健忘失眠、心悸气短、神疲乏力等症。《本草纲目》中记载了枸杞"久服坚筋骨,轻身不老,耐寒暑,补精气诸不足,易颜色变白,明目安神,令人长寿"。

材料:枸杞30克,莲子50克,新鲜山药100克,白糖适量。

制法:

(1)新鲜山药去皮、洗净、切片。

(2)枸杞、莲子淘洗干净。

(3)将以上三物加清水适量置于文火上煮熬成粥,加糖食用。

用法:每日早晚温服,可长期服用。

玄麦甘菊茶——请热解毒

玄麦甘菊茶可清热解毒,润肠通便。适用于口臭咽痛、唇舌生疮、大便秘结等热毒内盛者。《本草纲目》载:"久服麦冬轻身,不老不饥。"

材料:玄麦 5 克,麦冬 10 克,菊花 3 克,胖大海 2 枚,甘草 5 克。

制法:以上诸药用冷水洗净后,加开水冲沏当茶饮。

用法:每日沏 3 次,5 天为一疗程。

归芷祛斑汤——补血祛斑

归芷祛斑汤具有补血祛斑的功效。适用于气血亏虚而致的黄褐斑、妊娠斑、老年斑。

材料:当归 15 克,白芷 10 克,生地 15 克,杭芍 15 克,白薇 10 克,白蔹 10 克,川芎 10 克,乌骨鸡 1 只(约 1000 克),食盐适量。

制法:

(1)以上中药冷水洗净,放入纱布袋中扎上口待用。

(2)乌鸡去内脏洗净。

(3)将装有药物的纱布袋置于鸡腹中,放入锅内,加入适量冷水,武火煮沸,捞去浮沫,文火煮熟,拿去药袋,加入适量食盐即可。

用法:食肉喝汤。每周 1 次。

首乌龟肉汤——滋阴补肾

首乌龟肉汤可滋阴补肾。用于肾阳不足而致的黄褐斑、肥胖症、头昏耳鸣、腰腿酸软、心烦易怒等。

材料:乌龟 1 只,制首乌 30 克,桑葚子 15 克,旱莲草 15 克,女贞子 15 克,葱、姜、食盐适量。

制法:

(1)将乌龟活剖,去肠杂洗净,放入沸水中脱去血水,去里皮,斩成 2 厘米见方的块状备用。

(2)将首乌、桑葚子、旱莲草、女贞子洗净后装入纱布袋中扎紧口。

(3)将龟肉及龟壳、药袋、葱段、姜丝适量一齐放入锅中,加清水适量,武火煮沸捞去浮沫,文火煮 2 小时即可。

用法:食肉喝汤。

第四节　本草中的长寿秘诀

每天吃两顿饭就能颐养天年

专家在对如皋进行研究时发现了一个有趣的现象:有十多位老人常年不吃晚饭,几十年来一直都保持这样的习惯。104 岁的姚老太有 20 年没吃过晚饭,她每天晚上天一黑就上床睡觉,早晨 5 点起床,然后开始吃早饭,吃的是糁儿粥或大米粥,现在生活好了,就加点儿麦片。90 岁的刘大爷 30 年来晚上只吃一个苹果,或者泡 2 两炒米(地方特产,经膨化后的熟米粒),就上床睡觉,从来没有觉得饥饿。这些不吃晚饭的老人,早饭和午饭也不多吃,大多粗茶淡饭,他们的肠胃都很干净。

在绝大多数现代人看来,这样的生活习惯实在难以理解,其实这与古人的生活方式是一致的。

古代的人们每天只吃两顿饭,早上九点左右和下午两三点各吃一次,他们的这种做法非常符合养生之道。早上九点左右是脾胃最旺盛的时候,这时候吃饭可以得到最好的消化和吸收;下午两三点则是小肠经当令,正好可以将食物的精微运送到人体的各个部位,以供生命活动之需。

我们现代人的生活规律都是每天三顿饭,有些人还会加上夜宵,一天四顿,如果让我们按照古人那样每天吃两顿,似乎有点不太可能,毕竟饿肚子对身体也没有什么好处。所以只能建议现代人早晨和中午吃得好一点,可以多吃一点,但是不要撑着,晚上一定要少吃一点。特别是男人过了 32 岁,女人过了 28 岁以后,这时身体的新陈代谢已经开始走下坡路。早上和中午阳气旺盛,吃的食物都能转化成气血滋养身体。但是到了晚上,自身的阳气不足,代谢缓慢,吃进去的食物不能化成气血,而成了多余的废物,也就是中医所说的"痰湿",所以说晚上要少吃。李时珍在《本草纲目》中也提倡人们晚上要少吃。民间有句谚语说的也是这个意思:"早晨要吃好,中午要吃饱,晚上要吃少。"早晨胃里是空的,既要补充前一天晚上的消耗,又要供上午身体能量之所需,要吃得好一点,而中午起着承上启下的作用,多吃一点也没关系。晚上少吃的道理我们刚才说过,这里不再多说。

所以,我们建议大家,特别是老年人,不用想着生活条件好了,就多吃好,保健品不离口,其实只要像如皋老人那样每天吃两顿饭就可以轻轻松松颐养天年。

如皋长寿膳食四字诀:淡、杂、鲜、野

分析如皋长寿老人的膳食习惯,发现了几个亮点,那就是"淡、杂、鲜、野"四个字。不

要小看这简单的几个字,里面蕴涵的养生之道值得我们好好思考。

1.淡。如皋人延续了传统的饮食习惯,喜欢粗茶淡饭,素食为主,远离大吃大喝、暴饮暴食,拒绝重油重糖、大鱼大肉和辛辣的食物。明代医学家李时珍,曾在《本草纲目》中写下这样一段话:"胡椒大辛热,纯阳之物……时珍自少食之,岁岁病目,而不疑及也。后渐知其弊,遂痛绝之,病目亦止。"

据说李时珍年轻时经常患眼病,却始终找不出病因。后来渐渐发觉年年复发的眼疾竟与自己平时特别爱吃的胡椒有关。于是在停食胡椒一段时间,眼病康复后又试吃了一两粒,很快就觉得双目干涩、视力模糊。为此,特在撰写《本草纲目》中收录胡椒时予以指出,以示后人。

如皋人的餐桌上最常见的就是青菜、萝卜、豆腐。很多百岁寿星爱吃的蔬菜就是青菜、韭菜、菠菜。如皋人无论多忙,天天都要有个"下锅菜",大鱼大肉倒不一定天天有,但绿叶蔬菜是一天不缺的。

如皋俗谚道:"冬吃萝卜夏吃蒜,生姜四季保平安。""大麦糁儿加把米,吃了活到九十几。""青菜清火,豆腐定心,萝卜化痰,芹菜生津。"如皋人将这些言语身体力行,真正形成了自己的健康饮食特色。

2.杂。如皋人的饮食非常丰富,他们既吃大米、面粉等细粮,又食玉米、大麦、元麦等粗粮。他们吃的稀粥主要是粳米、玉米面、大麦糁。粗粮、细粮、蔬菜、水果、花生、白果等,既有正餐,又有小吃,还有零食。人们口袋里往往会装一把花生、蚕豆之类炒货,随时取食。他们摄入全面、均衡的营养,以满足身体各部位的需要。"样样都吃不拣嘴"是如皋寿星的长寿之道。

3.鲜。如皋人吃东西崇尚一个"鲜"字:肉要当天宰的,虾要当天捞的,鱼要活蹦乱跳的,文蛤要现劈的,蔬菜要带露拔的,毛豆要早上剥的,豇豆要早上摘的,芋头要当场刮的,豆腐,茶干绝对要当天做的。这样原汁原味的新鲜食物营养成分破坏得才最少。也许如皋人并不明白太多关于膳食营养方面的科学知识,但是他们祖祖辈辈传下来的就是最健康、最令人羡慕的科学膳食之道。

4.野。俗谚说:"如皋人,生得怪,有菜不吃吃野菜。"其实这是大自然对如皋人的恩赐。如皋滨江临海,四季分明,气候湿润,日照充足,适宜野菜生长,所以如皋人饭桌上一年四季都有新鲜的野菜佐餐。春天的香椿头、枸杞头、榆树头、马齿苋、野苋菜,夏天的芦笋、小蒜,秋天、冬天的胡萝卜缨、荠菜、毛老虎、狗脚瓣、伢儿拳头、鹅儿头、紫花草、家灰条等,都是新鲜自然的美味。

特别受如皋人欢迎的黄花(苜蓿)营养丰富,炒腌皆可,美味鲜香,不可多得。诗人陆游就曾有诗称:"苜蓿何不日满盘!"

如皋人还喜欢吃一种野生的蕈子,一种黑褐色的"土蘑菇",不仅口感上比人工培育的蕈子好吃,而且营养非常丰富,是补脑健身的美食佳品。

归纳如皋人的膳食四字诀,我们可以体会到如皋人亲近自然、舒适惬意的生活状态和悠然自得的心境,这是最可贵的,也是最能让人贴近健康的。

荤素搭配,长命百岁不是梦

有人爱吃荤菜,但又怕胖,有没有两全其美的方法?当然有,那就是荤菜素菜一起烧,荤菜吃得少,素菜营养也更好。从营养学上讲,荤素搭配有互补性,而从中医保健角度来看,合理的荤素搭配还能加强食疗功效。

比如很多老年人都缺锌。调查表明,这些缺锌的老人平日饮食都是以谷物和蔬菜为主,动物蛋白摄入量不足,也就是吃荤菜比较少。可见,老年人不能多吃荤,但也不能吃得太少。

那么荤素究竟怎样搭配才好呢?在食物的摄取中,蛋白质应占总热能的15%,动物蛋白质与植物蛋白质之比为1:2。动物蛋白质食品以奶、蛋、鱼、瘦肉为好,植物蛋白质食品以豆类食品为好。脂肪占总热能的25%,其中动物脂肪应占1/3。碳水化合物即日常主食应占热能的60%~65%。还要注意增加钙、磷、铁等矿物质和维生素的摄入,多吃新鲜蔬菜水果。

土豆烧牛肉、板栗烧鸡、鱼肉豆腐、鸭肉山药等都是很好的荤素搭配菜肴。除此之外,再为大家推荐几款荤素搭配非常好的美味佳肴。

1. 胡萝卜炖羊肉

羊肉营养丰富,《本草纲目》说它有补阳生暖的功效,但有膻味。胡萝卜富含胡萝卜素,但属脂溶性食物。将两者合炖,胡萝卜能除羊肉的膻味,胡萝卜素则溶解在羊肉的油脂中,在小肠中转化为维生素A而被吸收。这道菜色美味佳,对人体有补益功效,是维吾尔族、哈萨克族、蒙古族等民族的家常菜肴。

2. 猪血炖豆腐

这道菜首先是孙中山先生提出的。猪血富含铁质,且易被人体吸收利用。豆腐的营养价值很高,素有"植物肉"之称。将两者合炖,红白相间,色美质嫩,味道独特,营养价值更高。

3. 韭菜炒虾仁

韭菜含多种维生素和挥发油,营养佳,味道美,有补肾助阳的功效。虾仁富含蛋白质和多种微量元素,也有补肾壮阳的功能。将两者合炒,不仅味道更加鲜美,而且补肾助阳的功效更好。

其实,不但食物要荤素搭配,就是炒菜做饭用的食用油也要把握好荤素搭配的比例。因为植物油中主要成分是不饱和脂肪酸,它在人体内容易形成过氧化脂质,有促进癌细胞生长的作用。营养学家认为,食物中的不饱和脂肪酸与饱和脂肪酸应该保持一定比例。根据植物油与猪油中含不饱和脂肪酸与脂肪酸量计算,每人每月以食植物油250克和猪油500克较为适宜。

老年人饮食当"薄味静调"

"早晨开门七件事,柴米油盐酱醋茶",这句话形象地说明了盐是我们生活中很重要的一部分。吃饭时菜里如果不放盐,即使山珍海味也味同嚼蜡。盐不仅是重要的调味品,也是维持人体正常发育不可缺少的物质。人吃盐过少会造成体内的含钠量过低,引发食欲不振、四肢无力、晕眩等现象;严重时还会出现厌食、恶心、呕吐、心率加速、脉搏细弱、肌肉痉挛、视力模糊、反射减弱等症状。

现代人菜里放的盐越来越多,还是觉得没味,所以很多麻辣、酸辣食品特别受欢迎。其实,吃太多的盐对人体来说并不是什么好事,民间自古就有"烧菜少放盐,岁岁寿命延"的说法。尤其是老年人,更应当食得淡一点。李时珍在《本草纲目》中就嘱咐人们要饮食清淡。

老人应以淡食为主,远离酒肉以及各种味道厚重的食物。清代著名医学家叶天士曾经说过,"老年饮食当薄味静调"。他认为老人的脾胃不如年轻人,不能经常被厚味所刺激,尤其是要戒酒,因为大量饮酒会伤及脾胃。痰湿堆积体内,人就容易发胖,胖人多痰,身体肥胖的人最容易患痰火、中风之类的病症。

现代医学也认为,老年人应该尽量少摄入食盐,如果食物太咸,盐中的钠离子过剩,就会增加循环血液量和钠的潴留,时间长了就会导致血管收缩、血压升高,造成脑血管障碍。高血压、高血脂、冠心病等都是老年人易患的疾病,这些疾病也跟食物过咸有关,因此老年人一定要注意食盐的摄入量,每天不能超过 6 克,最好多喝汤粥这些易消化的食物。有些老年人习惯吃咸的食物,一下子吃淡很不适应,这时候可以慢慢减少食盐的摄入量,坚持每天少吃一点,天长日久就习惯了。含盐量较多的食物,如腊肉、腊鱼、香肠、咸菜、咸蛋等,老年人应尽量远离。

世界卫生组织建议,健康人通过饮食摄取盐,每人每日最佳食盐量不应超过 6 克。长期食盐量低于 6 克,可使 25 ~ 55 岁人群的收缩压降低 9 毫米汞柱,到 55 岁时冠心病死亡率可减少 16% 。因此,有专家提出:"远离高血压,从限盐开始。"这与我们民间谚语的说法是一致的。下面我们就推荐一些限盐的方法。

1. 烹饪时,尽量少用盐,多利用蔬菜本身的强烈风味,例如青椒、西红柿、洋葱、香菇、香菜和清淡的食物一起烹煮。西红柿炒蛋就是好例子。

2. 少吃泡面,少吃快餐食品。

3. 炒菜时不要加酱油,做好后依个人爱好酌量添加。

4. 吃足够的蔬果,多吃橘子、豆芽,它们能促使盐中的钠排到体外。

另外,肾脏病人也要注意少吃盐,因为肾功能不好的人排尿少,多余的盐分排不出去,便会吸收水分来稀释这些盐分,结果使人体组织中积水,导致水肿。患肝硬化腹水的人也不能多吃盐,不然腹水便很难消退。心力衰竭的病人同样不能多吃盐,不然水肿也

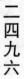

难消退。盐会把水分保留在血液中,升高血压,因此高血压病人也要注意不能吃得太咸。

"七守八戒"要牢记,活到天年乐陶陶

人的生命是既坚强又脆弱的,在很多灾难面前我们所能承受的远远超出了自己的想象,有时候只是一个小小的感冒,就可能让人撒手人寰,这是生命的无奈。那么我们所能做的,就是在自己能够掌控的范围内,从最简单的做起,过健康的生活,悠然自得地活到天年。

膳食是健康生活的重要方面,要想吃得健康,首先应该牢记"七守八戒"的原则,这是最基本的。我们先说"七守",其实就是七个需要注意的方面。

1. 多喝水、喝汤,不喝或少喝含糖饮料、碳酸饮料和酒。李时珍在《本草纲目》中就发出"药补不如食补,食补不如水补"的感叹。

2. 吃东西要有节制,不要暴饮暴食,每餐最好只吃七八分饱。《本草纲目》指出:"饮食不节,杀人顷刻。"告诫人们尤其是中老年人,不可食之过饱,更不可暴饮暴食。

3. 尽量采用健康的烹调方式。能生吃的不熟吃(番茄例外),能蒸煮的不煎炒,能煎炒的不炸烤,少放盐和味精。

4. 多吃鱼类、海鲜、肉类、蛋类、坚果、种子、天然植物油、绿叶蔬菜和低糖水果等卡路里比较低的食品。

5. 少吃会让自己过敏的、含有害物质的食品,如油炸食品、氢化油食品或腌制食品等。

6. 严格控制糖和淀粉的摄入,不吃或少吃细粮,少吃血糖生成指数高的食物,多吃粗粮(未进行精加工的食物)。吃饭时最好先吃含膳食纤维多、血糖生成指数低的食物,如绿叶蔬菜、坚果和肉类。

7. 增补多种营养素。增补抗氧化剂,包括维生素 A、维生素 C、维生素 E 以及含原花青素高的食物,如可可和绿茶。增补矿物质,包括钙、镁、铁、锌、硒、铬等。

除此之外,还要牢记健康膳食"八戒"。

1. 戒贪肉。膳食中如果肉类脂肪过多,会引起营养平衡失调和新陈代谢紊乱,易患高胆固醇血症和高脂血症,不利于心脑血管疾病的防治。

2. 戒贪精。如果长期食用精米、精面,体内摄入的纤维素少了,就会减弱肠蠕动,易患便秘等病症。

3. 戒贪杯。长期贪杯饮酒,会使心肌变性,失去正常的弹力,加重心脏的负担。如果老人饮酒多,还易导致肝硬化。

4. 戒贪咸。摄入的钠盐量太多,会增加肾脏负担,容易引起高血压、中风、心脏病及肾脏衰弱。

5. 戒贪甜。过多吃甜食,会造成机体功能紊乱,引起肥胖症、糖尿病等,不利于身心

保健。

6.戒贪硬。胃肠消化吸收功能不好的人,如果贪吃坚硬或煮得不烂的食物,久而久之容易导致消化不良或胃病。

7.戒贪快。饮食若贪快,食物没有得到充分的咀嚼,会增加胃的消化负担。同时,还易发生鱼刺或骨头卡喉的意外事故。

8.戒贪饱。饮食宜七八分饱,如果长期贪多求饱,既增加胃肠的消化吸收负担,也会诱发或加重心脑血管疾病,发生猝死等意外。

据研究,人的自然寿限是120~150岁,现在的绝大多数人都活不到这个年纪。其实只要严格遵照上述原则,你就能自然活到天年,走完生命的完美旅程。

老人饮食遵照"3+3"原则

零食可不是小朋友或年轻人的专利,老年人适当地吃些零食,对热量的补充和营养平衡是很有好处的。专家建议,老年人每天除了三顿正餐外,还要有三顿加餐,一些小零食作为加餐最合适不过了。

老年人吃零食要吃得科学,65岁以上老人早餐后2~3小时,约上午10时吃一次零食。除此之外,还可以选择维生素含量高的苹果、香蕉、橘子、猕猴桃、西瓜等新鲜水果。

午饭后休息一会儿,等到下午3点左右吃点种子类的零食是个不错的选择,如葵花子、西瓜子、花生、核桃仁、松子等。《本草纲目》说西瓜子:"炒食,补中宜人,清肺润肠,和中止渴。"不过,种子类的零食虽然能够提供丰富的蛋白质、脂肪及多种微量元素,但唯一的缺点是热量太高,因此不宜吃得过多。瓜子、花生、松子限制在10粒左右,核桃仁2个就足够了。

年轻人为保持身材,不主张睡前进食,但老年人在睡前吃少量零食对身体有益。125毫升的酸奶加2片饼干,不仅能帮助老人更快入眠,还可以达到补钙、预防胆结石的功效。

人过中年以后的进食方式就应该像羊吃草那样,饿了就吃点,每次不多吃,胃肠总保持不饥不饱的状态。每天饮食遵照"3+3"原则,做到三顿正餐和三顿加餐,营养均衡。

专家特别提醒,对于肥胖或有糖尿病的老年人来说,含糖量较高的各种糖类和巧克力最好还是敬而远之。

多亲近远亲食物,你会百病不生

所谓远亲食物,就是在空间和生物学关系上以及物种进化过程中距离人类相对较远的食物。比如,在与人类的关系上,野生食物远于人工种植的食物,海洋中的食物远于陆地上的食物。这些远亲食物中保留了近亲食物所不具备的对人体有益的珍贵物质,而这些物质大多在物种进化的过程中丢失了。

如皋人常说:"吃四条腿的不如两只脚的,吃地下跑的不如天上飞的,吃天上飞的不如水里游的,吃水里游的不如地上种的。"其实这就是对于亲近远亲食物的生动表述。

如皋人常吃的远亲食物有这样几种:香菇、海带、黑木耳、螺旋藻等。明代著名医药家李时珍著的《本草纲目》中载:"香菇乃食物中佳品,味甘性平,能益胃及理小便不禁",并具"大益胃气"之功效。

如皋人餐桌上以香菇为原料的菜肴很多,有香菇冬笋、香菇炒菜心、香菇炒肉片、香菇炒三丝、香菇豆腐汤、香菇煨鸡等。他们用香菇加大枣共煮,治疗脾胃虚弱、营养不良、气血亏损等症引起的面容枯槁、肌皮失调、气血不正;用香菇、木耳、豆腐和瘦肉一起煮的汤,对肝阳上亢的高血压、动脉硬化、高血脂特别见效,这道汤也被称为味道鲜美的"长寿汤"。

如皋濒临黄海,海带是寻常人家的常备食物。《本草纲目》记载:"海带可治瘿病(即甲状腺肿)与其他水肿症,有化痰、散结功能。"如皋老人用绿豆、海带和大米炖熬的绿豆海带粥,是降血压的绝好食方。另外,用干荔枝 10 枚与海带、海藻同煮,加黄酒、葱、姜、大料、桂皮、盐等佐料,可治疗单纯性甲状腺肿大。而以海带、鳖甲、大枣、猪肉炖成的长寿汤更是如皋老人每周必食的。如皋人多选择山林产的黑木耳作为家中常备菜。在炒肉片和肉禽炖品中加入黑木耳,不但使菜肴鲜美,还能强身健体。在如皋人的家传秘方中,将红枣、木耳合成一种补血的木耳红枣汤,月经前一个礼拜到月经结束这段时间每天或隔天食用,能改善女性的脸色。用黑木耳和红枣、粳米、冰糖熬成稀粥,可以滋阴润肺,治疗咳嗽、咯血、气喘等症。但在如皋,患有慢性腹泻的病人吃木耳十分谨慎,因为黑木耳滋润,易滑肠,会加重腹泻症状。

螺旋藻属蓝藻类,墨绿色,因呈螺旋形而得名,是地球上最早出现的原始生物之一,更是距离人类十分遥远的远亲食物。它的营养成分非常丰富,长期食用,可以保护心血管、肝、肾,对贫血、风湿等慢性疾病有很好的治疗效果,还能美容、调节免疫力、抗辐射、抗疲劳,而且没有任何副作用。新鲜的螺旋藻只要用水冲洗干净后即可食用,如皋老人一般是加水饮用,也有人与果汁、稀饭等食物同时饮用或涂抹在面包、馒头上食用,常吃螺旋藻的如皋老人气色很好、精神焕发。

中国人有句古话叫"远亲不如近邻",说的是生活上遇到困难时,再好的亲戚也比不上附近的邻居。但在养生这个问题上,就得说"近邻不如远亲",远亲食物才是我们身体最需要的,多多亲近它们,你的身体就能百病不生。

如皋老人个个都是营养搭配专家

在如皋,人们常年延续以米饭、糁儿粥、各种面食作为主食的习惯,杂粮和薯类对于他们来说也是生活中必不可少的食物。

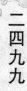

可不要小看这简单的米饭、糁儿粥，研究表明，单一食用大米时，蛋白质的利用率一般，如果以2/3大米加1/3的玉米，蛋白质的利用率就能大幅度提高。如果以玉米、面粉、大豆粉各1/3制成混合食品，那么营养价值可提高8倍。玉米很补身体，李时珍在《本草纲目》中说"玉米甘平无毒，主治调中开胃"。如皋人在熬玉米糁儿粥时，总是喜欢加入大米或山芋、红豆、芋头等，这简简单单的家常食物既体现了"粗细搭配"的长寿美食观，又与科学饮食原则不谋而合，如皋老人不愧个个都是营养专家。

如皋人在对食物的选择上也非常用心，通过天长日久的积累，他们掌握了食物搭配的利与弊、宜和忌。用他们的话说，只有吃得合适才能有营养，搭配错了就会伤身。

比如，他们不把白糖和鸡蛋同煮，也不把鸡蛋与豆浆同食。他们说鸡蛋和白糖同煮，吃了会胀肚。豆浆性味甘平，单独饮用有很强的滋补作用，但和鸡蛋一起吃，就会犯冲，吃了对身体不好。

逢年过节，如皋人的饭桌上常有兔肉和螃蟹。不过，如果吃了兔肉，这桌菜里肯定没有鸡蛋。因为兔肉性味甘寒酸冷，鸡蛋甘平微寒，两种寒性食物凑在一起，吃了肯定会拉肚子。而在吃螃蟹时，如皋人一定会搭配生姜，因为螃蟹性凉，是体质偏寒偏虚之人的发物，生姜性热，两种东西一起吃，可以使寒热平衡，身体不受伤害。

另外，他们还懂得不管是寒性体质还是热性体质，螃蟹都不能与柿子、梨、羊肉同吃。柿子和蟹肉在胃中会形成一种难以消化的东西，让人腹痛，甚至腹泻不止。梨为凉性食物，与寒性的螃蟹同食，会损伤脾胃。羊肉性味甘热，而螃蟹性寒，二者同食不仅减弱了羊肉的温补作用，而且有碍脾胃，伤人元气。吃完螃蟹后也不能立即喝凉水或凉茶，否则就会腹泻。

如皋人并不懂得食物相生相克的大道理，但是他们凭着自己多年的生活习惯，知道应该吃什么、怎么吃，搭配得当，什么样的食物都可以为身体所用，成为益寿延年的好东西。

多接触有生命力的东西，你的生命力也会变强

有人可能会问，为什么现在我们的生活水平提高了，可以选择的食物多了，品味越来越高了，可是我们的病也越来越多了，而且很多疾病都是以前没有过的呢？其实我们现在的生活太好了，很多食物都不是应季的食物，外面飘着大雪，在屋子里面就能吃到西瓜。而这些食物都不是有生命力的东西，是在农药的保护下，在化肥的刺激下，突飞猛进生长的。这样速成的东西怎么会有营养呢？就像我们现在吃的洋快餐一样，不用等马上就能吃到。这些速成的食物没经过长时间烹饪，怎么会有营养？那些煮炖很长时间的汤才是最有营养的，这些东西是最有生命力的。

我们吃东西，不仅仅是吸收它们的营养和能量，而且会吸收其中所蕴涵的生命信息，也就是生命力。例如，为什么松子比葵花子的营养价值高，这是因为松子结在生长了多

年的松树上,而葵花子只是结在一年生草本植物上。李时珍著《本草纲目》记载:"松子性甘温,主治头眩、润皮肤、肥五脏、润肺止咳等症",是最佳的天然保健营养食品。还有,你愿意吃两三年的小桑树上的桑葚,还是愿意吃百年老桑树上的桑葚呢?你愿意喝两三年的茶树上摘下来的茶叶,还是愿意喝千年茶树上的茶叶呢?你肯定都会下意识地选择后者,因为后者是更强生命力的象征,它们所蕴涵的信息不一样。

平时生活中,我们都愿意跟有热情、激情和生命力较强的人聊天和来往,因为你能从他的身上吸收到生命的力量,让自己焕发一种激情和积极向上的力量。谁也不愿意接触沮丧、沉闷、抑郁的人,因为你只能从他身上吸取到不快乐的因素,让自己也颓丧。

虽然我们没有条件每天吃那些合乎节律生长的蔬菜和肉类,但是我们会尽量去维护这个规则,时刻提醒自己"冬吃萝卜夏吃姜,不用医生开药方"。我们尽量在生活中找到那些古老的有生命力的东西,通过接触和体会,我们也能获得生命力的信息,使自己的生命力强大起来。

人一生吃进多少食物是个定数

有一位长寿老人说过这样一句话:"人啊,这一辈子吃的东西是个定数。前几十年你吃多了,那后几十年你就得饿着。"从某种角度看,这句话有一定道理。

我们知道糖尿病人往往吃得很多,饿得快,所以总想吃东西,但是防治糖尿病关键的一点就是节食。糖尿病人之所以发病,有一些是因为吃得多,饮食不节,不到40岁血糖就高了。得了糖尿病,之后肯定只能节食。

如今,有些孕妇为了让孩子长得好点,白白胖胖,就大吃特吃。殊不知,孕妇如果吃得过多、过胖,生下的孩子就会过大,从小就有患糖尿病的风险。还有一些孕妇觉得多吃水果不会长胖,孩子皮肤好,其实完全不是那么回事。首先,孩子皮肤的好坏与母亲吃不吃水果没有关系;其次,水果中也含有热量,如果母亲吃得过多,胎盘就会把这些营养输送给胎儿;如果母亲把血糖吃高了,胎盘也会把母亲的血糖输送给胎儿。胎儿正在发育中,糖源供给多了,他就必须分泌更多的胰岛素来利用这些葡萄糖。

血糖高的母亲最容易生出大胖丫头、大胖小子,这可不是壮实的标志,等他们到儿童期、成年期,胰岛的功能有可能提前衰退,这样他们很早就得节食。

元代名医罗天益在《卫生宝鉴》中说:"谓食物无务于多,贵在能节,所以保冲和而遂颐养也。若贪多务饱,饫塞难消,徒积暗伤,以召疾患。盖食物饱甚,耗气非一。"饮食不要过多,贵在能节制,才能保证气血和谐顺畅,身体健康无恙。如果贪吃求饱、积滞难消,就会暗耗内伤,也会因此招致疾病。

老年人平补最能延缓衰老、祛病延年

老年人身体器官功能逐渐减退,血流速度减慢,血流量也有所减少,多有不同程度的贫血。随着年龄增长会出现肌肉萎缩、落齿、咀嚼能力差、头发白而稀少、耳聋、眼花、健忘、夜尿多、失眠、骨质疏松等症状。中医认为,这些都是肝肾不足的结果。此外,老年人肠胃功能减弱,常发生营养不良,易出现头昏眼花、精力不足、容易感冒、皮脂腺萎缩等症状。针对这些情况,可适当地用滋补肝肾的中药和补品来补益身体,既增加抗病能力,又能延缓衰老、祛病延年。

老年人在食物的选择上不宜多食油炸、黏性大及不易消化的食物,也不宜多食含胆固醇高的食物,如猪油、牛油、羊油、肥肉、动物内脏等。平常可选用人参、何首乌、枸杞、杜仲、冬虫夏草、蜂蜜、核桃仁、鸽肉、海参等补药和补品,以及苋菜、西红柿、柑橘、黄豆、牛奶、鸡蛋、青菜、胡萝卜、菠菜、油菜、扁豆及含钙、磷、铁、维生素多的其他食品,以保护老年人肠胃的消化功能。

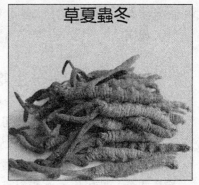

草夏蟲冬

老年人患病以虚证为多,所以药多用"补"。然而无论多么好的药,只有"对路"才能发挥它的作用,否则有可能"事倍功半",甚至"南辕北辙"。老年人是否需进补,要根据每个人的具体情况而定。一部分老年人虽年事已高仍身强体壮、精神矍铄,这类老人原则上不提倡进补。但绝大部分老年人随着年龄的增长,精血不断衰耗,脏腑生理功能减退,体内气血阴阳平衡能力及对外界反应能力降低。因此,有人认为"虚"是引起衰老的原因,也是导致老年人疾病的根本。所以适当进补可以起到预防疾病、延年益寿的作用,尤其是对于病后、术后及平素体质较差、容易患病的老年人,适当进补更具有重要意义。

对于平素身体虚弱,但无大病之人宜用平补或食补。即选择药性平和的药物或将亦药亦食之品做成药膳,在进食的同时进补,从而起到强身防病的作用,但要注意用量适当。对于病重之人,在用药攻邪的同时,亦应注重补虚。特别是对于亡阴、亡阳者宜峻补,应选用高效、速效补剂以挽其危重。对于真元大亏、五劳七伤者宜选用味厚药物以填其精髓。老年人患外感热病之后,常出现阴液耗伤,此时宜补而兼清,即在扶正的同时兼清透余邪。如单纯用滋补之品易导致余邪不去,有闭门留寇之嫌。对于病后、术后之人,因疾病或手术的"打击"常导致老年人极度虚弱,此时急宜进补,但要注意根据老年人的体质及气血盛衰、虚损程度选择不同的补药。对阴虚者,养阴药不可过于滋腻;对阳虚者,补阳药不可过于刚燥;对于气血俱虚者,用药当通补结合,以免滞塞不通。

老年人由于新陈代谢的功能逐渐减弱,排泄功能日益降低,废物停留体内的时间延长,势必造成气血流行阻滞,影响身体健康。这时,适当进补能促使机体气血流畅,消除代谢废物,使脏腑、气血恢复和维持正常的功能,从而保持动态平衡。专家发现,人体衰弱的主要原因不是"虚",而是气血失畅失衡、淤血作祟,所以主张以动养生。如果将补药与活血药合在一方之内,动静结合,补而不滞,既能消除补药的黏腻之弊,又可发挥补药的功效,可谓一举两得。

第五节　别让你的筋骨血脉提前退休

老筋长,寿命长——练筋才能更长寿

在中国传统养生文化中,筋占据了重要的地位,古人修炼的很多武功都与筋有关,比如我们经常在影视剧里看到的分筋错骨手、分筋擒拿法、收筋缩骨法等,甚至还有一本专门用来练筋的书,那就是我们非常熟悉的《易筋经》。如果要想废掉一个人的武功,挑断"脚筋"就可以了。

为什么筋这样重要?我们还是先来了解一下什么是筋。《易经》云:"筋乃人之经络,骨节之外,肌肉之内,四肢百骸,无处非筋,无处非络,联络周身,通行血脉而为精神之辅。"可见,最初的"筋"是指分布于身体各部分的经络。后来经过时代的演变,筋的定义也发生了改变,逐渐成了韧带和肌腱的俗称,也就是我们现在所说的筋。

筋附着在骨头上,起到收缩肌肉、活动关节和固定的作用,人体的活动全靠它来支配。可以说,如果人体没了筋,就会成为一堆毫无活力的骨头和肉。2008年奥运会,刘翔选择退赛。报道说是肌腱受到了磨损,实际上就是筋受伤了。中医认为,肌肉的力量源于筋,所谓"筋长者力大",筋受伤了自然使不出力气来,尤其是后脚跟这根大筋,支撑着身体全部的重量。这样我们就明白了,为什么一个武功高强的人挑断脚筋之后就会成为一个废人,因为他已经使不出力气来了。

筋的最基本功能是伸缩,牵引关节做出各种动作,筋只有经常活动,也就是抻拉,才能保持伸缩力、弹性,这就是我们通常所说的练筋。古代有许多功夫高手能够年过百岁而不衰,与练筋是分不开的。不过需要注意的是,练筋还需要特殊的方法,多吃能舒筋活血的食物,如雪莲。《本草纲目》记载,雪莲具有舒筋活血、散寒除湿之功效,多以全草入药,主要用于治疗风湿性关节炎,民间素有"东北人参,新疆雪莲"之说。另外告诫大家的是,我们平常所做的跑步、登山等运动活动的主要是肌肉,由于肌肉组织的粗纤维之间有很多的毛细血管,其活动需要大量的供血来完成,这样会使脉搏加快,造成人体缺氧而呼吸急促,这时体内的筋还远远达不到锻炼的目的。因此,需要一种能锻炼筋而尽量不锻炼肌肉的运动,这就需要"易筋",这个方法将在下面的小节中讲到。

腰酸背痛腿抽筋，只因寒邪伤人

抽筋在医学术语上叫痉挛，在寒的属性里叫收引。收引，就是收缩拘急的意思。肌肤表面遇寒，毛孔就会收缩。寒邪进一步侵入经络关节，经脉便会拘急，筋肉就会痉挛，导致关节屈伸不利。因为寒是阴气的表现，最易损伤人体阳气，阳气受损失去温煦的功用，人体全身或局部就会出现明显的寒象，如畏寒怕冷、手脚发凉等。若寒气侵入人体内部，经脉气血失去阳气的温煦，就会导致气血凝结阻滞，不畅通。我们说不通则痛，这时一系列疼痛的症状就出现了，头痛、胸痛、腹痛、腰脊酸痛。

因此我们在养生的时候要特别注意防寒。寒是冬季主气，寒邪致病多在冬季。因而冬季应该注意保暖，避免受风。单独的寒是进不了人体的，它必然是风携带而入的。所以严寒的冬季，北风凛凛，我们出门要戴上棉帽，围上围巾，就是为了避免风寒。

值得注意的是，冬季外界气温比较低，人容易感受到寒意，在保暖上下的工夫也会大一些，基本上不会疏忽。而阳春三月，"乍暖还寒时候"，古人说此时"最难将息"，稍微一不留神，就会着凉，伤寒。因而春季要特别注意着装，古人讲"春捂秋冻"，就是让你到了春天别忙着脱下厚重的棉衣。春天主生发，万物复苏，各种邪气在这时候滋生。春日风大，风中席卷着融融寒意，看似脉脉温暧，实则气势汹汹，要特别小心才是。

那么炎炎夏日也需要防寒吗？当然需要。夏天我们经常饮食凉的食物和饮料，冰镇西瓜、冰镇啤酒、冰淇淋、冰棍等，往往又在空调屋里一待一天。到了晚上下班出门，腿脚肌肉收缩僵硬，腿肚子发酸发沉，脑袋犯晕，甚至连走道都会觉得别扭，感觉双腿不像是自己的。这时候寒邪就已经侵入你的体内。

如果你真的腰酸背痛腿抽筋了，也不要急着补钙，先教给你两个小窍门，试一试再说。

1. 芍药甘草汤

腰酸背痛其实是肌肉酸痛，腿抽筋是筋脉痉挛。脾主肌肉，肝主筋脉，肌肉和筋脉有了问题，就要找准主因，调和肝脾。《本草纲目》中讲，芍药性酸，酸味入肝，甘草性甘，甘味入脾，因而这味芍药甘草汤被誉为止痛的良药，并且一点都不苦口。芍药甘草汤配制容易，芍药和甘草这两味药在一般的中药店都能买到，取白芍20克，甘草10克，或用开水冲泡，或用温火煮，可当茶水饮用。注意，这里说的芍药、甘草一定是生白芍、生甘草，不要炙过的，炙过的药性就变了。

2. 按揉小腿

小腿抽筋的时候，以大拇指稍用力按住患腿的承山穴，按顺、反时针方向旋转揉按各60圈；然后大拇指在承山穴的直线上下擦动数下，令局部皮肤有热感；最后以手掌拍打小腿部位，使小腿部位的肌肉松弛。几分钟甚至几秒钟后，小腿抽筋症状即可消失。不过标虽然暂时除了，病根还在，由表及里，本还没有痊愈。敲打按揉一些经络穴位，固然可以散结淤阻、活络气血，但从病因根本上来论，还是要把寒彻底地从体内祛除，这样才能身轻如燕，健步如飞。

骨气即正气，养好骨气享天年

伴随中医养生学的复兴，各种保健方法层出不穷，但相对于补肾、养胃、护心、润肺等养生法而言，很少有人会把目光放在养骨上。主要有两个原因：一是传统养生学中关于养骨的方法本来就少，很多人懒得去开拓、创新，只是将一些过去的理念翻炒；二是因为养骨是一种"慢工"中的"慢工"，短时间内很难见效。

事实上，骨骼对一个人健康长寿的重要意义，绝不亚于身体上的任何一个器官。在我们的身体里，全部的骨和它们的相关结构组成了一个庞大的骨骼系统，包括200多块骨头和300多个连接骨头的关节。这个强大的骨骼系统像身着盔甲的战士一样保护着我们的脑、内脏及体内器官，不仅使我们的身体可以储存矿物质，还帮助我们的身体进行造血。一旦骨头出了问题，不仅会将其他器官暴露出来，很容易造成损害，还会影响人体的造血功能，导致人体气血不足，阴阳失衡，直接危及我们的生命。

说到养骨，我们不得不谈一谈"骨气"。这个词在日常生活中极为常见，但很少有人将其与养生长寿联系起来。在一般人看来，所谓"骨气"其实就是我们平常所说的"正气"，指一种刚强不屈的人格。我们平常说一个人有骨气，骨头硬，就是指这个人不屈服，敢于站出来维护自己的主张。但是你有没有想过，为什么有些人有骨气，有的人则没有？为什么古人把这种行为称为"有骨气"，而不是别的什么？骨气和人的健康长寿究竟有没有关系？

在中医理论中，"气"是构成人体、维持延续各种生命活动的基本物质，它来源于摄入的食物养分以及吸入的清气，其作用是维持身体各种生理功能。所以血有血气，肾有肾气，那么骨自然也就有骨气。正是由于骨气的存在，才促使骨骼完成生血与防护的功能。人死后，虽然骨骼还在，但骨气已经没了。同样的道理，许多老年人正是因为骨气减弱了，才会很容易受伤。因此，我们也可以说养骨实际上是在养骨气。我们在影视剧中经常看到有些武林高手虽然年纪已经很大，依然身体硬朗、声如洪钟，这就说明他们的骨气保养得很好。

由此可知，养骨对于一个人的长寿是至关重要的。现代医学研究发现，一般老年人都有不同程度的骨质疏松症。那为什么人老之后骨质会疏松呢？《黄帝内经》中说，五脏之中，肾主藏精，主骨生髓。肾精可以生化成骨髓，而骨髓是濡养我们骨骼重要的物质基础。人过了五六十岁，肾气开始减弱，肾精不足，骨头中的骨髓就相对减弱，进入一种空虚的状态。骨髓空虚了，周围的骨质得不到足够的养分，就退化疏松了。

尽管骨质疏松是人体一种正常的生理过程，但并不是说它是不可避免的。如果我们从少年开始，特别是在进入骨骼发育并逐渐定型的成人阶段，每天保证足够的身体锻炼，并至少坚持饮用 1200 克的牛奶或食用富含钙质的乳制品,那么当我们步入老年后,骨质疏松大多是能够预防的。

当然,对于那些已经出现骨质疏松的老年人也并非不能挽救,从以下几个方面进行调理,骨质疏松症是完全可以缓解乃至根治的。

1. 多喝骨头汤,注重养肾

平时多喝点骨头汤,最好是牛骨汤,因牛骨中含大量的类黏朊。熬汤时,要把骨头砸碎,以一份骨头五份水的比例用文火煮,大约煮 1~2 小时,使骨中的类黏朊和骨胶原的髓液溶解在汤中。另外,还可以多吃一些坚果,像核桃仁、花生仁、腰果,这些果子都是果实,植物为了延续后代,把所有精华都集中到那儿,有很强的补肾作用。"肾主骨生髓,脑为髓之海",肾精充盈了,骨髓、脑子就得到补充了。

2. 多参加体育活动,以走路为主

随着年龄的增长,运动减少也是老年人易患骨质疏松症的重要原因。肌肉对骨组织是一种机械应力的影响,肌肉发达则骨骼粗壮。因此,在青壮年期,应尽量参加多种体育活动,到了老年,最好的锻炼是每天走路,走到身上微微有汗,气血开始运动起来就行了。这时内在的废弃物已经排出了。这就达到目的了,不要大汗淋漓。

3. 补钙要科学

在饮食上,骨质疏松的患者首先应选择含钙、蛋白质高的食品,如排骨、蛋、豆类及豆制品、虾皮、奶制品,还有海带、海菜、乳酪、芹菜、木耳等。其次,适当补充维生素 D。再次,应多吃蔬菜、水果,保证足够的维生素 C。

【忌吃食物】

减少动物蛋白、盐、糖的摄入量。

尽量少用含太多镁、磷的饮料和加工食品。

咖啡因、酗酒也会造成钙的流失。

素食养骨,从里到外滋养骨骼

随着生活水平的不断提升,我们往往摄入过多的酸性食物,而且还有不断增多的趋势。这些食物主要包括肉类、快餐食品、甜食、咖啡、尼古丁、酒精等。再加上现代人缺乏运动、心理压力大,使人体新陈代谢的速度放慢,身心承担过重。新陈代谢差时,无法很好地将重要的食物营养素转化为能量、将毒性物质排出体外。结果体内废物和毒素不断囤积,新摄入的养分又无法及时转变为能量,身体进入一个不良的循环,整个机能开始下降,疾病也就来了。

从养骨的角度来说,也许很多人都还停留在"吃什么补什么"的思维中,想补充钙质就立刻想到炖骨头汤等。实际上,养骨未必需要特别摄入动物类的食物,这有两方面的原因。第一,动物类食物属于酸性食物,在大多数家庭的餐桌上,酸性食物已经偏多了,如果为了补骨而额外添加摄入，不但骨汤里的钙质在不平衡的酸碱度环境里根本无法被身体吸收，还增加了体内酸性负担，破坏天然的新陈代谢。第二，现在市场上大多数的肉类食品都来自于专门圈养的动物。为了更快地进入市场，饲养者给动物吃含有过量营养素，甚至激素的饲料，以至于这些添加剂始终停留在动物的骨、肉里，被人体摄入，这已经成为导致许多慢性病的主要因素。所以在这里给大家提个醒，要转变一下传统的观念，多吃素食同样可以补骨、养骨。

多吃素食好处很多，例如它能够保持肠胃畅通、降低心血管负担，还能够促进全身新陈代谢。在养骨方面，很多专家经过多年实践积累，总结出一些有效的食疗方法。下面提供几个素食养骨良方。

1. 山杞粥

材料：山药 30～60 克，粳米 100 克。

制法：先煎山药、枸杞，取汁与粳米煮成粥即可服用，一日 2 次。

功效：适用于肾虚腰痛，偏阳虚，腰膝疼痛，怕凉，遇劳痛增，下肢不温。

2. 补肾壮骨汤

材料：海带 500 克（用水泡发、洗净、切成丝状），黄豆芽 150 克。

制法：加入适量的油、盐、姜等调味品，每天煮汤喝。

功效：肾气不足，骨质疏松。

3. 天杞酒

材料：黄精、炒白术、枸杞子各 250 克，松叶 300 克，天冬 250 克。

制法：上述材料共研成粗粉，浸入适量米酒内，过滤后即成。

功效：补精益髓，强筋壮骨，抗衰老，延年益寿。适用于精血不足，脾气衰弱，常常倦怠乏力、头昏目眩、早衰白发、腰背无力。

用法：每天 3 次，一次 30 毫升。

要想血管年轻，多吃碱性食物

血管随着年龄的增长会自然衰退老化，导致全身各组织供血、供氧受阻，人易得冠心病、脑血栓等动脉硬化引起的疾病。所以推迟老化进程关键在于延缓血管硬化的过程。只要注意科学饮食，多吃碱性食物，保持血液呈弱碱性，使得血液中乳酸、尿素等酸性物质减少，并能防止其在管壁上沉积，就有软化血管的作用。这里所说的酸碱性不是食物本身的性质，而是指食物经过消化吸收后留在体内元素的性质。一般来说，大米、面粉、肉类、蛋类等食物几乎都是偏酸性物质，宜少吃；而蔬菜、水果、牛奶、山芋、土豆、豆制品及水产品等都是偏碱性食物，宜多吃。

软化血管就是跟生命盟约

很多人认为,动脉硬化是人们生活富裕、生活水平提高后的必然结果,这种想法并不是很正确的。动脉硬化并不是物质文明提高造成的,而是精神文明不足、健康知识缺乏造成的。动脉硬化病变几乎人人都会发生。如果我们提高自我保健意识并掌握卫生保健知识,动脉硬化的发生就会减少,其危害也会不断降低。

引起动脉血管病变、加速动脉硬化病程的因素有以下几种。

1. 抽烟:抽烟会损坏血管壁,使其容易累积脂肪。尼古丁进入血液循环会使动脉硬化。长期吸烟会增加罹患冠状动脉疾病的概率2~3倍。

2. 肥胖:体重超重者常会有好胆固醇浓度偏低、三酰甘油浓度偏高的问题。

3. 懒骨头:缺乏运动可能会降低好胆固醇浓度。

4. 高血压:血流压力大,动脉血管壁容易受伤,招来白细胞、血小板修补,胆固醇也黏附过来,血管壁容易变厚、变硬、变脆弱。

5. 糖尿病:因胰岛素代谢异常,半数的糖尿病人有血脂异常问题,导致血管伤害,造成每3个糖尿病人就有2个患心脏血管疾病。

动脉硬化是可以预防的,动脉硬化可以由重到轻,从轻到重;从无到有,从有到无,是可以逆行变化的。比如说经常走路使动脉从硬化变到软化,这是个最有效的办法。步行运动锻炼对体重、血压、胆固醇的降低都很有好处,过量剧烈运动有时会造成猝死,很危险。

软化血管的食物:

1. 大豆:含有一种叫皂甙的物质,可以降低血液中胆固醇的含量。

2. 生姜:含有一种含油树脂,具有明显的降血脂和降胆固醇的作用。

3. 大蒜:含挥发性激素,可消除积存在血管中的脂肪,具有明显的降脂作用。

4. 洋葱:在降低血脂、防止动脉粥样硬化和预防心肌梗死方面有良好的作用。

5. 茄子:含有较多的维生素P,能增加毛细血管的弹性,对防治高血压、动脉硬化及脑溢血有一定的作用。

6. 木耳:能降低血液中的胆固醇,可减肥和抗癌。

7. 燕麦:具有降低血液中胆固醇和三酰甘油的作用,常食可防动脉粥样硬化。

8. 红薯:可供给人体大量的胶原和黏多糖类物质,可保持动脉血管的弹性。

9. 山楂:具有加强和调节心肌,增大心脏收缩幅度及冠状动脉血流量的作用,还能降低血清中的胆固醇。

10. 茶叶:有提神、强心、利尿、消腻和降脂之功。

11. 海鱼:有降血脂的功效。临床研究表明,多食鱼者其血浆脂质降低。有预防动脉硬化及冠心病的作用。

12.蜜橘:多吃可以提高肝脏的解毒能力,加速胆固醇的转化,降低血清胆固醇和血脂的含量。

13.大蒜:最新研究发现,大蒜素会在人体中产生硫化氢,能软化血管、促进血液流通。

常食药粥最能软化血管,不妨试试下列食谱:

1.玉米粉粥:玉米粉50克,粳米50克,先将玉米粉加清水适量调匀,待粳米煮粥将成时加入同煮至稠即可。每日服食1~2次。具有益肺宁心、调中开胃等功效。适用于动脉硬化、高脂血症、冠心病、心肌梗死等心血管疾病患者服用。长期服用对软化血管功效显著。

2.大蒜粥:紫皮大蒜30~50克,粳米100克。将大蒜去皮,放沸水中煮1分钟左右后捞出。再取粳米,放入煮蒜的水中煮成稀粥,然后将蒜放入,同煮为粥即可服食。每日1~2次。大蒜粥具有软化血管、降血压、降血脂等作用。

3.何首乌粥:何首乌30~50克,粳米50克,大枣5个。先将何首乌放入砂锅内,加清水适量煎取浓汁,去渣后与粳米、大枣同煮为粥即可服食。每日1次。适用于老年人肝肾不足、阴血亏损、头晕耳鸣、须发早白,以及高血压、动脉硬化、大便干燥等症。

4.甜浆粥:新鲜豆浆500克,粳米50克。将粳米淘洗干净后与豆浆一起煮粥,粥成后加冰糖少许。每日1~2次。甜浆粥具有健脾、养胃、润肺、补虚等作用。适宜于年老体弱、营养不良者,对动脉硬化、高血压、冠心病有较好的防治作用。

老年人血稠,四点须注意

不少老年人起初体检时被医生诊断为血稠,但平时不注意保养,也不懂得如何保养,最终导致脑血栓、心肌梗死等重病,甚至撒手人寰。

临床上有很多疾病,如动脉硬化、脑血栓、心肌梗死、高血压、糖尿病、阻塞性视网膜炎以及慢性肝肾疾病等都与血稠有着密切的关系。所以,如果检出血稠,我们一定要好好保养。

首先,也是最重要的一点,要养成爱喝水的好习惯。血液中水分的多少对血液黏稠度起着决定性的影响。这类老人可以早、中、晚各饮一杯淡盐水或凉白开水,特别是在血稠发生率较高的夏季,更要多喝水。平时饭菜宜清淡,少吃高脂肪、高糖食物,多吃些粗粮、豆类及豆制品、瓜果蔬菜。可常吃些具有血液稀释功能,防止血栓、降低血脂的食物,如草莓、菠萝、西红柿、柿子椒、香菇、红葡萄、橘子、生姜、黑木耳、洋葱、香芹、胡萝卜、魔芋、山楂、紫菜、海带等。

其次,生活要做到有规律。作息有时,劳逸结合,保证充足睡眠,做到不吸烟、不酗酒。

再次,要坚持适度的运动锻炼。选择适合自己的锻炼项目,如散步、快走、慢跑、做体操、打球等，可有效地增强心肺功能，促进血液循环，改善脂质代谢，降低血液黏稠度。

最后，要保持一颗淡泊宁静、随遇而安的平常心，让情绪处于愉悦之中。

需要注意的是，如果出现了较明显的血稠症状，特别是已经患有高血压、动脉硬化、糖尿病的患者，必须及时就医，在医生的建议下进行药物干预，如西药肠溶阿司匹林、茶色素等，中药丹参、川芎、当归、红花等。但万不可自行其是，以免出错。

蔬果净血方——排除体内废物及毒素的不二选择

很多朋友会问，老寿星有没有一些真传或秘方？或许寿星们习以为常的养生方法对于不懂养生的人来说也算是一种"真传"或"秘方"吧。

以东北和陕西的几位老寿星来说，他们的儿女都非常体贴，常给父亲、母亲制作一些新鲜的蔬果汁，而这成了老人们日常食谱的一大重要组成部分。也许你认为这没什么，但是从养生角度而言，它们的作用是很大的。

从科学角度讲，人体血红细胞的衰老变异一般都要先于其他组织细胞的衰老病变。人的组织器官发生衰老病变，往往都伴随着血红细胞的衰老变异。血红细胞的衰老变异是造成相关循环障碍最直接、最根本的原因。所以从某种程度来讲，万病之源始于血。

人体正常的血液是清洁的，但环境污染的毒物，食物中残留的农药和激素，肉、蛋等酸性食物产生的酸毒，以及人体新陈代谢中不断产生的废物，都可进入血液中形成血液垃圾，使血液污浊。

污浊的血液不仅损害我们的脸面，蓄积体内还会产生异味，损伤组织器官，形成多种慢性病，如糖尿病、冠心病及高血压等。更严重的是，毒素还能破坏人体免疫功能，使人体正常细胞突变，导致癌症的发生。可见，想要健康长寿，净血就显得非常重要了。

前面我们提到蔬果汁是净化血液的不二之选。你肯定要问哪种蔬果汁效果显著、应该怎么做，这里向大家介绍一种胡萝卜综合蔬果汁。

材料：胡萝卜1根，番茄1个，芹菜2根，柠檬1个。

制法：胡萝卜与柠檬去皮，与其他材料一起榨汁饮用。

胡萝卜汁内含有大量的胡萝卜素，这种物质在人体内会转化成维生素E，进而清除人体自由基，并阻碍其生成，提高机体免疫能力，可预防肿瘤、血栓、动脉粥样硬化以及抗衰老等。《本草纲目》记载胡萝卜可调补中焦、和肠胃、安五脏。番茄性甘、酸、微寒，能生津止渴、健胃消食、凉血平肝、清热解毒、净化血液。两者与芹菜、柠檬合制成汁，可降低胆固醇、净化血液。因此，建议中老年人常喝这种蔬果汁。

第六节　提取本草中的脑白金

桑葚，帮你留住年轻的大脑

我们的大脑也会像机体一样，随着年龄增长而衰老。如果能科学地食用桑葚，便可以留住年轻的大脑，让所有的记忆永远存储在脑海里。

生活中，我们总能听到周围的一些人，尤其是中老年人，常常抱怨"最近记性越来越差了"、"这段时间脑子怎么这么迟钝呢"……其实，这些都是大脑衰老的点滴表现。

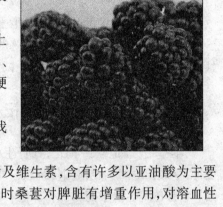

葚　桑

我们的大脑随着年龄的增长会在形态和功能上发生迟行性变化，如智力衰退、思维紊乱、记忆下降、性格改变、行动迟缓等。同时，脑血管不同程度的硬化也会促进脑的老化过程。

那么我们如何应对大脑的衰老呢？如何挽救我们慢慢失去的记忆呢？

《本草纲目》中记载，桑葚具有丰富的胡萝卜素及维生素，含有许多以亚油酸为主要成分的脂肪油，对大脑的发育及活动很有补益。同时桑葚对脾脏有增重作用，对溶血性反应有增强作用，可防止人体动脉硬化、骨骼关节硬化，促进新陈代谢。它含有丰富的葡萄糖、果糖、蔗糖、钙、胡萝卜素、维生素等成分，可以促进血红细胞的生长，防止白细胞减少，对治疗糖尿病、贫血、高血压、高血脂、冠心病、神经衰弱等病症具有辅助功效。《本草纲目》中有："桑葚性寒，味甘、酸。补益肝肾、滋阴养血、息风明目。"

下面，就向各位朋友推荐一款桑葚饮，制作起来非常简单。

材料：桑葚 1000 克，蜂蜜 300 克。

制法：将桑葚洗净，加水适量煎煮；每隔 30 分钟取煎液一次，加水再煎，共取煎液 2 次；将煎液合并，再以小火煎熬浓缩；至较黏稠时，加入蜂蜜，烧沸停火，冷却后装瓶备用。

功效：滋补肝肾，健脑益智。

不过，由于桑葚中含有溶血性过敏物质及透明质酸，过量食用后容易发生溶血性肠炎，少年儿童不宜多吃桑葚。其含糖量很高，糖尿病人应忌食。此外，桑葚忌与鸭蛋同食。

另外，张嘴闭嘴有一定的强身健脑作用。方法是每天早晨到空气新鲜的地方，将嘴最大限度地张开，先向外哈一口气，然后将嘴闭起来，深吸一口气。这样有节奏地张嘴闭嘴,并进行深呼吸运动,连续做 100~200 下。

张嘴闭嘴为何能强身健脑呢?

1. 张嘴与闭嘴的动作能使面部 40 多块肌肉有节奏地进行收缩运动,这些肌肉在运动中得到锻炼,逐渐发达变粗,于是面部显得饱满,可防止中老年人因面部肌肉逐渐萎缩形成的"猴尖脸"。

2. 向外哈气和用力深吸气能扩张肺脏和胸腔,增大肺活量,可使肺脏吸进较多氧气,增强身体的新陈代谢,从而提高全身各器官的功能,使人的衰老过程减缓,有利于健康长寿。

3. 早晨起床后大脑还没有完全清醒,嘴一张一闭通过面部的神经反射刺激大脑,使大脑尽快清醒,思路敏捷,工作效率提高。

4. 张嘴闭嘴能使咽喉部得到活动,耳咽管保持通畅,中耳内外的压力维持平衡,防止出现老年性耳聋、耳鸣等现象。

5. 张嘴闭嘴时牙齿得到叩击,增强了牙齿的坚固性,可防止牙齿过早脱落。

据观察,长年坚持张嘴闭嘴锻炼的人,身体强壮、头脑灵活、耳聪目明、老当益壮。而且此法简单易行,无副作用,不妨一试。

会吃枸杞子,健脑益智很简单

《本草纲目》记载:"枸杞,补肾生精,养肝,明目,坚精骨,去疲劳,易颜色,变白,明目安神,令人长寿。"它在祖国传统医学中具有重要的地位,其药用价值备受历代医家的推崇。它是传统名贵中药材和营养滋补品。枸杞子能够有效抑制癌细胞的生成,可用于癌症的防治。枸杞子除了当中药使用外,也是卫生部规定的既是食品又是药品的物品。

现代医学研究发现,枸杞子含有丰富的胡萝卜素、维生素 A、维生素 B_1、维生素 B_2、维生素 C 和钙、铁等保健眼睛的必需营养,故擅长明目,所以俗称"明眼子"。枸杞子还具有免疫调节、抗氧化、抗衰老、抗肿瘤、抗疲劳、降血脂、降血糖、降血压、补肾、保肝、明目、养颜、健脑、排毒、保护生殖系统、抗辐射损伤等功能。

作为益寿养生的天然宝贝,枸杞子一般人均可食用,适宜肝肾阴虚、癌症、高血压、高血脂、动脉硬化、慢性肝炎、脂肪肝患者,用眼过度者,老人更加适合。不过枸杞子不适宜外感实热、脾虚泄泻者服用,一般不宜和温热的补品如桂圆、红参、大枣等共同食用。

枸杞子与合适的材料搭配,既美味,又能充分发挥其功效。这里向大家推荐一款枸杞羊脑炖汤,对健脑益智大有帮助,尤其适用于脑力劳动者及老年肾虚、记忆力减退者。

材料:枸杞 50 克,羊脑 1 副,盐、葱、料酒、姜各适量。

制法:枸杞子洗净,羊脑去筋膜,放入砂锅内,加入少许盐、葱、料酒、姜,隔水炖熟即可。食用时加少许味精,空腹吃下。

功效:补肾填髓,健脑益智。

民间常用的健脑益智方

中医认为,心主神志,主血脉。心失所养则心悸恐惊,失眠健忘,烦闷不舒。以动物的心脏来调治人的神志病变,常可收到良好的效果。一般来讲,各种动物的心脏均有补心安神的作用,但以猪心最为常用。

民间常用猪心、枸杞等做成羹,用以健脑益智。具体做法如下:

猪心 1 枚,枸杞芽 250 克,葱白、豆豉各适量。猪心洗净血污,切成细丁状;枸杞芽、葱白切碎;豆豉放入锅内,加清水,煮取豉汁;猪心、枸杞芽、葱白放入豉汁中,加黄酒、食盐小火煮作羹食。

《本草纲目》中说,猪心枸杞羹中以猪心为主料,补心安神;辅以枸杞菜清热补虚,葱白宣通胸阳,豆豉清心除烦。全方具有补心安神、清热除烦之效。对于心血不足兼有热象的人来讲是不错的选择。

另外,中医认为"脑为元神之府",也就是说,脑是精髓和神经高度汇聚之处,是人体极其重要的器官,也是生命要害之所在。所以,无论年老年少,科学用脑对工作、对健康都非常重要。

那么,我们具体应该如何科学使用大脑呢?

很简单,既不能马不停蹄地过度用脑,也不能整日什么都不想,干脆不用脑。科学用脑要做到张弛有度,因为紧张和放松对于人体都是极为重要的。适当放松自己,有利于机体消除疲劳和产生新的活力,有利于身体健康,也有利于工作。

此外,由于脑是藏神之所,精神愉快则脑不伤;精神紧张,心境不宁,神乱神散,则脑受损。故平时要学会颐神养脑,重道德修养,豁达大度,恬淡寡欲,不患得患失,不追名逐利,悠然自得,助人为乐。

食疗有法宝,老年痴呆症"束手就擒"

老年痴呆症与脑萎缩密切相关。人到老年,全身各系统器官都有不周程度的退化性萎缩改变,大脑尤其明显。80 岁老人脑重与青壮年相比可减少 6.6%～11%。老年性痴呆的症状主要表现为:最初多从健忘开始,严重的记忆力减退是其主要症状,如迷路、不识家人、不能进行简单计算等智力下降现象。然后出现精神症状和性格改变,如自私、性情暴躁、吵吵闹闹、打骂别人、毁弃衣物等反常行为,最后发展到缄默、痴呆、生活不能自理,以致卧床不起。

老年痴呆症患者应多进食含维生素 C、维生素 E、胡萝卜素和富含微量元素硒的抗氧化食品。含维生素 C 较多的食物如柑橘、柚子、鲜枣、香瓜、绿花椰菜、草莓等;含维生素 E 较多的食品如麦芽制品,葵花子油、甜杏仁等;含有胡萝卜素的食物如胡萝卜、甘蓝、菠有较多的过氧化物酶,也能对抗自由基。此外,一些发酵食物如发面馍、酿造醋中均含氧较多,也有益于延缓脑衰老。

老年痴呆症患者还要多进食能合成胆碱的食物,从而加强神经细胞功能,有益于老年痴呆症的防治,故宜多食豆制品。

人体缺铜可引起贫血、皮肤毛发异常(如白癜风)、骨质疏松,也可引起脑萎缩。故缺铜者宜适当补充含铜丰富的食物,如坚果类、叶菜类、甲壳类水产品。如病人胆固醇不高,也可进食动物肝、肾等肉食品。

多补充维生素 B_{12} 和叶酸,多吃豆类、奶类和蔬菜,增强免疫球蛋白生成率和抗病毒能力,避免对神经细胞的损伤,缓解病情。

【忌吃食物】

忌甜食过量,因过量的甜食会降低食欲,损害胃口,从而减少对蛋白质和多种维生素的摄入,进而导致营养不良,影响大脑细胞的营养与生存。

忌食含铝食品,比如油条等加铝的膨化食品。

忌嗜酒,少量的醇利于老年痴呆症的防治,但嗜酒就极大损害了身体,加快脑萎缩。

【保健食物】

1. 核桃:含丰富的不饱和脂肪酸——亚油酸,吸收后成为脑细胞组成物质。

2. 芝麻:补肾益脑、养阴润燥,对肝肾精气不足、肠燥便秘者最宜。

3. 莲子:养心安神,益智健脑,补脾健胃,益肾固精。

4. 花生:常食可延缓脑功能衰退,抑制血小板凝聚,防止血栓形成,降低胆固醇,预防动脉硬化。

5. 大枣:养血安神,补养心脾,对气血两虚的痴呆病人较为适宜。

6. 桑葚:补肾益肝,养心健脾,对肝肾亏损、心脾两虚的痴呆病人尤为适宜。

7. 松子:补肾益肝,滋阴润肺,对肠燥便秘、干咳少痰的早老性痴呆病人尤为适宜。

8. 山楂:活血化淤,富含维生素 C,适于早老性痴呆并高血脂、糖尿病、痰浊充塞、气滞血淤患者。

9. 鱼:痴呆病人脑部的 DHA 不饱和脂肪酸水平偏低,而鱼肉中这种脂肪酸含量较高。

此外,桂圆、荔枝、葡萄、木耳、山药、蘑菇、海参等,对痴呆症患者均有益。

核桃,不可或缺的天然脑黄金

核桃又名"胡桃",与扁桃、腰果和榛子一起并列为"世界四大干果",素有"万岁子"、"长寿果"、"养人之宝"的美称。其卓著的健脑效果和丰富的营养价值,已经被越来越多的人所推崇。

祖国医学认为,核桃性温、味甘、无毒,有健胃、补血、润肺、养神等功效。《神农本草经》将核桃列为久服轻身益气、延年益寿的上品。唐代孟诜所著《食疗本草》中记述,吃核桃可以开胃、通润血脉,使骨肉细腻。明代李时珍著《本草纲目》记述,核桃有"补气养血,润燥化痰,益命门,处三焦,温肺润肠,治虚寒喘咳,腰脚重疼,心腹疝痛,血痢肠风"等功效。

北京中医药大学养生室教授张湖德说,核桃最适合老年人,尤其是对于老年脑力工作者,因为这部分人往往用脑过度,很耗伤心血,常吃核桃能够补脑,改善脑循环,增强脑力。同时核桃还有乌发、使皮肤光润的作用。"发者血之余",血旺则发黑。而且核桃中富含多种维生素,可以提高人体皮肤的生理活性,所以对女性而言是美容佳品。据说著名的京剧表演艺术家梅兰芳生前每天都吃核桃粥,因而皮肤舒展细嫩,面色光润。

现代营养学研究认为,核桃除去约50%的壳等废弃物后的净仁,含有63%的亚油酸、16.4%的亚麻酸,以及丰富的蛋白质、磷、钙和多种维生素,含有大量的不饱和脂肪酸,能强化脑血管弹力和促进神经细胞的活力,提高大脑的生理功能。而且核桃含磷脂较高,可维护细胞正常代谢,增强细胞活力,防止脑细胞的衰退。

可见,核桃对健脑具有不可低估的作用,的确是一种天然的脑黄金。

多吃鱼头,健脑又增寿

常饮"砂锅鱼头豆腐汤"能健脑,关键在于鳙鱼头和豆腐均为高蛋白、低脂肪、高维生素食物,二者均含有丰富的健脑物质——卵磷脂。该物质被机体代谢后能分解出胆碱,最后合成乙酰胆碱。乙酰胆碱是神经之间化学物质传递信息的一种最主要的"神经递质",可增强记忆、思维和分析能力,让人变得聪明。据报道,武汉同济医科大学的营养师曾对鳙鱼头做过化学分析,结果表明鳙鱼头含有比任何其他食物都丰富的不饱和脂肪酸,对脑的发育极为重要,可增进大脑细胞活跃。常吃"砂锅鱼头豆腐汤"不仅可以健脑,而且还可延缓中老年的脑力衰退。

营养专家对鱼头汤的好处分析归纳为四条。

1. 鱼眼和鱼脑富含DHA(二十二碳六烯酸)和EPA(二十碳五烯酸)。这两种不饱和脂肪酸是人体必需的不饱和脂肪酸。由于其高度不饱和及容易氧化变质,故烹调时应专用含维生素E高的大豆油。英国脑营养化学研究所教授认为:DHA和EPA摄取不足会导致脑功能障碍。

鱼眼和鱼脑中含有丰富的DHA和EPA,这两种成分对脑神经传导和神经突触细胞的生长发育有重要生理功能,有助于提高大脑的推理、理解、判断和记忆能力。

2. 《本草纲目》提到过鱼脑中有很多物质如脑磷脂、卵磷脂、胆固醇等均为人脑营养所必需。鱼头汤集鱼脑营养之最,其健脑效果显而易见。

3. 鱼头汤中含人体易于吸收的蛋白质,其中所含的氨基酸种类可达18种。其大脑物质中蛋白质占35%，蛋白质对大脑的记忆力、思维、信息传导等功能有优异的作用，例如由7种氨基酸组成的"加压素"和乙酰胆碱协同作用，可增进大脑的记忆力。

4. 鱼脑中含有丰富的维生素A和维生素E。这两种维生素均有一定的抗氧化能力，有助于防止大脑脂质组成中的DHA和EPA的氧化，保护大脑的生理功能，使大脑健康地发展。此外，它还含有维生素B_1、维生素B_2，维生素P和多种微量元素。由此看来，鱼头确是有利于身心健康的健脑佳品。

卵磷脂，给大脑补充必要的营养

众所周知，人体有充足的营养才能维持健康。其实脑也一样，没有营养就无法正常工作。卵磷脂被誉为与蛋白质、维生素并列的"第三营养素"，可以给大脑补充必要的营养，是养生保健必不可少的物质之一。

卵磷脂作为一种营养成分，在增进健康及预防疾病方面所起到的重要作用，早已赢得了世界营养专家、药物学家和医学家的普遍认同。虽然它的功效不像消炎药那样立竿见影，但有着全面、长远、稳定的效果，同时又没有药物的副作用，因此是保健养生的上佳之选。

关于卵磷脂的具体功效，研究已证实，它不但可以预防脂肪肝，还能促进肝细胞再生。同时，卵磷脂可降低血清胆固醇含量，防止肝硬化，并有助于肝功能的恢复。

在促进大脑发育，增强记忆力方面，它的作用更加显著。随着年龄增长，人的记忆力会减退，其原因与乙酰胆碱含量不足有一定关系。脑部的神经传导物质减少是引起老年痴呆的主要原因，这种物质是神经系统信息传递时的必需物质，而这种物质也是卵磷脂的基本成分。所以，长期补充卵磷脂可以减缓记忆力衰退的进程，预防或推迟老年痴呆的发生。

卵磷脂还具有乳化、分解油脂的作用，可促进血液循环，改善血清脂质，清除过氧化物，使血液中胆固醇及中性脂肪含量降低，从而对高血脂和高胆固醇具有显著的防治功效。而且它还是糖尿病患者的良好营养品，可以有效化解胆结石，也是良好的心理调和剂。

《本草纲目》中记载，如蛋黄、大豆、鱼头、芝麻、蘑菇、山药、黑木耳、谷类、小鱼、动物肝脏、鳗鱼、红花子油、玉米油、向日葵等都含有一定量的卵磷脂。不过营养及含量较完整的还是大豆、蛋黄和动物肝脏。所以给大脑补充营养，尤其是老年人，平时应该多摄入这方面的食物。当然，如果有条件也可以补充一些富含卵磷脂的营养品。

第七节　适合的本草，永葆"童心"

小小食物让你不再有：悲伤、难过、恐惧

人都是有七情六欲的，都会悲伤、难过、恐惧……当我们有这些负面情绪的时候该如何尽快走出情感的沼泽？《本草纲目》中说，食物是调节人们不良情绪的最好的最天然的药物。

孤单了，抑郁了，想家了，就多吃些鱼吧，特别是鲑鱼、沙丁鱼和鲭鱼。鱼肉中的脂肪酸和维生素 B_{12} 会帮你赶走消极的情绪。

1. 悲伤委屈时

人生不如意十之八九，总有悲伤委屈时。这时多吃些香蕉。香蕉含有一种称为生物碱的物质，可以振奋精神和提高信心。而且香蕉是色氨酸和维生素 B_6 的一大来源，这些都可以帮助大脑制造对人体有益的血清素，能使自尊心受挫、意志力消沉、抑郁不振时，开怀大笑。

2. 茫然无绪时

这个时候试一试葡萄柚。葡萄柚有强烈的香味，可以净化繁杂的思绪，也可以提神。此外，葡萄柚里高含量的维生素 C，不仅可以维持红细胞的浓度，使身体具有抵抗力，而且还可以抗压。

3. 压抑时

心情压抑的时候吃点菠菜。菠菜含有丰富的镁，镁是一种能使人头脑和身体放松的矿物质。菠菜和一些墨绿色、多叶的蔬菜都是镁的主要来源，例如羽衣甘蓝。菠菜还富含另一种降压营养物质——维生素 C。

4. 昏昏欲睡时

昏昏欲睡时不妨吃几个鸡蛋。鸡蛋富含胆碱，胆碱是 B 族维生素的一种，有助于提高记忆力，使注意力更加集中。

5. 愤怒时

有时候情感会失控。那不妨吃点瓜子，或许会让你口干舌燥，却不会让你火冒三丈。因为瓜子富含可以消除火气的 B 族维生素和镁，还能够令你血糖平稳，有助于你心情平静。

6. 焦虑时

生活节奏快，有很多事情令人焦虑。你可以在早上喝上一碗麦片粥。燕麦富含B族维生素，有助于平衡中枢神经系统，使你慢慢平静下来。麦片粥还能缓慢释放能量，不会

7.麻木时

时常觉得什么都无所谓,没感觉,麻木。那就吃点豆腐。豆腐里面丰富的蛋白质会增加人的警觉水平,并增强行事的动机,使人处于比较主动的情绪之中。

破译食物中的快乐密码

吃东西不仅能够消除饥饿感、补充营养,还能对人的情绪起到一定的影响。后者是近十几年来营养学家研究的一项重要内容。台湾出版的《快乐食谱》对此进行了详细的阐述。

食物是如何影响人的心情的?《快乐食谱》一书指出,科学家们经过长期研究发现,大脑中的神经传导物质将各种信息传递到身体的各个部位,目前已经确认的这种传导物质有100种以上。其中,影响情绪的有肾上腺素、多巴胺、血清素和内啡肽。肾上腺素、内啡肽是传递幸福的元素;多巴胺也有改善情绪的作用;血清素影响人的满足感,如果血清素含量不足,人就会感到疲倦、情绪低落。下面我们一一讲述不良情绪和食物之间的微妙关系。

1.怒:有些暴躁是吃出来的

东西吃多了,几种与能量代谢有关的 B 族维生素就会被消耗得多,而维生素 B_1 缺乏会使人脾气暴躁、健忘、表情淡漠;焦虑、失眠与缺乏维生素 B_3 有关;维生素 B_6 的不足则导致思维能力下降。

(1)肉吃得多。体内的肾上腺素水平高会使人冲动。

(2)糖吃得多。听说过"嗜糖性精神烦躁"吗？怒与吃糖多有关联。

日常生活中的一些食品有顺气的作用,它不仅能使人摆脱不良情绪的影响,还能缓解生气带来的胸闷、气逆、腹胀、失眠等症状。

(1)玫瑰花:泡茶时放入几朵玫瑰花,饮之即可顺气,也可以单泡玫瑰花饮用。

(2)山楂:中医认为山楂长于顺气止痛、化食消积,可以缓解气后造成的胸腹胀满和疼痛,对于生气导致的心动过速、心律不齐也有一定疗效。

(3)啤酒:适量饮用啤酒能顺气开胃,可以使人及时摆脱愤怒的情绪。

(4)莲藕:藕能通气,并能健脾胃、养心安神,亦属顺气佳品。

(5)萝卜:萝卜最好生吃,如有胃病者可饮用萝卜汤。

2.疑:希望过高,紧张过度

也许是压力太大,也许是期许过高,多疑的人都有些紧张和神经质,通常不快乐甚至常受失眠困扰。

(1)吃少了。疑虑和忧思之人多是苍白、瘦弱的,主要是能量、蛋白质摄取量很少,导致贫血、体力不足。

（2）吃素。长年吃素得不到足够的脂肪以及含在动物性食品中的卵磷脂和肉碱,从而影响细胞对能量的利用,影响脑组织神经递质的合成和释放。

（3）缺锌。缺锌的人容易抑郁、情绪不稳定。

平日多疑虑、忧郁的人宜多进食下列食物。

（1）绿茶:绿茶可以放松人的情绪,使人处于轻松愉悦的状态。

（2）蔬菜:蔬菜中的钾有助于镇静神经、安定情绪。

（3）冬虫夏草:冬虫夏草有扶正固本、镇静安神的功效,比如金水宝、百令胶囊等。

（4）零食:在紧张工作的间隙吃少许零食,可以转移人的视线,缓解焦虑。

3.懒:是一种症状,能反映饮食上的某种偏差

（1）盐多。食盐过量在体内积蓄,会出现反应迟钝、喜欢睡觉等现象。

（2）体酸:常言道"酸懒酸懒",真的是酸了便会懒的。

（3）缺铁:饮食单调、不注意荤素搭配摄食的人容易缺铁。

可多摄入下列食物。

（1）血豆腐加青椒:血豆腐含有最易吸收的血红素铁,再加上青椒以其所含的维生素C辅助铁的吸收,绝对事半功倍。

（2）青菜豆腐:少油盐、清淡而规律的饮食能使人保持振奋的状态。

4.悲:抑郁伤感和营养不良的恶性循环

（1）氨基酸不平衡。缺乏色氨酸是诱发抑郁症的重要原因,多补充富含色氨酸的食物,如花豆、黑大豆、南瓜子仁、鱼片等。

（2）缺镁。香蕉、葡萄、苹果、橙子能给人带来轻松愉悦的感觉,让忧郁远离。

可多摄入下列几种有助于抑制伤感抑郁的食物。

（1）鸡汤:浓浓的鸡汤含有多种游离氨基酸,能平衡身体的需要,提高大脑中的多巴胺和肾上腺素,使人充满活力和激情,克服悲观厌世的情绪。

（2）维生素C:维生素C缺乏可以表现为冷漠、情感抑郁、性格孤僻和少言寡语。

（3）杂食:每日摄入的食物种类最好不少于20种,以发挥杂食之利,提高膳食营养的覆盖面。

不仅如此,人的情绪、心理甚至性格与饮食习惯、营养摄入都有着密切关系,只要注意吃得对、吃得好,就可以远离怒、疑、懒、悲等坏情绪。

不同的性格,不同的饮食处方

从一个人爱吃什么食物中就可以看出这个人的性格。比如喜欢吃甜食的人热情、开朗、平易近人,但缺乏冒险精神;喜欢吃酸的人大多有事业心,但性格孤僻,不善交际;喜欢吃辣的人善于思考、有主见,但爱挑剔……

既然性格在无意中决定了对饮食的喜好,那么通过有意识地选择食物,也可以逐步

改变一个人的性格。通过饮食可以改变自己的性格，是近年来医学专家的一个新发现，并且还为调整性格开出了饮食"处方"，不妨来试一试吧！

1. 自我为中心，任性的人

形成这种性格的主要原因是偏食引起的营养不足，且暴饮暴食，从而形成极端、一面倒的个性。要改变这一性格，首先要改掉糖分摄取过量的习惯，鱼肉比现在多吃一倍以上，多吃黄绿色蔬菜及红萝卜，但切记不要吃过咸的食物，这样容易产生焦虑，导致功亏一篑。

2. 优柔寡断，拿不定主意的人

从饮食的角度来说，优柔寡断的人是由于鱼的摄入量过多而导致形成安静、平和的个性。此外，饭和面包的摄取量比菜多，并且所吃的食物不常变化，致使蛋白质必需的氨基酸缺乏，且维生素也不足。因此必须改变为以肉类为中心的饮食习惯，且同时要大量食用蔬菜，尤其要多吃富含 B 族维生素、维生素 C 的食物，对判断力，冷静性有加强作用以及有助于养成自立、积极的个性。偶尔吃一些辣味食物，也有意想不到的效果。

3. 胆小怕事的人

对于胆小的人，首先要调整食物结构，经常服用蜜加果汁，少量饮酒，多吃碱性食物和含钙丰富的食物，有助于胆量的增大。

4. 易激动易发火的人

爱发火的人主要是盐分及糖分摄取过量，蛋白质及钙质不足，且喜欢吃口味重的零食。要减少盐分及糖分的摄取，少吃零食，多吃海产品，如海带、贝、虾、蟹。豆类及牛奶中也有含量丰富的钙质，还要多食桂圆、干核桃仁、蘑菇等，可补充维生素 B_1、维生素 B_2。

5. 焦虑不安的人

焦虑不安的人总会担心一些不必要的事情。这些人主要是盐分摄取过量而造成的水分代谢异常。早餐和晚餐中常有一餐不吃，吃饭速度过快，常喝咖啡等含有咖啡因的食物。要多吃含钙、磷的食物，如花生（含钙量多）、牛奶、大豆、鲜橙、牡蛎、蛋类（含磷较多）、菠菜、板栗、葡萄、土豆等，且要吃得清淡一点，不可口味太重。

6. 消极，依赖性强的人

有些人超级爱吃糖，殊不知一个人糖分摄取过量，会使血液中的糖分在转换成能量时大量消耗矿物质而使血液呈现酸性状态，从而使一个人的个性变得消极，依赖性强，对任何事都提不起劲。要改变这一个性，可少吃一些甜食，如蛋糕、可乐、果汁等，多吃维生素 B_1（猪肉、羊肉、小麦），以及鱼、贝类、大豆制品。

7. 粗心大意的人

粗心大意的人需补充维生素 C 和维生素 A，增加饮食中的果蔬数量。要多吃卷心菜、笋干、辣椒、鱼干、牛奶、红枣、田螺等，还要减少摄肉量，少食酸性食物。

8. 对别人不信任，多疑的人

多疑的人主要由于卡路里的摄取量过低，鱼肉类的蛋白质不足导致贫血、体力不足，从而造成紧张、不安、对人不信任。因此每日三餐一定要吃含高蛋白的食物，如牛肉、猪肉等。贫血要多吃乳类制品，多喝牛奶。持续一段时间体力将能恢复，猜疑、不安的状态也会消失，转而变成积极、富有行动力的人。

9.爱唠叨的人

唠叨的人主要是因为大脑缺乏 B 族维生素，可在酵母中混以小麦胚芽，加牛奶、蜂蜜调匀，每天服用，一日 3 次，并且多食动物瘦肉、粗面粉、麦芽糖、豆类等。

10.顽固，无法变通的人

这类人主要是因为不喜欢吃蔬菜，而偏食肉类及高脂肪的食品，使血液中的尿酸增加，个性变得过于活泼，成为顽固、好斗、缺乏变通性的人。要改变首先要减少肉类食物的摄取，可多吃鱼，尽量吃生鱼片。蔬菜以黄绿色为主，减少盐分，以清淡为主。此外也有必要改变食泡面、喝清凉饮料或不吃早餐的习惯。

葡萄，破解神经衰弱的密码

在现代社会，老年人常常会患上神经衰弱症。看看你有没有下面这些症状。

1.易疲乏，常常感到头昏脑涨，注意力不能集中。

2.有睡眠障碍，入睡困难、早醒或醒后不易再入睡，多噩梦。

3.经常心动过速、出汗、厌食、便秘、腹泻。

如果你经常有上述症状，有可能已患有神经衰弱。这是一种情绪性的疾病，严重的会给生活带来很多不便，你需要寻求专业医疗帮助。这里推荐一种对神经衰弱有很好疗效的食物——葡萄。

葡萄，原产于西亚，据说是汉朝张骞出使西域时经丝绸之路带入我国的。它颗颗晶莹、玲珑可爱，令人垂涎欲滴。

《本草纲目》中记载，葡萄性平、味甘，能滋肝肾、生津液、强筋骨，有补益气血、通利小便的作用，可用于脾虚气弱、气短乏力、水肿、小便不利等病症的辅助治疗。

葡萄对于神经衰弱的治疗效果来源于其果实所富含的成分。葡萄富含葡萄糖、有机酸、氨基酸、维生素，这些物质都可以补益和兴奋大脑神经，常吃葡萄对治疗神经衰弱和消除过度疲劳效果不错。

另外，法国科学家还发现，葡萄能很好地抑制血栓形成，并且能降低人体血清胆固醇水平，降低血小板的凝聚力，对预防心脑血管病有一定作用。

葡萄是味美又保健的佳品，但吃葡萄也要有"规矩"。

1.吃葡萄后不能立刻喝水，否则很容易发生腹泻。

2.葡萄不宜与水产品同时食用，因为葡萄中的鞣酸可以与水产品中的钙质形成难以吸收的物质，影响消化。所以食用这两种物质应当间隔至少两小时。

3.吃葡萄应尽量连皮一起吃，因为葡萄的很多营养成分都存在于皮中，葡萄汁的功

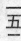

能和葡萄皮比起来,就差得远了。

【保健食谱】

葡萄枸杞汤

材料:葡萄干 50 克,枸杞子 30 克。

制法:将葡萄和枸杞洗净后加水 800 毫升,用武火煮沸,再以文火煎煮 30 分钟,饮汤食葡萄干及枸杞子。

功效:预防神经衰弱。

安神解郁,试试合欢花

合欢,落叶乔木,树皮灰色,羽状复叶,小叶对生,白天对开,夜间合拢。花萼和花瓣黄绿色,花丝粉红色,荚果扁平。因昼开夜合,故又名"夜合"。合欢作为观赏植物,在过去只有小型的花种,现已有硕大美丽的品种。

自古以来合欢就是夫妻好合的象征,被誉为"吉祥之树"。相伟虞舜南巡仓梧而死,其妃娥皇、女英遍寻湘江,终未寻见。二妃终日恸哭,泪尽滴血,血尽而死,逐为其神。后来人们发现她们的精灵与虞舜的精灵"合二为一",变成了合欢树。合欢树叶,昼开夜合,相亲相爱。自此,人们常以合欢表示忠贞不渝的爱情。

每年的六、七月份是合欢花盛开的季节,人们在欣赏合欢之时,能否知晓它也是治病的良药呢? 其实,合欢的花与皮均为常用中药。《神农本草经》记载:"合欢,安五脏,和心志,令人欢乐无忧。"中医认为,合欢性味甘、平,入心、肝经,有安神、舒郁、理气、活络之功效,适用于郁结胸闷、失眠、健忘、风火眼疾、视物不清、咽痛、痈肿、跌打损伤疼痛等症。

合欢花为豆科植物合欢的干燥花序,性平,味苦,具有解郁安神之功效,常用于治疗心神不安、忧郁失眠等症。合欢花具有与合欢皮类似的安神作用,但理气解郁作用优于合欢皮。一些常用的解郁方剂如解郁合欢汤、蒺藜合欢饮等均以合欢花为主药。合欢花水煎液药理实验表明其具有较强的镇静催眠作用,并在同剂量下其作用强于酸枣仁。

合欢花酒

材料:合欢花 30 克,白酒 500 毫升,冰糖适量。

制法:将合欢花择净,与冰糖同放入白酒中,密封浸泡一周后即可饮用。每次 30 ~ 50 毫升,每日 1 ~ 2 次。

功效:可安神解郁,适用于心悸失眠。

让食物中的"顺气丸"帮你消气

人生气以后身体会感到不舒服,胸闷腹胀,吃不下饭,睡不好觉,有时做噩梦,甚至还

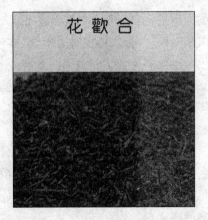
花歡合

会气郁化火,气郁生痰,引起高血压、脑血管意外、大出血等多种疾病。中医的健身防病之道强调笑口常开,保持乐观情绪。在我们常吃的食物中有很多能顺气的"顺气丸"。

《本草纲目》中记载,萝卜有消积滞、清热、化痰、理气、宽中、解毒之功效,长于顺气健胃。对气郁上火生痰者有清热消痰作用。以青萝卜疗效最佳,红皮白心者次之,胡萝卜无效。萝卜最好生吃,如胃有病可做成萝卜汤。

山楂是健脾开胃、消食化滞、活血化淤的良药。目前已有50多种中药配方以山楂为原料。山楂擅长顺气止痛、化食消积,适宜气裹食造成的胸腹胀满疼痛,对于生气导致的心动过速、心律不齐也有一定疗效。生吃、熟吃、泡水,各种食用方法皆有疗效。

莲藕全身都是宝。鲜藕及莲子含有大量的碳水化合物和丰富的钙、磷、铁、淀粉及多种维生素和蛋白质,营养价值很高。生藕具有消淤凉血、清热止渴、开胃的作用;熟藕则善于通气,健脾和胃,养心安神,亦属顺气佳品。以水煮或稀饭煮藕疗效最好。

啤酒能顺气开胃,改变恼怒情绪。生气时适量喝点啤酒有益处,但不宜过量。

玫瑰花有理气解郁、化湿和中、活血散淤之功。沏茶时放几瓣玫瑰花有顺气功效,没有喝茶习惯者可以单独泡玫瑰花代茶饮。此外,呼吸花香也能顺气宁神。《本草纲目》中记载,玫瑰"利肺脾,益肝胆,辟邪恶之气,食之芳香甘美,令人神爽"。

茴香果实作药用,嫩叶可食用,子和叶都有顺气作用;用茴香的叶做菜馅或炒菜都可顺气健胃止痛,对生气造成的胸腹胀满、疼痛有较好疗效。

第八节　本草提正气避寒邪

温度决定着人的生老病死

提到温度大家并不陌生,因为温度无处不在,而且与我们的生活息息相关。但是对于大多数人来说,温度还只是一个抽象的概念,很少有人去关注它。其实,温度对于我们的健康起着重要的作用,甚至可以说温度决定着我们的生老病死。这主要是因为在生活中,我们的许多疾病都是因为寒气入侵所导致的。

在传统的中医理论中有"六邪"之说,即寒、热、温、凉、虚、实。在这"六邪"中,寒气排在首位,所以又有"万恶淫为首,百病寒为先"的说法。寒湿常常损耗我们的阳气,天上的太阳给大自然带来光明和温暖,失去了太阳,万物便不能生存。我们体内的阳气如同太阳一样,如果人体没有了阳气,体内就失去了新陈代谢的活力,不能供给能量和热量,生命也就要停止了。

很多肠胃疾病也是因寒而生的。肠胃就是中医所讲的"脾",负责掌管全身血流供应,如果肠胃功能不好,吸收能力差,食物营养便无法化成足够血液提供身体所需,末梢血液循环自然就会变差。

寒气长时期积累在肌肉里,人们就会觉得肌肉僵直、腰酸背痛,形成肩周炎(通常又叫五十肩、冻结肩)、关节炎。寒气积累到一定的程度,就会侵入到经络,造成气滞血淤,从而影响到气血的运行,其实这就是中医理论上的虚亏,能够诱发各种反反复复难以治愈的病症。

所以我们一定要想办法驱除体内的寒湿,而祛除寒湿最好的办法就是让身体温暖起来。我们都知道掌握人体生杀大权的是气血,而气血只有在温暖的环境里才能在全身顺畅地流通。如果温度降低,血流减慢,就会出现滞涩、淤堵,甚至血液凝固的现象,那么人就将面临着死亡。让身体温暖起来的办法有很多,姜红茶是祛除寒湿的最佳首选食物。胡萝卜、苹果等属于阳性食物,可榨汁饮用。选择几项适合自己的运动;放弃淋浴,经常泡个热水澡;养成睡前用热水泡脚的好习惯……这些方法都能让身体暖和起来,身子暖和了,人的气血流动就通畅了,人也就可以发挥其强大的自愈能力来驱除疾病了。

风邪无定形,外感发病多因它

在自然界,风是气候变化的先导。风,四季都有,善动而多变,来去无踪。在人体,风邪是外感发病的最主要的因素。中医将风称为"百病之长",将能引起"风"性特征的病变反应的外在病邪称为风邪。风邪致病,主要有下面两个特点。

四季中春主气,故春天也是风邪最为肆虐的时候。风邪致病多见于春季,但一年四季均可发病。风邪为病有内、外风之别。外风由自然界风邪侵入而致。凡寒、湿、燥、热等邪多可依附于风而犯人,如风寒、风热、风湿等。风邪实为外感疾病的先导,是导致人体患病的主要因素。也就是说,当我们的身体内部脏器与脏器之间、经络与脏器之间、经络与经络之间出现了冷热不均、不平衡、不和谐的时候,各种病邪就会在风的引导下乘虚而入,导致人体出现疾病。

风为阳邪,其性开泄,具有升发、向上向外的特性。故风邪常伤人上部、肌表、腰背等属于"阳"的部位,而见汗出、恶风、头痛、面部浮肿等。风性善行数变,具有发病急,变化快,病位行走不定,症状变幻无常的特性。如游走性关节疼痛;皮肤瘙痒,发无定处,此起彼伏;以及"中风"的猝然昏仆等症。《素问·风论》:"风者善行而数变。"风性主动,致病多动摇不定。凡临床上的眩晕,震颤,四肢抽搐,甚则角弓反张等,多属风的病变。内风则多由脏腑功能失调,气血逆乱而生,如肝风内动的头目眩晕,四肢抽搐,甚则猝然昏仆,口眼歪斜,半身不遂等。

防风邪首先要注意清除体内积热。平常要多到空气清新的园林山野之中尽情地呼吸清新空气,排出胸中的郁热之气。也可以适当选用一些稍偏凉,又具有解除内热作用的食疗方法,如竹叶粥、菊槐绿茶饮等。

除此之外,由于风为春季的主气,在多风的春天更要防止风邪致病。首先要注意防风避风,莫要因为天气回暖就"春风得意",中午天气一热就脱衣。应该适时增减衣物,预防"倒春寒"。同时提倡室内白天通风,但夜间一定要关好门窗,莫让虚邪贼风侵入。另外也要适当增加营养,增加蛋白质和维生素的摄入量,以增强人体抵抗力,抵御风邪。

阻断寒气入侵的五条通路

寒气其实是一个欺软怕硬的家伙,它们通常会先寻找人体最容易入侵的部位,找到之后就大举进攻,并且在那里安营扎寨,为非作歹。我们与其等寒气入侵到人体以后再费尽心思去驱除它,不如事先做好准备,从源头上切断寒气进入我们体内的通道。

一般来讲,头部、背部、颈前部、脐腹部及足部是人体的薄弱地带,也是寒气入侵的主要部位。

中医认为,"头是诸阳之会",体内阳气最容易从头部走散掉,就如同热水瓶不盖塞子一样。严冬季节如果人们不重视头部的保暖,导致阳气散失,就会使寒邪入侵,很容易引发感冒、头痛、鼻炎等病患。因此,冬天外出时戴一顶保暖的帽子是很必要的。

颈前部俗称喉咙口,是指头颈的前下部分,上面相当于男性的喉结,下至胸骨的上缘,时髦女性所穿的低领衫所暴露的就是这个部位。这个部位受寒风一吹,不只是颈肩部,包括全身皮肤的小血管都会收缩。如果长时间这样受寒,人体的抵抗能力就会有所下降。

背部在中医中称"背为阳",又是"阳脉之海",是督脉经络循行的主干,总督人体一身的阳气。如果冬季里背部保暖不好,就会让风寒之邪从背部经络上的诸多穴位侵入人体,损伤阳气,使阴阳平衡受到破坏,人体免疫功能就会下降,抗病能力也会减弱,诱发许多病患或使原有病情加重及旧病复发。因此,在冬季里人们应该加穿一件贴身的棉背心或毛背心以增强背部保暖。

脐腹部主要是指上腹部,它是上到胸骨剑突、下至脐孔下三指的一片区域,这也是时髦的年轻女性穿着露脐装所暴露的部位。这个部位一旦受寒,极容易发生胃病、消化不良、腹泻等疾病。这个部位面积较大,皮肤血管分布较密,体表散热迅速。在寒冷的天气里暴露这个部位,腹腔内的血管会立即收缩,甚至还会引起胃的强烈收缩而发生剧痛。持续时间稍久,可能会引发不同的疾病。因此不管是穿衣还是夜晚睡觉,都要注意脐腹部的保暖。

俗语说"寒从脚下起"。脚对头而言属阴,阳气偏少。而且双脚远离心脏,血液供应不足,长时间下垂,血液回流循环不畅;皮下脂肪层薄,保温性能很差,容易发冷。脚部一旦受凉,便会通过神经的反射作用,引起上呼吸道黏膜的血管收缩,使人体的血流量减少,抗病能力下降,以致隐藏在鼻咽部的病毒、病菌乘机大量繁殖,使人发生感冒,或使气管炎、哮喘、肠病、关节炎、痛经、腰腿痛等旧病复发。

因此,在冬季,人们应该保持鞋袜温暖干燥,并经常洗晒。平时要多走动以促进脚部血液循环。临睡前用热水洗脚后以手掌按摩脚心涌泉穴5分钟。在夏季,要改掉贪图一时凉快而用凉水冲脚的不良习惯。

泻去体内湿寒气,身体温暖才健康

民间有句老话叫"千金难买春来泄"。民间智慧博大精深,这句话就通俗地解释了一个重要的中医理论。因为春天天气潮湿,身体易积聚水分,很容易将湿气和寒气郁结在体内。同时冬天吃了不少丰脂食物淤滞在体内,会给五脏六腑带来负担。只有把这些湿气和毒素都泻去了,让我们的身体重新温暖起来,才是"千金难买"的健康生活之道。

《本草纲目》中记载了很多可以祛湿的食物。首先说米酒,《本草纲目》说它"行药势,通血脉,润皮肤,散湿气,除风下气",而且米酒味道香浓,晚饭前喝一碗米酒既能调节胃口,又能散去体内湿气。然后是水牛肉,《本草纲目》说水牛肉"安中益气,健强筋骨,消水肿,除湿气"。如果你发现自己的身体浮肿,不妨多吃一点水牛肉。

除了这两种食物以外,祛湿排毒的办法还有很多。首先得多喝水。很多朋友会觉得奇怪,不是要把体内的湿气给排出去吗,怎么还能喝水呢?实际上水是最好的排毒载体。不要以为春天潮湿就不需要补充水分。喝水是最简单有效的排毒办法。但是不要喝凉水,以温开水为宜。早上喝一杯水养生的方法大家都知道,不过也不能喝凉水。因为早上阳气刚刚生发,这个时候灌下一大杯凉水会打消身体的阳气。

要温暖身体,就不能少了生姜。200种医用中药中,75%都使用生姜,因此说"没有生姜就不称其为中药"并不过分。《本草纲目》解读,姜能够治"脾胃聚痰,发为寒热",对"大便不通、寒热痰嗽"都有疗效。吃过生姜后人会有身体发热的感觉,这是因为它能使血管扩张,血液循环加快,促使身上的毛孔张开,不但能把多余的热带走,同时还把体内的病菌寒气一同带出。所以当身体吃了寒凉之物,受了雨淋,或在空调房间里待久后,吃生姜就能及时排除寒气,消除因肌体寒重造成的各种不适。

红茶具有高效加温、强力杀菌的作用。生姜和红茶相结合即为驱寒祛湿的姜红茶。此外,冲泡时还可加点红糖和蜂蜜。患有痔疮或其他忌辛辣的病症,可不放或少放姜,只喝放红糖和蜂蜜的红茶,效果也不错。

下面为大家介绍一款"姜红茶",对于泻除体内寒湿极有效。

材料:生姜适量,红茶一茶匙,红糖或蜂蜜适量。

制法:将生姜磨成泥,放入预热好的茶杯里,然后把红茶注入茶杯中,再加入红糖或蜂蜜即可。生姜、红糖、蜂蜜的量可根据个人口味的不同适当加入。

家常食物是祛除寒湿的"扫除工具"

人体需要的能量来自饮食,饮食与人体的体温关系密切,《本草纲目》中记载了一些能够提高人体体温的食物。

1.葱类蔬菜:葱类蔬菜能净化血液,促进血液循环,最后达到使身体变暖的效果。常见的韭菜、葱、洋葱、大蒜、辣椒都属于葱类蔬菜,它们都有化淤血和提高体温的作用。

2.根菜类:胡萝卜、马铃薯、洋葱、萝卜、藕等根菜类蔬菜是强化人的下半身、预防肾虚的食品。

3.传统食品"咸菜":许多人受"盐分多不利于健康"思想的影响而不敢吃咸菜,其实咸菜中的盐分能提高体温,所以吃咸菜不必强加控制,一次别吃过多就行。腌辣椒、咸萝卜等咸菜都是不错的提高体温的食物。

4.黏液食品:山药、芋头等有黏液的根菜类蔬菜具有增强精力的效果。纳豆能改善肠内的环境,抑制致癌物质。还有秋葵、国王菜、成草、海藻等都是"黏液食品"。这些"黏液食品"里含有食物纤维和蛋白质结合而成的黏蛋白,黏蛋白产生黏液。黏蛋白能够保护黏膜,预防感冒和流感。

第十章 本草对症食疗方

第一节 内科

感冒

方一

【原文】感冒风寒初起。即用葱白一握,淡豆豉半合,泡汤服之,取汗。(卷二十六葱条引濒湖集简方)

【功效】发汗解表,散寒通阳。

【主治】感冒风寒。

【方解】葱白性温味辛。功能祛风,发汗,解毒消肿。《新修本草》:"葱白,平,可作汤。主伤寒、寒热、出汗、中风、面目肿。伤寒骨肉痛。喉痹不通,安胎,归目,除肝邪气,安中,利五脏,益目精,杀百药毒,葱根主伤寒头痛。"豆豉性味苦寒,功能宣郁解毒。两药合用,发汗解表之功更强。葱是食品中的广域性调味品,其所含挥发性硫化丙烯和葱素,具辛辣和香气,能增味提鲜,兴奋神经,促进血液循环。

【现代应用】据现代药理研究证实:葱白主要成分为葱素、挥发性硫化丙烯、维生素等。有抗菌、抗真菌、杀灭阴道滴虫和壮阳、抗癌的作用。其合用淡豆豉或生姜水煎服治疗感冒有良效。葱白蜂蜜糊剂涂于患部表面对疖、痈、疽、外伤感染等亦有较好疗效。

方二

【原文】风寒无汗,发热头痛。胡桃肉、葱白、细茶、生姜等份,捣烂,水一钟,煎七分,热服。覆衣取汗。(卷三十胡桃条引谈野翁方)

【功效】发汗解表. 温肺定喘。

【主治】风寒无汗。

【方解】胡桃肉又名核桃仁,性温味甘,功能补肾固精,温肺定喘;葱白性温,味辛。功能祛风,发汗,解毒消肿;生姜性味辛温,功能发汗解表,温中。三药合用,对感受风寒,发热头痛之风寒表证有效。

【现代应用】古人将胡桃肉用作补肾健脑的食品,研究表明:其具有的特殊脂肪油和较多碳水化合物,均为大脑组织及机体代谢所需的必要物质。桃仁还可与多种食品配伍制成健身食疗食品。其补益肺肾,止咳平喘之功显著。

方三

【原文】水调芥子末填脐内,以热物隔衣熨之,取汗出妙。(卷二十六芥条引杨起简便单方)

【功效】温肺祛痰,利气散结。

【主治】寒痰喘咳。

【方解】白芥子辛,温,归肺经。功能辛散利气,温肺祛痰。可用于寒痰喘咳,胸胁胀满,痰滞经络之关节麻木疼痛。常配伍莱菔子,可治疗咳喘痰多清稀。本方取外治法,治疗外感无汗,经络气机阻滞之痰阻咳喘之证。

【现代应用】现代药理研究证实:白芥子具有抗菌、祛痰作用。对支气管炎、哮喘、肺结核、流行性腮腺炎、面神经麻痹等有良效。但本品的水解产物挥发油对皮肤有刺激作用,可引起皮肤发红、充血、甚至起疱,皮肤过敏者忌用。

方四

【原文】胡椒、丁香各七粒,碾碎,以葱白捣膏和,涂两手心,合掌握定,夹于大腿内侧,温覆取汗则愈。(卷三十二胡椒条引伤寒蕴要)

【功效】散寒解表。

【主治】发散寒邪。

【方解】胡椒性味辛、热,具有温中散寒的作用,适用于伤风感冒、胃肠炎、消化不良、慢性支气管炎等病患者;丁香辛温,功能温中降逆,两者合用可增强疗效。本方适用于寒邪阻滞之感冒咳逆,寒气攻胃。

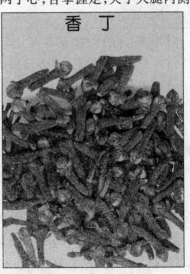

丁香

【现代应用】胡椒含胡椒碱、挥发油等,药理研究证实:其具有抗惊厥、镇静、降血脂、利胆升压等作用。临床报道多用于治疗癫痫、疟疾和小儿消化不良等证。因其性味辛热,热性疾病者不宜。

咳嗽

方一

【原文】(1)用好梨去核,捣汁一碗,入椒四十粒,煎一沸去渣,纳黑饧一大两,消讫,细细含咽立定。(卷三十梨条引崔元亮海上方)

(2)用梨一颗,刺五十孔,每孔纳椒一粒,面裹灰火煨熟,停冷去椒食之。又方:去核纳酥、蜜,面裹烧熟,冷食。又方:切片,酥煎食之。又方:捣汁一升,入酥、蜜各一两,地黄汁一升,煎成含咽。凡治嗽须喘急定时冷食之。若热食反伤肺,令嗽更剧,不可救也。若反,可作羊肉汤饼饱食之,便卧少时,即佳。(卷三十梨条引诜曰)

【功效】清热化痰。

【主治】肺热咳嗽。

【方解】梨营养丰富,有"百果之宗"美誉。味甘、酸,性微寒,甘美多汁,生津润燥。治疗热病口渴、消渴、肺热咳嗽,可常服久用。《本草通玄》:"生者清六腑之热,熟者滋五脏之阴。"合用蜂蜜,有着良好的养阴生津、润燥止渴的作用。地黄汁清热生精之功更强。

【现代应用】本方原用于肺热咳嗽,现亦多用于阴虚火热,津液亏耗,口渴心烦,咽痛喉干,失音或肺燥咳嗽之证。临床多用于感冒咳嗽、急慢性气管炎、百日咳、肺结核等病症。

方二

【原文】寒热痰嗽,初起者。烧姜一块,含咽之。(卷二十六生姜条引本草衍义)

按:原书卷九方后有"终日间,嗽自愈"。

【功效】解表散寒,化痰止咳。

【主治】寒热痰嗽。

【方解】生姜性味辛,微温,归肺、脾、胃经。本品能发汗解表,用于治疗外感风寒表证;温中止呕,用于治疗胃寒呕吐,有"呕家圣药"之称。《名医别录》记载:生姜"除风邪寒热,伤寒头痛鼻塞,咳逆上气,止呕吐,去痰下气。"本方单用生姜,治疗寒热痰嗽之症。

【现代应用】自古以来生姜是一味常用药,其食疗的适应范围很广,疗效也较为显著,是一味常用的食疗佳品。研究证明:其还可以用于胃、十二指肠溃疡的治疗,急性睾丸炎等症。本品辛,温,对于阴虚内热及热盛之证忌用。腐烂的生姜能使肝细胞变性,动物实验表明能诱发肝癌和食管癌,不可食用。

方三

【原文】冷气咳嗽,结胀者。干姜末,热酒调服半钱。或饴糖丸噙。(卷二十六干姜条

引姚僧坦方）

【功效】温中散寒止咳。

【主治】冷气咳嗽。

【方解】干姜辛热燥烈，为温中散寒之主药。酒性辛温，饴糖健脾温中，三者合用，温中散寒之功更著。

【现代应用】本方多用于虚寒性咳嗽咳痰。

方四

【原文】莱菔子半升淘净焙干，炒黄为末，以糖和，丸芡子大。绵裹含之，咽汁甚妙。（卷二十六莱菔条引胜金方）

【功效】行气化痰。

【主治】肺痰咳嗽。

【方解】莱菔子，又称萝卜子。祖国医学认为，莱菔子性味辛、甘、平。归肺、脾经。能消食除胀，适用于食积气滞，胸闷胀满，嗳气吞酸，泻痢后重等症。兼可治气喘咳嗽，痰涎壅盛之症。《本草纲目》记载：莱菔子"下气定喘治痰，消食除胀，止气痛，下痢后重。"《日华子本草》："水研服吐风痰。"本方对老年性支气管炎、肺气肿、咳嗽痰多、胸闷气喘、不思饮食、嗳气腹胀等症颇具效验。

【现代应用】据现代药理研究证实：莱菔子含挥发油和脂肪油，具有抗病原微生物、降压、解毒、止咳化痰平喘等作用。临床多用于治疗上呼吸道感染、原发性高血压、老年性便秘和高脂血症等。本品属破气、耗气之品，若以此治痰，只能适用于体质较强的病人，体质很弱而痰多久咳者，不宜多服。据记载，本品不可与地黄、首乌同用。

方五

【原文】苏游凤髓汤：用松子仁一两，胡桃仁二两，研膏，和熟蜜半两收之。每服二钱，食后沸汤点服。（卷三十一海松子条引外台秘要）

【功效】养阴润肺。

【主治】肺燥咳嗽。

【方解】松子仁甘，温。归肝、肺、大肠经。功能养阴润肺，滑肠熄风。用于风痹、燥咳、便秘、吐血等病症。胡桃性味甘，温。功能固精缩尿，补肾强腰，定喘，润肠。蜂蜜滋润养阴。三者合用，滋阴润燥，对肺燥咳嗽有良效。

【现代应用】胡桃含脂肪油，主成分为亚油酸、油酸、亚麻酸的甘油酯；另含蛋白质、碳水化合物、维生素 E、维生素 B_2。食之能润滑大肠而通利大便，且有滋补作用，故对老年体虚、病后津亏之大便秘结，用之尤宜。大便溏薄者不宜食用。

方六

【原文】用浓茶汤一钟，蜜一钟，大熟瓜蒌一个去皮，将瓤入茶蜜汤洗去子，以碗盛，于

饭上蒸,至饭熟取出。时时挑三四匙咽之。(卷十八瓜蒌条引摘玄方)

【功效】清热化痰。

【主治】热咳不止。

【方解】瓜蒌,甘、微苦,寒。归肺胃、大肠经。本品甘苦寒而质润,以清热养阴润燥为功。能上清肺胃之热而涤痰,以宽胸散结,下润大肠之燥而通便秘,故有此功,为润肺滑肠之要药。本品以痰热内结之咳喘、胸痹、结胸为其主治。合用蜂蜜,其润滑之力更强。

【现代应用】现代研究证明:瓜蒌所含皂甙及皮中总氨基酸有祛痰作用。瓜蒌注射液对豚鼠离体心脏有扩张冠脉作用,对大鼠急性心肌缺血有明显保护作用;并能降血脂;对杆菌、球菌和真菌等有抑制作用。临床多用于肺热咳嗽,痰稠不利之证,如清气化痰丸、瓜蒌枳实丸等。此外还可以用作胸痹、结胸作痛、肠燥便秘、冠心病等的治疗。然本品为寒滑之品,且气味恶劣,故脾胃虚弱呕吐、便溏者忌服。

方七

【原文】咳逆上气,不拘大人小儿。以杏仁三升去皮尖,炒黄研膏,入蜜一升,杵熟。每食前含之,咽汁。(卷二十九杏条引千金)

按:原书卷五方名"杏仁丸"。服药量为"多少自在,日三,每服不得过半方寸匕"。

【功效】降气止咳平喘。

【主治】咳逆上气。

【方解】杏仁苦,微温。归肺、大肠经。功能降气止咳平喘,润肠通便。可用于咳嗽气喘,胸满痰多,肠燥便秘等证。临床多用于治疗慢性咽炎、慢性气管炎,合用蜂蜜,其宣肺润肺、止咳化痰之功更强。

【现代应用】现代药理研究证实:杏仁有镇咳,平喘;降压、抗癌和促进肺表面活性物质合成、杀菌等作用。苦杏仁大量口服,能引起中枢兴奋,随后进入昏迷,惊厥,最终因呼吸麻痹而死亡。故其不可过量食用。

方八

【原文】生姜汁半合,蜜一匙,煎熟,温呷三服愈。(卷二十六条生姜条引外台秘要)

【功效】发汗解表,温肺止咳。

【主治】久患咳嗽。

【方解】生姜味辛性温,入肺经,《珍珠囊》:"益脾胃,散风寒。"故其走肌表能发散风寒表邪。并能温肺气降肺逆而止咳,该药发散力强,为风寒咳嗽感冒轻症所常用。合用蜂蜜,则润肺止咳之功更强。

【现代应用】生姜中含有挥发油(为姜烯、水芹烯、莰烯、酮、姜辣素、姜酮、龙脑、姜酚、柠檬醛等)、树脂、淀粉。功能主治解表散寒,温中止呕,化痰止咳嗽。用于风寒感冒,胃寒呕吐,寒痰咳嗽。本品常用作治风寒表证外,也为胃寒呕吐所常用,本品尚可解毒,外用可治疗斑秃、冻疮。

方九

【原文】生姜五两,饧半升,微火煎熟,食尽愈。段侍御用之有效。(卷二十六生姜条引孟诜必效方)

【功效】发表,散寒,止呕。

【主治】咳嗽不止。

【方解】生姜性味辛,微温,归肺、脾、胃经。本品能发汗解表,用于治疗外感风寒表证;温中止呕,用于治疗胃寒呕吐,有"呕家圣药"之称。《名医别录》记载:生姜"除风邪寒热,伤寒头痛鼻塞,咳逆上气,止呕吐,去痰下气。"本方单用生姜,治疗外感风寒,咳嗽不止之症。

【现代应用】自古以来生姜是一味常用药,其食疗的适应范围很广,疗效也较为显著,是一味常用的食疗佳品。现代研究证明:其还可以用于胃、十二指肠溃疡的治疗及急性睾丸炎等症。

方十

【原文】猪肾二枚(去脂膜),入椒四七粒,水煮啖之。(卷五十豕条引张文仲方)

【功效】补肾滋阴。

【主治】肾虚咳嗽。

【方解】猪肾味咸,性平,功能补肾滋阴,清热止带,消积滞,止消渴。本方运用猪肾补肾之功,治疗肾虚所致之上咳不止,证属本虚之虚喘。

【现代应用】猪肾,又名猪腰子。含有锌、铁、铜、磷、维生素 B 族、维生素 C、蛋白质、脂肪等,是含锌量较高的食品。中医认为:猪肾味咸,有养阴补肾之功效。适宜于肾虚热而性欲较差的女性食用。《本草纲目》指出:"肾有虚热者宜食之;若肾有虚寒者,非所宜矣。"因肾虚热所致的性欲低下者,常食猪肾有提高性兴奋作用。现常用于肾虚腰痛,身面水肿,遗精,盗汗,老人耳聋。

方十一

【原文】天罗(即丝瓜)烧存性为末,枣肉和,丸弹子大。每服一丸,温酒化下。(卷二十八丝瓜条引摄生众妙方)

【功效】解毒化痰。

【主治】肺热痰咳。

【方解】丝瓜干老则筋丝罗织,房隔联属,帮能通经达络,无处不到,有清热、化痰、凉血、解毒之功,煅炭则可止血。本品性味甘,平。可治疗风湿痹痛,关节不利,肺热痰咳,乳汁不利、肿痛等。

【现代应用】本品体轻善通，入肺则通肺络，入胃则通胃络，入肝则通肝络，性平偏凉而清热解毒，清肺化痰，帮有祛风通络、解毒化痰之功。现多用于风湿疼痛和肠痹及胸肋疼痛的治疗。现代药理研究证实：本品具有抗菌、镇咳、祛痰、平喘的作用。

哮喘

方一

【原文】用鲤鱼一头去鳞，纸裹炮熟，去刺研末，同糯米煮粥，空心食。（卷四十四鲤鱼条引心镜）

【功效】健脾止咳。

【主治】咳嗽气喘。

【方解】鲤鱼味甘性平，入脾、肾经。功能补脾健胃，脾虚水肿，小便不利，清热利水、引热下行。《本草纲目》："鲤，其功长于利小便，故能消肿胀，黄疸，脚气，喘嗽，湿热之病，煮食下水气，利小便。"糯米性温味甘，功能健脾胃止泻。《本草经疏论》："补脾胃，益肺气之谷，脾胃得补，则中气自温，大便亦坚实。"两者合用，健脾之力尤著。

【现代应用】鲤鱼有赤鲤、黄鲤、白鲤等品种，但性味功用相似，《神农本草经》列之为上品，南朝·陶弘景说："鲤鱼为诸鱼之长，为食品上味。"每100g鲤鱼肉中，含蛋白质17.7g，脂肪5.1g，钙25mg，磷17.5mg，铁1.6mg，以及维生素A、维生素B、烟酸等。现常用于水肿胀满，黄疸，咳嗽气逆，胎动不安，乳汁不通等。

方二

【原文】洪迈云：迈有痰疾，因晚对，上遣使谕令以胡桃肉三颗，生姜三片，卧时嚼服，即饮汤两三呷，又再嚼桃、姜如前数，即静卧，必愈。迈还玉堂，如旨服之，及旦而痰消嗽止。又溧阳洪辑幼子，病痰喘，凡五昼夜不乳食。医以危告。其妻……令服人参胡桃汤。辑急取新罗人参寸许，胡桃肉一枚，煎汤一蚬壳许，灌之，喘即定。明日以汤剥去胡桃皮用之，喘复作。仍连皮用，信宿而瘳。此方不载书册，盖人参定喘，胡桃连皮能敛肺故也。（卷三十胡桃条引本条发明）

【功效】敛肺平喘。

【主治】痰喘咳嗽。

【方解】人参甘、微苦，微温，归脾胃经。功能复脉固脱，补脾益肺，生津，安神。胡桃性味甘，温。功能固精缩尿，补肾强腰，定喘，润肠。本方人参配伍胡桃用于肺气亏虚之呼吸短促，虚喘痰多之证。

【现代应用】人参含有氨基酸、人参多糖、蛋白质等成分。具有抗氧化、增强人体免疫力、抗病毒、抗肿瘤、增强心脑血管功能等作用。实证、热证而正气不虚者忌服人参。胡桃含脂肪油,主成分为亚油酸、油酸、亚麻酸的甘油酯;另含蛋白质、碳水化合物、维生素 E、维生素 B_2。食之能润滑大肠而通利大便。且有滋补作用,故对老年体虚、病后津亏之大便秘结,用之尤宜。大便溏薄者不宜食用。

方三

【原文】上气咳嗽,烦热,食即吐逆。用砂糖、姜汁等份,相和,慢煎二十沸。每咽半匙,取效。(卷三十三甘蔗条)

【功效】化痰止咳。

【主治】痰喘咳嗽。

【方解】生姜味辛性温,入肺经,《珍珠囊》:"益脾胃,散风寒。"故其走肌表能发散风寒表邪。并能温肺气降肺逆而止咳,该药发散力强,为风寒咳嗽感冒轻症所常用。砂糖和中益脾生津,增强疗效。

【现代应用】生姜中含有挥发油、树脂、淀粉。功能主治解表散寒,温中止呕,化痰止咳嗽。用于风寒感冒,胃寒呕吐,寒痰咳嗽。本品常用于风寒表证外,也为胃寒呕吐所常用,本品尚可解毒,外用可治疗斑秃、冻疮。

方四

【原文】韭汁饮一升,效。(卷二十六韭条引肘后)

【功效】温中行气。

【主治】喘息欲绝。

【方解】韭汁味辛性温,入肝胃肾经,功能温中行气,散血解毒。

【现代应用】韭菜含有甙类、硫化物、苦味质;生姜含姜醇、姜烯、水芹烯和姜辣素等。现常用于治疗肠痹、噎嗝、反胃、吐血、尿血、消渴、痔漏、跌仆损伤等,本品内服可捣汁饮,含有甙类,硫化物,苦味质。

方五

【原文】猪胰一具(去脂细切),腻粉一两,瓷瓶固济,上留小窍,煅烟尽为末。每服二钱,空心浆水下。(卷五十豕条引圣济总录)

【功效】补肺益气。

【主治】肺痿咳嗽。

【方解】李时珍:"一名肾脂,生两肾中间,似脂非脂,似肉非肉……肥则多,瘦则少。盖颐养赖之,故谓胰。"猪胰味甘性平,治疗脾胃虚热,肺痿咳嗽,消渴等症。《本草拾遗》载:"肺痿咳嗽,和枣肉浸酒服,亦治羸瘦。"

【现代应用】临床上用于治疗肺虚咳嗽,慢性气管炎。

痰饮

方一

【原文】藕汁、梨汁各半盏,和服。(卷三十三莲藕条引简便)

【功效】清热化痰。

【主治】上焦痰热。

【方解】藕味甘,性凉。生品偏于生津、凉血。熟者偏于补脾、益血。主治热病心烦,口渴,喜饮;胃阴不足,噎嗝反胃,烦闷呕吐等。梨营养丰富,有"百果之宗"美誉。味甘酸、性微寒,甘美多汁,生津润燥。治疗热病口渴、消渴、肺热咳嗽,可常服久用。《本草通玄》:"生者清六腑之热,熟者滋五脏之阴。"本方藕汁、梨汁合用,有益胃生津,清热除烦,化痰止咳的作用。用于痰热咳嗽之证。

【现代应用】藕汁清脆可口,为清暑生津之佳品。不论常人、热病及其病后都宜,有出血倾向者更宜。藕汁止血、支气管咯血、消化道出血、尿血、皮下出血、肿瘤出血等均可应用,有一定疗效。

失音

方一

【原文】生梨捣汁一盏饮之,日再服。(卷三十梨条引食疗本草)

按:敦煌石室古本草九十八页梨。孟诜云:卒暗风,失音不语者。生捣汁一合顿服之,日再服止。

【功效】生津润燥。

【主治】暗风失音。

【方解】梨营养丰富,有"百果之宗"美誉。味甘酸、性微寒,甘美多汁,生津润燥。治疗热病口渴、消渴、肺热咳嗽,可常服久用。《本草通玄》:"生者清六腑之热,熟者滋五脏之阴。"本方原用于消渴喜饮,现亦多用于阴虚火热,津液亏耗,口渴心烦,咽痛喉干,失音或肺燥咳嗽之证。

【现代应用】梨含蛋白质、脂肪、糖类(葡萄糖,果糖,蔗糖)、粗纤维、矿物质、铁、磷等,维生素、胡萝卜素、苹果酸、柠檬酸等成分。梨味甘,微酸,性微寒。具有生津润燥,清热化痰功效。适用于治疗小儿风热伤津,痰热咳嗽痰热惊狂,反胃便秘等症。

方二

【原文】萝卜生捣汁,入姜汁同服。(卷二十六莱菔条引普济方)

按：原书卷一百四十四治伤寒后，失音不语方。上用萝卜自然汁，入少生姜汁，饮一盏。如无，以萝卜子入水研服。

【功效】清热生津，滋阴润燥。

【主治】失音不语。

【方解】萝卜味甘，性凉，能清热生津、利小便、生津止渴。可用于热病口渴或消渴多饮。

【现代应用】现代研究表明：萝卜含糖分、甲硫醇、维生素C、钙等成分。醇提取物有抑菌作用，特别是对革兰阳性细菌较敏感，萝卜汁液可防止胆石形成而应用于胆石症的治疗。近有临床报道，本品对治疗肺结核咯血有较好的效果。又据《云南中医验方》记载萝卜汁、蜂蜜等份调匀可治赤白痢。《中草药新医疗法资料选篇》记载，白萝卜加水1000ml煎至500ml，可治疗结核性、粘连性、机械性肠梗阻。

虚劳

方一

【原文】用鳗鲡二斤治净，酒二盏煮熟，入盐、醋食之。（卷四十四鳗鲡鱼条引圣惠）

【功效】补虚杀虫。

【主治】骨蒸劳瘦。

【方解】鳗鲡，味甘，性平。能补虚益血，杀虫，祛风湿。古代本草学家多强调本品的杀虫治劳瘵和祛风湿作用。如《本草纲目》："鳗鲡所主诸病，其功专在杀虫去风耳。"《本草经疏》："鳗鲡鱼甘寒而善杀虫，故骨蒸劳瘵及五痔疮人常食之，有大益也。"本方取鳗鲡能补虚、杀虫，用于体虚瘦弱的病人。古代有关鳗鲡治疗肺痨的经验记载较丰富。

【现代应用】现民间治疗肺结核病亦有应用。脾胃虚弱、易腹泻或痰多者不宜。

方二

【原文】羊肉一斤，山药一斤，各烂煮研如泥，下米煮粥食之。（卷五十羊条引饮膳正要）

按：原书卷二山药粥，治虚劳骨蒸久冷。羊肉一斤，去脂膜，烂煮熟研泥，山药一斤煮熟研泥。上件肉汤内下米三合，煮粥空腹食之。

【功效】健脾补肾。

【主治】骨蒸久冷。

【方解】羊肉甘温主补，入脾经而补脾益气，暖中焦，入肾经而暖肾气，强阳道。《日用本草》："治腰膝羸弱，壮筋骨，厚肠胃。"山药味甘、性平，入肺、脾、肾经。功能健脾补肺，固身益精。两者合用，健脾补肾之功更强，对脾肾功能不足之肢冷便溏等有效。

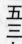

【现代应用】羊肉甘,温,补肾阳,益脾气,温中焦,为血肉有情之品,既可补血又可补气,凡虚劳羸弱皆可用之。仲景当归生姜羊肉汤即为补虚药膳之最。羊肉历来为补阳食品,尤其在冬月为宜。

方三

【原文】糯米入猪肚内蒸干,捣作丸子,日日服之。(卷二十二稻条)

【功效】补中益气。

【主治】虚劳不足。

【方解】猪肚味甘性温,功能健脾胃、补虚损。糯米甘,温,功能补中益气。《本草经疏论》:"温能养气,气充则身自多热,大抵脾肺虚寒者宜之。"亦能补脾胃,滋养脾胃之阴而润燥。两者合用,治疗脾胃中气不足的虚劳证。

【现代应用】滋补脾胃,营养丰富,治疗中气不足之虚弱。

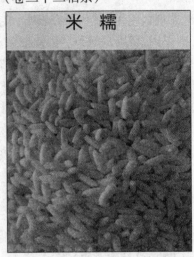

米糯

方四

【原文】用白羊肉半斤切生,以蒜,薤食之。三日一度,甚妙。(卷五十羊条引心镜)

【功效】壮阳益肾。

【主治】阳痿,尿频。

【方解】羊肉味甘、性温,能温中补肾。其性温热,归脾与胃,又能暖脾、肾之阳。是历来补阳佳品,尤以冬月食之为宜。入脾经而补脾益气,暖中焦,入肾经而暖肾气,强阳道。《日用本草》:"治腰膝羸弱,壮筋骨,厚肠胃。"本方取羊肉温肾兴阳,用于肾虚阳痿,腰膝酸软,遗尿或尿频。

【现代应用】羊肉甘温,补肾阳,益脾气,温中焦,为血肉有情之品,既可补血又可补气,凡虚劳羸弱皆可用之。本品含丰富的蛋白质、脂肪、磷、钙、铁,维生素等。老年人或身体虚弱的中年人,冬天手足不温,衰弱无力,怕寒畏冷,多食羊肉补身,将有好处。但外感时邪,或体内有宿热者忌食。

方五

【原文】(1)羊肉一脚,熬汤,入河西稷米、葱、盐煮粥食之。(卷二十三稷条引饮膳正要)

(2)羊肚一枚,羊肾四枚,地黄三两,干姜、昆布、地骨皮各二两,白术、桂心、人参、厚朴、海藻各一两五钱,甘草、秦椒各六钱,为末,同肾入肚中,缝合蒸熟,搞烂晒为末。酒服

方寸匕，日二。（卷五十羊条引千金）

【功效】补中益气。

【主治】脾胃虚寒。

【方解】羊肉味甘、性温，能温中补肾。其性温热，归脾与胃，又能暖脾、肾之阳。用于气血不足，虚劳羸弱；脾胃虚冷，腹痛，少食或呕吐；肾虚阳衰，腰膝酸软，阳痿等证。本方合用地骨皮、白术、桂心、人参、厚朴、海藻、秦椒等辛温补益之品，其补中益气之力尤为显著。

【现代应用】羊肉含丰富的蛋白质、脂肪、维生素和烟酸等成分。为血肉有情之品。既可补血又可补气，凡虚劳羸弱皆可用之。据《本草经集注》告诫："有半夏、菖蒲勿食羊肉。"

方六

【原文】补益虚损，益颜色，补下焦虚冷，小便频数，瘦损无力。用薯蓣于沙盆中研细，入铫中，以酥一大匙熬令香，旋添酒一盏煎搅令匀，空心饮之。每日一服。（卷二十七薯蓣条引圣惠方）

【功效】补益虚损。

【主治】脾胃虚弱。

【方解】薯蓣为薯蓣科植物薯蓣的块茎，又名山药，甘、温、平，无毒。归脾、肺、肾经。功能补脾养胃，生津益肺，补肾涩精。本品上补肺气而止咳、止渴；中补脾胃而止泻、止带；下补肾经而止遗。故有平补三焦之良药美称。

【现代应用】现代研究证实：山药含多糖、糖蛋白、多种氨基酸等成分。能增强肌体的免疫功能，且可促进干扰素的生成。山药煎液在体外对白细胞吞噬球菌的能力有促进作用，还能抗老延寿，降低血糖。又因富含营养成分，故有消化素之称，历代医家视为滋养佳品，长服久用，延年益寿，老少皆宜。

肺痨

方一

【原文】粳米二升，水六升，煮一沸服，日三。（卷二十二粳条引肘后）

【功效】补虚益胃。

【主治】五种尸病。

【方解】粳米味甘，性平。能益脾胃，除烦渴。补益中气，益五脏，壮气力，长肌肉，利小便，止渴除热。《粥记》："每日起，食粥一大碗，空腹胃虚，谷气便作，所补不细，又极柔腻，与胃肠相得，最为饮食之妙诀。"《本草经》："五谷为养，而更取陈者，谓气气味俱尽，还归于淡,淡乃无味之主,可以养胃气,且淡能渗湿,即化滞热,又补脾阴。"

【现代应用】补益脾胃,消化力薄弱之人最适宜。

方二

【原文】五种遁尸,其状腹胀,气急冲心,或累鬼踊起,或牵腰脊,以鸡卵白一枚,良。（卷四十八鸡条引千金）

【功效】滋阴养血。

【主治】五种僵尸。

【方解】鸡蛋甘,平。功能滋阴润燥,养心安神。其蛋清性味甘,凉,能清热解毒,蛋黄性味甘,平,能滋阴养血,润燥熄风。《本草便读》:"生冲服之,可以养心营,可以退虚热。"

【现代应用】鸡蛋是我国膳食中一项重要食品,为儿童、老人、病人及孕产妇的理想食品。但是食用鸡蛋也要适量,而且古书记载,有些疾病不宜食,也要引起我们重视。

吐血、咳血、咯血、唾血

方一

【原文】鳔胶长八寸,广二寸,炙黄,刮二钱,以甘蔗节三十五个,取汁调下。（卷四十四鯮鮧条引经验）

【功效】止血散瘀。

【主治】呕血不止。

【方解】鱼鳔味甘,性平,入肾经。功能益精补肾,渝养经脉,散瘀消肿,止血,抗癌。甘蔗节功同藕节,能止血。合用增强疗效。

【现代应用】用于吐血。

方二

【原文】糯米半两,莲子心七枚,为末,酒服。孙仲盈云:曾用多效。或以墨汁作丸服之。（卷二十二稻条引澹寮）

【功效】涩精止血。

【主治】劳心吐血。

【方解】糯米甘,温,功能补中益气。《本草经疏论》:"温能养气,气充则身自多热,大抵脾肺虚寒者宜之。"莲子心苦,寒,功能清心安神,涩精止血。用于热人心包,神昏谵语,心肾不交,血热吐血之证。两者合用,用于中气亏损之劳心吐血。

【现代应用】现代研究证实:莲子心主要含有莲子碱等,有抗氧化、降压、抗心率失常、抗血小板聚集和抗心肌缺血等作用。临床经验用于治疗高血压、失眠多梦有良效。

方三

【原文】(1)肺疽吐血,因啖辛辣、热物致伤者。用红枣连核烧存性,百药煎焕过,等份为末。每服二钱,米饮下。(卷二十九枣条引三因)

(2)发灰一钱,米醋二合,白汤一盏,调服。(卷五十二乱发条引三因方)

【功效】缓急止血。

【主治】肺疽吐血。

【方解】大枣甘,温,归脾胃经。功能补中益气,养血安神,缓和药性。煅用能养血安胎、缓急止痛、止血。

【现代应用】大枣营养丰富,又为滋补佳品,有祛病强身两得之妙用。所含维生素 C 比较多,有天然维生素丸之称,大枣中的维生素 E 能预防动脉粥样硬化,防治高血压及心血管疾病。大枣还能预防铅中毒,对于眼病、夜盲症、头发枯燥、皮肤粗裂、心烦失眠等症,均有良好的疗效。大枣中的山楂酸还有明显的抗癌作用。大枣中的环磷酸腺苷能增强肌力,恢复疲劳,扩张血管,增强心肌收缩能力,改善心肌营养等。生食、熟食或制成果脯、饮料等均可,长服久用,延年益寿。

衄血

方一

【原文】血余烧灰吹之,立止。永不发。男用母发,女用父发。(卷五十二乱发条)

【功效】收敛止血。

【主治】鼻血不止。

【方解】血余炭苦、涩,平,功能收敛止血,化瘀利尿。本品味涩收敛,苦味降泄,归肝走血分,既能收敛止血,又能化瘀。可用于衄血、咯血、吐血、便血、外伤出血等。治疗外伤出血多用本品研末外敷。

【现代应用】现代研究证实:血余炭含炭素、胱氨酸及脂类。灰分中含钙、钠、钾、锌、铜等多种微量元素。能缩短出血时间、凝血时间及血浆复钙时间。

方二

【原文】藕节捣汁饮,并滴鼻中。(卷三十三莲藕条)

【功效】收敛止血。

【主治】鼻衄不止。

【方解】藕节味甘涩性平,炒炭后收敛止血作用更显著,适用于多种出血证,咯血、吐血尤为多用。鲜藕节性偏凉,功偏凉血止血,适用于血分有热者;生用兼能化瘀,能止血而不留瘀。

【现代应用】藕节主含鞣质、天门冬素、淀粉等。药理作用显示能缩短出血时间。

便血

方一

【原文】下血危笃,不可救者。丝瓜(即天罗)一个烧存性,槐花减半,为末,每空心米饮服二钱。(卷二十八丝瓜条引普济方)

按:原书卷三十八丝瓜散,治下血甚,不可救者。丝瓜一个,一名天罗,烧灰存性,槐花各等份,如气弱者减分上为末。每服二钱。饭饮调服,神效。

【功效】收敛止血。

【主治】下血危笃。

【方解】丝瓜甘,凉,功能清热解毒,祛风通络。《本草纲目》:"老者烧存性服,去风化痰,凉血解毒,杀虫,通经络,行血脉,下乳汁。"槐花苦寒清泻而沉降,善清血分邪热及肝经火热,故有凉血止血,清肝火之功。可用于多种血热出血证,尤宜于下部出血证,擅治痔血、便血。

【现代应用】槐花能减少毛细血管的通透性及脆性,缩短出血时间;增强毛细血管的抵抗力等作用。多取鲜丝瓜清热凉血、利肠道的功能,用于血热便血,痔疮出血或大肠燥结者。

方二

【原文】粪前有血,令人面黄。用酢石榴皮炙,研末。每服二钱,用茄子枝煎汤服。(卷三十安石榴条引孙真人方)

【功效】涩肠止泻,止血。

【主治】久泻便血。

【方解】石榴皮性味酸涩,有涩肠、止血、驱虫的功效,可治久泻、久痢、便血、脱肛、虫积腹痛等。

【现代应用】据药理实验证实:石榴皮含石榴皮碱、鞣质,对绦虫杀灭作用极强,有很强的收敛杀菌作用。对球菌、霍乱杆菌等有抑制作用。临床多用于治疗便血、鼻血、疥疮、牛皮癣等,用50%~60%的石榴皮煎汁治疗细菌性痢疾及多种感染性炎症均有较好疗效。

方三

【原文】羊血煮熟,拌醋食,最效。(卷五十羊条引吴球便民食疗)

【功效】养血补血,收敛止泻。

【主治】大便下血。

【方解】醋味酸、甘、平,归脾、胃经。有消食开胃,散瘀血,收敛止泻,解毒的作用。

【现代应用】食醋可用于油腻食积,消化不良;鼻出血、吐血、便血;咽喉肿痛;此外,还可用于病毒性肝炎。羊肉与醋不宜同食,易加重心脏功能负担,影响血压;忌牛奶与醋同食,易引起消化不良或腹泻;服中药丹参、茯苓时不宜食用,可产生毒性作用;服磺胺类药及碳酸氢钠时不宜食用,醋可使磺胺类药物在泌尿系统形成结晶而损害肾脏,使碳酸氢钠的药效降低。

方四

【原文】黑豆一升,炒焦研末,热酒淋之,去豆饮酒,神效。(卷二十四大豆条引活人心统)

【功效】活血通络,引血归经。

【主治】便血。

【方解】黑豆味甘、平,归脾、肾经。有活血,利水,祛风,解毒作用。在华佗《中藏经》中有一方:黑豆紧小者,以皂角汤微浸,炒熟去皮研末,炼猪油和丸,梧子大。每服30丸,陈米汤送服。治一切下血。白酒味辛、甘、温,归心、脾、胃经。有活血通脉,祛寒壮神,宣导药势的作用。

【现代应用】药理研究显示:黑豆具有①降血脂作用:口服黑豆果油能使动物血胆固醇、三酰甘油、低密度脂蛋白的含量明显降低,并可延缓动脉硬化的形成;②雌激素样作用:大豆中含微量的大豆黄酮及染料木素,两者皆有雌激素作用;③解痉作用:大豆黄酮对离体小鼠小肠有解痉作用,其效力为罂粟碱的37%。

方五

【原文】霜后干丝瓜烧存性,为末,空心酒服二钱。一名蛮瓜,一名天罗,一名天丝瓜是矣。(卷二十八丝瓜条引许叔微本事方)

【功效】通络止血。

【主治】肠风下血。

【方解】丝瓜性凉味甘,可清热化痰,凉血解毒,杀虫,通经络,行血脉,利尿,通乳。

【现代应用】老丝瓜连子烧灰存性,研末,用酒送服3~6g,治乳汁不通。丝瓜捣汁,频涂之,可治痈疽不敛。丝瓜藤1~1.5米,瘦猪肉60g,同煮调味。饮汤食肉,每日1服,连服5日。适用于慢性鼻炎急性发作及萎缩性鼻炎等症。

方六

【原文】肠风下血,用寒药、热药及脾弱药惧不效者。独用山里果(俗名酸枣,又名鼻

涕团），干者为末，艾汤调下，应手即愈。（卷三十酸枣条引百一选方）

【功效】收敛止血。

【主治】肠风下血。

【方解】酸枣味酸、甘，平，归肝、胆、心经。可补肝，宁心，敛汗，生津。烧存性，可收敛止血。

【现代应用】酸枣仁含多量脂肪油（32%）、蛋白质和氨基酸。可增强机体免疫功能，防止心律失常。减慢心率，镇静，催眠，抗惊厥，镇痛，降温，降压，降血脂和防治动脉粥样硬化，对烧伤有防治作用，酸枣仁对子宫有兴奋作用。

方七

【原文】橄榄核，灯上烧存性，研末。每服二钱，陈米饮调下。（卷三十一橄榄条引仁斋直指方）

【功效】收敛止血。

【主治】肠风下血。

【方解】橄榄味甘、酸，平，入肺、胃经。可清肺利咽，生津，解暑。橄榄核烧存性，具有收敛止血作用。

【现代应用】鲜橄榄连核100g加水倍量，文火煎至100ml，过滤取汁，成人口服3~4次，每次25~30ml，5日为1个疗程，对急性菌痢有较好作用。橄榄捣烂，水煎取汁，纱布湿敷，对女阴溃疡、渗出性湿疹等均有治疗效果。橄榄核烧灰研末，油调涂之，可治耳、足冻疮。鲜橄榄捣烂绞汁涂敷，对过敏性皮炎有效。

方八

【原文】用鳗鲡二斤治净，酒二盏煮熟，入盐、醋食之。（卷四十四鳗鲡鱼条引圣惠）

【功效】杀虫。

【主治】肠风下虫。

【方解】鳗鲡味甘，平，归肝、肾经。可补虚益血，杀虫，祛风湿。

【现代应用】鳗鲡切块，和粳米煮粥，以盐、姜、葱调味食用，可治风湿痹痛。鳗鲡切片，放锅中炙炒至熟，蘸椒、盐等食用，可治瘰疬溃烂。并可用于骨蒸潮热、消瘦体倦、小儿疳积、脚气肿痛等。

方九

【原文】蕨菜花焙，为末。每服两钱，米饮下。（卷二十七蕨条引圣惠）

【功效】清热解毒，利湿滑肠。

【主治】肠风热毒。

【方解】蕨菜味甘、微苦，寒，归小肠、大肠经。可清热解毒，利湿，滑肠。

【现代应用】不能素食,久食,可伤人阳气。作菜食,炒肉或煮汤用,可治疗湿热腹泻或痢疾;小便不利,或妇女湿热带下;大便秘结或习惯性便秘。

方十

【原文】曲一块,湿纸包煨,为末。空心米饮服二钱,神效。(卷二十五曲条)

【功效】健脾和胃,摄血入经。

【主治】酒毒下血。

【方解】神曲味甘、辛,温,入脾、胃经。可健脾和胃,消食调中。

【现代应用】神曲中含酵母菌、淀粉酶、脂肪油及维生素 B 等,能通过影响体内辅酶的构成而发挥对物质代谢的影响,通过氧化供能,促进人体对食物中蛋白质的消化吸收和利用。故可治疗小儿消化不良、慢性胃炎等。并可治疗乳腺增生病、胃痛、阿米巴痢疾等。

方十一

【原文】酒煮鲫鱼,常食最效。(卷四十四鲫鱼条引便民食疗方)

【功效】补脾开胃,摄血入经。

【主治】酒积下血。

【方解】鲫鱼味甘,微温,归脾、胃经。可补脾开胃,利水除湿。

【现代应用】鲫鱼中含丰富的蛋白质、脂肪和维生素,可治疗食欲缺乏,消化不良;脾虚水肿,小便不利;气血虚弱,乳汁减少;便血,痔疮出血。

尿血

方一

【原文】水芹捣汁,日服六七合。(卷二十六水芹条引圣惠方)

【功效】清热利湿,利水。

【主治】小便出血。

【方解】水芹味甘、辛,凉,入肝、肾经。可清热利湿,利水。

【现代应用】水芹中含有多种氨基酸,对肝细胞有一定的保护作用,故可用于肝炎治疗。水芹并具有抗心律失常作用。还可用于小儿发热、小便不利和痄腮等。

方二

【原文】莴苣菜捣敷脐上,甚效。(卷二十七莴苣条引杨氏方)

【功效】清热利尿。

【主治】小便尿血。

【方解】莴苣味苦、甘,凉,入胃、肠经。可通乳汁、清热利尿。

【现代应用】莴苣捣烂取汁,米酒送服,可治疗产后乳汁不下。

方三

【原文】淡豆豉一撮,煎汤空腹饮。或入酒服。(卷二十五大豆豉条引危氏得效方)

【功效】清热除烦。

【主治】小便血条。

【方解】淡豆豉味苦、辛,凉,入肺、胃经。可解表、除烦,宣发郁热。

【现代应用】淡豆豉中含脂肪 6.9%、蛋白质 19.5%、糖类 25% 及维生素 B 等。可用于感冒,寒热头痛,烦躁胸闷,虚烦不眠。现代药理研究发现:淡豆豉可提高机体免疫功能;具有抗血栓作用;降血脂、血糖、抗氧化;抗病毒作用,可明显抑制单纯疱疹病毒 I 型和柯萨奇病毒的复制;抗癌作用。

不寐

方一

【原文】大枣十四枚,葱白七茎,水三升,煮一升,顿服。(卷二十九枣条引千金)

【功效】补中益气、养血安神。

【主治】烦闷不眠。

【方解】大枣味甘,温,入脾、胃经。可补中益气、养血安神。葱白味辛,温,入肺、胃经。可发汗解表,散寒通阳,解表散结。

【现代应用】大枣在临床上可降低血清谷丙转氨酶,对急慢性肝炎和肝硬化患者均有效。可治疗非血小板减少性紫癜,并可治疗银屑病。药理研究发现:大枣具有提高机体免疫作用;抗氧化作用;抗肿瘤作用和抗 I 型变态反应的作用。葱白在临床上可治疗感冒;蜂窝织炎及乳腺炎等感染性疾病;治疗蛲虫病;荨麻疹和高脂血症等。葱白有抗细菌、抗真菌、杀灭阴道滴虫、壮阳和抗癌作用等。

方二

【原文】干姜为末,汤服三钱,取微汗出。(卷二十六干姜条引千金方)

【功效】温中安神。

【主治】虚劳不眠。

【方解】干姜味辛,微温,入肺、脾、胃经。可发汗解表、温中止呕、化痰止咳。

【现代应用】可用于外感风寒、咳嗽痰多胸闷者。并可用于胃寒呕吐者。现代药理研究发现:干姜具有抗氧化、抗微生物、保肝利胆作用;保护胃黏膜,治疗溃疡,止吐,促进胃液分泌,松弛肠道平滑肌作用;抗5－羟色胺作用;解热、镇痛、抗炎作用等。

遗精、阳痿

方一

【原文】莲子心一撮,为末,入辰砂一分。每服一钱,白汤下,日二。(卷三十三莲藕条引医林集要)

【功效】清心安神,涩精。

【主治】遗精。

【方解】莲子心味苦,寒,归心、肾经。可清心安神、涩精止血。用于热入心包,神昏谵语,心肾不交,失眠遗精,血热吐血。

【现代应用】莲子心主要含莲心碱、甲基莲心碱和异莲心碱等。具有抗氧化、降压、抗心律失常、抗血小板凝集、抗心肌缺血作用。在临床上,莲子心可治疗牙痛、高血压和失眠多梦等症。

方二

【原文】用新韭子二升(十月霜后采之),好酒八合浸一宿……捣一万杵。平旦温酒服方寸匕,日再服之。(卷二十六韭条引外台秘要)

【功效】温补肝肾,壮阳固精。

【主治】虚劳溺精。

【方解】韭菜子味辛、甘,温,归肝、肾经。可温补肝肾,壮阳固精。用于阳痿遗精,腰膝酸软,遗尿尿频,白浊带下。

【现代应用】韭菜子有性激素作用,在临床上可用于小便滑数,女子带下及男子肾虚冷、梦遗等症;并可用于重症呃逆。

方三

【原文】(1)韭子,每日空心生吞一二十粒,盐汤下。(卷二十六韭条引藏器曰)

(2)治虚劳伤肾,梦中泄精。用韭子二两,微炒为末。食前温酒服二钱匕。(卷二十六韭条引圣惠)

【功效】温补肝肾,壮阳固精。

【主治】梦遗溺白。

【方解】韭菜子味辛、甘,温,归肝、肾经。可温补肝肾,壮阳固精。

【现代应用】用于阳痿遗精,腰膝酸软,遗尿尿频,白浊带下。

方四

【原文】泥鳅煮食之。（卷四十四鳝鱼条引集简方）

【功效】补中壮阳。

【主治】阳事不起。

【方解】泥鳅味甘,平,归脾经。可补中气,祛湿邪。

【现代应用】泥鳅去头尾烧炭,可治疗消渴饮水。炖豆腐食之,可治疗黄疸湿热、小便不利。烘干研末,可治疗急慢性肝炎。生食之,可治疗急性胆囊炎。并可用于小儿营养不良,痔疮,疥癣等。

方五

【原文】鲤鱼胆、雄鸡肝各一枚为末,雀卵和,丸小豆大。每吞一丸。（卷四十四鲤鱼条引千金方）

【功效】补脾健胃,通经脉。

【主治】大人阴痿。

【方解】鲤鱼味甘,平,入脾、胃经。可补脾健胃,通乳汁,利水消肿。

【现代应用】鲤鱼煮汤可用于产后或病后调补;与赤小豆同煮,可用于肝硬化伴浮肿或腹水,慢性肾炎水肿,妊娠水肿;与黄芪、当归熬汤,用于产后气血虚亏,乳汁不足。

耳鸣、耳聋

方一

【原文】盐五升蒸热,以耳枕之,冷复易之。（卷十一食盐条引肘后方）

【功效】清火凉血。

【主治】风病耳鸣。

【方解】食盐味咸,寒,入胃、肾、大小肠经。可涌吐、清火、凉血、解毒。

【现代应用】炒热外敷可用于中风腹痛,脚气等。

中风

方一

【原文】大豆煮汁,煎稠如饴,含之,并饮汁。（卷二十四大豆条引肘后方）

【功效】健脾除湿。

【主治】中风不语。

【方解】大豆味甘性平。可健脾宽中,润燥利水,除湿,解毒。

【现代应用】大豆可用于疳积泻痢,腹胀羸瘦,风湿痹痛,常服可防治高血压、动脉硬化等病证。外用可消炎解毒,治疮痈肿毒,外伤出血。

方二

【原文】豉三升,水九升。煮三升,分三服。又法:豉一升微熬,囊贮渍三升酒中三宿。温服,常令微醉佳。(卷二十五大豆豉条引肘后)

【功效】清热除烦。

【主治】手足不遂。

【方解】淡豆豉味苦、辛,凉,入肺、胃经。可解表,除烦,宣发郁热。

【现代应用】淡豆豉中含脂肪 6.9%、蛋白质 19.5%、糖类 25% 及维生素 B 等。可用于感冒,寒热头痛,烦躁胸闷,虚烦不眠。现代药理研究发现:淡豆豉可提高机体免疫功能;具有抗血栓作用;降血脂、降血糖、抗氧化;抗病毒作用,可明显抑制单纯疱疹病毒 I 型和柯萨奇病毒的复制;抗癌作用。

厥证

方一

【原文】大豆二七枚,鸡子黄一个,酒半升,和匀顿服。(卷二十四大豆条引千金)

【功效】活血解毒。

【主治】卒然中恶。

【方解】大豆下瘀血,解诸毒,合以鸡子黄甘、平,镇心,安五脏,制惊,合豆治贼风。加酒,活血通络,以促药性。

【现代应用】①化学成分含较丰富的蛋白质、脂肪和碳水化合物以及胡萝卜素、维生素、烟酸等,②药理作用:雌激素样作用,解痉作用,降血脂作用。

方二

【原文】捣韭汁,灌鼻中,便苏。(卷二十六韭条引食医心镜)

【功效】安五脏、解诸毒。

【主治】卒然中恶。

【方解】韭性辛温,归心,安五脏,除胃中热。捣汁可治疗胸痹心痛,卒然中恶。

【现代应用】韭菜叶中含有硫化物、甙类和苦味质。对兔静脉注射韭菜茎压榨过滤之原液后有轻度降压作用;对离体蛙心,先抑制后兴奋。目前临床主要用于治疗急慢性肾炎、顽固性呃逆、肿瘤等。

方三

【原文】(1)卒中恶死,或先病,或平居寝卧,奄忽而死,皆是中恶。急取葱心黄刺入鼻孔中,男左女右,入七八寸,鼻、目血出即苏。(卷二十六葱条引肘后方)

(2)用葱刺入耳中五寸,以鼻中血出即活也。如无血出,即不可治矣。相传此扁鹊秘方也。(卷二十六葱条引崔氏纂要)

【功效】醒神开窍。

【主治】卒中窍闭。

【方解】味辛,能通窍,以鼻、目出血为窍通。

【现代应用】鳞茎含挥发油,油中主要成分为蒜素(allicin);由含二烯丙基硫醚(ally sulfide)。药理作用主要为抑菌作用。用于治疗荨麻疹、小儿鼻炎、乳腺炎、皮肤湿疹、神经性皮炎等。

方四

【原文】卒中恶死,卒死,或先病,或平居寝卧奄忽而死,皆是中恶。以薤汁灌入鼻中,便省。(卷二十六薤条引肘后)

【功效】解毒,通窍,醒神。

【主治】卒中恶死。

【方解】薤味辛,性温,功能通窍醒神,又兼解毒之功效,取汁入鼻可通窍醒神治卒中。

【现代应用】含N-对-香豆酰酪胺、N-反-阿魏酰酪胺,有显著抑制血小板聚集作用。用于治疗胸痹、霍乱、赤痢等。

方五

【原文】卒中恶死,或先病痛,或卧而忽绝。并取雄鸭,向死人口断其头,沥血入口。外以竹筒吹其下部,极则易人,气通即活也。(卷四十七鹜条引肘后)

【功效】解诸毒。

【主治】卒中恶死,小儿白痢。

【方解】鸭血味咸,性冷,可解诸毒,热饮,已死者,入咽即活。

【现代应用】肉可补虚除客热,解丹毒,止热痢;脑可治冻疮;血开解诸毒;胆可点赤目初起。

方六

【原文】凡人大吐大泄之后,四肢厥冷,不省人事,或与女子交后,小腹肾痛,外肾搐缩,冷汗出厥逆,须臾不救。先以葱白炒热熨脐,后以葱白三七茎捣烂,用酒煮灌之,阳气

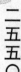

即回。此华佗救卒病方也。(卷二十六葱条)

【功效】回阳通窍。

【主治】阳气虚脱。

【方解】葱白味辛,性温,辛可通窍,温能回阳,以炒热敷脐,辛温通阳,复以酒煮之,加强温通作用,故可救阳脱危证。

【现代应用】鳞茎含挥发油,油中主要成分为蒜素(allicin);由含二烯丙基硫醚(allvl sulfide)。药理作用主要有抑菌作用。用于治疗荨麻疹、小儿鼻炎、乳腺炎、皮肤湿疹、神经性皮炎等。

方七

【原文】温酒灌之即醒。(卷二十五酒条)

【功效】温通经脉。

【主治】通经脉,厚肠胃,润皮肤,散湿气,消忧发怒,宣言畅意。

【方解】酒味甘、苦,性辛大热,能通经脉,镇惊悸,适量可开窍醒神,以温酒饮之,温通百窍,可治惊怖卒死。

【现代应用】酒为米、麦、高粱等和曲酿成的一种饮料。主要成分为乙醇,尚含有高级醇类、脂肪酸类、酯类、醛类等。药理作用因用量不同而有所区别,正常用量下,对中枢神经系统有兴奋作用,对循环系统有扩张皮肤血管的作用。大量饮用可中毒。临床主要用于止痛、治疗肠梗阻、治疗荨麻疹、痫证等。

痹证

方一

【原文】走注风毒作痛。用小芥子末,和鸡子白涂之。(卷二十六芥条引圣惠)

【功效】温通经络,宣痹止痛。

【主治】走毒作痛。

【方解】芥子味辛,性热,温可散寒,辛可通络止痛。和以鸡子白温和药性,适宜外用。

【现代应用】含黑芥子甙(sinigrin)、芥子酶(myrocin)、芥子酸(sinapic acid)、芥子碱(sinapine)、脂肪油、蛋白质、黏液质、芥子油(mus—tardoil)及多种酯类和酸类物质。芥子中的黑芥子甙遇水后经芥子酶的作用生成挥发油,应用于皮肤,有温暖的感觉并使之发红,甚至引起水泡、脓泡。目前用于治疗神经痛、风湿痛、胸膜炎及扭伤、面神经麻痹等病证。

方二

【原文】麻子煮粥,下葱、椒、盐、豉,空心食之。(卷二十二大麻条)

【功效】补中益气,润肠通便,逐风宣痹。

【主治】便秘、老人风痹。产后瘀血。

【方解】麻子性平,味甘,具有补中益气,润肠通便之功效,亦可逐风通络,去风痹皮顽。本方配以葱、椒辛温之品,再以盐豉引药入肾,故可治疗老年风痹。另解,痹当为秘,为老年便秘之意,亦通。

【现代应用】麻仁含有脂肪油约30%、蛋白质19%、脂肪油中饱和脂肪酸约占4.5%~9.5%,不饱和脂肪酸中,油酸约为10%、亚油酸约53%、亚麻酸约25%。对消化道的作用:本品含大量脂肪油,可以润燥滑肠。另外还有降血压和降血脂作用。临床用于治疗便秘,尤其是老年性便秘。

方三

【原文】用羊胫骨,酒浸服之。(卷五十羊条)

【功效】温通经脉,舒筋止痛。

【主治】筋骨挛缩,风湿痹痛。

【方解】羊胫骨性温,能健骨宣痹,加用温酒服,加强温通作用。

【现代应用】用于风湿痹痛。

方四

【原文】酱清和蜜,温热浸之,愈乃止。(卷二十五酱条引千金)

【功效】缓急止痛。

【主治】手指掣痛。

【方解】酱性咸,可缓急,加用温酒可温通经络,共用可缓急止痛。

【现代应用】酱系用面粉或豆类,经蒸罨发酵,加盐、水制成的糊状物化学成分含氮物质,有蛋白质、多肽(polypeptides)、肽(peptides)等。主要作为调料,亦用于治疗妊娠尿血、手指掣痛等。

方五

【原文】芥菜子末,醋调涂之。(卷二十六芥条引济生秘览)

【功效】温通经络。

【主治】肢体麻木。

【方解】芥子味辛,性热。

【现代应用】含黑芥子甙(sinigrin)、芥子酶(myrocin)、芥子酸(sinapic acid)、芥子碱(sinapine)、脂肪油、蛋白质、黏液质、芥子油(mus - tardoil)及多种酯类和酸类物质。芥子中的黑芥子苷遇水后经芥子酶的作用生成挥发油,应用于皮肤,有温暖的感觉并使之发红,甚至引起水泡、脓泡。目前用于治疗神经痛、风湿痛、胸膜炎及扭伤、面神经麻痹等病证。

方六

【原文】手脚酸痛,微肿。用芝麻五升熬研,酒一升,浸一宿。随意饮。(卷二十二胡麻条引外台)

【功效】行风气,通血脉,润肌肉。

【主治】手脚酸痛、腰脚疼痛。

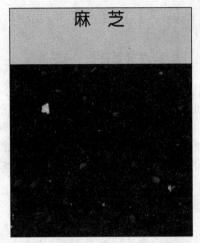
麻芝

【方解】芝麻性寒,味甘,甘可缓急,润肌肉,佐以酒浸,以制其寒,酒可温通经络,助其通血脉,故可治疗手脚酸痛。

【现代应用】含芝麻油可达60%,油中含油酸、亚油酸、棕榈酸、花生酸等、维生素 E 等。还含叶酸 18.45mg%、烟酸 0.48mg%、蔗糖 0.64%、卵磷脂 0.65%、戊聚糖、蛋白质和多量的钙。主要药理作用包括①兴奋子宫作用;②降低血糖。临床目前主要用来治疗荨麻疹、冻疮、便秘、小儿面部瘤疮、软疖等。

方七

【原文】腹皮麻痹不仁者。多煮葱白食之,即自愈。(卷二十六葱条引危氏方)

【功效】温经通络。

【主治】肢体麻痹。

【方解】葱性辛温,可温通经络,治疗麻痹症状。

【现代应用】鳞茎含挥发油,油中主要成分为蒜素(allicin);由含二烯丙基硫醚(allyl sulfide)。药理作用主要有抑菌作用。用于治疗荨麻疹、小儿鼻炎、乳腺炎、皮肤湿疹、神经性皮炎等。

方八

【原文】以三年酽醋五升,煎五沸,切葱白三升,煎一沸漉出,以布染乘热裹之,痛止乃已。(卷二十五醋条引外台秘要)

【功效】消痈肿,散水气,杀邪毒。

【主治】身体卒肿、白虎风毒、痈疖肿毒。

【方解】醋味酸、苦,性温,可杀各种邪毒;葱白味辛,可通经络,驱邪外出,共用可治疗白虎风毒。

【现代应用】醋为以米、麦、高粱或酒、酒糟等酿成的含有乙酸的液体。食醋蒸熏对流感病毒具有良好的杀灭作用;同时食醋对甲型链球菌、卡他球菌、肺炎双球菌、白色葡萄球菌及流感杆菌等5种细菌也有杀菌作用。应用广泛,可防治流感、治疗乙肝、细菌性痢疾、高血压、蛔虫病、外科炎症、痔疮、食管癌、妇科病、湿疹等。

方九

【原文】甜瓜子三两,酒浸十日,为末。每服三钱,空心酒下,日三。(卷三十三甜瓜条引寿域神方)

【功效】补肾强筋,润肠清肺。

【主治】腰腿疼痛、腹内结聚。

【方解】甜瓜子性甘,能润能缓,入肾强筋,配以酒浸,温通经络,可治疗腰腿疼痛。

【现代应用】来源为葫芦科植物甜瓜的种子。化学成分含脂肪油27%,含亚油酸、油酸、棕榈酸、硬酯酸及肉豆蔻酸的甘油酯、卵磷脂、胆甾醇。球蛋白及谷蛋白约5.78%。还含半乳聚糖、葡萄糖、树胶、树脂等。药理作用有驱虫和抑制霉菌作用。目前主要用于润肠和补益肝肾。

方十

【原文】用木瓜数枚,以酒、水各半,煮烂捣膏,乘热贴于痛处,以帛裹之。冷即换,日三五度。(卷三十木瓜条引食疗本草)

【功效】祛湿宣痹。

【主治】湿痹。

【方解】木瓜味酸,性温,可宣痹祛湿,是治疗湿痹的上品。配以温酒,温通经络,宣痹止通效果更佳。

【现代应用】来源为蔷薇科植物贴梗海棠的果实。其果核、树枝、叶、皮、根及花也入药用。化学成分果实含皂甙、苹果酸、酒石酸、柠檬酸、维生素C、黄酮类、鞣质等。种子含氢氰酸。目前应用广泛,主要用于:①治疗急性细菌性痢疾;②治疗急性肝炎;③治疗急性病毒性黄疸型肝炎;④预防疟疾;⑤治疗术后肠粘连;⑥治疗脚癣(湿脚气);⑦治疗儿童尿频尿急;⑧治疗破伤风等。

方十一

【原文】热气湿痹,腹内极热。用龟肉同五味煮食之。微泄为效。(卷四十五水龟条引普济方)

按:原书卷一百八十六治热痹,腹中极热。细劈鳖肉,五味煮食之。当微泄。去一切毒气,除热痹腹中淋露,下淋血,散五脏结积内热,用大豆煮饮服之。

【功效】除湿痹风痹,治筋骨疼痛。

【主治】风湿痹痛。

【方解】龟肉味甘酸,可除湿痹,缓急止痛,配合五味同煮食,可祛风湿痹痛。

【现代应用】来源龟科动物乌龟,本动物的肉(龟肉)、血(龟血)、胆汁(龟胆汁)、腹甲(龟板)和腹甲所熬之胶(龟板胶)均可入药,以龟板应用最多。主要用于治疗:①慢性肾炎;②淋巴结核;③小儿脱肛;④烧伤。

方十二

【原文】醍醐二两,温酒一杯,每服和醍醐一匙,效。(卷五十二醍醐条引心镜)

【功效】添精补髓,祛风蠲痹。

【主治】风邪湿痹、一切肺病。

【方解】醍醐味甘,性冷。甘可入肾,补肾添精。温酒引药,通经活络,补虚与通络共用,可治风邪湿痹。

【现代应用】来源为牛乳制成的食用脂肪。脂肪是醍醐的主要成分。主要用作食品,具有补益作用。

方十三

【原文】大蒜擦足心令热,即安。仍以冷水食一瓣。(卷二十六葫条引摄生方)

【功效】解毒,缓急。

【主治】痈疖疮癣,霍乱痢疾,筋脉拘急。

【方解】大蒜味辛,性温。辛可通络,温可温通,故可温通经络,用于治疗腿肚转筋。

【现代应用】来源为百合科植物大蒜的鳞茎。药理作用有①抑制病菌、病毒的作用;②抗癌作用;③改善机体免疫功能、抗衰老作用;④抗肝毒性作用;⑤降血糖作用;⑥降血压作用;⑦抗血小板聚集作用;⑧降血脂、抗动脉粥样硬化作用等。临床主要用于治疗:细菌性痢疾、婴儿腹泻、百日咳、肺结核、肠结核、皮肤结核、淋巴结核、大叶性肺炎、支气管哮喘、高脂血症及动脉粥样硬化、冠心病、高血压、黄疸性肝炎、血吸虫病、急性肾炎、尿潴留、前列腺炎、急性阑尾炎、滴虫性阴道炎、顽癣、寻常疣、冻疮、沙眼、牙周炎、蛲虫病、阿米巴原虫病、晚期癌症、布鲁菌病、流行性感冒等。

脚气

方一

【原文】羊角一副,烧过为末。热酒调涂,以帛裹之,取汗,永不发也。(卷五十羊条)

【功效】温经通络止痛。

【主治】脚气疼痛、产后寒热。

【方解】羊角味咸,性温,可温经,止疼痛,烧为末,配以热酒,加强温通经络作用,可治疗脚气疼痛。

【现代应用】羊角现代主要用羚羊角生用,具有凉血之功效,可治疗热惊风等,退热效果明显。亦用炭剂通经止痛,治疗寒湿痹痛。

方二

【原文】川椒二三升,疏布囊盛之,日以踏脚……(卷三十二蜀椒条引大全良方)

【功效】温经宣痹。

【主治】寒湿痹痛、脾胃虚寒。

【方解】川椒味辛,性温。辛可通经,温可散寒,主治寒湿痹证,经络温通,疼痛自消。

【现代应用】川椒又名蜀椒、巴椒,为芸香科植物花椒的一种。药理作用主要有麻醉作用、镇痛作用、杀虫作用、抑菌作用、降压作用等。现代主要用于:①治疗蛔虫病;②治疗蛲虫病;③治疗血吸虫病;④治疗绦虫病;⑤治疗慢性支气管炎和支气管哮喘;⑥治疗踝关节扭伤;⑦治疗烧伤;⑧治疗鸡眼;⑨治疗阴痒;⑩防治龋齿牙痛。

方三

【原文】白矾三两,水一斗五升,煎沸浸洗。(卷十一矾石条引千金方)

【功效】燥湿止痒。

【主治】脚气。

【方解】白矾酸寒,有燥湿杀虫止痒之功。外用能燥湿杀虫止痒。内服能祛痰,有止泻止血作用。其煅后收敛作用增强。时珍曰:"治痰饮泻痢崩带风眼,取其收而燥湿也。"猪肝甘温,有补肝养血之功,合用增强效果。

【现代应用】现代药理研究证实:白矾对金黄色葡萄球菌和变形杆菌有抑制作用。低浓度外用明矾能消炎、收敛、防腐,并能凝固蛋白、止血,用于吐衄下血。治泻痢不止可配五倍子、诃子同用。但本品有一定毒性,临床应注意剂量与给药途径。

方四

【原文】老人脚气,呕逆者。用猪肾一对,以醋、蒜、五味治食之,日作一服。或以葱白、粳米同煮粥食亦可。(卷五十豕条引奉亲养老方)

【功效】补肾祛湿,通经止痛。

【主治】肾虚脚气。

【方解】猪肾味咸入肾,为补肾气、暖腰膝之品,老年脚气以肾虚寒湿为多,用猪肾以补肾强筋,以葱白和蒜为辅,通筋活络止痛。

【现代应用】猪肾:每100g中含蛋白质15.5g、脂肪4.8g、碳水化合物0.7g、热量452kJ(108千卡)、维生素A微量、硫胺素0.3mg、核黄素1.72mg、尼克酸4.5mg、抗坏血酸5mg。猪肾主要用来治疗肾虚腰痛,身面水肿,遗精盗汗,老年耳聋。亦治肾虚遗精。

方五

【原文】猪肚一枚,洗净切作丝,以水洗,布绞干,和蒜、椒、酱、醋五味,常食。亦消热劳。(卷五十豕条引养老方)

【功效】补虚损,治劳气。

【主治】老人脚气、骨蒸劳热。

【方解】猪肚味甘,性微温。味甘为补益之品,温可通络,佐以蒜、椒等以温通血脉,治疗老人脚气。

【现代应用】猪肚:每100g中含蛋白质14.6g,脂肪29g,碳水化合物1.4g,热量376.6kJ(90千卡),硫胺素0.05mg、核黄素0.18mg、尼克酸2.5mg。主要用于治疗脾胃虚弱,湿邪外侵之证。

方六

【原文】猪肝作生脍,食之取利。(卷五十豕条引千金翼)

【功效】解毒利下。

【主治】风毒脚气。

【方解】取猪肝苦温之性,以解毒利大便,微泻使风毒排出。

【现代应用】猪肝:每100g中含蛋白质21.3g、脂肪4.5g、碳水化合物1.4g、热量548kJ(131kcal)、钙11mg、磷270mg、铁25mg、维生素A 8U、硫胺素0.4mg、核黄素2.11mg、尼克酸16.2mg、抗坏血酸18mg。主要作为食物,医用治疗血虚目涩之证。

方七

【原文】用乌雄鸡一只,治如食法,入米作羹食。(卷四十八鸡条引养老书)

按:原书卷一食治,老人脚气,攻心烦满,胸腹胀满,乌鸡羹方。乌鸡一只治如常法:葱白一握细切,米二合研,上煮令熟,空心,切以五味作羹,常食之为佳。

【功效】补中,除湿,止痛。

【主治】脚气烦懑、肾虚耳聋、老人中风等。

【方解】乌雄鸡肉味甘,性微温。是补中佳品,有除湿止痛之效,用来治疗脚气脾虚湿重,烦懑不适之证。

【现代应用】来源为雉科动物家鸡,其肉含有大量蛋白质、维生素、微量元素等营养物质,是食物中滋补上品。尤其适合脾虚之人。主要作为食品,其中鸡内金是常用健脾助消化要药,用于治疗脾虚失运之证。

方八

【原文】用生大田螺捣烂,敷两股上,便觉冷趋至足而安。又可敷丹田,利小便。董守

约曾用有效。(卷四十六田螺条引稗史)

【功效】清热利小便。

【主治】目热赤痛、脚气攻注、消渴饮水、小便不通等。

【方解】田螺味甘,性大寒。脚气攻注多见湿邪久居化热,热蒸上行攻心。用田螺捣烂,敷于腿上,取其性寒,可阻止湿热上行,治疗脚气攻注之证。

【现代应用】来源为田螺科动物中国圆田螺,含有丰富的蛋白质和微量元素。为常用食品,药用以治疗嵌顿性内痔、肾性腹水、宫颈癌放疗后坏死、脱肛等。

胃疼

方一

【原文】一个乌梅两个枣,七枚杏仁一处捣,男酒女醋送下之,不害心疼直到老。(卷二十九枣条引海上方诀)

【功效】养脾气,平胃气,通九窍,和百药。

【主治】脾虚胃弱。

【方解】大枣味甘,性平,为健脾和胃之要药。卒急心痛多见于现代医学的急性胃炎,中医认为急性胃痛以肝气犯胃、寒邪客胃为多,治当以和为主,大枣和胃健脾,乌梅收敛胃气,杏仁润肠通便,同用治疗急性胃痛,攻补兼施,疗效确切。

【现代应用】来源为鼠李科植物枣的成熟果实。本植物的叶、果核、树皮、树根等均入药用。化学成分:果实含蛋白质、糖类、有机酸、黏液质,维生素,微量钙、磷、铁,有增强肌力作用、保护肝脏和增加体重的功效。用来治疗脾胃虚弱之证和调和诸药。

方二

【原文】猪心一枚,每岁入胡椒一粒,同盐、酒煮食。(卷五十豕条)

【功效】补血镇惊。

【主治】血虚惊悸、急心疼痛。

【方解】取猪心补血之功,借胡椒温中之效,治疗血虚寒中之急性心痛。

【现代应用】猪心每100g中含蛋白质19.1g,脂肪6.3g,热量556.5kJ(133kcal),硫胺素0.34mg、核黄素0.52mg、尼克酸3mg。猪心多用作食物,医学上用来治疗心气虚弱,多汗之证。

方三

【原文】干姜末,米饮服一钱。(卷二十六干姜条引外台秘要)

【功效】温中止血。

【主治】脾胃虚冷、虚劳不眠。

【方解】干姜味辛,性温。温能祛脾胃虚寒,辛可通经止痛。调以米饮和胃健脾,治疗心气急痛。

【现代应用】来源为姜科植物的干燥根茎。化学成分根茎含多种挥发油,尚含树脂、淀粉等。临床应用:①治疗急性胃肠炎;②治疗虚寒型胃腹痛;③治疗小儿腹泻;④治疗蛔虫性肠梗阻;⑤治疗肛裂。

方四

【原文】粳米二升,水六升,煮六七沸服。(卷二十二粳条引肘后方)

【功效】温中和胃。

【主治】霍乱吐泻、卒心气痛、自汗不止。

【方解】粳米味甘,性平,入脾胃。有温中和胃之功,治疗急性胃痛之脾胃虚弱、寒邪客胃之证。

【现代应用】化学成分约75%以上的淀粉、8%左右的蛋白质、0.5%～1%的脂肪,尚含有少量B族维生素。据药理研究有抗肿瘤作用。主要用于治疗脾胃虚弱证。

方五

【原文】鸡子一枚打破,醋二合调匀,暖过顿服。(卷四十八引肘后)

【功效】安五脏,除热火。

【主治】惊悸、五脏不和、赤白痢。

【方解】鸡子味甘,性平,为安五脏之品。心气作痛多由肝气犯胃所致,当安五脏,敛胃气,故用鸡子安五脏,以醋敛胃气,治疗胃气作痛。

【现代应用】鸡子含有丰富的蛋白质、脂肪、微量元素等营养物质。鸡子壳含碳酸钙,可治疗胃酸过多症和缺钙引起的佝偻病、手足抽搐等。鸡子黄含有的卵磷脂可预防动脉粥样硬化。

方六

【原文】绿豆廿一粒,胡椒十四粒,同研,白汤调服即止。(卷二十四绿豆条)

【功效】清热邪,厚肠胃。

【主治】疮痈丹毒,心气疼痛。

【方解】绿豆味甘,性寒,胡椒味辛,性温。二者合用,寒热并举,适宜治疗寒热不调之胃痛。

【现代应用】绿豆含有大量氨基酸及多种无机元素。临床应用:①治疗复发性口疮;②用于防暑;③治疗漆过敏;④治疗酒糟鼻;⑤治疗背痛;⑥用于防治农药中毒;⑦治疗多种中毒;⑧治疗砷中毒;⑨治疗高血压病;⑩治疗黄水疮;⑩治疗顽固性疖疮;⑩治疗烧伤;⑩治疗腮腺炎。

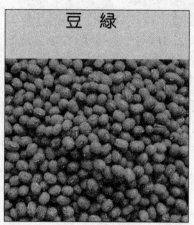

豆绿

方七

【原文】生蒜捣汁,服二升即愈。(卷二十六葫条引肘后)

【功效】温通经络。

【主治】血逆心痛。

【方解】大蒜味辛,性温。辛可通络,温可温通,故可温通经络。

【现代应用】大蒜药理作用有:①抑制病菌、病毒的作用;②抗癌作用;③改善机体免疫功能、抗衰老作用;④抗肝毒性作用;⑤降血糖作用;⑥降血压作用;⑦抗血小板聚集作用;⑧降血脂、抗动脉粥样硬化作用等。临床主要用于治疗:细菌性痢疾、婴儿腹泻、百日咳、肺结核、肠结核、皮肤结核、淋巴结核、大叶性肺炎、支气管哮喘、高脂血症及动脉粥样硬化、冠心病、高血压、黄疸性肝炎、血吸虫病、急性肾炎、尿潴留、前列腺炎、急性阑尾炎、滴虫性阴道炎、顽癣、寻常疣、冻疮、沙眼、牙周炎、蛲虫病、阿米巴原虫病、晚期癌症、布鲁菌病、流行性感冒等。

方八

【原文】胡椒、绿豆各四十九粒研烂,酒下神效。(卷三十二胡椒条)

【功效】温中散寒止痛。

【主治】心下大痛。

【方解】胡椒辛热,纯阳之品,既能温中散寒,又能健胃止痛。凡胃寒脘腹冷痛、呕吐、泄泻等症,皆可用之。绿豆甘寒,既调和胡椒辛热之性,又可清热解毒。两者合用效果尤著。

方九

【原文】陈神曲一块烧红,淬酒二大碗服之。(卷二十五神曲条引摘玄方)

按:原书卷十三治闪挫腰痛,转动不得,又兼心气痛。多年陈曲如拳,入烧红淬酒内约二大块,盏浸,酒温即饮。

【功效】健脾养胃,行气止痛。

【主治】食积心痛。

【方解】神曲为多种药物和面粉经发酵而成,凡发酵之品均健脾养胃,助消化。时珍云:"除痰逆霍乱,泻痢胀满诸疾,其功与曲同。"生用健脾养胃,炒用行气消积止泻。合粟米煮粥,可清胃热止消渴。

【现代应用】神曲中含酵母菌、淀粉酶、脂肪油及维生素 B 等,能通过影响体内辅酶的

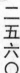

构成而发挥对物质代谢的影响,通过氧化供能,促进人体对食物中蛋白质的消化吸收和利用。故可治疗小儿消化不良,慢性胃炎等。并可治疗乳腺增生病、胃痛、阿米巴痢疾等。

方十

【原文】荔枝核为末,醋服二钱。数服即愈。(卷三十一荔枝条引卫生易简方)

【功效】行气止痛。

【主治】疝痛不止。

【方解】荔枝核味甘性温,能行滞气,散寒邪,有理气散寒止痛之功。常用于治疗肝郁气滞寒凝所引起的疝气、睾丸肿痛及妇女血气刺痛等证。《本草纲目》:"治疝气痛、妇人血气刺痛。"

【现代应用】多用于治疗疝气、睾丸肿痛,还可用于产后血瘀腹痛,产妇恶露不尽等症。

方十一

【原文】胡桃烂嚼;以生姜汤下,立止。(卷三十胡桃条引传信适用方)

按:原书十页治醋心。烂嚼胡桃,以干姜汤下,立效。或只嚼胡桃,或只吃干姜汤亦可治。

【功效】温中健脾。

【主治】食物醋心。

【方解】胡桃肉又名核桃仁,性温味甘,功能补肾固精,温肺定喘。生姜性味辛温,功能发汗解表,温中。三药合用,对感受风寒,发热头痛之风寒表证有效。

【现代应用】古人将胡桃肉用作补肾健脑的食品,研究表明:其具有的特殊脂肪油和较多碳水化合物,均为大脑组织及机体代谢所需的必要物质。桃仁还可与多种食物配伍制成健身食疗食品,其补益肺肾、止咳平喘之功显著。

方十二

【原文】脾胃虚冷,腹满刺痛。肥狗肉半斤。以水同盐、豉煮粥,频食一两顿。(卷五十狗条引心镜)

【功效】温阳,补中益气。

【主治】脾胃虚冷。

【方解】狗肉性温味咸,可补中益气,温肾助阳。用于脾胃虚寒,胀满少食,肾气不足,腰膝软弱,肢体欠温,夜多小便,脾虚水肿。

方十三

【原文】脾胃虚弱,胸膈不快,不进饮食。用荜澄茄为末,姜汁打神曲糊,丸梧子大。

每姜汤下七十丸,日二服。(卷三十二荜澄茄条引济生方)

【功效】健脾,助消化。

【主治】脾胃虚弱。

【方解】荜澄茄性温味辛,入脾、胃、肾、膀胱经。可温中散寒,行气止痛。用于胃寒呕逆,脘腹冷痛,寒疝腹痛,寒湿,小便浊浑。配伍生姜、神曲,可促进脾胃消化。

【现代应用】荜澄茄主要含挥发油,在临床上可用于冠心病、血吸虫病、阿米巴痢疾等疾病的治疗。现代药理研究发现:不仅有抑菌、抗病毒、灭滴虫、利胆、止泻的作用,还具有抗溃疡、祛痰、平喘、抗心律失常、抗心肌缺血、降压、抑制血小板凝集、抗过敏、镇静、镇痛等作用。

方十四

【原文】山楂肉四两,水煮食之,并饮其汁。(卷三十山楂条引简便方)

按:原书卷上治吃肉伤食,将山楂三十个捶碎,浓煎饮之,立效。

【功效】健脾消食。

【主治】食肉不消。

【方解】山楂味酸、甘,微温,入脾、胃、肝经。可健脾消食,活血化瘀。用于肉食积滞,瘀滞腹痛,心腹刺痛,泻痢不爽。

【现代应用】山楂在临床上可用于治疗产后的瘀滞腹痛,小儿厌食症及腹泻,排石及治疗肝胆疾病,冠心病、心绞痛、高血压病、高脂血症、肾盂肾炎等疾病。现代药理研究显示:山楂具有免疫兴奋、抗氧化、抗癌、抗菌、助消化、降血脂、增加冠脉血流量、强心降压作用等。

方十五

【原文】食饱烦胀,但欲卧者。大麦面熬微香,每白汤服方寸匕,佳。(卷二十二大麦条引肘后方)

【功效】消食和胃。

【主治】食饱烦胀。

【方解】大麦性凉味甘、咸,入脾、胃、膀胱经。可补脾和胃,除烦止渴,宽肠利水。用于脾胃虚弱,少食腹泻;烦热口渴,内热消渴,小便不利,淋涩作痛;水肿,烫火伤等症。

【现代应用】大麦具有助消化和降血糖作用,在临床上可用于饮食过度,小便卒然淋涩疼痛,小便黄等。

方十六

【原文】治冷膈气及酒食后饱满。用青橘皮一斤作四份:四两用盐汤浸,四两用百沸汤浸,四两用醋浸,四两用酒浸。各三日取出,去白切丝,以盐一两炒微焦,研末。每用二

钱,以茶末五分,水煎温服。亦可点服。(卷三十橘条引经验后方)

【功效】理气健脾。

【主治】酒食后饱满。

【方解】橘皮性温味辛,苦,入脾、肺经。可理气健脾,燥湿化痰。用于胸脘胀满,食少吐泻,咳嗽痰多。

【现代应用】橘皮具有抗氧化、抗病毒作用,并可溶解胆结石,祛痰平喘,升压作用,对胃肠道平滑肌收缩也有影响。故在临床上也可用于休克、胆结石、疥疮等疾病的治疗。

噎嗝、反胃

方一

【原文】橘皮一两,汤浸去瓤,焙为末。以水一大盏,煎半盏,热服。(卷三十橘条引食医心镜)

【功效】理气健脾。

【主治】卒然食噎。

【方解】橘皮性温味辛,苦,入脾、肺经。可理气健脾,燥湿化痰。

【现代应用】用于胸脘胀满,食少吐泻,咳嗽痰多。

方二

【原文】萝卜蜜煎浸,细细嚼咽良。(卷二十六莱菔条引普济方)

【功效】补中生津。

【主治】反胃噎疾。

【方解】萝卜味甘,性凉,能清热生津、利小便、生津止渴。蜜味甘平,有补中、润燥之功,二者同用有补气润肠、止血的作用。

【现代应用】现代研究表明:萝卜含糖分、甲硫醇、维生素 C、钙等成分。醇提取物有抑菌作用,特别是对革兰阳性细菌较敏感,萝卜汁液可防止胆结石形成而应用于胆石症的治疗。近有临床报道,本品对治疗肺结核咯血有较好的效果。又据《云南中医验方》萝卜汁、蜂蜜等份调匀可治赤白痢。《中草药新医疗法资料选编》记载,白萝卜加水 1000ml 煎至 500ml,可治疗结核性、粘连性、机械性肠梗阻。

方三

【原文】白芥子末,酒服一二钱。(卷二十六白芥条引普济方)

【功效】利气止痛。

【主治】反胃上气。

【方解】白芥子辛,温,无毒,归肺,胃经。功能祛痰利气,通络止痛。用于胸腹胀满,肢体麻木等症。

【现代应用】白芥子还可以治疗慢性气管炎、面神经麻痹、急性腰扭伤等。

方四

【原文】芥子末,酒服方寸匕,日三服。(卷二十六芥条引千金方)

【功效】利气止痛。

【主治】反胃吐食。

【方解】白芥子辛,温,无毒,归肺,胃经。功能祛痰利气,通络止痛。用于胸腹胀满,肢体麻木等症。

方五

【原文】(1)用胡椒七钱半,煨姜一两,水煎,分二服。(卷三十二胡椒条引圣惠方)

按:原书卷四十七方中为"胡椒三分末","分温三服"。

(2)用胡椒醋浸,日干,如此七次,为末,酒糊丸梧子大。每服三四十丸,醋汤下。(卷三十二胡椒条引戴原礼方)

【功效】温中下气。

【主治】反胃吐食。

【方解】胡椒性热味辛,入胃、大肠经。可温中散寒,下气,消痰。用于胃寒呕吐,腹痛泄泻。食欲缺乏,癫痫痰多。

【现代应用】胡椒具有抗惊厥、镇静、降血脂、利胆、升压、杀虫作用。在临床上还可用于治疗癫痫、疟疾、小儿消化不良等疾病。

方六

【原文】(1)用生姜切片,麻油煎过为末,软柿蘸末嚼咽。(卷二十六生姜条引传信适用方)

(2)用母姜二斤,捣汁作粥食。(卷二十六生姜条引兵部手集)

【功效】温中止呕。

【主治】反胃赢弱。

【方解】生姜性味辛,微温,归肺、脾、胃经。本品能发汗解表,用于治疗外感风寒表证;温中止呕,用于治疗胃寒呕吐,有"呕家圣药"之称。《名医别录》记载:生姜"除风邪寒热,伤寒头痛鼻塞,咳逆上气,止呕吐,去痰下气。"

【现代应用】自古以来生姜是一味常用药,其食疗的适应范围很广,疗效也较为显著,是一味常用的食疗佳品。现代研究证明:其还可以用于胃、十二指肠溃疡的治疗,急性睾丸炎等症。本品辛温,对于阴虚内热及热盛之证忌用。腐烂的生姜能使肝细胞变性,动物实验表明能诱发肝癌和食管癌,不可食用。

方七

【原文】羊肉去脂作生,以蒜薤空腹食之,立效。(卷五十羊条引外台)

【功效】补脾暖胃。

【主治】虚冷反胃。

【方解】羊肉甘温主补,入脾经而补脾益气,暖中焦,入肾经而暖肾气,强阳道。《日用本草》:"治腰膝羸弱,壮筋骨,厚肠胃。"山药味甘、性平,入肺、脾、肾经。功能健脾补肺,固身益精。两者合用,健脾补肾之功更强,对脾肾功能不足之肢冷便溏等有效。

【现代应用】羊肉为血肉有情之品,既可补血又可补气,凡虚劳羸弱皆可用之。仲景当归生姜羊肉汤即为补虚药膳之最。羊肉历来为补阳食品,尤其在冬月为宜。

呃逆

方一

【原文】荔枝七个,连皮核烧存性,为末。白汤调下,立止。(卷三十一荔枝条引杨拱医方摘要)

【功效】理气降逆。

【主治】呃逆不止。

【方解】荔枝性温味甘、酸。可生津,益血,理气,止痛。

【现代应用】荔枝可用于烦渴,呃逆,胃痛,疔疮,牙痛,外伤出血等。荔枝因所含单糖大部分为果糖,难以消化吸收,故不宜多食;且不宜与维生素K、胡萝卜、黄瓜、动物肝脏、阿司匹林、异烟肼等同时服用。

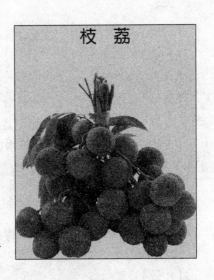

枝荔

呕吐

方一

【原文】蔗汁温服半升,日三次。入姜汁更佳。(卷三十三甘蔗条引肘后方)

按:原书卷四梅师方,主胃反,朝食暮吐,旋旋吐者。以甘蔗汁七升、生姜汁一升、二味相和,分为三服。

【功效】生津除烦。

【主治】干呕不息。

【方解】甘蔗性寒味甘,入肺、胃经。可清热除烦,润燥生津,和中下气。

【现代应用】甘蔗可用于热病伤津,口渴心烦,饮酒过度咽干喉燥,肺燥咳嗽,痰稠难咳,肠燥便秘,胃阴不足,反胃呕吐等。

方二

【原文】频嚼生姜,呕家圣药也。(卷二十六生姜条引千金方)

【功效】温中止呕。

【主治】干呕。

【方解】生姜性味辛,微温,归肺、脾、胃经。本品能发汗解表,用于治疗外感风寒表证;温中止呕,用于治疗胃寒呕吐,有"呕家圣药"之称。《名医别录》记载:生姜"除风邪寒热,伤寒头痛鼻塞,咳逆上气,止呕吐,去痰下气。"

方三

【原文】赤小豆煮汁,徐徐饮之。(卷二十四赤小豆条引食鉴本草)

【功效】下利水湿。

【主治】中酒呕逆。

【方解】赤小豆味甘,性平,味甘能补,下行能利水湿。《本草经疏》:"凡水肿、胀满、泄泻,皆湿气伤脾所致。小豆健脾燥湿,故止水肿胀满,止泄,利小便也。"

【现代应用】现代临床多用于水肿胀满,脚气浮肿的治疗。治水肿,可单用煎服,或配伍白茅根、桑白皮等同用。治疗脚气水肿,可单用煎汁温浸脚膝以下。

方四

【原文】羊肉半斤作生,以蒜、薤、酱、豉五味和拌,空腹食之。(卷五十羊条引心镜)
按:原书卷十一治脾胃餐入即吐出方,羊肉半斤,去脂切作丝,以蒜齑食之。

【功效】补脾益气。

【主治】脾虚吐食。

【方解】羊肉甘温主补,入脾经而补脾益气,暖中焦,入肾经而暖肾气,强阳道。

霍乱

方一

【原文】干湿霍乱,转筋。用大蒜捣涂足心,立愈。(卷二十六葫条引永类钤方)
按:原书卷十三方中为"用生蒜头涂五心"。

【功效】行气消积。

【主治】干湿霍乱。

【方解】大蒜性温,味辛。功能行气消积,杀虫解毒。足心为胃经通过之处。

方二

【原文】大豆生研,水服方寸匕。(卷二十四大豆条引普济)

【功效】健脾宽中。

【主治】霍乱胀痛。

【方解】大豆性味甘,平,入脾、大肠经。功能健脾宽中,润燥利水。《本经》:"涂痈肿;煮汁饮,止痛。"《食经》:"煮汁饮……去结积。"可用于治疗疳积泄痢,腹胀羸弱,妊娠中毒,疮痈肿毒,外伤出血等。

方三

【原文】藕汁一钟,姜汁半钟,和匀饮。(卷三十三莲藕条引圣济总录)

按:原书卷三十九姜藕饮方,治霍乱吐不止兼渴。生藕汁一两,生姜汁一分,上和匀,分三服,不拘时。

【功效】止呕生津。

【主治】霍乱烦渴。

【方解】藕味甘,性凉。生品偏于生津、凉血。熟者偏于补脾、益血。主治热病心烦,口渴,喜饮;胃阴不足,噎膈反胃,烦闷呕吐等。生姜性味辛,微温,归肺、脾、胃经。本品能发汗解表,用于治疗外感风寒表证;温中止呕,用于治疗胃寒呕吐,有"呕家圣药"之称。二者合用,能止呕生津。

方四

【原文】霍乱转筋,入腹欲死。生姜三两捣,酒一升,煮三两沸服。仍以姜捣贴痛处。(卷二十六生姜条引外台秘要)

【功效】温中止呕。

【主治】霍乱转筋。

【方解】生姜性味辛,微温,归肺、脾、胃经。本品能发汗解表。用于治疗外感风寒表证;温中止呕,用于治疗胃寒呕吐,有"呕家圣药"之称。

方五

【原文】芥子捣细,水和敷脐上。(卷二十六芥条引圣济总录)

【功效】行气止痛。

【主治】霍乱吐泻。

【方解】白芥子辛,温,无毒,归肺,胃经。功能祛痰利气,通络止痛。用于胸腹胀满,肢体麻木等症。

方六

【原文】绿豆粉、白糖各二两,新汲水调服,即愈。(卷二十四绿豆条引生编)

【功效】清热解毒。

【主治】霍乱吐利。

【方解】绿豆粉味甘,凉、平,无毒。可清热解毒。用于治疗痈疽疮肿初起,烫伤,跌仆伤,并解热药及酒食诸毒。

方七

【原文】生藕捣汁服。(卷三十三莲藕条引圣惠)

【功效】生津除烦。

【主治】霍乱吐利。

【方解】藕味甘,性凉。生品偏于生津、凉血。用于热病心烦,口渴,喜饮;胃阴不足,噎嗝反胃,烦闷呕吐等。

泄泻

方一

【原文】干姜炮研末,粥饮服二钱,即效。(卷二十六干姜条引千金方)

【功效】温中散寒。

【主治】中寒水泻。

【方解】干姜辛热燥烈,为温中散寒之主药。稀粥养胃气。

方二

【原文】糯米一升,水浸一宿沥干,慢炒熟,磨筛,入怀庆山药一两。每日清晨用半盏,入砂糖二匙,胡椒末少许,以极滚汤调食。其味极佳,大有滋补。久服令人精暖有子。秘方也。(卷二十二稻条引松篁经验方)

【功效】补脾益气。

【主治】久泄食减。

【方解】糯米味甘、微温,入肺、脾、胃经。可补脾胃,益肺气。用于脾胃虚弱,体倦乏力,少食腹泻,气虚自汗,消渴口干。

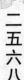

痢疾

方一

【原文】大蒜捣贴两足心,亦可贴脐中。(卷二十六葫条引千金方)

【功效】温通经络。

【主治】泄泻暴痢。

【方解】大蒜味辛,性温。辛可通络,温可温通,故可温通经络。

方二

【原文】韭叶作羹、粥、炸、炒,任食之,良。(卷二十六韭条引食医心镜)

【功效】温中行气。

【主治】水谷痢疾。

【方解】韭菜性温味辛,入肝、胃、肾经。可温中,行气,散血,解毒。用于胸痹,反胃,吐血,鼻出血,跌仆损伤,虫蝎蜇伤。

方三

【原文】乌梅煎汤,日饮代茶。(卷二十九梅条引扶寿精方)

【功效】涩肠止泻,生津止渴。

【主治】泄痢口渴。

【方解】乌梅性味酸平,主入肺脾大肠经,故为敛肺止咳,涩肠止泻,生津止渴的要药。别录谓其:去痹利经脉,止下痢,好唾口干。《藏器》:"止渴调中,去痰治疟瘴,止吐逆霍乱,除冷热痢。"因此,临床上常用乌梅,取其入大肠涩肠止泻以疗久泻久痢,取其入脾胃生津止渴以治消渴证。

【现代应用】现代研究表明:乌梅含柠檬酸、苹果酸、琥珀酸、谷甾醇等成分,有抑菌作用,对大肠杆菌、痢疾杆菌、伤寒杆菌、绿脓杆菌、霍乱弧菌等肠内致病菌均有抑制作用。常与肉豆蔻、诃子、苍术、茯苓等同用,如固肠丸,治疗久泻不止。

方四

【原文】狗肝一具切,入米一升煮粥,合五味食。(卷五十狗条引心镜)

【功效】补中益气。

【主治】治脚气,下痢腹痛。

【方解】狗肝性味甘、苦、咸,温,主治下痢脐下切痛。

本草养生

方五

【原文】(1)萝卜捣汁一小盏,蜜一盏,水一盏,同煎。早一服,午一服,日晡米饮吞阿胶丸百粒。如无萝卜,以子擂汁亦可。一方:加枯矾七分,同煎。一方:只用萝卜菜煎汤,日日饮之。(卷二十六莱菔条)

(2)用萝卜片,不拘新旧,染蜜嚼之,咽汁,味淡再换。觉思食,以肉煮粥与食,不可过多。(卷二十六莱菔条引普济方)

【功效】行滞,补血,止血。

【主治】泄痢气滞,肠痈下血。

【方解】萝卜性味辛,甘,凉,有降气,行滞,止血之效。蜜味甘平,有补中、润燥之功,二者同用有补气润肠、止血的作用。兼用阿胶,其滋阴止血补血效果更好。可达到治疗痢疾肠痈的效果。枯矾酸涩具有止血止泻的功用。

【现代应用】现代研究表明:萝卜含糖分、甲硫醇、维生素 C、钙等成分。醇提取物有抑菌作用,特别是对革兰阳性细菌较敏感,萝卜汁液可防止胆石形成而应用于胆石症的治疗。近有临床报道,本品对治疗肺结核咯血有较好的效果。又据《云南中医验方》萝卜汁、蜂蜜等份调匀可治赤白痢。《中草药新医疗法资料选编》记载,白萝卜加水 1000ml 煎至 500ml,可治疗结核性、粘连性、机械性肠梗阻。

方六

【原文】下痢肛痛,不可忍者。熬盐包坐熨之。(卷十一食盐条引肘后方)

【功效】清热,凉血,解毒。

【主治】溃痈作痒。

【方解】食盐咸,寒,概其作用,诸痈疽眼目及血病用之者,咸走血也。时珍又谓其:"解毒、凉血、润燥,定痛止痒。"《外科精义》记载:"治溃痈作痒,盐摩其四周。"

【现代应用】食盐泡汤外洗,泻火解毒。用于疮肿、金疮、目翳等症。可用于治牙龈出血,早晚用盐末刷牙连续用。

方七

【原文】青粱米半升,神曲炙捣罗为末一合,日日煮粥食,即愈。(卷二十三粱条引养老书)

【功效】健脾止泻。

【主治】脾虚泻泄。

【方解】青粱米功能健脾消积、神曲有消食健胃的功效,二者合用,功能健脾止泻。主治脾虚泻泄。

【现代应用】据分析高粱、米糠内含大量鞣酸及鞣酸蛋白,具有较好的收敛止泻作用。

神曲含酵母菌、酶类、维生素 B 复合体、挥发油等。能促进消化液分泌,可抑制肠内过度发酵而消腹胀。多用其配白术、干姜、山药等健运中焦。和胃消食,治疗脾虚食少,食后脘腹胀满,便溏、脉弱无力。

方八

【原文】脾虚下痢,日夜不止。野鸡一只,如食法,入橘皮、葱、椒、五味,和作馄饨熟煮,空心食之。(卷四十八雉鸡条引食医心镜)

【功效】益气补虚,厚肠止痢。

【主治】脾虚泄痢。

【方解】野鸡甘、平,为禽类肉中佳品,补五脏、益中气,有"动物人参之称"。益气补虚,厚肠止痢,合陈皮健脾温胃,椒温中开胃,五味子甘之中焦益脾胃,其补虚止痢之功更强。

方九

【原文】脾虚滑痢,用黄雌鸡一只炙,以盐、醋涂,煮熟干燥,空心食之。(卷四十八鸡条引心镜)

【功效】温中益气。

【主治】脾虚滑痢。

【方解】雌鸡甘、温,归脾、胃、肝、肾经。能补五脏,尤补益脾胃、肝、肾。醋作药引入胃经,能消食化积。又因"咸可入肾"。用盐煮取其能引药入肾,增强补肾的作用。

【现代应用】雌鸡富含蛋白质、脂肪、钙、磷、铁及维生素,用于虚劳、羸瘦、纳呆食少,脾胃虚弱型泻泄。也可用于疾病的康复,平素补虚强身。

方十

【原文】白扁豆花正开者;择净勿洗,以滚汤烫过,和小猪脊肉一条;葱一根,胡椒七粒,酱汁拌匀,就以扁豆花汁和面,包作小馄饨,炙熟食之。(卷二十四豆条引必用食治方)

【功效】健脾和胃,清暑化湿。

【主治】痢疾、泄泻。

【方解】扁豆花味甘性平,功能健脾和胃,清暑化湿。《本草必读》:"扁豆花赤者入血分而宣瘀,白者入气分而行气,凡花皆散,帮可清暑散邪,以治夏月汇痢等证也。"

【现代应用】药理实验证明:煎液在试管内可抑制宋内型、弗氏型痢疾杆菌生长,可用于细菌性痢疾的治疗。

方十一

【原文】(1)黑神散:用酸石榴一个煅烟尽,出火毒一夜,研末,仍以酸石榴一块煎汤

服,神效无比。(卷三十安石榴条)

按:原书卷二百零七石榴皮,出肘后方治暴泻不止,及痢下赤白。用酸石榴皮,烧灰存性,不拘多少,研为细末。每服二钱,空心用米饮调下。

(2)神妙无比方也。用石榴一个劈破,炭火簇烧存性,出火毒,为末。每服一钱,别以酸石榴一瓣,水一盏,煎汤调服。(卷三十安石榴条引经验方)

【功效】涩肠止泻。

【主治】久泻久痢。

【方解】石榴味酸涩主入大肠经,酸能收涩能止,故可涩肠止泻以固脱,对久泻久痢,带下脱肛等症有疗效,《权》云:"涩肠",时珍云其:"止泻痢,下血脱肛、崩中带下。"

【现代应用】治久泻不止,可单用本品煎汤内服,若属脾虚久泻脱肛者,可配黄芪、白术、升麻等,以补脾固脱。药理实验显示:其对霍乱弧菌、痢疾杆菌、伤寒及副伤寒杆菌、大肠杆菌等都有明显的抑制作用。但石榴皮内含大量鞣酸、石榴皮碱,过食可出现恶心、呕吐、眩晕、耳鸣、视觉障碍等副作用。使用时注意,凡泻痢初起而有实火实邪时忌用。

方十二

【原文】下痢不止,杨梅烧研,每米饮服二钱,日二服。(卷三十杨梅条引普济)

【功效】生津止渴,行气止痛。

【主治】热痢。

【方解】杨梅性味甘酸,有生津止渴,行气止痛之功。张璐《本经逢源》:"杨梅能止渴除烦,烧灰则断痢,盐藏则止呕秽消酒。"黄宫绣《本草求真》:"杨梅能治心烦口渴,清热解毒。"对腹痛,里急后重,口渴喜引,小便黄赤之热痢尤为有效。

【现代应用】现代治疗痢疾及预防中暑,多用杨梅浸烧酒服。

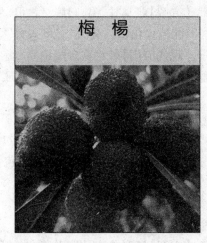

梅 杨

方十三

【原文】冬瓜叶嫩心,拖面煎饼食之。(卷二十八冬瓜条引海上名方)

【功效】清热止痢。

【主治】积热泻痢。

【方解】冬瓜叶性寒,《随食居饮食谱》:"清暑,治疟、痢、泻泄、止渴。"麦面能清暑热,消烦渴。两者合用有清热止痢之效。

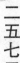

方十四

【原文】粳米半升,水研取汁,入油瓷瓶中,蜡纸封口,沉井底一夜,平旦服之。吴内翰家乳母病此,服之有效。(卷二十二粳条引普济方)

【功效】补脾养胃,除烦止渴。

【主治】赤痢热躁。

【方解】粳米甘、淡、平,生用多凉,入脾胃经,能补益中气,益五脏,壮气力,长肌肉,利小便,止渴除热。《本草经》:"五谷为养,而更取陈者,谓气味俱尽,还归于淡,淡乃无味之主,可以养胃气,且淡能渗湿,即化滞热,又补脾阴。"故用于治下痢口渴,脾胃虚弱,暑月吐泻诸证。沉井底,取泉水甘平之性。则治酒后热痢之功更强。

方十五

【原文】秫米一把,鲫鱼鲊二脔,薤白一虎口,煮粥食之。(卷二十三秫条引普济方)

【功效】清热解毒,行气止痢。

【主治】赤痢不止。

【方解】鲫鱼甘、平,功能益气健脾,清热解毒。《本草经疏》:"鲫鱼入胃,治胃弱不下食,入大肠,治赤白下痢,肠痈。"秫米,陶弘景《名医别录》:"利大肠,疗漆疮。"合其煮粥可消积和胃,增强利肠止痢之效。

方十六

【原文】酒痢,便血腹痛,或如鱼脑五色者。干丝瓜一枚,连皮烧研,空心酒服二钱。一方煨食之。俗名鱼鰦是也。(卷二十八丝瓜条引经验良方)

【功效】清热解毒,凉血止血。

【主治】酒痢便血、痔漏崩中。

【方解】丝瓜干、老则筋丝罗织,房隔联属,帮能通经达络,无处不到,有清热、化痰、凉血、解毒之功,煅炭则可止血。

【现代应用】本品体轻善通,入肺则通肺络,入胃则通胃络,入肝则通肝络,性平偏凉而清热解毒,清肺化痰,帮有祛风通络、解毒化痰之功。现多用于风湿疼痛和肠痹及胸肋疼痛的治疗。

方十七

【原文】(1)胡荽子一合,炒捣末,每服二钱,赤痢砂糖水下,自痢姜汤下,泻血白汤下,日二。(卷二十六胡荽条引普济方)

(2)乌龟肉,以砂糖水拌,椒和,炙煮食之,多度即愈。(卷四十五水龟条引普济方)

【功效】益阴补血。

【主治】阴虚作痢。

【方解】龟肉咸、寒，性平而偏凉，可用于阴虚血热妇女崩漏，月经过多之证。对久痢伤阴，或素体阴虚者，阴液亏虚，余邪未净，阴虚作痢，其养阴清肠效果尤好。砂糖和中益脾生津，椒温中开胃，三者合用，可增加疗效。

方十八

【原文】胁热血痢，救急：用猪大肠一条，入芫荽在内，煮食。奇效：用猪脏入黄连末在内，煮烂，捣丸梧子大。每米饮服三十丸。又方：猪脏入槐花末令满，缚定，以醋煮烂，捣为丸如梧桐子大。每服五十丸，温酒下。（卷五十豕条）

【功效】清热燥湿，凉血止血。

【主治】湿热血痢。

【方解】黄连性苦味寒，气味俱厚，时珍曰："黄连治目及痢为要药，"因苦能燥湿，寒能泻火，故具有清热燥湿，泻火解毒之功效。槐花苦寒清泻而沉降，善清血分邪热及肝经火热，故有凉血止血，清肝火之功。可用于多种血热出血证，尤宜于下部出血证，擅治痔血、便血。

【现代应用】据现代研究：黄连具有广谱抗菌作用，并能抑制钩端螺旋体、阿米巴原虫及各种致病性真菌。而槐花能减少毛细血管的通透性及脆性，缩短出血时间，增强毛细血管的抵抗力。临床常用黄连、槐花治疗泻痢腹痛、里急后重兼有血热痔血证。

方十九

【原文】用豉、大蒜等份，杵丸梧子大。每服三十丸，盐汤下。（卷二十五大豆豉条引王氏博济）

【功效】解毒消痈，行滞止痢。

【主治】血痢不止。

【方解】淡豆豉性味苦、寒。功能宣郁解毒，大蒜为辛温之品，解毒作用强，且能消痈行滞。两者合用，有消痈止痢之功。

【现代应用】据现代药理研究：大蒜挥发油、大蒜汁均有强大的广谱抗菌作用，对多种致病菌均有明显的抑制或杀灭作用。临床多用于治痢疾，腹泻等证，可以煎服，也可以用5%大蒜浸液灌肠。

方二十

【原文】姜烧黑存性，放冷为末。每服一钱，米饮下，神妙。（卷二十六干姜条引姚氏集验）

【功效】温中止泻止血。

【主治】虚寒痢。

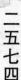

【方解】干姜烧黑即为黑姜,黑姜性味温缓,辛散之力减弱,而温守之力增强,守而不走也。因血见黑则止,故能止诸血。《本草纲目》:"干姜能引血药入血分,气药入气分,又能去恶养新,有阴生阳长之意,故阴虚者用之,而人吐血、衄血、下血,有阴无阳者亦宜用之,乃热因热用,从治之法也。"

方二十一

【原文】荷叶蒂,水煮汁,服之。(卷三十三莲藕条引普济方)

【功效】清热止血。

【主治】久痢出血。

【方解】荷叶蒂即为荷叶中央近梗处剪下的叶片,性味苦,平,能和胃安胎,止带止血,且止血而不留瘀,可用于多种出血证。可单用研末,或与生柏叶、生艾叶配伍治血热吐衄。

方二十二

【原文】气痢不止,巴石丸:取白矾一大斤,以炭火净地烧令汁尽,其色如雪,谓之八石。取一两研末,熟猪肝作丸梧子大。空腹,量人加减。水牛肝更佳。如素食人,以蒸饼为丸。或云自矾中青黑者,名巴石。(卷十一矾石条引刘禹锡传信方)

【功效】清热解毒,止血止痢。

【主治】血痢不止。

【方解】白矾酸寒,有燥湿杀虫止痒之功。外用能燥湿杀虫止痒。内服能祛痰,有止泻止血作用。其煅后收敛作用增强。时珍曰:"治痰饮泻痢崩带风眼,取其收而燥湿也。"猪肝甘温,有补肝养血之功,合用增强效果。

【现代应用】现代药理研究证实:白矾对金黄色葡萄球菌和变形杆菌有抑制作用。低浓度外用明矾能消炎、收敛、防腐,并能凝固蛋白、止血,用于吐衄下血。治泻痢不止可配五倍子、诃子同用。但本品有一定毒性,临床应注意剂量与给药途径。

方二十三

【原文】寒痢青色干姜切大豆大。每米饮服六七枚,日三夜一。累用得效。(卷二十六干姜条引肘后方)

【功效】温中散寒,回阳通脉。

【主治】寒痢青色。

【方解】干姜辛热燥烈,为温中散寒之主药,又回阳通脉。张元素《珍珠囊》认为云其去脏腑沉寒痼冷。

方二十四

【原文】久冷下痢或不痢,腰腹苦冷。用蜀椒三升,醋渍一宿,曲三升,同椒一升,拌作

粥食,不过三升瘥。(卷三十二蜀椒条引千金方)

【功效】温中散寒。

【主治】久冷下痢。

【方解】蜀椒辛热,陈炅莪《食物宜忌》"温中下气,散寒除湿,治呕逆止泻痢。曲甘温和中、健脾升胃,长于消食,两者合用,治寒湿泻痢"。

方二十五

【原文】冷痢不止,生姜煨研为末,共干姜末等份,以醋和面作混战,先以水煮,又以清饮煮过,停冷,吞二七枚,以粥送下,日一度。(卷二十六生姜条引食疗)

【功效】温中散寒。

【主治】冷痢不止。

【方解】生姜性味辛温,功能发汗解表,温中,煨用则性虽辛温而无生姜之散。干姜辛热燥烈,为温中散寒之主药。两者合用,温中散寒之功更著。

方二十六

【原文】葱白一握细切,和米煮粥,日日食之。(卷二十六葱条引食医心镜)

【功效】通阳行气。

【主治】赤白下痢。

【方解】葱白辛温通散,能宣通上下,通达表里,外可发汗解表,内则散寒以通阳气而止痛。临床多配伍用于治疗寒凝于里所引起的腹痛下痢等症。现代药理证明:其对痢疾杆菌、葡萄球菌等都有抑制作用。

方二十七

【原文】椒、绿豆各一岁一粒,为末,糊丸梧子大。红用生姜、白用米汤下。(卷三十二胡椒条引集简方)

【功效】温中止痛。

【主治】赤白下痢。

【方解】胡椒辛热,纯阳之品,既能温中散寒,又能健胃止痛。凡胃寒脘腹冷痛、呕吐、泄泻等症,皆可用之。绿豆甘寒,既调和胡椒辛热之性,又可清热解毒。两者合用效果尤著。

方二十八

【原文】赤白痢下,水谷不消,以曲熬粟米粥,服方寸匕,日四五服。(卷二十五曲条引肘后方)

【功效】消积止泻。

【主治】赤白下痢。

【方解】神曲为多种药物和面粉经发酵而成,凡发酵之品均健脾养胃,助消化。李时珍:"除痰逆霍乱,泻痢胀满诸疾,其功与曲同。"生用健脾养胃,炒用行气消积止泻。合粟米煮粥,可清胃热止消渴。

方二十九

【原文】薤白一握,用米煮粥,日食之。(卷二十六薤条引食医心镜)

【功效】行气导滞。

【主治】赤白下痢。

【方解】薤白味辛行散,有通阳散结,行气导滞之功,用于治疗胃肠气滞之脘腹痞满,泻痢里急后重。

方三十

【原文】噤口痢疾:荞麦面每服二钱,砂糖水调下。(卷二十二荞麦条引坦仙方)

【功效】清热解毒,下气利肠。

【主治】噤口痢疾。

【方解】荞麦味酸,其归脾胃经,能健脾开胃宽肠,消食化积行滞,其性寒凉能清热利湿。李时珍《本草纲目》:"降气宽肠,磨积滞;以砂糖水调炒面6g,复治痢疾。"杨起《简便方》:"肚腹微微作痛,出即泻,泻亦不多,日夜数行者,用荞麦面一味做饭,连复三四次愈。"

【现代应用】现代药理研究证明:荞麦粉剂对鼠离体肠管有直接松弛作用,并能降低胃酸。临床多用于食滞不化下痢的治疗。症见恶心呕吐、脘腹胀满,泻痢不止。

方三十一

【原文】鸡内金焙研,乳汁服之。(卷四十八鸡条)

【功效】健脾消食,固肠止痢。

【主治】噤口痢疾。

【方解】鸡内金味甘性平,归脾胃经,可健脾和胃消食。本经认为其主治"泻痢"微炒研末吞服,疗效较入煎剂为好。乳汁温润补虚,调和脾胃。

【现代应用】鸡内金含胃泌素、消化酶等,可使胃液及胃酸分泌增加,使胃蠕动增强,胃内容物排空加速,故可消食化积。临床多用于治疗纳呆、脘腹胀满、大便失常等症状。

方三十二

【原文】下痢噤口,糯谷一升炒出白花去壳,用姜汁拌湿再炒,为末。每服一匙,汤下,三服即止。(卷二十二稻条引经验良方)

【功效】补中益气,止泻。

【主治】下痢噤口。

【方解】糯米性温味甘,功能健脾胃止泻。《本草经疏论》:"补脾胃,益肺气之谷,脾胃得补,则中气自温,大便亦坚实。"故复食可治脾胃虚寒,久泻少食。合干姜汁炒则温中之力更强,并能促进消化液的分泌以增加食欲。

方三十三

【原文】久痢噤口:石莲肉炒,为末。每服二钱,陈仓米汤调下,使觉思食,甚妙。加入香连丸,尤妙。(卷三十三莲藕条引丹溪心法)

【功效】清热利湿。

【主治】久痢噤口。

【方解】石莲性味甘涩,甘能补益,涩可收敛,性平力缓,为能补能涩之品,功能补脾止泻,益肾固精。黄元御《玉楸药解》:"莲子甘平,甚益脾胃,而固涩之性,最宜滑泄之家,遗精便溏,极有疗效。"《随息居饮食谱》:"莲子鲜者,甘平清心养胃,治噤口痢,生熟皆宜。"成熟莲子于莲藕将裂时采者,色黑质坚如石,清热利湿作用更强,适用于噤口痢,久痢,久泄等证。

方三十四

【原文】久痢噤口,病势欲死。用金丝鲤鱼一尾,重一二斤者,如常治净,用盐、酱、葱,必入胡椒末三四钱,煮熟,置病人前嗅之,欲吃随意。连汤食一饱,病即除根,屡治有效。(卷四十四金鱼条引杨拱医方摘要)

【功效】健脾开胃。

【主治】久痢噤口。

【方解】鲤鱼为"诸鱼之长",有开胃健脾,消肿利尿之功,时珍云其:"米羹调服,治大人小儿暴痢。"

方三十五

【原文】血痢噤口,用活鲫鱼,翅侧穿孔,去肠留鳞,入白矾末二钱,以棕包纸裹煨存性,研末。每服二钱,米饮下,每日二服。(卷四十四鲫鱼条引直指方)

【功效】益气健脾,止血止泻。

【主治】血痢噤口。

【方解】鲫鱼甘平。《本草经疏》:"鲫鱼入胃,治胃弱不下食,入大肠治赤白久痢,肠痈。脾胃主肌肉,甘温能益脾生肌,故主诸疮久不瘥也。"白矾性味酸涩。功能止血止泻。二者合用,既能健脾,又能止血,对血痢噤口之症尤为有效。

便秘

方一

【原文】羊蹄根一两,水一大盏,煎六分,温服。(卷十九羊蹄条引圣惠方)

【功效】泻火通便。

【主治】热结便秘。

【方解】羊蹄宣清苦泄涩敛,归心、肝,入血分,以泻火凉血;归大肠经以泻火通便。故有凉血止血泻下之效。

方二

【原文】阿胶(炒)二钱,葱白三根,水煎化,入蜜二匙,温服。(卷五十阿胶条)

【功效】补血止血,滋阴润燥。

【主治】血虚便秘。

【方解】阿胶甘平质黏,入肝补血,入肾肺滋阴润肺,故有补肝血滋肾阴,润肺燥之效,自古为服食佳品,配葱白宣通上下,通达表里,合蜂蜜补中润燥,用于血虚便秘。

【现代应用】阿胶含明胶为骨胶原,水解后产生赖氨酸、精氨酸、组氨酸等,有加速红细胞和血红蛋白生长的作用,故有补血作用。临床凡血虚、阴虚之证,虚烦失眠以及一切失血之证,皆为常用。治疗血虚便秘,常配蜂蜜、枳壳,如阿胶枳壳丸。

方三

【原文】羊胆汁灌入即通。(卷五十羊条引千金)

【功效】清热解毒。

【主治】热结便秘。

【方解】羊胆汁性味苦,寒,归心、肝、胆、肺、大肠经,功能清肝明目,清热解毒,临床主要用于肝热目赤肿痛、热痢、热结便秘、热毒疮疡等证。

方四

【原文】大小便闭,捣葱白和面,封小腹上。仍灸七壮。(卷二十六葱条引外台秘要)

【功效】通阳行气。

【主治】大小便闭。

【方解】葱白辛温通散,能温通上下,通达表里。本品捣烂敷脐再施温熨。常用于阴寒凝滞之腹痛或尿闭腹胀等。

方五

【原文】关格胀满,大小便不通。独头蒜烧熟去皮,绵裹纳下部,气立通也。(卷二十六葫条引外台秘要)

【功效】行气消痈。

【主治】关格胀满。

【方解】大蒜辛温,功能行气消痈,《本草纲目》:"纳肛中,能通幽门,治关格不通。"又云,痈疽之发,着灸胜于用药,缘热毒中肠,上下不通,比得毒气发泄,然后解散。

方六

【原文】关格闭塞,猪脂、姜汁各二升,微火煎至二升,下酒五合,和煎分服。(卷五十豕条引千金)

【功效】补虚润燥。

【主治】关格闭塞。

【方解】猪脂性味甘温,能补虚润燥。《本经逢源》:"猪脂生主下痢脱肛,取润以导下,补中寓泻也。"姜汁辛而不荤,去邪辟恶,用于治疗肠梗阻引起的便秘。

黄疸

方一

【原文】(1)醋酒浸鸡子一宿,吞其白数枚。(四十八鸡条引肘后方)

(2)竹叶五升(切),小麦七升,石膏三两,水一斗半,煮取七升,细服,尽剂愈。(卷三十七竹条引肘后方)

【功效】清热利湿。

【主治】时行发黄。

【方解】竹味甘寒则清热,味淡则渗湿利尿,石膏辛甘大寒,具清解之性,二者合以同治,则能解除胃热,清热利湿,主治温热引起之时行发黄。

方二

【原文】湿热发黄,生姜时时周身擦之,其黄自退也。一方:加茵陈蒿,尤妙。(卷二十六生姜条引伤寒槌法)

【功效】清利湿热,利胆退黄。

【主治】湿热发黄。

【方解】茵陈味苦能泄,微寒偏清,善清利肝胆湿热而利胆退黄,湿热蕴结于肝胆脾胃

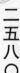

之阳黄证,合用生姜疏肝导滞,治疗黄疸型传染性肝炎,能迅速退热退黄,明显减轻肝肿大症状。

【现代应用】现代药理证明:茵陈有明显的利胆作用,在增加胆汁分泌的同时,也增加胆汁中固体物、胆酸和胆红素的排泄量,并能保肝、解热、降压、降血脂、抗菌、抗病毒,临床常用本品治疗急性肝炎、重症肝炎、病毒性肝炎、胆石症、胆道阻塞等均有较好的疗效。并可用于治疗湿疹、湿疮和高脂血症。

方三

【原文】湿热黄疸,蟹烧存性研末,酒糊丸如梧桐子大。每服五十丸,白汤下,日服二次。(卷四十五蟹条引集简方)

【功效】清热退黄。

【主治】湿热黄疸。

【方解】蟹味咸,寒,归心、肝、肾经,入血行血,能散瘀破结。《经曰》:"热淫于内,治经咸寒。"故善清热凉血、祛瘀退黄。以蟹烧存性,研末内服,用于湿热黄疸。

方四

【原文】肾黄如金,莴苣子一合细研,水一盏,煎五分服。(卷二十七莴苣条引外台秘要)

【功效】利尿退黄。

【主治】肾黄如金。

【方解】莴苣性味甘苦、凉,入肾经。有利五脏、通经脉、清热利水、通乳明目之功效。鲜莴苣叶煎汤饮,可治浮肿和腹水。

方五

【原文】黄疸酒疸,小螺蛳养去泥土,日日煮食饮汁,有效。(卷四十六蜗螺条引永类)

【功效】清热利尿,明目退黄。

【主治】黄疸酒疸。

【方解】螺蛳甘寒,有清热、利尿、明目之效。《扶寿精方》记载其可能治五淋、白浊。《小山怪证书》载其治黄疸吐血。

方六

【原文】酒疸诸黄,用田螺将水养数日,去泥,取出生捣烂,入好酒内,用布帛滤过,将汁饮之。日三服,日效。(卷四十六田螺条引寿域)

【功效】清热利尿,明目退黄。

【主治】黄疸酒疸。

【方解】田螺甘、咸,性寒,功能清热利尿,《本草纲目》:"利湿热,治黄疸,捣烂贴脐,引热下行,止噤口痢,下水气淋闭。"本方取田螺除湿退黄,用黄酒一则可浸取田螺之汁,二则能养脾气而除湿邪,故用之有助于退黄,用于"酒疸诸黄"。

【现代应用】脾胃虚寒不宜多食。

方七

【原文】三十六黄,救急方:用鸡子一颗,连壳烧灰,研蚱一合温之,顿服。鼻中虫出为效。身体极黄者,不过三枚,神效。(卷四十八鸡条引外台秘要)

【功效】除疳退黄。

【主治】疳积黄疸。

【方解】蚱蝉咸寒归脾、肝经,有除疳之效,多用于饮食积滞、消化不良;鸡子性味甘平,能养血滋阴,对迁延性消化不良疗效最为满意。两者合用,对于疳积引起的萎黄最为有效。

水肿

方一

【原文】水肿:用大鲤一尾,赤小豆一升,水二斗,煮食饮汁,一顿服尽,当下利尽即瘥。(卷四十四鲤鱼条引外台)

按:原书卷二十方中为"慎牛肉、白酒、生、冷、面、猪、鱼、油、酪。药滓埋之,勿令人食"。

【功效】健脾利尿消肿。

【主治】脾虚水肿。

【方解】鲤鱼,《图经本草》"诸鱼惟此最佳,故为食品上味。"其味甘,性平,能补脾健胃利水消肿。《本草纲目》:"鲤乃阴中之阳,其功长于利小便,故能消肿胀,黄疸,脚气。"赤小豆甘酸性平,性善下行,通利水道,使水湿下泄而消肿,味甘能补,为滋养性、利水肿药。二者配伍应用,宜于脾虚水肿,脚气病人食服。

【现代应用】临床用于治疗水肿。对门静脉性肝硬化伴浮肿或腹水,以及慢性肾炎水肿、贫血性水肿、妊娠水肿、产后水肿等均有一定疗效。

方二

【原文】(1)治十种水病垂死。用青头鸭一只,如常治切,和米并五味煮作粥食。(卷四十七鹜条引心镜)

(2)用白鸭一只治净,以馈饭半升,同姜、椒入鸭腹中缝定,蒸熟食之。(卷四十七鹜

条引心镜）

【功效】滋阴补虚,利尿消肿。

【主治】水肿。

【方解】《本草纲目》:"鸭,水禽也,治水利小便,宜用青头雄鸭。"其味甘、咸,性凉能滋阴利尿。合姜、椒取汗以助除湿消肿之力。若同冬瓜、薏苡仁之类同用,其效更著。

方三

【原文】水气浮肿,小豆一升,白雄鸡一只,治如食法,以水三斗煮熟食之,饮汁令尽。(卷四十八鸡条引肘后方)

【功效】益气,补虚,消肿。

【主治】水气浮肿。

【方解】鸡肉味甘,性微温,能温中补虚,益气养血。本方用鸡肉补虚益脾,合用赤小豆补脾利水,效果尤著。

【现代应用】多用于脾虚或营养不良所引起的水肿。

方四

【原文】水肿胀满,赤尾鲤鱼(一斤)破开,不见水及盐,以生矾五钱研末,入腹内,火纸包裹,外以黄土泥包。放灶内煨熟取出,去纸、泥,送粥。食头者上消,食身、尾者下消,一日用尽,屡试经验。(卷四十四鲤鱼条引杨拱医方摘要)

【功效】健脾利湿,利尿消肿。

【主治】脾虚水肿。

【方解】鲤鱼味甘、性平,功能补脾健胃,利水消肿。白矾有燥湿退黄之功,两者合用,其效尤著。用于黄疸病后期,脾胃虚弱,湿热未尽而热不重者。

方五

【原文】水气肿胀,治水肿从脚起,入腹则杀人。赤小豆一斗,煮极烂,取汁五升,温渍足膝。若已入腹,但食小豆,勿杂食,亦愈。(卷二十四赤小豆条引韦宙独行方)

【功效】利水消肿。

【主治】脚气浮肿。

【方解】赤小豆味甘、性平,味甘能补,下行能利水湿。《本草经疏》:"凡水肿、胀满、泄泻,皆湿气伤脾所致。小豆健脾燥湿,故止水肿胀满,止泄,利小便也。"

【现代应用】临床多用于水肿胀满,脚气浮肿的治疗。治水肿,可单用煎服,或配伍白茅根、桑白皮等同用。治疗脚气水肿,可单用煎汁温浸脚膝以下。

方六

【原文】水肿尿涩,牛肉一斤熟蒸,以姜、醋空心食之。(卷五十牛条引心镜)

【功效】补脾利尿。

【主治】脾虚水肿。

【方解】牛肉甘而微温,血肉有情之品,为脾胃所主之物,治脾胃所主之病,有补脾胃,益气血之功。《医甘纂要》:"牛肉味甘,专补脾土。脾胃者,后天气血之本,补此者无不补也。"合姜、醋"卜气消食,开胃气。"适用于脾胃虚弱,营养不良,面浮足肿,小便短小之症。

方七

【原文】水肿溲涩,猪肝尖三块,绿豆四撮,陈仓米一合,同水煮粥食。毒从小便出也。(卷五十豕条)

【功效】利尿解毒。

【主治】中毒浮肿。

【方解】绿豆味甘性凉,能清热除烦、利小便、解毒。合猪肝利水消肿,陈仓米补脾养胃,效果尤著。

【现代应用】绿豆是一种具有重要的保健食品,据研究,盛夏季节常食,有预防中毒作用。对于食物中毒,或接触有害物质、气体者有防治作用。对血脂、血压过高的患者有降低血脂的功能,还有明显的保肝解毒作用。

方八

【原文】(1)十种水气,垂死。鳢鱼(一斤重者)煮汁,和冬瓜、葱白作羹食。(卷四十四鳢鱼条引心镜)

(2)十种水气,浮肿喘满。用大冬瓜一枚,切盖去瓤,以赤小豆填满,盖合签定,以纸筋泥固济,日干,用糯糠两大箩,入瓜在内,煨至火尽,取出切片,同豆焙干为末,水糊丸梧子大。每服七十丸,煎冬瓜子汤下,日三服,小便利为度。(卷二十八冬瓜条引杨氏家藏方)

【功效】利尿消肿。

【主治】水肿喘满。

【方解】冬瓜味甘微寒,其性下行。甘淡渗利,善于利小便,消水肿。《兵部手集》:"水病危急,冬瓜不拘多少,任意吃之,神效无比。"合用赤小豆通利水道以利水消肿,则其功更效。

方九

【原文】腹中水癖水肿。以黄雌鸡一只,如常治净,和赤小豆一升同煮,候豆烂,即出食之。其汁饮,日二夜一,每服四合。(卷四十八鸡条引诳曰)

【功效】利水消肿。

【主治】脾虚水肿。

【方解】鸡肉补虚益脾,赤小豆补脾利水,用于脾虚或营养不良所引起的水肿。

方十

【原文】大豆一斗,清水一斗,煮取八升,去豆,入薄酒八升,再煎取八升服之。再三服,水当从小便中出。(卷二十四大豆条引范汪方)

【功效】健脾利湿。

【主治】新久水肿。

【方解】大豆味甘性平,能补肾益阴,健脾利湿。《食经》:"煮饮汁,疗温毒水肿,除五淋,通大便,去结积。"本方取大豆补脾利湿,调中下气之功,用于脚气水肿而烦闷、心悸、神志恍惚者。

臌胀

方一

【原文】气水臌胀,狗肉一斤切,和米煮粥,空腹食之。(卷五十狗条引心镜)

【功效】补中益气。助阳健脾。

【主治】臌胀水肿。

【方解】狗肉味甘、咸,性温,能温补脾胃,《本草纲目》:"犬性温暖,能治脾胃虚弱之疾。"狗肉重在温中补脾,合粳米、生姜养胃健脾,适用于脾胃虚寒,腹痛喜温,或脾胃虚弱,水肿胀满之症。

方二

【原文】气胀气蛊莱菔子研,以水滤汁,浸缩砂一两一夜,炒干又浸又炒,凡七次,为末。每米饮服一钱,如神。(卷二十六莱菔条引朱氏集验方)

【功效】消食除胀、行气止痛。

【主治】气胀。

【方解】莱菔子归脾、胃经,辛能行散,可行滞消食,化积除胀。对食积停滞,脘腹胀满诸证与消食行气药同用,其功益彰。

消渴

方一

【原文】糯米三合,水五升,蜜一合,研汁分服,或煮汁服。(卷二十二稻条引杨氏产

乳)

【功效】补脾润燥。

【主治】消渴口干。

【方解】糯米性淡味甘,《随息居饮食谱》:"糯米甘温补肺气,充胃津,助豆浆,暖水脏。"合蜜柔而濡泽,故能润燥。两者同用能滋养脾胃之阴而润胃燥,用于脾胃阴不足,口渴饮水或少食欲吐之证。

【现代应用】用于脾胃虚燥引起的口渴证。

方二

【原文】绿豆煮汁,并作粥食。(卷二十四绿豆条引普济方)

【功效】清暑利尿。

【主治】暑热烦渴。

【方解】绿豆味甘,性凉,能清热除烦、利小便、解毒。对热病或暑热所致的心烦、口渴、发热有治疗作用。

【现代应用】多用绿豆煮至豆熟后,加入银花,一同煮沸,用于暑热烦渴、小便短赤或热病发热心烦等证。亦可用于热痱、疮疹等。

方三

【原文】独胜散,用出芽子萝卜三枚,净洗切片,日干为末。每服二钱,煎猪肉汤澄清调下,日三服,渐增至三钱。生者捣汁亦可,或以汁煮粥食之。(卷二十六莱菔条引图经本草)

【功效】清热生津、滋阴润燥。

【主治】消渴口干。

【方解】萝卜味甘性凉,能清热生津止渴。可用于热病口渴或消渴多饮。猪肉,《随息居饮食谱》谓其"补肾液,充胃汁,滋肝阴,润肌肤,利二便,止消渴。"可用于温热病后,热退津伤,口渴喜饮之证。二者同用,生津润燥之功更强。

方四

【原文】用香水梨、或鹅梨、或江南雪梨皆可,取汁以蜜汤熬成瓶收。无时以热水或冷水调服,愈乃止。(卷三十梨条引普济方)

【功效】清热润燥、生津止渴。

【主治】消渴口干。

【方解】梨营养丰富,有"百果之宗"美誉。味甘酸、性微寒,甘美多汁,生津润燥。治疗热病口渴、消渴、肺热咳嗽,可常服久用。《本草通玄》:"生者清六腑之热,熟者滋五脏之阴。"合用蜂蜜,有着良好的养阴生津,润燥止渴的作用。

【现代应用】本方原用于消渴喜饮,现亦多用于阴虚火热,津液亏耗,口渴心烦,咽痛喉干,失音或肺燥咳嗽之证。

方五

【原文】用糯米二升,煮稀粥一斗,冷定。入田中活螺三升在内,待螺食粥尽,吐沫出,乃收任性饮之,立效。(卷四十六田螺条引圣惠)

【功效】清热止渴。

【主治】消渴口干。

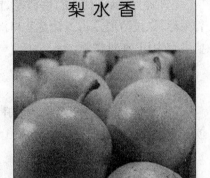

梨水香

【方解】田螺味甘、咸,性凉,能清热止渴,利尿通淋。多用于消渴饮水、小便数多的治疗。糯米亦"主消渴",同用增强疗效。

方六

【原文】用泥鳅鱼(十头阴干,去头尾,烧灰)、干荷叶等份为末。每服二钱,新汲水调下,日三。名沃焦散。(卷四十四维鱼条引普济方)

【功效】生津止渴。

【主治】消渴引水。

【方解】泥鳅甘温主补,温补脾、肾阳气,酸干化阴,生津止渴,兼能利湿退黄、杀虫止痒。其药性缓和,诸病不忌,为食疗佳品。荷叶性味甘、平,具清热解暑作用,可治暑热、头胀胸闷、口渴、小便短赤之证。二者合用,治消渴引水无度、口干舌燥。

方七

【原文】消渴饮水,小便数。以黄雌鸡煮汁冷饮,并作羹食肉。(卷四十八鸡条引心镜)

【功效】润燥止渴。

【主治】消渴引水。

【方解】雌鸡味甘,性平,野味肉食多能补脾益气;血肉之质,可润燥止渴。本方取野鸡肉润燥止渴,用于消渴舌焦,口干,小便数等证。

方八

【原文】消渴不止,冬瓜一枚削皮,埋湿地中,一日取出,破开取清水日饮之。或烧熟绞汁饮之。(卷二十八冬瓜条引圣济总录)

【功效】除烦止渴。

【主治】积热烦渴。

【方解】冬瓜味甘、淡,性微寒,能清热化痰,除烦止渴。《随息居饮食谱》:"清热、养胃生津,涤秽治烦。"古方治热病口渴、消渴及热痢等口渴,用冬瓜取汁饮者颇多。大抵热盛者宜生用,亦可嚼服。

方九

【原文】绿豆、黄麦、糯米各一升,炒熟磨粉。每以白汤服一杯,三五日见效。(卷二十四绿豆条)

【功效】益脾胃,除烦热。

【主治】中消。

【方解】绿豆功能清热除烦,主治热病或暑热所致的心烦、口渴、发热;糯米能补脾胃,滋养脾胃之阴而润燥。黄麦亦有止消渴除烦之效,三者合用治疗中消,多食易饥,效果尤著。

方十

【原文】以陈粟米炊饭,食之,良。(卷二十三粟条引食医心镜)

【功效】清胃热,止消渴。

【主治】胃热消渴。

【方解】粳米味甘,性凉,有益胃、清热以除烦之效。用于胃热消渴口干,常食有益。可作为药物治疗的辅助。

方十一

【原文】羊肚烂煮,空腹食之。(卷五十羊条引古今录验)

【功效】健脾胃,补虚。

【主治】胃虚消渴。

【方解】羊肚即羊胃,性味甘温,能补虚,健脾胃,可治虚劳羸瘦,不能饮食,消渴,盗汗,尿频等证。

方十二

【原文】下虚消渴,心脾中热,下焦虚冷,小便多,渐羸瘦者。牛羊乳,渴即饮之,每饮三四合。(卷五十牛条引广利方)

【功效】滋养补虚,益胃润燥。

【主治】消渴口干。

【方解】羊乳、牛乳即为羊奶、牛奶,均能益胃润燥,滋阴补虚。适合于胃阴不足,噎嗝反胃,消渴口干,虚损瘦弱等证。

方十三

【原文】肾虚消渴,难治者。黑大豆炒、天花粉等份,为末,面糊丸梧子大。每黑豆汤下七十丸,日二。名救活丸。(卷二十四大豆条引普济方)

按:原书卷一百七十八方中为"黑豆百粒汤下"。

【功效】补肾益阴,清热生津。

【主治】肾虚消渴。

【方解】黑豆性甘味平,补肾滋阴是其所长,可治疗肾阴亏虚,消渴多饮,小便频数;天花粉甘寒,养阴生津,为生津止渴之佳品,清肺润燥之良药。两者配伍对肾虚消渴有明显疗效。

方十四

【原文】用小麦作饭及粥食。(卷二十二小麦条引心镜)

【功效】养心安神、除烦止渴。

【主治】烦热消渴。

【方解】小麦味甘,性凉,归心经,能除烦止渴,养心安神。用于烦热消渴、口干。

【现代应用】临床上多用甘麦大枣汤养心安神,和中缓急。用于思虑过度、心阴受损、脏腑不足所致的脏躁,症见精神恍惚,时常悲伤欲哭,心中烦乱,睡眠不安。精神病,更年期综合征或神经衰弱辨证属心阴不足者也可应用。

方十五

【原文】羊肺一具,入少肉和盐、豉作羹食。不过三具愈。(卷五十羊条引普济方)

【功效】滋阴润燥,通调小便。

【主治】渴利不止。

【方解】羊肺性味甘,平,补肺气,通水道。治肺痿咳嗽,消渴,小便不利或频数。

方十六

【原文】温水一盏,调面一两,饮之。(卷二十二小麦条引圣济总录)

【功效】清暑热,消烦渴。

【主治】热渴心烦。

【方解】大麦性平凉滑,无燥热,作面胜于小麦。《本草衍义》:"三伏中,朝廷作面,以赐臣下。"即用麦面能清暑热,消烦渴。

方十七

【原文】生葡萄捣滤取汁,以瓦器熬稠,入熟蜜少许同收。点汤饮甚良。(卷三十三葡

萄条引居家必用)

【功效】生津止渴。

【主治】烦渴咽干。

【方解】葡萄味甘、微酸,性平,有滋阴补益的作用,干品以补肝肾、益气血见长,鲜品以生津液见长,略有利小便的作用。鲜葡萄汁与蜂蜜熬膏服,益胃养阴,生津止渴之效极佳。用于胃阴不足,咽干口渴或热病烦渴。

遗尿

【原文】梦泄遗尿,韭子二升,稻米三升,水一斗七升,煮粥取汁六升,分三服。(卷二十六韭条引千金方)

【功效】壮阳固精。

【主治】阳痿梦遗。

【方解】韭子甘、辛,温,入肝、肾二经,为温肾固精要药。《素问》:"韭子之治遗精漏泄、小便频数,女子带下者,能入厥阴,补下焦肝及命门之不足。"也用于肾虚小便频数、遗尿、带下,单服即效。

【现代应用】现代药理研究证实:韭菜子含有生物碱、皂甙和蛋白质,具有增强性功能和强壮作用。临床用于肾阳虚衰所致的阳痿,遗精,尿频,遗尿等证,可单用研末服,也可配伍菟丝子、龙骨、桑螵蛸等药同用。

癃闭

方一

【原文】小便闭胀,不治杀人。葱白三斤,锉炒帕盛,二个更互熨小腹,气透即通也。(卷二十六葱条引许学士本事方)

【功效】通阳化气。

【主治】小便癃闭。

【方解】葱白辛温通散,能宣通上下,通达表里。用葱白外治法来急通小便,是取其散寒凝、通阳气而达到气化得行、小便自通的目的。其主治膀胱气化失调而致的小便不利。

【现代应用】临床多用葱白捣碎,入麝香少许拌匀,先煎一包脐上热敷15分钟。再换一包,以冰水敷15分钟,交替使用,以通为用。

方二

【原文】(1)葱白连叶捣烂,入蜜,合外肾上,即通。(卷二十六葱条引永类钤方)

(2)莴苣菜捣敷脐上即通。(卷二十七莴苣条引卫生易简方)

（3）莴苣子捣饼，贴脐中即通。（卷二十七莴苣条引海上仙方）

【功效】清热利尿。

【主治】小便不利。

【方解】莴苣菜、莴苣子性能、功用相似，性味苦，寒，能通乳汁、清热利尿。主治产后乳汁不下、小便不利而有热者。本品为凉蔬菜，药性较弱。

方三

【原文】猪胆一枚，热酒和服。又用猪胆连汁，笼住阴头。一二时汁如立通。（卷五十豕条引肘后）

【功效】清热利胆。

【主治】小便不利。

【方解】猪胆汁性味苦，寒，能清心利肝胆，历来常用作导肠通便及清肝明目之品。

【现代应用】药理研究证明，其主含胆汁酸、胆红素，具有消炎、抑菌、利胆及溶解结石作用。用于治疗胆结石所致小便不通有效。

五淋、尿浊、尿频

方一

【原文】大麦三两煎汤，入姜汁、蜂蜜，代茶饮。（卷二十二大麦条引圣惠方）

【功效】除烦利尿。

【主治】卒患淋痛。

【方解】大麦味甘，性寒，能除热止渴、利小便，本方以大麦利小便，用生姜汁、蜂蜜有解毒之意。用于卒然小便淋涩疼痛，小便黄之证。

方二

【原文】小便淋沥，痛不可忍。鸡肫内黄皮五钱，阴干烧存性，作一服，白汤下，立愈。（卷四十八鸡条引医林集要）

【功效】通淋化石。

【主治】小便淋痛。

【方解】鸡内金味甘，性平，归脾胃经，入膀胱经能化石通淋、固精止遗。用于膀胱结石，证见小便淋漓不通，痛不可忍。胆结石，证见右腹绞痛，恶心呕吐。常配金钱草、海金沙同用。本品微炒研末吞服，疗效较入煎剂为好。

方三

【原文】水芹菜白根者，去叶捣汁，井水和服。（卷二十六水芹条引圣惠方）

【功效】清热利湿。

【主治】小便淋痛。

【方解】芹菜为药食两用之品，既为美味蔬菜，又有清热平肝作用。用于肝阳上亢之高血压病。还能清利湿热。对不耐药味，长期患病者最为适宜，有寓药于食之功。

【现代应用】芹菜含挥发油、蛋白质、矿物质等，其中磷、钙含量较多。药理研究证明：其能促食欲、降压、利尿。临床用于小便不利、淋漓涩痛、尿血等证的治疗。可用鲜品洗净捣汁服，浓煎治疗乳糜尿疗效亦显著。

方四

【原文】沙石诸淋，疼不可忍。用萝卜切片，蜜浸少时，炙干数次，不可过焦。细嚼盐汤下，日三服。名瞑眩膏。（卷二十六莱菔条引普济）

【功效】利尿通淋。

【主治】沙石诸淋。

【方解】萝卜味甘，性凉，能清热生津、利小便。取汁服，可防止胆石形成，治疗热淋、石淋、小便不利或胆石症。

方五

【原文】生藕汁，生地黄汁，葡萄汁各等份，每服七分盏，入蜜温服。（卷二十三莲藕条）

【功效】凉血止血，清热利尿。

【主治】血淋。

【方解】生地黄苦，寒，入心肝血分。苦寒清热，甘寒养阴，故能清热凉血而泻火，为凉血滋阴之主药。鲜藕味甘、性偏凉，功能凉血止血，适用于血分有热者。本方用鲜葡萄通利小便，以生地、鲜藕凉血止血，用于热迫膀胱，伤及血络，小便滞涩热痛，尿中有血。

方六

【原文】热淋血淋，不拘男女。用赤小豆二合，慢火炒为末，煨葱一茎，擂酒热调二钱服。（卷二十四赤小豆条引修真秘旨）

【功效】清热止血。

【主治】热淋血淋。

【方解】赤小豆性味甘、酸，平，功能清热利水，散血消肿，活血排脓。《本经》："主下水，排脓血"。本品含蛋白质，脂肪，碳水化合物，粗纤维，钙、磷、铁，维生素 B_1、维生素 B_2 等。民间用于利水和补血。其解毒作用稍逊于绿豆。赤小豆补血时多与红枣、桂圆同煮。擂酒热调能加强其止血之功。

【现代应用】因赤小豆有散血消肿和止血作用，多用于痔疮瘀肿疼痛，大便带血的治疗。又因其能利水止血,故临床亦用赤小豆麻黄汤加减治疗急性肾炎、玉米赤小豆汤治疗原发性肾病综合征,以消血尿。

方七

【原文】螺蛳一碗,连壳炒热,入白酒三碗,煮至一碗,挑肉食之,以此酒下,数次即效。(卷四十六田螺条引扶寿精方)

【功效】清热止渴,利尿通淋。

【主治】热淋。

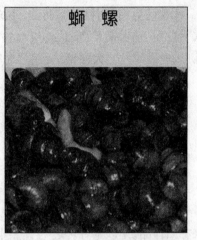

螺蛳

【方解】螺蛳味甘,性寒。《本草汇言》:"此物体性大寒……因风因燥因火者,服用见效甚速。"其性又下行,能利湿通淋。主治水肿、热淋,小便不利或小便浑浊。本方取螺蛳利尿通淋、除湿。米酒主要用以调味。用于湿热小便不利,淋沥滞涩,或小便色白、浑浊。

【现代应用】本品用壳煅灰,每日3次,每次1.5～3g,能制酸止痛。脾胃虚寒者不宜服用。

方八

【原文】陈冬瓜仁炒为末,每空心米饮服五钱。(卷二十八冬瓜条引救急易方)

【功效】利水除湿。

【主治】男子白浊。

【方解】冬瓜仁为冬瓜的种子,性味甘微寒。能润肺化痰,利水除湿,消痈排脓。用于小便不利;带下白浊,多配入复方中用。

【现代应用】因冬瓜药性偏凉,病证属热的患者服之适宜,属虚寒者服之则易损伤正气。

方九

【原文】羊骨为末,酒服方寸匕,日三。(卷五十羊条引千金)

【功效】补肾健脾。

【主治】虚劳白浊。

【方解】羊骨味甘,性温。功能补肾,强筋骨。主治虚劳羸瘦,腰膝无力,筋骨挛痛,白浊,淋痛,久泻久痢等症。煎汤或配制药酒。

【现代应用】现代研究:其主要含磷酸钙及微量的氟、氯、钠、钾、铁等。

方十

【原文】胡桃煨熟,卧时嚼之,温酒下。(卷三十胡桃条)

【功效】固精缩尿。

【主治】小便频数。

【方解】胡桃性味甘,温。功能固精缩尿,补肾强腰,定喘,润肠。

【现代应用】胡桃含脂肪油,主成分为亚油酸、油酸、亚麻酸的甘油酯;另含蛋白质、碳水化合物、维生素 E、维生素 B$_2$。食之能润滑大肠而通利大便,且有滋补作用,故对老年体虚、病后津亏之大便秘结,用之尤宜。大便溏薄者不宜食用。

方十一

【原文】小便频数,下焦虚冷也。羊肺一具(切)做羹,入少羊肉,和盐、豉食。不过三具效。(卷五十羊条引集验方)

【功效】温中暖肾。

【主治】阳痿,尿频。

【方解】羊肉味甘,性温,能温中补肾。其性温热,归脾与胃,又能暖脾、肾之阳。是历来补阳佳品,尤以冬月食之为宜。本方取羊肉温肾助阳,用于肾虚阳痿,腰膝酸软,遗尿或尿频。

【现代应用】本品含丰富的蛋白质、脂肪、磷、钙、铁,维生素等。老年人或身体虚弱的中年人,冬天手足不温,衰弱无力,怕寒畏冷,多食羊肉补身,将有好处。但外感时邪,或体内有宿热者忌食。

头痛

方一

【原文】时疾头痛,发热者。以连根葱白二十根,和米煮粥,入醋少许,热食取汗即解。(卷二十六葱条引济生秘览)

【功效】祛风发表,通阳发汗。

【主治】时疾头痛。

【方解】葱味辛,温。《本草经疏》说:"葱,辛能发散,能解肌,能通上下阳气。故外来怫郁诸症,悉皆主之。"功能祛风发表。主治感冒风寒,恶寒发热,无汗头痛。本方取葱辛温发汗解表,以米粥益胃气以助药力。用于感冒风寒无汗的轻证,或感冒初起证型不明显者。

【现代应用】葱是我国的一种古老常用食物和药品,是一种健胃良药。含挥发油,主要成分为蒜素。药理研究证明:其能抑制很多杆菌和球菌。并能促进发汗作用,增加消化液的分泌,增强食欲。但体虚肌表不固,易于出汗者不宜用。

方二

【原文】伤寒头痛如破者。连须葱白半斤,生姜二两,水煮温服。(卷二十六葱条引活人书)

【功效】发表散汗。

【主治】伤寒头痛。

【方解】生姜性味辛,温,能发汗解表,开胃止呕。辛散之性能增强葱白发汗解表之力。两药合用为相须配伍。民间多在本方中加入红糖,不仅便于服用,且有益胃气、助发汗的作用。

【现代应用】生姜自古以来是一味常用药,其适用范围广,疗效也较为显著,是一味很好的食疗佳品。还可以作为灸法所应用之药物,以引郁毒,使内毒外发。临床还用于治疗小儿真菌性肠炎和慢性萎缩性胃炎。阴虚内热、出血者应当忌食。

方三

【原文】(1)用蓖麻油纸剪花,贴太阳亦效。(卷十七蓖麻条引德生堂方)

(2)蓖麻仁半两,枣肉十五枚,捣涂纸上,卷筒插入鼻中,下清涕即止。(卷十七蓖麻条)

【功效】祛风解痉。

【主治】风气头痛。

【方解】蓖麻味淡,性微温。功能镇静解痉,祛风,散瘀。主治破伤风、癫痫等症。

【现代应用】据研究:临床用蓖麻治疗过期妊娠引产、粘连性肠梗阻。还有部分抗癌作用。但具有一定的毒副作用。

方四

【原文】高良姜生研频嚏。(卷十四高良姜条引普济方)

【功效】散寒止痛。

【主治】头痛嚏鼻。

【方解】高良姜性味辛热,归脾胃经。为治胃寒脘腹冷痛之常用药。《别录》:"主暴冷,胃中冷逆,霍乱腹痛。"本方用治风寒头痛是取其散寒之性。

【现代应用】临床多配伍香附合用,以疏肝解郁,散寒止痛,如良附丸。

方五

【原文】痰厥头痛如破者。乌梅肉三十个,盐三撮,酒三升,煮一升,顿服取吐即愈。

（卷二十九梅条引肘后方）

【功效】敛肺止咳。

【主治】痰厥头痛。

【方解】乌梅性温味酸，功能生津，止泻，止咳，安蛔。治疗久咳不止时多配伍罂粟壳同用。

【现代应用】经药理研究证明：乌梅能收缩胆囊，促进胆汁排泄，并有抑制痢疾杆菌作用，近年来单用本品或以其组成的复方，用于胆道蛔虫症及细菌性痢疾等，取得了一定的效果。还用于慢性支气管炎久咳不止的治疗。

方六

【原文】一人头风，首裹重绵，三十年不愈。予以荞麦粉二升，水调作二饼，更互合头上，微汗即愈。（卷二十二荞麦调引怪证奇方）

【功效】除湿热，祛风痛。

【主治】梅毒头痛。

【方解】《锦方实验录》记载，有人患头风十余年不愈，用上方后，鼻流黄水数日，病若失，从此除根。其作者用此方治疗梅毒头痛，屡收神效。

方七

【原文】(1)杨梅为末，每食后薄荷茶服二钱。或以消风散同煎服。或同捣末，以白梅肉，和丸弹子大，每食后葱茶嚼下一丸。（卷三十杨梅条引朱氏集验）

(2)茱萸煎浓汤，以绵染，频拭发根良。（卷三十二吴茱萸条引千金翼方）

【功效】散寒止痛。

【主治】头风作痛。

【方解】吴茱萸辛、苦、热，归肝、脾、胃、肾经。功能散寒止痛，用于寒滞肝脉诸痛证。本品辛散苦寒，性热祛寒，既散肝经之寒邪，又解肝经之郁滞，为治肝寒气滞诸痛之要药。《本经》："主温中下气，止痛，咳逆寒热，除湿，血痹，逐风邪，开腠理。"治疗厥阴头痛，常配人参、生姜等同用，如吴茱萸汤。

【现代应用】现代药理研究证明：本品含挥发油，临床用于治疗高血压病有效。但因其燥烈，故不宜多用久服。

方八

【原文】豉汤洗头，避风取瘥。（卷二十五大豆豉条引孙真人方）

【功效】解表除烦。

【主治】头风疼痛。

【方解】豆豉苦、寒，能解表除烦、调中发汗。也能治感冒之轻症，多与生姜同煎。《本经逢原》："淡豆豉,入发散药,陈者为良。"

方九

【原文】用大蒜研汁嗅鼻中。(卷二十六葫条引易简方)

【功效】行气止痛。

【主治】头风苦痛。

【方解】大蒜性温,味辛。功能行气消积,杀虫解毒。用于感冒、菌痢、阿米巴痢疾、肠炎、饮食积滞、痈肿疮疡。本方取其辛温,用于感冒的治疗。证见头痛鼻塞,恶寒发热。多配伍葱白、生姜煎汤温服,出汗即愈。

【现代应用】药理研究证明:大蒜为效力最大的植物抗生素之一,其有效成分为蒜素,有强烈的杀菌作用,其还可以用于降低血清胆固醇、三酰甘油以防止动脉粥样硬化等疾病。

方十

【原文】鱼鳔烧存性为末。临卧以葱酒服二钱。(卷四十四鮧鳔条)。

【功效】散瘀消肿。

【主治】八般头风。

【方解】鱼鳔味甘,性平,入肾经。功能益精补肾,滋养经脉,散瘀消肿,止血,抗癌。本方以鱼鳔烧末存性,治疗头风。

胁痛

【原文】大豆半升熬焦,入酒一升煮沸,饮取醉。(卷二十四大豆条引肘后)

【功效】健脾利湿。

【主治】胁痛如打。

【方解】大豆性味甘平,功能活血利水,祛风解毒。《本经》:"涂痈肿;煮汁饮,止痛。"《食经》:"煮汁饮……去结积。"本方取大豆健脾利湿作用,用于湿热痹痛,筋脉拘挛。入酒煮服,其药力尤强。

【现代应用】药理研究证明:大豆含叶酸,维生素 A 等,能治疗蛇咬伤,消渴,血淋。

腹痛

方一

【原文】吴茱萸二钱捣烂,以酒一钟调之。用香油一杯,入锅煎热,倾茱酒入锅,煎一

滚,取服立止。(卷三十二吴茱萸条引唐瑶经验方)

【功效】散寒止痛。

【主治】冷气腹痛。

【方解】本方取吴茱萸性热祛寒,解肝寒气滞诸痛,治冲任虚寒、瘀血阻滞之痛经,常与桂枝、当归、川芎等同用,如温经汤。

方二

【原文】(1)芥子末,蜜丸梧子大。井华水寅时下七丸,申时再服。(卷二十六芥条引千金方)

(2)木瓜三片,桑叶七片,大枣三枚,水三升,煮半升,顿服即愈。(卷二十水瓜条引食疗)

按:敦煌石室古本草八十八页方中为"大枣三十枚"。

【功效】和胃化湿。

【主治】脐下绞痛。

【方解】木瓜味酸,性温,入肝、脾经。功能平肝舒经,和胃化湿。主治湿痹拘挛,腰膝关节酸重疼痛,吐泻转筋。桑叶亦能燥湿,加强其作用。

方三

【原文】荞麦面一撮,炒黄,水烹服。(卷二十二荞麦条引简便方)

按:原书卷上治肚腹微痛,痛来即泻,泻亦不多,每日夜不时举发三四次。只用荞麦面一味,随意作饭,连食三四餐而愈……。

【功效】健脾除湿。

【主治】绞肠沙痛。

【方解】荞麦味甘,性凉,功能健脾除湿,消积降气。《本草求真》:"荞麦味甘、性凉,凡白带、白浊……气盛湿热等证,是其所宜……盖以桅杆入肠,性寒泻热,气动而降,能使五脏积滞,皆而去之。"主治肠胃积滞,腹满腹痛,湿热腹泻,或妇女带下病。本方取荞麦降气宽肠之功,用于夏季肠胃不和,急性腹痛。

【现代应用】研究表明:荞麦整个植物尤其是花中含红色荧光素,动物食后易在缺乏色素部位产生对光敏感症,即荞麦病。所谓其易发百病,即指产生过敏的各种症状。

腰痛

方一

【原文】糯米二升,炒熟袋盛,栓靠痛处。内以八角茴香研酒服。(卷二十二稻条引谈

野翁试验方)

【功效】补中益气,温肾散寒。

【主治】腰痛虚寒。

【方解】糯米甘、温,功能补中益气。《本草经疏论》:"温能养气,气充则身自多热,大抵脾肺虚寒者宜之。"茴香味辛,性温,功能温肾散寒,主治少腹冷痛,肾虚腰痛。两者合用,并以酒加强其药性,则功效更著。

方二

【原文】茴香炒研,以猪腰子劈开,掺末入内,湿纸裹煨熟。空心食之,盐酒送下。(卷二十六茴香条引戴原礼要诀)

【功效】补肾助阳,散寒止痛。

【主治】肾虚腰痛。

【方解】茴香辛、甘、温,功能温阳散寒;猪腰味咸,性平,功能补肾滋阴,主治肾虚腰痛。两者合用,适用于肾阳虚损,腰脊酸痛,形寒肢冷,头晕耳鸣等证,亦用于风湿腰痛,腰肌劳损等。

【现代应用】现代药理证明:茴香具有刺激胃肠神经血管,增强血液循环的作用。

方三

【原文】用羊脊骨一具,捶碎煮,和蒜薤食,饮少酒妙。(卷五十羊条引心镜)

【功效】补肾助阳,散寒止痛。

【主治】肾虚腰痛。

【方解】羊肾性味甘,温,能补肾气,益精髓。用于肾虚劳损,腰脊酸痛,足膝软弱,阳痿等。羊骨味甘,性温。功能补肾,强筋骨。主治虚痨羸瘦,腰膝无力,筋骨挛痛。

方四

【原文】丝瓜及根烧存性,为末。每温酒服二钱,神效甚捷。(卷二十八丝瓜条引邓笔蜂杂兴)

【功效】通络止痛。

【主治】腰痛不止。

【方解】丝瓜干老则筋丝罗织,房隔联属,帮能通经达络,无处不到,有清热、化痰,凉血,解毒之功,煅炭则可止血。

【现代应用】本品体轻善通,入肺则通肺络,入胃则通胃络,入肝则通肝络,性平偏凉而清热解毒,清肺化痰,有祛风通络,解毒化痰之功。现多用于风湿疼痛和肠痹及胸胁疼痛的治疗。

方五

【原文】芥子末,调酒贴之立效。(卷二十六芥条引摘玄方)

【功效】温中散寒。

【土治】腰脊胀痛。

【方解】白芥味辛,性温,入肺经。功能温经散寒。主治咳嗽气急,胃腹冷痛。

方六

【原文】韭子一升捡净,蒸两炊久,暴干,筛去黑皮,炒黄捣粉。安息香二大两,水煮一二百沸,慢火炒赤色,和捣为丸梧子大。如干,入少蜜,每日空腹酒下三十丸,以饭三五匙压之,大佳。(卷二十六韭条引崔元亮海上方)

【功效】补肾壮阳。

【主治】腰脚无力。

【方解】韭子味辛,性温,功能补肝肾,暖腰膝,壮阳固精。可治腰膝酸软冷痛,腹痛等。制成药酒其功更强。本品和韭菜同出一物,首见于《本草经集注》。

肠痈

【原文】鳖甲烧存性研,水服一钱,日三。(卷四十五鳖条引传信方)

【功效】软坚散结。

【主治】肠痈内痛。

【方解】鳖甲性味咸,寒,归肝肾经,功能滋阴潜阳,软坚散结。《本经》:"主心腹癥瘕坚积,寒热,去阴浊,痔,恶肉。"可用于癥瘕积聚,疟母等。常配伍柴胡、丹皮等,如鳖甲煎丸。

【现代应用】鳖甲含动物胶、角蛋白及维生素等。能抑制肝、脾之结缔组织增生,提高血浆蛋白水平,及抗肿瘤作用。临床还用于治疗白细胞减少症和老年人失眠等。

疝气

方一

【原文】(1)小肠气痛,绕脐冲心。连蒂老丝瓜烧存性,研末。每服三钱,热酒调下。甚者不过二三服即消。(卷二十八丝瓜条)

(2)胡桃一枚,烧炭研末,热酒服之(卷三十胡桃条引奇效良方)。

【功效】祛风通络,行血止痛。

【主治】疝气疼痛。

【方解】丝瓜甘,凉,功能清热解毒,祛风通络。《本草纲目》:"老者烧存性服,去风化痰,凉血解毒,杀虫,通经络,行血脉,下乳汁。"热酒送服,可入血分,对疝气疼痛更为有效。

【现代应用】多取鲜丝瓜清热凉血、利肠道的功能,用于血热便血,痔疮出血或大肠燥结者。

方二

【原文】(1)治小肠疝气,痛不可忍。用大茴香、荔枝核炒黑各等份,研末。每服一钱,温酒调下。(卷二十六茴香条引孙氏集效方)

(2)用大茴香一两,花椒五钱,炒研。每酒服一钱。(卷二十六茴香条引濒湖集简方)

【功效】温阳散寒,理气止痛。

【主治】小肠气坠。

【方解】茴香辛、甘,温。较长于理气散寒,有宽满、止痛之效。主治腹部冷痛,疝气疼痛,睾丸肿痛。《医林纂要》:"润肾补肾,舒肝,达阴郁,舒筋。"花椒味辛,性热,能温中止痛。两者合用,则其散寒止痛之功更强。荔枝甘、酸,温。取其核沉降之性,以达病所,为引经之物。本品性温,亦能助热、动血,治疗疔肿溃烂等证。

方三

【原文】茴香炒作二包,更换熨之。(卷二十六茴香条引简便方)

【功效】理气散寒止痛。

【主治】疝气入肾。

【方解】茴香性味辛,温,芳香,归肝、肾、脾、胃经。善散厥阴经寒邪,又能补命门之火,故为治寒疝、睾丸偏坠以及妇女小腹冷痛之常用药。《本草便方》:"暖丹田,通肾经,治肾气冲心卒痛。"《药品化义》云:主治"阴囊冷痛,湿气成疝,肾虚腰痛"。茴香用盐炒后,还有温肾之功,所以其治疗肾虚腰脊冷痛,尤为有效。

【现代应用】临床多用天台乌药散或本品炒热,布缚温腹部,治疗寒疝腹痛。茴香辛温助火,热证及阴虚火旺者忌用。

方四

【原文】吴茱萸一两,生姜半两,清酒一升,煎温分服。(卷三十二吴茱萸条引肘后方)

【功效】散寒止痛。

【主治】寒疝往来。

【方解】吴茱萸辛,苦,热。归肝、脾、胃、肾经。功能散寒止痛,温中止呕,助阳止泻。本方取其辛散苦泄,性热祛寒,既散肝经之寒邪,又解肝经之淤滞,以治疗寒疝腹痛。合用生姜,相须作用,其功更强。酒能引药行,导药势增强其理气止痛,行血祛瘀之功。

【现代应用】临床多用于寒湿凝滞型痛经的治疗。经前或行经期小腹冷痛,得热痛减,经行量少,色暗有块,恶寒肢冷,苔白腻,脉沉紧等证。

方五

【原文】用荔枝核炒黑色,大茴香炒等份,为末。每服一钱,温酒下。(卷三十一荔枝条)

【功效】理气散寒止痛。

【主治】疝气颓肿。

【方解】荔枝核味甘性温,能行滞气,散寒邪,有理气散寒止痛之功。常用于治疗肝郁气滞寒凝所引起的疝气、睾丸肿痛及妇女血气刺痛等证。《本草纲目》:"治疝气痛、妇人血气刺痛。"茴香善散厥阴经寒邪,为治疗寒疝、睾丸偏坠以及妇女小腹冷痛之常用药。酒能引药行,导药势增强其理气止痛,行血祛瘀之功。本方适用于气滞血瘀型妇女痛经等证,亦用治疗疝气。

方六

【原文】橄榄核、荔枝核、山楂核等份,烧存性,研末。每服二钱,空心茴香汤调下。(卷三十一橄榄条)

【功效】活血化瘀,散肿止痛。

【主治】阴肾颓肿。

【方解】山楂味甘、酸,性微温。能健脾胃消食,活血化瘀。可入血分,有活血化瘀,散肿止痛之效。橄榄,解毒利咽之功最佳。荔枝核,有理气散寒止痛之功。本方取核能沉降,直达病所,以治疗阴部肿痛。

【现代应用】多用于治疗疝气、睾丸肿痛,还可用于产后血瘀腹痛,产妇恶露不尽等证。

奔豚气、郁证

【原文】薤白捣汁饮之。(卷二十六薤条引肘后方)

【功效】通阳散结。

【主治】奔豚气痛。

【方解】薤白味辛、苦,性温。归肺、胃、大肠经。能通阳散结,下气导滞。上能通胸中之阳气而散结宽胸,为治胸痹疼痛之要药;下能行大肠之气滞,用于治疗泻痢后重。本方治疗奔豚气痛,是取其善于调理凝滞之故也。可适用于感寒胸痛,胸闷气短,自汗肢冷等证。

【现代应用】据分析,薤白含大蒜氨酸、大蒜糖等成分。药理研究表明:薤白对痢疾杆菌、金黄色葡萄球菌有抑制作用。并可扩张冠状动脉,增加冠脉血流量。因此,对心绞痛有较好的止痛作用。

疟疾

【原文】瘴疟发热,连背项者。茴香子捣汁服之。(卷二十六茴香条引孙真人方)

【功效】和胃理气,行气宽中。

【主治】瘴疾发热。

【方解】茴香辛,温。功能温胃散寒,和胃理气。《纲目》:"小茴香性平,理气开胃,夏月祛蝇辟嗅,食料宜之。"《随息居饮食谱》:"杀虫辟秽。"

【现代应用】茴香多用作常用的调味品。茴香油可作祛风剂,在腹气胀时排除气体,减轻疼痛,对胃肠有缓解痉挛的作用。还有某些抗菌作用。

诸虫

【原文】诸虫心痛,多吐清水。鳗鲡淡煮,饱食三五度,即瘥。(卷四十四鳗鲡鱼条引外台)

【功效】补虚益血,杀虫。

【主治】诸虫心痛。

【方解】鳗鲡,味甘,性平。能补虚益血,杀虫,祛风湿。古代本草学家多强调本品的杀虫治劳瘵和祛风湿作用。如《本草纲目》:"鳗鲡所主诸病,其功专在杀虫去风耳。"《本草经疏》:"鳗鲡鱼甘寒而善杀虫,故骨蒸劳瘵及五痔疮人常食之,有大益也。"本方取鳗鲡能补虚、杀虫,用于体虚瘦弱的病人。古代有关鳗鲡治疗肺痨的经验记载较丰富。现民间治疗肺结核病亦有应用。

【现代应用】脾胃虚弱,易于腹泻或痰多者不宜。

热证

【原文】身体发热,不拘大人、小儿。用鸡卵三枚,白蜜一合和服,立瘥。(卷四十八鸡条引普济方)

【功效】滋阴养血,润燥。

【主治】身体发热。

【方解】鸡蛋甘,平。功能滋阴润燥,养心安神。其蛋清性味甘、凉,能清热解毒,蛋黄性味甘、平,能滋阴养血,润燥熄风。《本草便读》:"生冲服之,可以养心营,可以退虚热。"蜂蜜,《本草纲目》:"生则性凉,故能清热。"两者合用,可用于阴虚发热。

【现代应用】鸡蛋是我国膳食中一项重要食品,为儿童、老人、病人及孕产妇的理想食品。但是食用鸡蛋也要适量,而且古书记载,有些疾病不宜食,也要引起我们重视。

汗证

【原文】以豉一升微炒香,清酒三升渍三日,取汁冷暖任服。不瘥更作,三两剂,即止。(卷二十五条大豆豉条引孟诜曰)

【功效】解表除烦。

【主治】盗汗不止。

【方解】豆豉为豆科植物大豆的成熟种子加工制成。其性味辛,微温。本品具有疏散宣透之性。既能透散表邪,又能宣散郁热。发汗之力颇为平稳,有发汗不伤阴之说。《药性论》:"治时疾热病发汗;熬末,能止盗汗,除嗅。"本方治疗盗汗,是取其宣散表邪。表里通畅则汗自止。

【现代应用】豆豉有多种,淡豆豉、咸豆豉、酱豆豉等,均能当食品。惟淡豆豉能入药。由于加工所用辅料不同而性质亦异。淡豆豉与葱、姜、红糖煎汤,治疗普通感冒和腹泻,最为中医所常用。

伤寒

方一

【原文】用葱汤煮米粥,入盐豉食之,取汗。(卷二十五大豆豉条引肘后)

【功效】发汗解表,散寒通阳。

【主治】伤寒发汗。

【方解】葱性味辛,温,归肺、胃经。本品辛散温通,善能通达表里,温通上下阳气。可治感冒风寒,恶寒发热,无汗,头痛之伤寒证。《本草经疏》:"葱,辛能发散,能解肌,能通上下阳气。故外来怫郁诸证,悉皆除之。"《药品化义》,"其专主发散,凡一切表邪之证。都能发汗逐邪。"本方加用豆豉,其发汗宣散之功更强,对感寒较重者效果更好。

【现代应用】本品为辛温发散之物。故温病高热及表虚多汗者忌用。

方二

【原文】伤寒热病后,口干咽痛,喜唾。大枣二十枚,乌梅二十枚,捣入蜜丸。含一杏仁大,咽汁甚效。(卷二十九枣条引千金方)

【功效】敛肺止咳,生津止渴。

【主治】伤寒热病。

【方解】乌梅,酸、涩,平。功能敛肺止咳,生津止渴,可治疗肺虚久咳,适用于肺虚久咳少痰或干咳无痰之证。本方合用杏仁止咳平喘,蜜润肺止咳,用于风热咳嗽,咽喉干痛之证。本方之证为伤寒热病之后,若外有表邪或已实热积滞者均不宜服。

【现代应用】据记载,本方对感冒,支气管哮喘均有效。

方三

【原文】伤寒汗出不解,已三四日,胸中闷恶者。用豉一升,盐一合。水四升,煮一升半,分服取吐,此秘法也。(卷二十五大豆豉条引梅师方)

【功效】解表除烦。

【主治】伤寒不解。

【方解】豆豉既能透散表邪,又能宣散郁热。发汗之力颇为平稳,有发汗不伤阴之说。盐咸寒,能"引药气入本胀"。因其咸能润下,可清虚热,解胸中郁闷。两者合用,故对汗出不解,胸闷有效。

方四

【原文】阴证伤寒,腹痛厥逆。芥菜子研末,水调贴脐上。(卷二十六芥条引生生编)

【功效】温中散寒,利气通络。

【主治】阴证伤寒。

【方解】芥菜子辛、热。功能利气豁痰,温中散寒,消肿通络。临床治疗胃寒呃逆,呕吐,肺寒咳嗽、痰多等证。本方治疗腹痛厥逆,是取其温中散寒,通络之功能。

【现代应用】芥菜子含黑芥子甙等成分,水解后可刺激胃黏膜,增加胃液和胰液的分泌,可缓解顽固性呃逆。

方五

【原文】伤寒变匿,四肢烦疼,不食多睡。杨桃十斤捣熟,浸热汤三斗,日正午时。入坐一炊久。不过三次愈。(卷十八杨桃条引千金)

【功效】清热生津。

【主治】伤寒变匿。

【方解】杨桃味甘、酸,性凉。甘凉清润,善于清热利咽,甘酸适口,又有生津止渴之妙。其利小便作用较弱。可治疗热病伤津,烦热口渴。亦可用于久患疟疾,脾脏肿大。

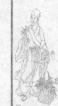

瘟疾

方一

【原文】天行热毒,攻手足肿痛欲断。用母猪蹄一具去毛,以水一斗,葱白一握,煮汁去滓,入少盐渍之。(卷五十豕条引肘后)

【功效】托毒。

【主治】天行热毒。

【方解】祖国医学认为,猪蹄性味甘、咸,平,归胃经。能补益气血,通乳汁,润肤,托疮。用于虚弱、腰膝酸软,皮肤干燥,产后缺乳,痈疽疮毒等证。《本草纲目》:"通乳脉,托痈疽,压丹石。"葱白能通阳散结,还能补益脾胃,增进饮食。

方二

【原文】生藕汁一盏,蜜一合,和匀,细服。(卷三十三莲藕条引圣惠)

【功效】清热生津。

【主治】时气烦渴。

【方解】藕味甘,性凉。生品偏于生津、凉血。熟者偏于补脾、益血。主治热病心烦,口渴,喜饮;胃阴不足,噎膈反胃,烦闷呕吐等。本方有益胃生津,清热除烦的作用。用于暑热或热病伤津,烦渴喜饮。

【现代应用】藕汁清脆可口,为清暑生津之佳品。不论常人、热病及其病后都宜,有出血倾向者更宜。藕汁止血,支气管咯血,消化道出血、尿血、皮下出血、肿瘤出血等可应用,有一定疗效。

方三

【原文】生熟大蒜各七片,共食之。少顷腹鸣,或吐血,或大便泄,即愈。(卷二十六葫条引摄生众妙方)

【功效】行气解毒。

【主治】山岚瘴气。

【方解】大蒜性味辛,温,归脾、胃、肺经。入肺能散寒;入脾胃能消食行气杀虫,还有解毒作用。《名医别录》:"归五脏,散痈肿,除风邪,杀毒气。"《本草纲目》还记载其能"止霍乱,解瘟疫"。

【现代应用】药理研究表明:大蒜中的大蒜素是一种广谱抗菌物质。近年来,治疗各种细菌和病毒感染的疾病有显著疗效。临床内科还用大蒜液灌肠治疗细菌性痢疾、阿米巴痢疾、急慢性肠炎。口服大蒜还能刺激胃液分泌,帮助消化,增进食欲。

中暑

【原文】井水和面一大抄,服之。(卷二十二小麦条引千金)

【功效】除热止渴。

【主治】中暑卒死。

【方解】小麦甘,凉,功能养心益肾,健脾厚肠,除热止渴。其养心退热之力,使津液不为火扰,脏躁烦渴等证均可应用。井水甘平无毒,可治消渴、热淋、小便赤涩等证。两者合用,对中暑烦渴效果更著。

诸气

方一

【原文】嚼姜两三片,屡效。(卷二十六生姜条引寇氏衍义)

【功效】发表,散寒,止呕。

【主治】暴逆气上。

【方解】生姜性味辛,微温,归肺、脾、胃经。本品能发汗解表,用于治疗外感风寒表证;温中止呕,用于治疗胃寒呕吐,有"呕家圣药"之称。《名医别录》记载:"除风邪寒热,伤寒头痛鼻塞,咳逆上气,止呕吐,去痰下气"。本方单用生姜,治疗胃虚中寒呕逆之证。

【现代应用】自古以来生姜是一味常用药,其食疗的适应范围很广,疗效也较为显著,是一味常用的食疗佳品。研究证明:其还可以用于胃、十二指肠溃疡的治疗,急性睾丸炎等症。

方二

【原文】白芥子一升,微炒研末,汤浸蒸饼丸小豆大。每姜汤吞十丸,甚妙。(卷二十六白芥条引续传信方)

【功效】通络止痛。

【主治】腹冷气起。

【方解】白芥子辛,温,无毒,归肺、胃经。功能祛痰利气,通络止痛。用于胸腹胀满,肢体麻木等证。合用生姜,其散寒止痛之力更效。

【现代应用】白芥子还可以治疗慢性气管炎、面神经麻痹、急性腰损伤等。

方三

【原文】用酽醋拌麸皮炒热,袋盛熨之。(卷二十二小麦条引生生编)

【功效】行气止痛。

【主治】走气作痛。

【方解】醋，为以米、麦、高粱、或酒等酿成的酸性调味品。又称苦酒、米醋等。全国各地均有酿造。其味酸、甘，性平。能消食开胃，散瘀血，收敛止泻，解毒。本方以麸皮行气止痛，醋制药物用以增强入肝祛瘀之功。用于气滞作痛。

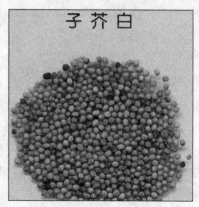
子芥白

【现代应用】醋在我国自古入药，多作药引用，可内服亦可外用。作为调料食物，醋不仅有调味作用，还可以使胃酸增多，促进食欲，帮助消化，并有一定的杀菌作用，而且可解除食物的腥味，使食物更加鲜美可口，别有风味。但醋不宜多食，否则会伤胃，损齿，不利于筋骨。

方四

【原文】旱芹菜日干为末，糊丸子大。每服四十丸，空心温酒下。大杀百虫毒。（卷二十六堇条引寿域神方）

【功效】清热利湿。

【主治】湿热气。

【方解】芹菜甘、苦，凉。功能平肝清热，祛风利湿。主治肝经郁热，烦热不安；热淋，小便不利或尿血。本方用芹菜清热除烦，对小儿发热、内有湿热者较为适宜。

【现代应用】经动物实验证明：本品所含芹菜素有降压作用，其生物碱提取物对动物有镇静作用。临床用于高血压病、乳糜尿等的治疗。

方五

【原文】马齿苋煮粥，食之。（卷二十七马齿苋条引食医心镜）

【功效】清热解毒。

【主治】诸气不调。

【方解】马齿苋味甘、酸，性寒，最善解血分和大肠热毒，能利小便，通淋涩，凉血止血之功亦较显著。主治痢疾或湿热腹泻；热淋，小便不利，妇女湿热带下等证。本方取马齿苋清热解毒，治痢与止血。取粥益胃和中。用于痢疾便血，湿热腹泻。

【现代应用】药理研究证明：马齿苋对大肠杆菌、伤寒杆菌、金黄色葡萄球菌等有抑制作用。还能收缩子宫和血管。此外，还可利尿。临床可用于阑尾炎的治疗。

诸痰

【原文】（1）用萝卜子末，温水调服三钱。良久吐出涎沫。如是缓风者，以此吐后用紧

疏药,疏后服和气散取瘥。(卷二十六莱菔条引股金方)

(2)吐法:用萝卜子半升擂细,浆水一碗滤取汁,入香油及蜜些许,温服。后以桐油浸过晒干鹅翎探吐。(卷二十六莱菔条引丹溪)

(3)用连壳虾半斤,入葱、姜、酱煮汁。先吃虾,后吃汁,紧束肚腹,以翎探引取吐(卷四十四虾条)。

【功效】行气化痰。

【主治】宣吐风痰。

【方解】莱菔子,又称萝卜子。祖国医学认为,莱菔子性味辛、甘、平。归肺、脾经。能消食除胀,适用于食积气滞,胸闷胀满,嗳气吞酸,泻痢后重等证。兼可治气喘咳嗽,痰涎壅盛之证。《本草纲目》记载:"下气定喘治痰,消食除胀,止气痛,下痢后重。"《日华子本草》:"水研服吐风痰。"本方对老年性支气管炎、肺气肿、咳嗽痰多、胸闷气喘,不思饮食,嗳气腹胀等证颇具效验。

【现代应用】莱菔子属破气、耗气之品,若以此治痰,只能适用于体质较强的病人,体质很弱而痰多久咳者,不宜多服。

中蛊毒

方一

【原文】(1)卒中蛊毒,或吐血,或下血,皆如烂肝者。苦瓜一枚,水二升,煮一升服,立吐即愈。(卷二十八苦瓜条引肘后方)

(2)用苦酒一升煮令消,服之取吐,神验。(卷二十八苦瓜条引肘后方)

【功效】清热解暑,解毒。

【主治】卒中蛊毒。

【方解】苦瓜味苦,性寒。能清热解暑,解毒。主治热病或暑热烦渴;肝热目赤或疼痛。本方取苦瓜清热解暑,除烦止渴。用于暑热烦渴或热病烦渴。

方二

【原文】(1)中蛊吐血,或下血如肝。盐一升,苦酒一升,煎化顿服,得吐即愈。乃支太医方也。(卷十一食盐条引小品方)

(2)小麦面二合,水调服。半日当下出。(卷二十二小麦条引广记)

【功效】通便解毒。

【主治】中蛊吐血。

【方解】食盐咸,寒,功能清火凉血,通便解毒。本方取食盐通便解毒,治疗血痢不止或吐血。中医学认为食盐内服具有降火益肾等功能,并且较早地作为清热解毒的外用药物来冲洗伤口。

【现代应用】食盐虽为人体必须,但每日进食盐量在 5 ~ 10g,对人体较为适宜。尤其是老年人、高血压、肾脏病、心脏病、肝脏病患者更应减少每日摄入量,严重者甚至应该忌盐。

方三

【原文】中蛊欲死,马齿苋捣汁一升饮,并傅之。日四五次。(卷二十七马齿苋条引寿域)

【功效】清热解毒。

【主治】急性痢疾。

【方解】马齿苋性味酸,寒,功能清热解毒。《食疗本草》:"明目,亦治疳痢疾。"本方取马齿苋清热解毒,治痢与止血。

中毒

方一

【原文】中砒霜毒,白扁豆生研,水绞汁饮。(卷二十四白扁豆条引永类方)

【功效】健脾化湿。

【主治】中砒霜毒。

【方解】扁豆甘,微温,功能健脾化湿。《本草图经》:"主女子带下,兼杀酒毒,亦解河豚毒。"主治急性和慢性腹泻和带下诸证。

方二

【原文】解砒霜毒,大豆煮汁饮之,良。(卷二十四大豆条引肘后)

【功效】解毒。

【主治】解砒霜毒。

【方解】大豆甘,平。功能活血利水,祛风解毒。《本草纲目》记载:"煮汁解矾石,砒市石,甘遂,天雄,附子,巴豆,斑蝥百药之毒及蛊毒。入药治痢脐痛。"《养老书》:"按古人称大豆解百药毒。予每试之,大不染然,又加甘草,其验乃奇。"解药物中毒时,多与绿豆,赤豆,甘草同用。

方三

【原文】解蜀椒毒,豉汁饮之。(卷二十五大豆豉条引千金方)

【功效】解毒除烦。

【主治】解蜀椒毒。

【方解】豆豉苦,寒,功能解热除烦,调中发汗。一般当作食品佐餐。豉汁能解小儿胎毒,而且可治误食鸟兽肝中毒。

方四

【原文】(1)射工溪毒,独头蒜切三分厚,贴上灸之,令蒜气射入即瘥。(卷二十六葫条引梅师方)

(2)马齿苋捣汁一升服,以渣敷之,日四五次良。(卷二十七马齿苋条引崔元亮海上方)

【功效】行气、解毒。

【主治】射工溪毒。

【方解】大蒜辛,温。有强烈蒜嗅气。功能杀虫、解毒、消积、行滞。《纲目》:"葫蒜,其气熏烈,弄通五脏,达诸窍,去寒湿,辟邪恶,消臃肿。化政积肉食,此其功也。"马齿苋酸,寒,亦能清热解毒。《本草纲目》:"散血消肿,解毒通淋。"此两药外用,均起到解毒作用。

方五

【原文】食鱼中毒,冬瓜汁饮之,良。(卷二十八冬瓜条引小品方)

【功效】解毒。

【主治】食鱼中毒。

【方解】冬瓜汁淡,凉,功能利水,清热,解毒。鱼蟹和河豚中毒,用鲜冬瓜汁频服有效。正如《日用本草》:"偶中蟹毒,搅冬瓜汁饮之,俱可解散。"故冬瓜汁有解毒防腐和利肠胃的作用。

方六

【原文】食鸡子毒,饮醋少许即消。(卷二十五醋条引广记方)

【功效】解毒。

【主治】食鸡子毒。

【方解】生鸡蛋一般不宜食,因为其蛋清中含有一种抗生物素蛋白,它会影响体内生物素的利用,从而引起毛发脱落或局部炎症等。本方取醋收敛解毒的作用,直接抵抗蛋清的副作用。

方七

【原文】(1)服药过剂,闷乱者。粳米汁饮之。(卷二十二粳米引外台)

(2)服药过剂,闷乱者。豉汁饮之。(卷二十五大豆豉条引千金)

（3）服药过剂，闷乱者。饴糖食之。（卷二十五饴糖条引千金）

【功效】益脾健胃。

【主治】服药过剂。

【方解】粳米味甘，性平。能益脾胃，除烦渴。《粥记》："每日起，食粥一大碗，空腹胃虚，谷气便作，所补不细，又极柔腻，与胃肠相得，最为饮食之妙诀。"消化力薄弱之人最适宜。豉汁，轻宣郁热，治热郁胸中所致的心胸烦闷，虚烦不眠。其只有宣散作用，而无清热之力。饴糖缓中补虚，能健中补脾胃，主治中焦虚弱之证。三者都对药物之胃损伤有保养作用。

酒疾

方一

【原文】（1）菘菜子二合细研，井华水一盏调，为二服。（卷二十六菘条引圣惠方）

（2）酒醉不醒，用水中螺蚌、葱、豉煮食饮汁，即解。（卷四十六田螺条引肘后）

【功效】解酒退黄。

【主治】酒醉不醒。

【方解】螺蛳味甘，性寒，能清热、利尿除湿。故古方用于黄疸、酒疸。蚌肉亦能滋阴养肝，明目。用于消渴引饮。加用葱、豉煮食，可增强疗效。

方二

【原文】凡饮酒，先食盐一匕，则后饮必倍。（卷十一食盐条引肘后方）

【功效】酒醉催吐。

【主治】酒醉。

【方解】食盐味咸，寒，入胃、肾、大小肠经。可涌吐、清火、凉血、解毒。

【现代应用】外敷可用于中风腹痛，脚气等。

方三

【原文】豉、葱白各半升，水二升，煮一升，顿服。（卷二十五大豆豉条引千金方）

【功效】调和脾胃。

【主治】中酒成病。

【方解】葱白性温，味辛。功能祛风，发汗，解毒消肿。《新修本草》："葱白，平，可作汤。主伤寒、寒热、出汗、中风、面目肿。伤寒骨肉痛，喉痹不通，安胎，归目，除肝邪气，安中，利五脏，益目精，杀百药毒，葱根主伤寒头痛。"豆豉性味苦，寒，功能宣郁解毒。两药合用，发汗解表之功更强。葱是食品中的广域性调味品，其所含挥发性硫化丙烯和葱素，具辛辣和香气,能增味提鲜,兴奋神经、促进血液循环。

【现代应用】据现代研究证实:葱白主要成分为葱素、挥发性硫化丙烯、维生素等。有抗菌、抗真菌、杀灭阴道滴虫和壮阳、抗癌的作用。其合用淡豆豉或生姜水煎服治疗感冒有良效。葱白蜂蜜糊剂涂于患部表面对疖、痈、疽、外伤感染等亦有较好疗效。

方四

【原文】绿豆粉荡皮,多食之则解。(卷二十四绿豆条)

【功效】清热解毒。

【主治】解烧酒毒。

【方解】绿豆粉味甘,凉、平,无毒。可清热解毒。

【现代应用】绿豆粉可用于治疗痈,疽,疮肿初起,烫伤,跌仆伤,并解热药及酒食诸毒。

第二节　外科

痈疽

方一

【原文】猪胆汁和芥子末贴之,日三上。猪脂亦可。(卷二十六芥条引千金翼)

【功效】解表发散。

【主治】一切痈肿。

【方解】白芥子辛,温,归肺经。功能辛散利气,温肺祛痰。可用于寒痰喘咳,胸胁胀满,痰滞经络之关节麻木疼痛。常配伍莱菔子,可治疗咳喘痰多清稀。

【现代应用】药理研究证实,白芥子具有抗菌、祛痰作用。对支气管炎、哮喘、肺结核、流行性腮腺炎、面神经麻痹等有良效。

方二

【原文】干姜一两,炒紫研末,醋调傅四围,留头,自愈。此乃东昌申一斋奇方也。(卷二十六干姜条引诸证辨疑)

【功效】解表发汗。

【主治】痈疽初起。

【方解】干姜味辛,微温,入肺、脾、胃经。可发汗解表、温中止呕、化痰止咳。

【现代应用】可用于外感风寒、咳嗽痰多胸闷者。并可用于胃寒呕吐者。药理研究发现干姜具有抗氧化、抗微生物、保肝利胆作用；保护胃黏膜，治疗溃疡，止吐，促进胃液分泌，松弛肠道平滑肌作用；抗 5－羟色胺作用；解热、镇痛、抗炎作用等。

方三

【原文】赤小豆末，水和涂之，毒即消散。频用有效。（卷二十四赤小豆条引小品方）

【功效】利水燥湿。

【主治】痈疽初作。

【方解】赤小豆味甘，性平，味甘能补，下行能利水湿。《本草经疏》："凡水肿、胀满、泄泻，皆湿气伤脾所致。小豆健脾燥湿，故止水肿胀满，止泄，利小便也。"

【现代应用】临床多用于水肿胀满，脚气浮肿的治疗。治水肿，可单用煎服，或配伍白茅根、桑白皮等同用。治疗脚气水肿，可单用煎汁温浸脚膝以下。

方四

【原文】痈疽不敛，疮口太深。用丝瓜捣汁频抹之。（卷二十八丝瓜条引直指方）

【功效】清热解毒，祛风通络。

【主治】痈疽不敛。

【方解】丝瓜甘，凉，功能清热解毒，祛风通络。《本草纲目》："老者烧存性服，去风化痰，凉血解毒，杀虫，通经络，行血脉，下乳汁。"热酒送服，可入血分。对疝气疼痛更为有效。

【现代应用】本品体轻善通，入肺则通肺络，入胃则通胃络，入肝则通肝络，性平偏凉而清热解毒，清肺化痰，皮有祛风通络、解毒化痰之功。现多用于风湿疼痛和肠痈及胸胁疼痛的治疗。

方五

【原文】白芥子末，醋调涂之。（卷二十六白芥条引濒湖集简方）

【功效】解表发散。

【主治】肿毒初起。

【方解】白芥子辛，温，归肺经。功能辛散利气，温肺祛痰。可用于寒痰喘咳，胸胁胀满，痰滞经络之关节麻木疼痛。

【现代应用】药理研究证实，白芥子具有抗菌、祛痰作用。对支气管炎、哮喘、肺结核、流行性腮腺炎、面神经麻痹等有良效。

方六

【原文】葱汁渍之，日四五度。（卷二十六葱条）

【功效】发散解表。

【主治】一切肿毒。

【方解】葱性味辛,温,归肺、胃经。本品辛散温通,善能通达表里,温通上下阳气。可治感冒风寒,恶寒发热,无汗,头痛之伤寒证。《本草经疏》:"葱,辛能发散,能解肌,能通上下阳气。故外来怫郁诸证,悉皆除之。"《药品化义》"其专主发散,凡一切表邪之证,都能发汗逐邪"。本方加用豆豉,其发汗宣散之功更强,对感寒较重者效果更好。

疔疮

方一

【原文】胡桃一个平破,取仁嚼烂,安壳内,合在疮上,频挽甚效。(卷三十胡桃条引普济)

【功效】敛疮。

【主治】疔疮恶肿。

【方解】胡桃性味甘,温。功能固精缩尿,补肾强腰,定喘,润肠。

【现代应用】古人将胡桃肉用作补肾健脑的食品,研究表明:其具有的特殊脂肪油和较多碳水化合物,均为大脑组织及机体代谢所需的必要物质。桃仁还可与多种食品配伍制成健身食疗食品。其补益肺肾、止咳平喘之功显著。胡桃所含脂肪油,主要成分为亚油酸、油酸、亚麻酸的甘油酯;另含蛋白质、碳水化合物、维生素 E、维生素 B_2。食之能润滑大肠而通利大便,且有滋补作用,故对老年体虚、病后津亏之大便秘结,用之尤宜。大便溏薄者不宜食用。

方二

【原文】丝瓜叶,即虞刺叶也,连须葱白,韭菜等分,同入石钵内,研烂取计,以热酒和服。(卷二十从丝瓜条引危氏得效方)

【功效】清热解毒,止血。

【主治】疔疮。

【方解】丝瓜叶以清热解毒之力,协葱白、韭菜之通阳之功,其清热解毒之力更著。

【现代应用】鱼脐疔疮即疫疔,疮形如脐凹而得名,全身症状明显,有传染性,可并发走黄。药理研究,丝瓜叶、葱白均有抗菌及抗氧化作用,可治疗本病。

瘿瘤

方一

【原文】项下卒肿,其囊渐大,欲成瘿者。昆布、海藻等份,为末,蜜丸杏核大。时时含之,咽汁。(卷十九昆布条引外台)

【功效】消痰软坚。

【主治】瘿瘤、瘰疬。

【方解】昆布味咸,功能消痰软坚,海藻咸能软坚,消痰散结,二者相须,其效更著。

【现代应用】瘿如缨络之状而得名,病变多发于颈部结喉正中之处,相当于现代的甲状腺疾病;瘰疬因其结核累累如串珠状,相当于现代的淋巴结疾病。昆布、海藻的抗凝血作用,增强机体免疫功能及抗肿瘤作用,可治疗本病。

方二

【原文】瘿气结核,瘤瘤肿硬。以昆布一两,洗去咸,晒干为散。每以一钱绵裹,好醋中浸过,含之咽津,味尽再易之。(卷十九昆布条引圣惠方)

【功效】消痰软坚。

【主治】瘿瘤、瘰疬。

【方解】昆布味咸,功能消痰软坚,醋浸后疗效更著。

【现代应用】瘿相当于现代的甲状腺疾病,结核是指皮肉之间的圆形肿块。昆布能抗凝血,增强机体免疫功能及抗肿瘤,可治疗本病。

方三

【原文】治瘿气。用海藻一斤,绢袋盛之,以清酒二升浸之,春夏二日,秋冬三日。每服两合,日三。酒尽再作。其滓曝干为末,每服方寸匕,日三服。不过两剂即瘥。(卷十九海藻条引肘后方)

【功效】消痰软坚。

【主治】瘿瘤、瘰疬

【方解】海藻咸能软坚,消痰散结,为上证所必用。

【现代应用】瘿相当于现代的甲状腺疾病,海藻的抗血凝作用,对机体免疫功能的影响及抗肿瘤作用,为治疗本病的要药。

乳病

方一

【原文】葱汁一升,顿服即散。(卷二十六葱条引千金)

【功效】理气通阳散结。

【主治】乳痈初起。

【方解】葱汁辛开温通,苦泄浊气,使郁积之肝气、厥阴之气得以疏散,奏理气通阳散结之效。

【现代应用】情志不畅,肝气郁积,厥阴之气失于疏泄之乳痈,可用本品治疗。葱有抗菌、抗血小板聚集、抗动脉粥样硬化等功能。

方二

【原文】赤小豆酒研,温服,以渣傅之。(卷二十四赤小豆条引熊氏)

【功效】清热解毒消痈。

【主治】热毒疮疡、痈疽、痄腮、丹毒、乳痈。

【方解】赤小豆能清热解毒,散瘀排脓消痈,得酒之力更著。

【现代应用】乳痈好发产后3~4周的哺乳期妇女,哺乳期发生为外吹乳痈,怀孕期发生为内吹乳痈,赤小豆内服外用均能清热解毒,散瘀排脓消肿,酒研,且留渣敷患处,效更佳。

梅毒

方一

【原文】以胡桃同嚼食二、三枚,能消便毒。便毒属肝,金伐木也。(卷八古文钱条发明下时珍曰)

【功效】活血消痈,解毒敛疮。

【主治】便毒、疮疡瘰疬、湿疹。

【方解】胡桃仁内服外用均有活血消痈,解毒敛疮作用。

【现代应用】便毒即梅毒生于两胯。初期多由肝经湿热或痰瘀互结。现代研究:胡桃仁除能补肾益精,温肺定喘,润肠通便外,还能消坚开瘀,用于跌打损伤,疮疡瘰疬,湿疹等。

方二

【原文】用胡桃七个,烧研酒服,不过三服,见效。(卷三十胡桃条引子和儒门事亲)

【功效】活血消痈,解毒敛疮。

【主治】疮疡瘰疬、湿疹。

【方解】胡桃仁内服外用均有活血消痈,解毒敛疮作用。得酒之力更著。

【现代应用】胡桃仁除能补肾益精,温肺定喘,润肠通便外,还能消坚开瘀,用于跌打损伤,疮疡瘰疬,湿疹等。

方三

【原文】荔枝核、青橘皮、茴香等份,各炒研。酒服二钱,日三。(卷三十一荔枝条)

【功效】理气止痛,祛寒散滞。

【主治】疝气痛、睾丸肿痛。

【方解】荔枝核入肝经血分,善行血中之气,性温能散寒邪,每与橘皮、茴香、乌药等药配伍,以收温通止痛之功。

【现代应用】治肝经血分寒凝气滞所致的寒疝腹痛、睾丸肿痛,此为要药,临床用于治疗气滞寒凝诸痛。荔枝核有降血糖与肝糖原作用。

方四

【原文】荔枝核烧研,酒服二钱。(卷三十一荔核条)

【功效】理气止痛,祛寒散滞。

【主治】疝气痛、睾丸肿痛。

【方解】荔枝核入肝经血分,善行血中之气,性温能散寒邪。

【现代应用】治肝经血分寒凝气滞所致的寒疝腹痛、睾丸肿痛,此为要药,临床用于治疗气滞寒凝诸痛。荔枝核有降血糖与肝糖原作用。

方五

【原文】鸡血冲热酒饮。(卷四十八鸡条)

【功效】祛风,活血,通络,解毒。

【主治】疝气痛、睾丸疼痛。

【方解】鸡血借热酒之力,祛风活血,通络止痛之力更著。

【现代应用】本品治血热毒盛之疝气痛,睾丸肿痛效颇佳。临床还常用于小儿惊风,目赤流泪,中恶腹痛,跌打骨折和痈疽疮癣等。

方六

【原文】用雄鸡冠血,入热酒中饮之,暖卧取汗。(卷四十八鸡条引伤寒蕴要)

【功效】祛风活血。

【主治】疝气痛、睾丸疼痛。

【方解】雄鸡冠血乃诸阳所聚,大能祛风活血,使阳气充溢,反阴为阳,从里出表,和之酒饮,其效更佳。

【现代应用】临床还可用于风中血脉、中风卒死或痘疮初发等。

肛门病

方一

【原文】丝瓜烧存性,研末,酒服二钱。(卷二十八丝瓜条引严月轩方)

【功效】清热凉血解毒。

【主治】肠风下血、痔疮出血。

【方解】丝瓜有清热凉血之功,烧存性为散,酒服,效更佳。

【现代应用】湿热下注和气滞血瘀型痔疮可用本品治疗。据药理研究,丝瓜有抗病毒、抗过敏等作用。

方二

【原文】田龟二三个,煮取肉,入茴香、葱、酱,常常食,累验。此疾大忌糟、醋等热物。(卷四十五水龟条引便民食疗)

【功效】益阴补血。

【主治】痔漏。

【方解】龟肉乃血肉之品,益阴补血。

【现代应用】痔漏日久,伤及阴血,可常食田龟。临床还常用于劳热骨蒸,久嗽咯血,久疟,血痢,肠风下血等。

方三

【原文】马齿苋不拘鲜干,煮熟急食之。以汤熏洗。一月内外,其孔闭,即愈矣。(卷十七马齿苋条引杨氏经验方)

【功效】清热解毒,凉血止痢。

【主治】热毒泻痢、痔血。

【方解】马齿苋性寒滑利而入血分,善清肠道热毒,且能凉血止血。

【现代应用】湿热下注和血热瘀阻型痔疮可用本品治疗。马齿苋提取物在体外对痢疾杆菌、伤寒杆菌、绿脓杆菌和大肠杆菌均有显著的抗菌作用。

方四

【原文】椒目一撮,碾细。空心水服三钱,如神。(卷三十二蜀椒条引海上方)

【功效】利水消肿止痛。

【土治】痔漏肿痛。

【方解】椒目专行水道,利水消肿之力颇佳,本品亦能止痛,故对本病效好。

【现代应用】肛漏反复发作,局部流脓、疼痛、瘙痒,椒目利水消肿止痛,单用一味即可取效。

方五

【原文】胡荽子炒,为末。每服二钱,空心温酒下,数服见效。(卷二十六胡荽条引海上仙方)

【功效】理气止痛解毒。

【主治】脱肛、丹毒、疮肿初起。

【方解】胡荽子有理气止痛、解毒、收涩固肠之功。

【现代应用】胡荽子收涩固肠、止血止痛,用于痔漏脱肛、泻痢出血、牙齿疼痛等效佳。

方六

【原文】鸳鸯一只,洗净切片,以五味、椒、盐酿炙,空心食之。(卷四十七鸳鸯条引奉亲养老书)

【功效】清热解毒止血。

【主治】痔漏下血。

【方解】鸳鸯味咸性平,善能清热解毒止血。

【现代应用】治痔漏下血本品效颇佳。鸳鸯为国家二级保护动物,数量稀少,应用较少。

方七

【原文】鳝鱼煮食,其性凉也。(卷四十四鳝鱼条引便民食疗)

【功效】益气血,补肝肾,强筋骨,祛风湿。

【主治】痔漏、久痢脓血、产后淋沥。

【方解】鳝鱼性凉,益气血,补肝肾。

【现代应用】痔漏出血,伤及阴血,宜常食之。临床还常用于虚劳,疳积,阳痿,腰痛,腰膝酸软,风寒湿痹等证。

方八

【原文】小豆二升,苦酒五升,煮熟日干,再浸至酒尽乃止,为末。酒服一钱,日三服。

（卷二十四赤小豆条引肘后方）

【功效】散血解毒消痈。

【主治】便毒下血、肠痈。

【方解】赤小豆能散血、解毒消痈，可治肠痔下血。

【现代应用】肠痔多由湿热下注而成，赤小豆能利水消肿，清热解毒消痈，酒制以后效更佳。

方九

【原文】常以鲫鱼作羹食。（卷四十四鲫鱼条引外台）

【功效】健脾和胃，利水消肿，通血脉。

【主治】痔疮。

【方解】鲫鱼味甘性平，健脾和胃，利水消肿。

【现代应用】痔疮患者宜常食之。临床还常用于脾胃虚弱，纳少反胃，产后乳汁不行，痢疾，便血，水肿等证。

方十

【原文】用狗肉煮汁，空腹服，能引虫也。（卷五十狗条引钤方）

【功效】补脾暖胃，温肾壮阳，填精。

【主治】痔瘘。

【方解】食以狗肉，补益脾胃，温补肾阳，使痔漏之脓尽而愈。

【现代应用】痔瘘日久，伤及脾胃，阳气耗散，可用本品。临床还可治脘腹胀满，浮肿，腰痛膝软，阳痿等证。

方十一

【原文】每日空心嚼川椒一钱，冷水送下，三五次即收。（卷三十二蜀椒条引救急方）

【功效】温中止痛，除湿止泻。

【主治】肛瘘、脱肛。

【方解】花椒温中散寒，尤善止痛。

【现代应用】用治中气虚寒，腹痛呕吐和下焦虚寒之肛瘘、脱肛均有疗效。花椒可治疗胆道蛔虫病、蛲虫病等疾病，且止痛效果颇佳。

外伤病

方一

【原文】大麦炒黑，研末，油调搽之。（卷二十二大麦条）

【功效】清热收涩。

【主治】汤火伤灼。

【方解】大麦味甘、咸,凉,入脾、胃、膀胱经。可补脾和胃,除烦止渴,宽肠利水。外用可治疗烫伤。

【现代应用】大麦含淀粉75%,蛋白质8%～9%、脂肪油2%。内服可助消化,降低血糖。与生姜汁、蜂蜜合用,可治疗卒然小便淋涩疼痛,小便黄等证。

方二

【原文】生萝卜捣涂之。子亦可。(卷二十六莱菔条引圣济总录)

【功效】解毒收敛。

【主治】汤火伤灼。

【方解】萝卜味辛、甘、凉,入肺、胃经。可消积滞,化痰热,下气宽中,解毒。

【现代应用】萝卜中含维生素C较高,其醇提取物有抗菌作用,特别对革兰阳性细菌效果好,又能抗真菌,其汁可防止胆石形成。临床上还可用于滴虫性阴道炎。

方三

【原文】鸡子清和酒调洗,勤洗即易生肌。忌发物。或生傅之亦可。(卷四十八鸡条引经验秘方)

【功效】清热解毒。

【主治】汤火烧灼。

【方解】鸡子性味甘,平,能养血滋阴,对慢性消化不良疗效最为满意。

方四

【原文】以白蜜涂之。(卷三十九蜂蜜条引梅师)

【功效】解毒。

【主治】烧伤。

【方解】蜂蜜性味甘,平,入肺、胃、大肠经。可补中,润燥,止痛,解毒。

【现代应用】药理研究发现:蜂蜜具有抗菌、抗肿瘤、通便、解毒及增强体质的作用。在临床上可用于治疗胃、十二指肠溃疡、角膜溃疡、慢性鼻炎、过敏性皮炎、烧伤、冻伤等疾病。

方五

【原文】大豆煮汁涂之,易愈,无斑。(卷二十四大豆条引子母秘录)

【功效】清热解毒。

【主治】汤火灼疮。

【方解】大豆味甘性平。可健脾宽中,润燥利水,除湿,解毒。

【现代应用】大豆可用于疳积泻痢,腹胀羸瘦,风湿痹痛。常服可防治高血压、动脉硬化等病证。外用可消炎解毒,治疮痛肿毒,外伤出血。

方六

【原文】生姜自然汁熬膏涂。(卷二十六生姜条引暇日记)

【功效】辛温解表。

【主治】两耳冻疮。

【方解】生姜性味辛温,功能发汗解表,温中。

【现代应用】生姜自古以来是一味常用药,其适用范围广,疗效也较为显著,是一味很好的食疗佳品。还可以作为灸法所应用之药物,以引郁毒,使内毒外发。临床还用于治疗小儿真菌性肠炎和慢性萎缩性胃炎。阴虚内热、出血者应当忌食。

方七

【原文】橄榄核烧研,油调涂之。(卷三十一橄榄条引乾坤生意)

【功效】润燥。

【主治】耳足冻疮。

【方解】橄榄味甘、酸,平,入肺、胃经。可清肺利咽、生津、解暑。橄榄核烧存性,具有收敛止血作用。

【现代应用】鲜橄榄连核100g加水倍量,文火煎至100ml,过滤取汁,成人口服3~4次,每次25~30ml,5日为1个疗程,对急性菌痢有较好作用。橄榄捣烂,水煎取汁,纱布湿敷,对女阴溃疡、渗出性湿疹等均有治疗效果。橄榄核烧灰研末,油调涂之,可治耳、足冻疮。鲜橄榄捣烂绞汁涂敷,对过敏性皮炎有效。

方八

【原文】老丝瓜烧存性,和腊猪脂涂之。(卷二十八丝瓜条引海上方)

【功效】通经活络。

【主治】手足冻疮。

【方解】丝瓜干老则筋丝罗织,房隔联属,皮能通经达络,无处不到,有清热、化痰、凉血、解毒之功,煅炭则可止血。

【现代应用】本品体轻善通,入肺则通肺络,入胃则通胃络,入肝则通肝络,性平偏凉而清热解毒,清肺化痰,皮有祛风通络、解毒化痰之功。现多用于风湿疼痛和肠痹及胸胁疼痛的治疗。

咬伤病

方一

【原文】清醋急饮一二碗,令毒气不散,然后用药。(卷二十五醋条引济急方)

【功效】散瘀消积,止血解毒。

【主治】毒蜂蜇伤,痈肿疮毒。

【方解】醋酸收而兼散瘀解毒之功。

【现代应用】本品对毒蜂蜇伤,痈肿疮毒等效均佳。药理研究,醋有杀虫,抗菌、抗病毒作用。

方二

【原文】马咬成疮,毒入心者。马齿苋煮,并汤食之。(卷二十七马齿苋条引圣惠)

【功效】清热解毒。

【主治】热毒疮疡、痈疖、丹毒。

【方解】马齿苋为清热解毒之常用药物,临床多单用。

【现代应用】马齿苋之寒凉解热之功,使之最善消痈肿热毒。

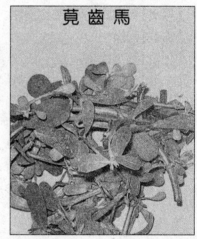

馬齒莧

方三

【原文】并饮生姜汁即解。(卷二十六生姜条引小品)

【功效】解毒消肿定痛。

【主治】恶犬咬伤。

【方解】生姜能温血脉,暖肌肉,散寒滞,且能解毒,故而治恶犬咬伤。

【现代应用】药理研究:生姜有镇静和抗惊厥、解热,镇痛和抗炎,抗微生物等作用。

方四

【原文】干姜末,水服二匕(生姜汁服亦良),并以姜灸热熨之。(卷二十六干姜条)

【功效】温中散寒,回阳通脉。

【主治】恶犬咬伤。

【方解】干姜既善除里寒,又能通脉助阳,暖血海,故而能治恶犬咬伤。

【现代应用】药理研究:干姜有镇静,镇痛,抗炎及抗凝血等作用。

皮肤病

方一

【原文】用沙蜜一斤,糯饭一斤,面曲五两,熟水五升,同入瓶内,封七日成酒。寻常以蜜入酒代之,亦良。(卷二十五附诸药酒条引孙真人曰)

【功效】润肤生肌,解毒。

【主治】风疹瘙痒、溃疡不敛、水火烫伤等。

【方解】沙蜜润肤生肌,解毒,借糯饭、面曲、酒之力,其效颇佳。

【现代应用】风疹多由风邪犯表或血虚风燥,本品效佳。药理研究:沙蜜有抗菌,增强免疫力,解毒等作用。

方二

【原文】白蜜不以多少,好酒调下,有效。(卷三十九蜂蜜条引圣惠方)

【功效】润肤生肌,解毒。

【主治】风疹瘙痒、溃疡不敛、水火烫伤等。

【方解】白蜜润肤生肌,解毒,疗效颇佳。

【现代应用】风疹多由风邪犯表或血虚风燥,本品效佳。药理研究:白蜜有抗菌,增强免疫力,解毒等作用。

方三

【原文】猪胰一具,酒浸一时,饭上蒸熟食,不过十具。(卷五十豕条引寿域方)

【功效】滋润肌肤。

【主治】紫白癜风。

【方解】猪胰润泽肌肤,可治。

【现代应用】紫白癜风即汗斑,本品可治。临床常用于肺痿咳嗽,咯血,脾虚下痢,乳汁不通,不孕,糖尿病等。

方四

【原文】荞麦面煮食之,即发起。(卷二十二荞麦条引直指)

【功效】解毒敛疮。

【主治】痈疽、疱疹、丹毒、发背、瘰疬。

【方解】内服一般入丸、散或制面食服,能清热解毒,透毒敛疮。

【现代应用】荞麦味甘性寒,能降气宽肠,消积去秽,凡白带、白浊、泄痢、痘疮溃烂、汤火灼伤、气盛湿热等证是其所宜。

误吞诸物

方一

【原文】多食胡桃,自化出也。胡桃与铜钱共食,即成粉,可证矣。(卷三十胡桃条引李楼方)

【功效】润肠通便。

【主治】肠中异物。

【方解】胡桃仁质润多油,有濡滑肠道,使肠中异物随便而出。

【现代应用】适用于老年人气虚便秘及产后、病后津血亏虚之肠燥便秘,单味嚼服即有效。

方二

【原文】炼蜜服二升,可出矣。(卷三十九蜂蜜条引葛氏方)

【功效】润肠通便。

【主治】肠中异物。

【方解】蜂蜜功能润肠通便,使肠中异物随便而出。

【现代应用】药理研究:蜂蜜有抗菌,增强免疫力,解毒等作用。

方三

【原文】取薤白曝萎,煮熟无切,食一大束,钗即随出。(卷二十六薤条引葛洪方)

【功效】理气通便。

【主治】肠中异物。

【方解】薤白通便,使肠中异物随便而出。

【现代应用】药理研究:薤白有抗菌,抗血小板聚集,抗动脉粥样硬化的作用。

方四

【原文】多食羊脂,久则自出。(卷五十羊条引肘后)

【功效】补虚润燥。

【主治】肠中异物。

【方解】羊脂润肠通便,使肠中异物随便而出。

【现代应用】临床常用于口干便秘,肌肤皲裂,痿痹等证。

方五

【原文】猪脂多食令饱,自然裹出。(卷五十豕条引普济方)

【功效】滋液润燥。

【主治】肠中异物。

【方解】猪脂润肠通便,使肠中异物随便而出。

【现代应用】临床常用于虚劳,黄疸,便秘,皮肤皲裂等证。

方六

【原文】猪血灌之,或饱食。少顷饮桐油,当吐出。(卷五十豕条)

【功效】熄风镇惊,下气。

【主治】蜈蚣入腹。

【方解】猪血熄风镇惊,桐油催吐,当治。

【现代应用】药理研究:猪血有高营养,促进创伤愈合,抗炎,抗癌等作用。

方七

【原文】因热取凉,卧地上,有蛇入口,不得出者。用刀破蛇尾,纳生椒二三粒,裹定,须臾即自退出也。(卷三十二蜀椒条引圣惠方)

【功效】温中止痛,杀虫除湿。

【主治】腹痛呕吐。

【方解】花椒有杀虫之功,且有麻醉止痛作用,故而能使蛇自行退出。

【现代应用】现代临床研究:花椒能治疗胆道蛔虫病、蛲虫病等疾病,且止痛效果颇佳。

方八

【原文】割母猪尾血,滴入即出也。(卷五十豕条引千金方)

【功效】解毒杀虫。

【主治】蛇入七孔。

【方解】行血杀虫,故而蛇自出。

【现代应用】临床常用于疮疡热毒,疖肿初起等。

其他

方一

【原文】伤寒后毒气攻手足,及身体虚肿。用豉五合微炒,以酒一升半,同煎五七沸,

任性饮之。（卷二十五大豆豉条引简要济众）

【功效】清热利湿,解毒。

【主治】伤寒余毒。

【方解】以豆豉之清热利湿,解毒之力去余毒而不伤正。

【现代应用】伤寒余毒,正虚邪不盛,用本品自然得效。豆豉还有止血生肌之功,临床常用于泻痢、疮疡肿毒、创伤出血、烫火伤、溃疡等。

方二

【原文】生蟹捣烂,以热酒倾入,连饮数碗,其渣涂之。半日内。骨内谷谷有声即好。干蟹烧灰酒服亦好。（卷四十五蟹条引唐瑶经验方）

【功效】清热散结、消肿解毒。

【主治】筋骨损伤,痈肿疔毒。

【方解】蟹,性专破血,借酒之力,其效更著。

【现代应用】用本品能续断绝之筋骨。临床常用于湿热黄疸、产后瘀滞腹痛、漆疮、烫伤等。

第三节　妇科

月经病

方一

【原文】苦荬菜晒干,为末。每服二钱,温酒下。（卷二十七苦荬菜条引卫生易简方）

【功效】清热解毒,消痈排脓,和血行气,通血脉。

【主治】血脉不调(寒热互结)。

【方解】苦荬菜又称鹅菜、苦麻菜、山莴苣、凉麻。苦荬菜清热解毒,温酒通血脉,二药合用,寒温并调,和血通脉。

【现代应用】寒热互结之肠痈、痢疾、产后瘀血、腹痛、疮痈等可用本方。还可治消化不良、肺炎、肝炎、跌扑损伤,脓肿等证。作药用,可在春季采集后,晒干、切碎、入药;作食用要放在盐水中久泡。可作凉拌菜,也可腌制泡菜。

方二

【原文】日饮人乳三合。（卷五十二乳汁条引千金方）

【功效】益气生血,填精补髓。

【主治】精血亏虚之月经不通(闭经)。

【方解】人乳补五脏,益精血,化源充足,则月水自通。

【现代应用】本方益气生血,填精补髓。用于精血亏虚之闭经,证见月经渐后延,量少,经色淡而质薄,继而停经不行,伴头昏眼花,心悸气短,神疲肢倦,羸瘦萎黄等。具有补血活血、除烦止渴功能。亦可治虚风瘫痪、肺结核、消渴证、噎嗝以及大便秘结、血虚经闭、目赤眼昏等病证。①人乳汁须取自健康壮实的乳母。②现取现用,不可留置过久。近有用其治疗小儿慢性肾炎之蛋白尿。

方三

【原文】茶清一瓶,入砂糖少许,露一夜服。虽三个月胎亦通,不可轻视。(卷三十二引茗条引鲍氏)

【功效】养阴清热调经。

【主治】阴虚血燥经闭。

【方解】茶清苦寒降火清热,砂糖滋阴降火,二药合用,养阴清热调经。

【现代应用】本方养阴清热调经,用于阴虚血燥之月水不通,证见经血由少而渐致停经,五心烦热,两颧潮红,盗汗,骨蒸劳热等。最近医学研究表明:茶还有预防动脉粥样硬化的作用。每日喝一到两杯茶可以将严重动脉粥样硬化的危险降低46%;每日喝4杯茶则可以将这种危险降低69%。往茶里加一些东西也丝毫不会影响其效果。可以在茶里加上牛奶、蜂蜜、柠檬或糖,全依个人口味而定。据悉,茶里的有效成分是维生素P,这是一种天然的抗氧化物质。

方四

【原文】妇人经闭不行,至一年者,脐腹痛,腰腿沉重,寒热往来。用芥子二两,为末。每服二钱,热酒食前服。(卷二十六芥条引仁存方)

【功效】温中散寒,通络止痛。

【主治】血寒经闭。

【方解】芥子温经通脉,消肿止痛,《本草纲目》:"利气豁痰,除寒暖中,散肿止痛。"以热酒代服,其效更佳。

【现代应用】白芥子含白芥子甙、芥子碱、芥子酶、脂肪、蛋白质及黏液质,寒痰凝结之瘰疬、关节肿痛,可用本方治疗,另芥子内服可作刺激性祛痰药,并治腹痛。尚有抗癌作用。

方五

【原文】鳖甲醋炙研末,清酒服方寸匕,日二。(卷四十五鳖条引甄权曰)

【功效】软坚散结，滋阴潜阳。

【主治】血瘕漏下。

【方解】瘀血积内，则妇人下血不止，醋炙鳖甲活血软坚散结，肿块消、瘀血清则漏下止，《药性论》："除骨热，骨节间劳热……妇人漏下五色，下瘀血"。用清酒代服，起增强疗效作用。

【现代应用】现代研究表明：有强壮作用及免疫促进作用，现多用于治疗阴虚潮热，盗汗，阴虚风动，久疟及疟母致肝脾肿大，均可采用本方。

方六

【原文】崩中漏下，不止者，桃核烧存性研细，酒服方寸匕，日三。（卷二十九桃条引千金）

【功效】破血散瘀。

【主治】产后恶露不净。

【方解】产后恶露不净乃瘀血未清故也。《珍珠囊》："治血结血秘血燥，通润大便，破蓄血。"桃仁破血散瘀，酒温通，加强破血散瘀之功效，瘀血清则恶露止。

【现代应用】药理研究表明：本品能促进产妇子宫收缩；有抗凝及较弱的溶血作用，对血流阻滞、血行不畅有改善的作用；能增加脑血流量，扩张兔耳血管，对呼吸中枢呈镇静作用；脂肪有润肠缓下作用。水提物能抑制小鼠血清中的皮肤过敏抗体及豚鼠脾溶血性细胞的产生。

方七

【原文】胡桃肉十五枚，灯上烧存性，研作一服，空心温酒调下，神效。（卷三十胡桃条）

【功效】温肾固冲。

【主治】肾阳虚衰之血崩。

【方解】肾气不足肾阳虚弱，封藏不固，冲任失约，故月经崩下不止，胡桃肉温补肺肾，炒后温酒调服，温补肾阳之效更显，肾阳充盛，冲任固，则血崩止。

【现代应用】核桃对支气管平滑肌有抗组胺的致痉作用，动物实验表明：其尚有镇咳和较好的杀灭钩端螺旋体的作用。现常用于慢性支气管炎，外用治头癣、牛皮癣、痈肿疮病等。

方八

【原文】毛蟹壳烧存性，米饮服一钱。（卷四十五蟹条引证治要诀）

【功效】育阴敛血，收涩止血。

【主治】崩中漏下。

【方解】毛蟹壳性味咸、涩,微寒,有清热收敛止血之功效,其烧制后收涩止血之功更效。

【现代应用】本方适用于血热崩漏,无论虚热或实热均可用之。

方九

【原文】椒目炒研细,每温酒服一勺。(卷三十二蜀椒条引金匮钩玄)

【功效】温中燥湿。

【主治】阳虚寒凝之崩中带下。

【方解】蜀椒能温中助阳,虚寒除,冲任固,血下止;蜀椒散寒除湿,能燥湿止带。

【现代应用】现代研究表明:蜀椒有止痛、抑菌、驱虫之功效,现常用治胸腹冷痛,寒湿泄泻冷痢,及蛔厥腹痛等。

带下病

方一

【原文】用酒及艾叶煮鸡卵,日日食之。(卷四十八鸡条引袖珍方)

【功效】温肾培元,固摄止带。

【主治】下焦虚寒之妇人带下。

【方解】艾叶辛温,温肾固冲任,《本草纲目》:"温中,逐冷,除湿。"鸡卵补中健脾止带,酒性温,散寒,且能制约鸡卵之寒性。

【现代应用】本方温肾培元,固摄止带。适于肾阳虚者,证见白带清冷,量多,质稀薄,终日淋漓不断,腰酸如折,小腹冷感,小便频数清长,大便溏薄等。

方二

【原文】陈冬瓜仁炒为末,每空心米饮服五钱。(卷二十八冬瓜条引救急易方)

【功效】清热化湿止带。

【主治】湿热带下。

【方解】冬瓜仁清热化湿,米健脾利胆,二药合用,清热健脾利胆止带。

【现代应用】湿热之阑尾炎,妇人带下,可用此方。

方三

【原文】羊胰一具,以酢洗净,空心食之,不过三次。忌鱼肉滑物,犯之即死。(卷五十羊条引外台)

【功效】健脾利湿止带。

【主治】脾湿带下。

【方解】脾气虚弱,不能运化水湿,水湿之气下陷而为带下,羊胰健脾利湿,脾气健则水湿除,带下止。

【现代应用】羊胰服之,可以脏补脏,脾虚带下者可用之。

方四

【原文】女子带下及男子肾虚冷,梦遗,用韭子七升,醋煮千沸,焙研末,炼蜜丸梧子大。每服三十丸,空心温酒服下。(卷二十六韭子条引千金方)

【功效】温补肝肾,壮阳固精,收涩止带。

【主治】肾阳虚损之带下。

【方解】韭子辛、甘,温,无毒,温肾固精,醋酸涩收敛;酒温阳,加强韭子之功效,三药合用,有温肾壮阳,固精收涩止带之效。

【现代应用】现代研究表明:韭子中含有硫化物、甙类、维生素等,可用于肾阳虚之遗精、尿频、带下等。

方五

【原文】糙糯米,花椒等份,炒为末,醋糊丸梧子大。每服三四十丸,食前醋汤下。(卷二十二稻条引杨起简便方)

【功效】健脾温中燥湿止带。

【主治】脾虚寒湿带下。

【方解】糯米健脾化湿,花椒温阳燥湿,二药合用,健脾温中燥湿止带。

【现代应用】本方健脾温中燥湿止带。适用于脾虚寒湿带下之证。证见带下色白,质黏稠,无臭气,绵绵不断,面色萎黄或白,纳少便溏等。

方六

【原文】魏元君济生丹:用荞麦炒焦为末,鸡子白和,丸梧子大。每服五十丸,盐汤下,日三服。(卷二十二荞麦条)

【功效】清热解毒,利湿。

【主治】赤白带下。

【方解】荞麦性凉味甘,清热利湿解毒,《本草纲目》:"气盛有湿热者宜之。"《本草求真》:"凡白带,白浊,泄痢,痘疮溃疡,气盛湿热等证,是其所宜。"鸡子白清热补中,盐汤服下,取其咸能渗湿之意。

【现代应用】本方清热利湿解毒。用于湿热下注引起的小便短数黄赤,灼热刺痛,少腹拘急胀痛,妇人白带量多,带下色黄质黏,阴痒等证。

方七

【原文】白扁豆炒为末，用米饮每服二钱。（卷二十四扁豆条）

【功效】健脾除湿。

【主治】脾虚白带。

【方解】扁豆补脾祛湿，米汤健脾利湿，二药合用，有健脾祛湿止带之功效。

【现代应用】扁豆味轻气薄、甘平而不甜，气清香而不窜，性温和而色微黄，与脾性最合。补脾而不滋腻，化湿而不燥烈，为补脾、化湿、解暑佳品。凡脾虚有湿的泄泻、带下、暑湿吐泻皆为常用之品。大病之后以之调养，养正气而无壅滞之弊，此外尚可解毒，单用即效。用之解暑宜生用，健脾炒用。本品亦药亦食，可为菜肴。

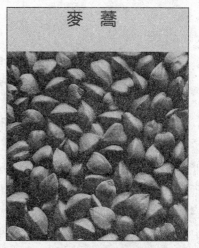

麥蕎

方八

【原文】赤白带下，不问老、稚、孕妇悉可服。取马齿苋捣汁三大合，和鸡子白二枚，先温令热，乃下苋汁，微温顿饮之。不过再作即愈。（卷二十七马齿苋条引崔元亮海上方）

【功效】清热利湿解毒。

【主治】赤白带下。

【方解】马齿苋味酸，性寒，具有清热利湿，散血消肿，凉血解毒之功效；鸡子白味甘性凉，入肺、脾经，功能润肺利咽，清热解毒；二药合用清热解毒，利湿止带。

【现代应用】马齿苋含大量的去甲肾上腺素，对实验动物在体子宫呈兴奋作用；鸡子白含蛋白质、脂肪、碳水化合物、钙、磷、铁、核黄素等。现多用于治疗热痢、热淋、痈肿恶疮、丹毒等。

方九

【原文】桑耳切碎，酒煎服。（卷二十八木耳条引苏颂图经）

【功效】凉血止血，补气耐饥。

【主治】赤白带下。

【方解】木耳味甘，性平，入胃、大肠经，有凉血止血，补气耐饥之功效。《随息居饮食谱》："补气耐饥、活血、治跌打仆伤，凡崩淋血痢，痔患肠风，常食可瘳。"

【现代应用】干木耳含丰富的蛋白质、糖、钙、磷、铁、磷脂及多种维生素。现多用于肠风下血、血痢、血淋、崩漏、带下、经闭，又治瘰疬溃烂及高血压病等。

本草纲目

本草养生

方十

【原文】常炙猪肾食之。（卷五十条引张文仲方）

【功效】补肾滋阴，通利膀胱、清热止带。

【主治】阴虚带下。

【方解】猪肾味咸，性平，功能补肾滋阴，清热止带。

【现代应用】猪肾，又名猪腰子。含有锌、铁、铜、磷、维生素B族、维生素C、蛋白质、脂肪等，是含锌量较高的食品。中医认为：猪肾味咸，有养阴补肾之功效。适宜于肾虚热而性欲较差的女性食用。《本草纲目》："肾有虚热者宜食之；若肾有虚寒者，非所宜矣。"因肾虚热所致的性欲低下者，常食猪肾有提高性兴奋作用。现常用治肾虚腰痛、身面水肿、遗精、盗汗、老人耳聋。

妊娠病

方一

【原文】大红枣十四枚，烧焦为末，以小便服之。（卷二十九条引梅师）

【功效】养血安胎止痛。

【主治】妊娠腹痛。

【方解】大枣养血安胎、缓急止痛；小便祛瘀止痛，二药合用，养血安胎化瘀止痛。

【现代应用】大枣营养丰富，又为滋补佳品，有祛病强身两得之妙用。所含维生素C在水果中名列前茅，有天然维生素丸之称，维生素C还有抗癌作用。大枣中的维生素E能健全人体毛细血管，防治高血压及心血管疾病，大枣还能预防铅中毒，对于眼病、夜盲症、头发枯燥、皮肤粗裂、心烦失眠等症，均有良好的疗效。大枣中的山楂酸还有明显的抗癌作用。大枣中的环磷酸腺苷能增强肌力，恢复疲劳，扩张血管，增强心肌收缩能力，改善心肌营养等。生食、熟食或制成果脯、饮料等均可，长服久用，延年益寿。

方二

【原文】胎动迫心作痛。艾叶鸡子大，以头醋四升，煎二升，分温服。（卷十五艾条引子母秘录）

【功效】温经止痛安胎。

【主治】妊娠心痛。

【方解】艾叶辛散苦泄，性温祛寒，归肝经走血分，归脾经益脾阳，归肾经温肾固冲任，故有温经止血散寒调经安胎之效。

【现代应用】现代药理研究表明：艾叶油吸入的平喘作用与异丙肾上腺素相近，但较为持久,可能是直接作用于气管平滑肌。艾叶有抗纤维蛋白溶解的作用。能降低毛细血管通透性而止血,煎剂对离体子宫有兴奋作用。水煎剂和浸剂对多种致病性细菌和真菌有轻度抑制作用。其烟熏剂对细菌和真菌有较明显的抗菌作用,可用于空气消毒,且对腺病毒、鼻病毒、疱疹病毒、流感病毒和腮腺炎病毒等亦有抑制作用。

方三

【原文】葡萄煎汤饮之,即下。(卷三十三葡萄艾条引圣惠方)

【功效】补气降逆平冲。

【主治】胎动冲心。

【方解】葡萄味甘、酸,性平,有补气血,平冲安胎之功效。

【现代应用】葡萄的营养物质很丰富,葡萄中的糖类和酸类就有多种,如葡萄糖、果糖、蔗糖、木糖、酒石酸、柠檬酸、苹果酸、草酸、枸橼酸等,单糖不仅可促进消化,且有保肝作用。其中钙与铁的含量也很高,此外还含有蛋白质、卵磷脂、胡萝卜素及维生素类。葡萄中富含钾盐,含钠量低,有利尿作用。

方四

【原文】妊娠胎动,已见黄水者,干荷蒂一枚炙,研为末,糯米淘汁一钟,调服即安。(卷三十三莲藕条引唐氏经验方)

【功效】健脾升阳,止血安胎。

【主治】妊娠胎动不安。

【方解】荷蒂止血安胎,糯米健脾升阳,二药合用,健脾升阳益气止血安胎。

【现代应用】本方补气健脾升阳,止血安胎,常用治清阳下陷之久泻脱肛,妇人妊娠胎动不安及崩漏带下等。

方五

【原文】用阿胶(炒)二两,熟艾叶二两,葱白一升,水四升,煮一升半,分温两服。(卷五十阿胶条引产宝)

【功效】养血止血,温经安胎。

【主治】妊娠胎动不安。

【方解】炒阿胶养血止血安胎;艾叶、葱白温经止血安胎。三药合用,共奏养血止血、温经安胎之功。

【现代应用】本方温经养血止血安胎,适用于胎寒不安。药理研究表明:阿胶有加速红细胞和血红蛋白生长的作用。故可止血。能改善体内钙的平衡,使血清钙含量增高,有促进血液凝固的作用,故善止血。

方六

【原文】豉汁服妙,华佗方也。(卷二十五大豆豉条引子母秘录方)

【功效】清热除烦,止血安胎。

【主治】胎热不安。

【方解】豆豉微苦,寒,有清热除烦安胎之功。

【现代应用】本方清热止血安胎,适用于血热胎动不安,证见妊娠期阴道下血,伴心烦不安,手足心热或潮热,小便短黄,大便秘结等。

方七

【原文】用大鲤一尾,赤小豆一升,水二斗,煮食饮汁,一顿尽服。(卷四十四鲤鱼条引外方)

【功效】行气利水消肿。

【主治】妊娠水肿。

【方解】鲤鱼利水消肿,赤小豆行水消肿,《食疗本草》:"和鲤鱼煮烂食之,甚治脚气及大腹水肿。"

【现代应用】本方主要功效为利水消肿,且二药味甘能补,为滋补性利水消肿药,对体虚者尤其适用。

方八

【原文】阿胶炒黄为末,食前粥饮下二钱。(卷五十阿胶条引圣惠)

【功效】滋阴养血,止血安胎。

【主治】妊娠尿血。

【方解】阿胶滋阴养血止血安胎,炒制后其止血力更强,辅以粥下,使阿胶补血止血而不滞腻。

【现代应用】阿胶甘平质黏,入肝补血,入肾肺滋阴润肺。故有补肝血,滋肾阴,润肺燥之效,借其滋补黏滞之性,善能凝固血络,而有显著的止血之功。凡血虚、阴亏之证及虚烦不眠、一切失血之证,皆为常用之品。

方九

【原文】妊娠伤寒,赤斑变为黑斑,尿血者。以葱白一把,水三升,煮熟服汁,食葱令尽,取汗。(卷二十六葱条引伤寒类要)

【功效】散寒解表,发汗通阳。

【主治】妊娠伤寒。

【方解】葱白辛温通散,能宣通上下,通达表里,外可散风寒发汗以解表,内能散寒凝通阳气止痛。

【现代应用】葱白能刺激汗腺分泌,有发汗解热作用,有利尿作用。能轻度刺激支气管分泌,而有祛痰作用,对痢疾杆菌、白喉杆菌、结核杆菌、葡萄球菌、链球菌、皮肤真菌均有抑制作用。

方十

【原文】羊脂如棋子大十枚,温酒一升,投中顿服,日三。(卷五十羊条引千金)

【功效】补虚润燥,祛风解毒。

【主治】妊娠虚寒下痢。

【方解】羊脂味甘性温,温中补虚祛风解毒,酒温中祛寒。

【现代应用】本方温中补虚,祛风解毒,适用于虚寒下痢。

方十一

【原文】阿胶二两,酒一升半,煮一升,顿服。(卷五十阿胶条引杨氏产乳)

【功效】补血止血。

【主治】妊娠下痢不止。

【方解】阿胶补血滋阴,止血止痢。元·朱丹溪:"久嗽久痢,虚劳失血者宜用。"

【现代应用】阿胶主要是蛋白质,含氮 16.43% ~ 16.54%,水解产生多种氨基酸,其中有赖氨酸 10%、精氨酸 7%、组氨酸 2%,其他还含有灰分及钙等。本方常用治妊娠下痢不止,常与黄连、石榴皮、当归等同用。

方十二

【原文】大豆一升,酒三升,煮七合。空心服下。(卷二十四大豆条引心镜)

【功效】祛风邪,调气血,止痹痛。

【主治】妊娠腰痛。

【方解】大豆祛风行气活血,酒活血行气止痛。

【现代应用】本方又名大豆酒,可用于治疗中风口噤不开,风湿痹痛,产后风虚,五缓六急,血气不调,头风等。

方十三

【原文】温养胎气,胎至九月消息。用猪肚一枚,如常着葱、五味;煮食至尽。(卷五十豕条引千金髓)

【功效】健脾温肾。

【主治】胎萎不长。

【方解】猪肚味甘性温,功能健脾胃、补虚损;葱白、五味子温肾暖胞以养胎。三药合用,共奏健脾温肾养胎之功。

【现代应用】本方温补脾肾,健脾肾化气血,温肾以养胎,适用于脾肾不足之胎萎不长。症见腹形小于正常妊娠月份,腰部酸冷,纳少便溏,或形寒肢冷。

方十四

【原文】用鲤鱼肉同盐、枣煮汁,饮之。(卷四十四鲤鱼条引集验)

【功效】补气养血安胎。

【主治】胎气不长。

【方解】《日华诸家本草》:"鲤鱼,治怀妊身肿,及胎气不安。"鲤鱼肉补虚益气,大枣养血,气血充足则胎有所养。

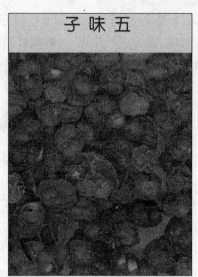

五味子

【现代应用】本方以补益气血为主,适用于气血虚弱之胎气不长。症见身体羸弱、面色萎黄、头晕气短、腹形小于正常妊娠月份。

产后病

方一

【原文】鸡子煮酒,食即安。(卷四十八鸡条引备急方)

【功效】补体虚,和血止痛。

【主治】产后心痛。

【方解】鸡子滋阴养血,补体虚,缓疼痛,更合酒煮,增强其补虚活血止痛之功。

【现代应用】鸡子富含丰富的蛋白质、脂类、碳水化合物、钙、磷、铁、多种维生素,叶黄素等,为老人、病人、孕产妇、小儿食疗强壮的佳品。

方二

【原文】韭菜切,安瓶中,沃以热醋,令气入鼻中,即消。(卷二十六韭条引丹溪心法)

【功效】行气散瘀,解毒开窍。

【主治】产后血晕。

【方解】韭菜行气散血解毒,醋散瘀止血解毒开窍,二药合用共奏行气散血开窍之功。

【现代应用】韭菜含有甙类、硫化物、苦味质、现常制成药膳菜肴食用。药膳用醋可增加酸味香气,解毒醒神,去腥膻气味,开胃健脾。

方三

【原文】产后血多不止。乌鸡子三枚。醋半升,酒二升,和搅,煮取二升,分四服。(卷四十八鸡条引拾遗)

【功效】补虚活血,散瘀止血。

【主治】产后血多。

【方解】鸡子补虚,滋阴补气养血;醋散瘀止血,酒活血化瘀,起化瘀止血之功。三药合用,有补有散,瘀血除,则下血止。

【现代应用】本方补虚活血化瘀止血,用于气血虚挟瘀之产后恶露不绝,症见产后恶露过期淋漓不止,量多,色紫有块,小腹疼痛空坠,舌紫脉弦涩等。

方四

【原文】产后中风,角弓反张,不语。用大蒜三十瓣,以水三升,煮一升,灌之即苏。(卷二十六葫条引子母秘录)

【功效】熄风开窍解毒。

【主治】产后中风。

【方解】大蒜味辛性温,功能开窍熄风解毒消肿。

【现代应用】大蒜属于一种日常的菜类和调料,大蒜含大蒜素、蒜制菌素、大蒜新素,均有强大的广谱抗菌作用,对多种致病菌均有明显抑制作用。由于它具有显著的广谱抗菌作用,所以,对一些感染性疾病,如春季的呼吸道传染病(包括流脑、流感)流行时,夏秋季肠道传染病(包括伤寒,副伤寒,菌痢)流行时,宜常吃些生大蒜,有预防作用。大蒜可以促进胃酸分泌,助消化。蒜中含有一种"配糖体",有降低血压作用。河南医学院、河南省职业病防治所曾用大蒜对铅中毒者进行实验治疗,发现患者在自觉症状及生物指标方面均有改善。大蒜的营养成分为蛋白质,脂肪,糖类及维生素等,能增强机体的免疫功能,有广谱抑菌和抗癌作用,适宜多种感染和各种癌症患者食用。大蒜的茎叶又名青蒜,性温味辛,能醒脾气,消谷食。多吃令人胃中痰动,心胃嘈杂,伤肝,昏眼目。咳嗽者忌食。尚有抗阿米巴原虫及阴道滴虫作用及抗肿瘤、降血脂、抑制粥样硬化斑块作用。此外,还有兴奋子宫、降血糖及改善慢性中毒症状等作用。

方五

【原文】脂麻炒研,入盐少许,食之。(卷二十二胡麻条引唐氏)

【功效】补肝肾,益精血,通乳。

【主治】妇人乳少。

【方解】脂麻甘平,入肝肾大肠经,补肝肾,益精血,精血充足则乳汁化生有源。

【现代应用】本方适宜妇女产后乳汁缺乏者食用。药理研究表明:黑芝麻对水提物对

中华传世藏书

本草纲目

本草养生

二六三九

离体豚鼠子宫有兴奋作用,可增加肝脏及肌肉糖类含量,尚有延缓衰老的作用。

方六

【原文】莴苣子三十枚,研细酒服。(卷二十七莴苣条引唐氏)

【功效】通经脉,下乳汁。

【主治】乳汁不行。

【方解】莴苣子味苦,性寒,功能下乳汁,通小便,配以酒服,以制约其寒性,以助温通经络。

【现代应用】现主用于小便不利,尿血,乳汁不行。

方七

【原文】丝瓜连子烧灰存性,酒服一二钱,被服取汁即通。(卷二十八丝瓜条引简便单方)

【功效】清热通络下乳。

【主治】产后乳汁不通。

【方解】丝瓜功能清热化痰通络下乳,酒温通经络,经络通则乳汁下。

【现代应用】本品含皂甙、丝瓜苦味质、多量黏液和瓜氨酸、木聚糖、脂肪、蛋白质及多种维生素等。

方八

【原文】干胡荽煎汤饮之效。(卷二十六胡荽条引经验方)

【功效】宣通经脉,通络下乳。

【主治】产后无乳。

【方解】胡荽辛,温,气香,性善宣散透发疏通,《本草纲目》:"胡荽,辛温香窜,内通心脾,外达四肢。"有通经下乳之功效。

【现代应用】现代研究表明:胡荽的营养成分有蛋白质、脂肪、糖类、钙、磷、铁及多种维生素和尼克酸。此外,胡荽含挥发油、苹果酸钾、甘露醇、黄酮、下癸醛、芳香醇等。有促进外周血液循环的作用。

方九

【原文】用母猪蹄一具,水二斗,煮五六升,饮之,或加通草六分。(卷五十豕条引外方)

【功效】补血通络下乳。

【主治】妇人产后无乳。

【方解】猪蹄补益气血,通草通气下乳,二药合用共奏补气养血,通络下乳之效。

【现代应用】猪蹄含丰富的蛋白质、脂肪、碳水化合物和多种维生素,有促进乳汁分泌的作用。通草主含糖醛酸、脂肪、蛋白质及多糖等。有利尿及促进乳汁分泌作用。

方十

【原文】獐肉煮食。(卷五十獐条引子母秘录)

【功效】补五脏,益气血,催乳。

【主治】产后乳汁不通。

【方解】獐肉味甘性温,能补五脏,益气血,气血充足,则乳汁自生。《子母秘录》:"主乳无汁,獐肉作臛食。"

【现代应用】本方适宜阳气不足,气血亏损,身体羸弱,营养不良,产后缺奶之人食用。獐肉性同鹿肉,适宜秋冬两季食用。现煮食多用于虚劳、产妇乳汁缺乏,消渴、口僻等。

方十一

【原文】产后血滞,冲心不下。生姜五劳,水八升,煮三升,分三服。(卷二十六生姜条引杨氏产乳)

【功效】温中降逆。

【主治】产后血滞、胃气上冲。

【方解】生姜性味辛,温,功能温肺胃,降逆气。《别录》:"主咳逆上气、止呕吐。"

【现代应用】现代研究表明:生姜能促进消化液的分泌而增加食欲,抑制肠内异常发酵,促进肠管蠕动,排出气体;有镇吐、镇痛,抗炎消肿的作用。

方十二

【原文】产后口干舌缩,用鸡子一枚打破,水一盏搅服。(卷四十八鸡条引经验后方)

【功效】清热滋阴,养血熄风。

【主治】产后口干。

【方解】产后阴血不足故口渴。鸡子滋阴清热、解毒利咽;蜂蜜味甘性平,补虚益气,缓急润燥。

【现代应用】本品含丰富的果糖和葡萄糖、蔗糖、蛋白质、矿物质。并有微量维生素、酶、有机酸等。具有促进生长发育、提高机体抵抗能力和保肝等作用。

方十三

【原文】产后闷满,不能食。用赤小豆三七枚,烧研,冷水顿服佳。(卷二十四赤小豆条引千金方)

【功效】利水消肿。

【主治】产后闷满浮肿。

【方解】《药性论》赤小豆："清热毒痈肿，散恶血不尽，烦满。治水肿皮肤胀满"。产后闷满、水肿，每因脾土湿盛所致，赤小豆甘、酸，性平，性善下行，通利水道，使水湿下泄而消肿。赤小豆味甘能补，为滋养性利水消肿药，对产后体虚尤宜。

【现代应用】本药为食疗佳品，现常用于治疗肝硬化腹水、慢性肾炎水肿、贫血性浮肿、妊娠水肿、产后浮肿等。

方十四

【原文】产后因怒伤肝，呕青绿水。用韭叶一升取汁，入姜汁少许，和饮，遂愈。（卷二十六韭条引摘去方）

【功效】行气解郁，温中止呕。

【主治】产后呕水。

【方解】韭叶温中行气散郁，生姜温中降逆止呕。二药合用共奏降逆止呕之功。

【现代应用】韭菜含有甙类、硫化物、苦味质；生姜含姜醇、姜烯、水芥烯和姜辣素等。

方十五

【原文】马齿苋研汁三合服，如无，以干者煮汁。（卷二十七马齿苋条引妇人良方）

【功效】清热凉血，生津敛汗。

【主治】产后阴虚盗汗。

【方解】马齿苋味酸性寒，寒能清热滋阴，酸能收敛固摄。《本草纲目》："散血消肿，利肠滑胎，解毒通淋，治产后虚汗。"

【现代应用】本品酸寒滑利、清热解毒凉血，尤宜于细菌性痢疾、大便滞而不爽者。本品之嫩茎叶，可做菜蔬，民间多用鲜品治肠炎、痢疾等，效果好。对子宫平滑肌尚有明显兴奋作用。

方十六

【原文】桃仁烧研傅之。（卷二十九桃条）

【功效】活血化瘀。

【主治】产后阴肿。

【方解】产后阴肿为瘀血阻络、气血不通所致，桃仁走血分入肝经，活血化瘀、和畅血脉，则阴肿消。

【现代应用】现代药理研究表明：桃仁能镇痛、消炎、解毒、通便。桃仁能促进初产子宫收缩，有抗凝及较弱的溶血作用，对血流阻滞、血行障碍有改善作用。

方十七

【原文】用龟甲一枚，醋炙为末。米饮服一钱，日二。（卷四十五龟条引经验方）

【功效】滋阴清热,收敛止血。

【主治】产后下痢。

【方解】《本草通玄》:"大凡滋阴降火之药,多是寒凉损胃,惟龟甲益大肠,止泄泻,使人进食。"龟甲咸、甘、平,入肝、肾经。醋炙龟甲滋阴清热收敛止血,米饮益胃气。二药合用,共奏滋阴益胃、清热收敛止血之功。

【现代应用】龟甲含动物胶、角蛋白、脂肪、钙、磷等。有抑制结缔组织增生、提高血浆蛋白的作用。

方十八

【原文】产后血痢,小便不通,脐腹痛。生马齿苋菜杵三合,煎沸入蜜一合,和服。(卷二十七马齿苋条引产宝)

【功效】清热解毒,凉血止痢。

【主治】产后血痢、小便不通。

【方解】《本草纲目》:"散血消肿,利肠滑胎,解毒通淋。"马齿苋有清热凉血止痢,利尿通淋之功;蜂蜜滋阴清热。二药合用,清热止痢,滋阴凉血,利尿通淋。

【现代应用】本方适于产后阴血不足、血中有热之血痢及小便不通。现代药理研究表明:马齿苋煎剂在体外对各型痢疾杆菌、伤寒杆菌、金黄色葡萄球菌有抑制作用。对某些致病真菌也有抑制作用。还可增加肠蠕动及利尿作用。

方十九

【原文】多煮薤白食、仍以羊肾脂同炒食之。(卷二十六薤条引范汪方)

【功效】行气导滞,补虚止痢。

【主治】产后诸痢。

【方解】《日华子本草》"煮食,耐寒,调中,止久痢,冷泻"。薤白行气导滞治脘腹阻滞、泻痢里急后重;羊肾脂补虚解毒止痢。

【现代应用】现代药理研究表明:薤白能抑制痢疾杆菌、大肠杆菌、肺炎杆菌、葡萄球菌等致病菌。其醇提物中所含的前列腺素 Al(PGAl)有利尿、降压和抗癌作用,PGBl 有收缩血管作用。醇提物有抗血栓形成作用。薤白提取物可降血脂、抑制血小板聚集、降低过氧化脂质,对实验性动脉粥样硬化有预防作用。

方二十

【原文】产后泻血不止。干艾叶半两,炙熟老生姜半两,浓煎汤一服止,妙。(卷十五艾条引孟诜食疗本草)

【功效】温中散寒,解毒止血。

【主治】产后泻血(虚寒)。

【方解】《新修本草》"主下血,衄血,脓血痢",其可温经散寒止血;生姜温中解毒。

【现代应用】现代研究表明:艾叶有抗纤维蛋白溶解的作用,能降低毛细血管通透性而止血。水浸剂及煎剂对多种致病菌有抑制作用,烟熏剂则抗菌作用更强,尚有抗过敏作用。生姜有镇吐、抗炎作用。

方二十一

【原文】产后腹胀不通,转气急,坐卧不安。以麦蘗一合,为末。和酒服,良久通转,神验。此乃供奉辅太初传与崔郎中方也。(卷二十五蘖米条引李绛兵部手集方)

【功效】疏肝和胃,消食和中。

【主治】产后腹胀。

【方解】麦芽疏肝和胃消胀除满。

【现代应用】麦芽含淀粉酶、蛋白分解酶、维生素 B 转化糖酶、有助于消化作用。经研究表明:麦芽细根中含一种 P－羟－B－苯乙基三甲铵盐基,属一种快速去极化型肌肉松弛剂,能降低肌肉对乙酰胆碱的敏感性,并能降血糖。

方二十二

【原文】产后血攻,或下血不止,心闷面青,身冷欲绝者。新羊血一盏饮之,三两服妙。(卷五十羊条引梅师)

【功效】止血祛瘀。

【主治】产后血晕、下血不止。

【方解】羊血味咸性平,无毒,功能止血祛瘀,瘀血去、下血止则愈。

【现代应用】现常用羊血主治吐血、衄血、肠风下血、妇女崩漏、产后血晕、外伤出血、跌打损伤等,常煮食,也可生饮。

方二十三

【原文】产后蓐劳寒热。用猪肾一对,切细片,以盐、酒拌之。先用粳米一合,葱、椒煮粥,盐、醋调和,将腰子铺于盆底,以热粥倾于上盖之,如作盦生粥食之。(卷五十豕条引济生)

【功效】滋阴补肾,补中益气,健脾和胃。

【主治】产后虚热。

【方解】猪肾味咸性平,滋阴补肾,通利膀胱。粳米补中益气、健脾和胃。二药合用,先后天并补。

【现代应用】本品滋肾强腰、健脾益气。适用于肾阴不足之虚热。症见午后潮热,两颧潮红,口渴喜饮,大便干,小便赤等。

方二十四

【原文】产后风邪，心虚惊悸。用猪心一枚，五味、豉汁煮食之。（卷五十豕条引心镜）

【功效】疏风散邪，养心安神。

【主治】产后受风心悸。

【方解】猪心味甘性平，能养心安神补血；五味子酸温，宁心安神；豉汁味辛，疏风散邪。三药合用共奏疏风散邪、养心安神之功。

【现代应用】本方扶正祛邪并用，疏风散邪养心安神，适用于产后受风，心慌心悸之证。现代研究表明：五味子煎剂可增强心脏的收缩力，并能调节心血管改善血液循环。

方二十五

【原文】产后虚羸腹痛，冷气不调，及脑中风汗自出。自羊肉一斤，切治如常，调和食之。（卷五十羊条引心镜）

【功效】益气补虚，温中暖肾。

【主治】产后虚羸。

【方解】羊肉甘温主补，入脾经而补脾益气，暖中焦，入肾经而暖肾气，强阳道。《日用本草》："治腰膝羸弱，壮筋骨，厚肠胃。"

【现代应用】羊肉甘，温，补肾阳，益脾气，温中焦，为血肉有情之品，既可补血又可补气，凡虚劳羸弱皆可用之。仲景当归生姜羊肉汤即为补虚药膳之最。羊肉历来为补阳食品，尤其在冬月为宜。

杂病

【原文】妇人脏躁，悲伤欲哭，象若神灵，数欠者。大枣汤主之。大枣十枚，小麦一升，甘草二两，每服一两，水煎服之。亦补脾气。（卷二十九枣条引金匮）

【功效】甘润滋补，养心益脾。

【主治】妇人脏躁。

【方解】方中小麦养心，甘草、大枣润燥缓急。

【现代应用】本方甘润滋养，用于脏阴不足，有干燥躁动之象之脏躁。症见精神不振，情绪易于波动，心中烦乱，睡眠不安，发作时呵欠频作，哭笑无常，不能自主，口干，大便秘结等。

第四节　儿科

初生儿疾病

方一

【原文】婴孩初生七日，助谷神以导达肠胃，研粟米煮粥如怡，每日哺少许。（卷二十三粟条引姚和众方）

【功效】健脾益气，和胃止渴。

【主治】婴儿初生脾胃虚弱、反胃、呕吐、泄泻。

【方解】粟米味甘性平，入脾胃肺大肠经，功能补中益气，健脾益肺，除热愈疮。明·李时珍："粟米煮粥食益丹田，补虚损，开肠胃。"

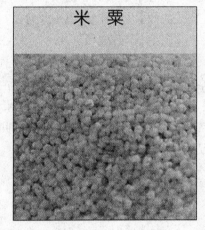

米　粟

【现代应用】现常用治脾胃虚弱，肺虚咳嗽，呃逆烦渴，泄泻，胃痛，小儿鹅口疮，烫伤等。

方二

【原文】小儿初生三日，应开肠胃、助谷神者。碎米浓作汁饮，如乳酪，频以豆许与儿饮之。二七日可与哺，慎不得与杂药也。（卷二十二粳条引肘后方）

【功效】健脾和胃，补中益气。

【主治】婴儿初生脾胃虚弱。

【方解】粳米味甘性平，入脾胃经，功能补中益气，健脾和胃，除烦止渴，止泻痢。

【现代应用】本品含淀粉、蛋白质、脂肪、及少量 B 族维生素。现常用治脾虚烦闷，消渴不思饮食，泄泻，下痢，肌肉消瘦等。故小儿脾虚诸证均可用之。

方三

【原文】猪胆入汤浴之。不生疮疥。（卷五十豕条引姚和众）

【功效】清热解毒润燥。

【主治】预防小儿痈疽疔疮。

【方解】猪胆味苦性寒，功能清热解毒疗疮。《本草拾遗》："小儿头疮，取汁敷之。"《本草图经》："主骨热劳极，伤寒渴疾，小儿五疳，杀虫。"《本草纲目》中载："通小便，敷恶疮……"

【现代应用】现外用或入丸散,可用治热病里热燥渴、便秘、黄疸、百日咳、哮喘、泄泻、痢疾、目赤、痈疽疔疮等。现代研究表明:本品有镇咳、平喘、消炎、抗过敏作用。并对百日咳杆菌及呼吸道常见细菌有抑制作用,有增加肠蠕动、促进脂肪消化及抗惊厥作用。

方四

【原文】淡豉煎浓汁,与三五日,其毒自下。又能助脾气,消乳食。(卷五十豕条引姚和众)

【功效】解毒宣郁,解表除烦。

【主治】小儿胎毒。

【方解】淡豉功能解毒健脾消食。《别录》:"主伤寒头痛,瘴气恶毒,烦躁满闷。"

【现代应用】本品主含蛋白质、脂肪及酶类。现主要用于治疗伤寒热病,寒热,头痛,烦躁,胸闷等证。

方五

【原文】小儿胎毒,初生时,以韭汁少许灌之,即吐出恶水恶血,永无诸疾。(卷二十六韭条引四声本草)

【功效】温中行气,散血解毒。

【主治】小儿胎毒。

【方解】韭汁味辛性温,入肝胃、肾、经,功能温中行气,散血解毒。

【现代应用】现常用于治疗肠痹,噎膈,反胃,吐血,尿血,消渴,痔漏,跌扑损伤等,本品内服可捣汁饮,含有甙类,硫化物,苦味质。

方六

【原文】人乳四合,葱白一寸,煎滚。分作四服,即利。(卷五十二乳汁条引外台)

【功效】补血润燥,解表通阳。

【主治】小便不通。

【方解】人乳味甘、咸,性平。《本草经疏》:"乳属阴,其性凉而滋润,血虚有热,燥渴枯涸者宜之。"功能补血润燥;葱白味辛,性温,功能解表通阳利小便,二药合用,攻补兼施,小便自利。

【现代应用】人乳汁营养极其丰富,是很好的补益神品,葱白含有挥发油、多种维生素。葱的主要成分有蛋白质、脂肪、糖类、维生素、钙、铁、磷、镁以及食物纤维等。现常用治虚体感冒、二便不通等。

方七

【原文】独头蒜切开,安脐上。以艾灸之,口中蒜气,即止。(卷二十六葫条黎居士简

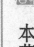

易方）

【功效】温经辟邪解毒。

【主治】小儿脐风。

【方解】独头蒜味辛，性温，功能温经辟邪解毒，《别录》："散痈肿疔疮，除风邪，杀毒气。"于神阙穴上艾灸之，共奏温经通络，驱风镇痉之功。

【现代应用】现代研究表明：大蒜所含的挥发性物质、大蒜汁、大蒜浸出液及蒜素对多种致病菌有明显的抑菌或杀菌作用，对青霉素、链霉素、氯霉素及金霉素耐药的细菌仍敏感；对真菌也有抑制和杀灭作用。现多用于多种感染（如结核病）及癌症病人服用。

方八

【原文】用芥子捣汁曝浓，揩破。频涂之。（卷二十六芥条引瞿氏纂要方）

【功效】宣通经络，驱风镇痉。

【主治】小儿破伤风。

【方解】芥子辛温走散，利气机，宽胸膈，通经络，散寒结。温通经络，熄风止痉。

【现代应用】本品含白芥子甙、芥子碱、芥子酶等。其内服可催吐、祛痰；水浸液对皮肤真菌有抑制作用。

方九

【原文】盐豉捣贴脐上，灸之。（卷十一食盐条引子母秘录）

【功效】温经通络，驱风止痉。

【主治】小儿脐风。

【方解】此法取之隔盐灸，功能温通经络，熄风止痉。

【现代应用】本法现多用于治疗受寒急性吐泻、腹痛等。以大艾炷连续灸之，尚有回阳救逆之功，治疗大汗亡阳、肢冷脉伏的虚脱病证。

方十

【原文】胡荽汁涂之。（卷二十六胡荽条引谭氏方）

【功效】发表透疹，开胃消食。

【主治】小儿诸疹。

【方解】胡荽性味辛，温，入肺。胃二经，有解表，透发麻疹，增食欲，健胃驱虫功效。《本草纲目》："胡荽，辛温香窜，内通心脾，外达四肢，能辟一切不正之气，故痘疮出不爽快者，能发之。"

【现代应用】芫荽含有蛋白质、脂肪、糖类、粗纤维、矿物质（钙、磷、铁）、维生素、尼克酸以及挥发芳香物质苹果酸等成分。主治小儿麻疹、发热头痛、积食停滞、痢疾、肉类食品中毒等证。本品能促进外周血液循环，使病毒向皮肤毛细血管输送，引起皮肤毛细血管内皮细胞增生。血清渗出,形成皮疹。此时可相对减轻病毒对内脏的损害。

方十一

【原文】升麻油涂之。(卷二十二胡麻条引千金方)

【功效】升阳发表,透疹解毒。

【主治】小儿丹毒。

【方解】升麻味甘辛、微苦,性凉。能散邪解毒清热,热毒清则丹毒消。

【现代应用】升麻有解热、镇痛、抗惊厥、抗炎的作用。本品近年常用治小儿病毒性肺炎、急性细菌性痢疾、产后尿潴留、带状疱疹、荨麻疹、痔疮等。

方十二

【原文】猪肉切片贴之。(卷五十豕条)

【功效】滋阴凉血解毒。

【主治】小儿火丹。

【方解】猪肉味甘、咸,性平,功能滋阴凉血解毒。

【现代应用】本品主要含蛋白质、脂肪、碳水化合物、钙、磷、铁及多种维生素,现主要煮汤饮或制成药膳菜肴。

方十三

【原文】羊乳细滤含之,数次愈。(卷五十条引小品方)

【功效】温润补虚,滋阴降火。

【主治】小儿口疮。

【方解】羊乳温补,引火归元、虚火得降则口疮得愈。

【现代应用】现用于主治虚劳羸弱、消渴、反胃、哕逆、口疮等症。

方十四

【原文】嚼粟米哺之。(卷二十三粟条引秘录)

【功效】除热愈疮。

【主治】小儿重舌。

【方解】粟(黍)米味甘,性平。功能健脾益肺,除热愈疮。

【现代应用】现代研究表明:去壳黍米主要含淀粉、粗蛋白、粗纤维、及脂肪酸。现常用治脾胃虚弱,肺虚咳嗽,呃逆烦渴,泄泻,胃痛,小儿鹅口疮,烫伤等。

方十五

【原文】赤小豆末,醋和涂之。(卷二十四赤小豆条引普济方)

【功效】利水消肿,清热解毒排脓。

【主治】小儿口疮,重舌。

【方解】赤小豆味甘、酸,性平。有清热解毒之功,尚能利水、引热下行。

【现代应用】治痄腮、乳痈未溃者,取本品研末,用鸡蛋清、蜂蜜或醋调敷患处。治丹毒烂疮,可用本品煎汤外洗,或研末调敷。

方十六

【原文】小儿木舌,长大满口。鲤鱼肉切片贴之,以帛系定。(卷四十四鲤鱼条引圣惠)

【功效】清热利水消肿。

【主治】小儿木舌。

【方解】鲤鱼味甘性平,入脾、肾经。功能清热利水、引热下行。《本草纲目》:"鲤,其功长于利小便,故能消肿胀,黄疸,脚气,喘嗽,湿热之病,煮食下水气,利小便。"

【现代应用】鲤鱼有赤鲤、黄鲤、白鲤等品种,但性味功用相似,《神农本草经》列之为上品,南朝·陶弘景:"鲤鱼为诸鱼之长,为食品上味。"每100g鲤鱼肉中,含蛋白质17.7g、脂肪5.1g、钙25mg、磷17.5mg、铁1.6mg以及维生素、烟酸等。现常用治水肿胀满,黄疸,咳嗽气逆,胎动不安,乳汁不通等。

方十七

【原文】鲜鲫鱼切片贴之,频换。(卷四十四鲫鱼条引总微论)

【功效】健脾利湿。

【主治】小儿舌肿。

【方解】鲫鱼味甘性平,善健脾利湿、清心脾积热,积热除则舌肿消。

【现代应用】鲫鱼为淡水内河鱼,《吕氏春秋》:"鱼之美者,有洞庭之鲋。"观此则鲫鱼为佳品,自古尚矣。在每100g鲫鱼肉中,含蛋白质13g、脂肪1.1g、钙54mg、磷203mg、铁2.5mg、硫胺素0.06mg、核黄素0.07mg、尼克酸2.4mg、维生素A50U、维生素$B_1$380μg、维生素$B_2$100μg等。现常用治脾胃虚弱,食少乏力,水肿,小便不畅,痢疾,便血,疮疡等。

方十八

【原文】特牛乳饮之。(卷五十牛条引圣惠)

【功效】补虚损,益肺肾,生津润肠。

【主治】小儿重舌出涎。

【方解】牛乳味甘性平,功能补肺肾,生津润肠。

【现代应用】适宜体质羸弱,气血不足,营养不良,以及病后体虚之人食用;尚适宜噎膈之人、老年人便秘、儿童生长发育期食用。现常用治虚弱劳损,反胃噎膈,消渴,便秘等。

时行疾病

方一

【原文】萝卜子生研末一钱,温葱酒服之,取微汗大效。(卷二十六莱菔条引卫生易简方)

【功效】解表散寒,降气化痰。

【主治】小儿风寒感冒、咳嗽等。

【方解】萝卜子降气化痰;葱发表通阳;再酒服,则散寒之力更效。诸药合用,共奏解表散寒,降气化痰之功。

【现代应用】萝卜子水提物对链球菌、化脓球菌、痢疾杆菌、肺炎球菌、大肠杆菌有一定抑制作用。

方二

【原文】小儿风热,昏懵躁闷,不能食。用消梨三枚切破,以水二升,煮取汁一升,入粳米一合,煮粥食之。(卷三十梨条引圣惠方)

【功效】生津止渴,清热化痰,健脾除烦。

【主治】小儿风热。

【方解】梨清热生津化痰,粳米健脾除烦止咳。

【现代应用】梨含蛋白质,脂肪,糖类(葡萄糖、果糖、蔗糖)、粗纤维、铁、磷、多种维生素、胡萝卜素、苹果酸、柠檬酸等成分。梨味甘,微酸,性微寒。具有生津润燥,清热化痰功效。适用于治疗小儿风热伤津,痰热咳嗽,痰热惊狂,反胃便秘等证。

方三

【原文】冬瓜炮热,绞汁饮。(卷二十二冬瓜条引子母秘录)

【功效】清热解毒,利水消痰。

【主治】暑热烦闷、咳喘。

【方解】冬瓜味甘、淡,性凉,入肺,大小肠经,功能利水消痰,清热解毒。

【现代应用】利水消肿,用于水肿,小便不利。药力单薄,多入复方使用,可配伍茯苓、白术、黄芪等。临床治肾炎水肿,常用本品配伍西瓜皮、白茅根、玉米芯、赤豆。水煎服。

方四

【原文】生姜四两,煎汤浴之。(卷二十六生姜条引千金方)

【功效】发汗解表，温肺止咳。

【主治】小儿风寒感冒咳嗽。

【方解】生姜味辛性温，入肺经，《珍珠囊》："益脾胃，散风寒。"故其走肌表能发散风寒表邪。并能温肺气降肺逆而止咳，该药发散力强，为风寒咳嗽感冒轻证所常用。

【现代应用】生姜中含有挥发油，（为姜烯、水芹烯、莰烯、酮、姜辣素、姜酮、龙脑、姜酚、柠檬醛等）、树脂、淀粉。功能主治解表散寒，温中止呕，化痰止咳嗽。用于风寒感冒，胃寒呕吐，寒痰咳嗽。本品常用治风寒表证外，为胃寒呕吐所常用，本品尚可解毒，外用可治疗斑秃、冻疮。

方五

【原文】小儿下痢赤白，用油麻一合捣。和蜜汤服之。（卷二十二胡麻条引外台）

【功效】补虚润肠，祛邪止血。

【主治】小儿痢疾。

【方解】胡麻甘、平，入肝、肾经；合蜂蜜补肝肾，润五脏，通便。

【现代应用】胡麻每100g含脂肪油约60g、叶酸18.45mg、烟酸0.48mg、蔗糖0.64g、卵磷脂0.65g及戊聚糖、蛋白质、钙等。脂肪油中含油酸、亚油酸、棕榈酸、花生酸、二十四酸、二十二酸等的甘油酯、甾醇、芝麻素、芝麻林素、芝麻酚、维生素E等。现常主治肝肾不足，虚风眩晕，风痹，瘫痪，大便燥结，病后虚羸，须发早白，妇人乳少。

方六

【原文】生马齿苋杵汁三合，煎沸入蜜一合，和服。（卷二十七马齿苋条引心镜）

【功效】清热解毒，凉血止痢。

【主治】小儿血痢。

【方解】《食疗本草》："煮粥上痢及疳痢。"马齿苋性寒滑利，入肝经走血分，有清热解毒凉血之功，归大肠有滑利大肠之功效，为解毒治痢之常用要药。更合蜂蜜补虚润肠，二药合用扶正祛邪兼顾，扶正不留邪，祛邪不伤正。

【现代应用】现代研究表明：马齿苋煎剂在体外对各型痢疾杆菌、伤寒杆菌、金黄色葡萄球菌有抑制作用，对某些致病性真菌也有抑制作用，民间多用于肠炎、痢疾等，效果好。

方七

【原文】嫩黄瓜用蜜食十余枚，良。（卷二十八胡瓜条引海上名方）

【功效】清热解毒利水。

【主治】小儿热痢。

【方解】嫩黄瓜味甘，性凉，具清热解毒之功，热毒清则热痢止。

【现代应用】黄瓜中含蛋白质、脂肪、糖类化合物，矿物质（钾、钙、磷、铁）、多种维生素、丙醇二酸等成分。头部含葫芦素 A、B、C、D。黄瓜味甘性凉,具有清热利水,解毒的功效,对胸热,利尿等有独特的功效,对除湿,滑肠,镇痛也有明显效果,丙醇二酸能抑制糖类物质转化为脂肪,所以对肥胖者和高血压,高血脂患者有利。葫芦素 C 可抗癌,黄瓜汁有美容功效。可用治疗烦渴、火眼、咽喉肿痛烫伤烧伤,煮热或鲜食,或制成药膳服用。

方八

【原文】木瓜捣汁服之。(卷三十木瓜条引千金方)

【功效】化湿止泻。

【主治】小儿泄泻。

【方解】木瓜酸温,气香醒脾和胃,脾得健运湿邪分利,则泄泻可止。

【现代应用】木瓜含大量的皂甙、黄酮类、苹果酸、酒石酸、柠檬酸、鞣质、果胶、维生素 C、蛋白酶等成分。木瓜味酸性温,具有舒筋活络,和胃化湿功效,适用于吐泻,转筋,湿痹,水肿,痢疾,腹痛等证。本品对动物实验性关节炎有明显消肿作用。尚能消食,可用于消化不良,取其和胃消化之功,用健胃消食药配伍。

方九

【原文】冬瓜汁饮之。(卷二十八冬瓜条引千金)

【功效】利水消痰,清热解毒。

【主治】小儿泻痢。

【方解】冬瓜味甘性凉,入肺大肠脾经,功能健脾利水,清热解毒。

【现代应用】冬瓜果实含蛋白质、糖类(葡萄糖、鼠李糖、矿物质(钙、磷、铁)、胡萝卜素、多种维生素、烟酸、蛇麻酯醇、甘露醇、B - 谷甾醇等成分。冬瓜子含蛋白质、脂肪、皂甙、瓜氨酸等。冬瓜子能诱生干扰素。冬瓜性味甘,凉,入肺、胃、小肠经。具利水消肿功效。用于水肿,咳喘,慢性肾炎浮肿等。现常用于治疗水肿、胀满、脚气、咳喘、暑热、烦闷、泻痢等证,用量 60 ~ 100g。冬瓜子则能对清肺化痰,利湿排脓,肺痈肠痈,湿热带下等。

方十

【原文】薤白生捣如泥,以粳米粉和蜜做饼,炙熟与食,不过三二服。(卷二十六薤白引杨氏产乳)

【功效】温阳健脾散结,行气导滞。

【主治】小儿疳痢。

【方解】薤白味辛、苦,性温。功能温阳散结,行气导滞,粳米健脾和中,蜂蜜补虚润肠,三药合用,共奏健脾通阳散结,行气导滞之功。

【现代应用】现代研究表明:薤白能促进纤维蛋白溶解,降低动脉脂质斑块、血脂、血清、过氧化脂质、抑制血小板聚集和释放反应,抑制动脉平滑肌细胞增生,其水浸液对各种瘤细胞有抑制作用,延长肿瘤实验动物的生存期。抑制痢疾杆菌、大肠杆菌、肺炎杆菌、葡萄球菌等致病菌。

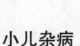

瓜丝

方十一

【原文】丝瓜烧存性,研末,水调擦之。(卷二十八丝瓜条引严月轩方)

【功效】清热凉血解毒。

【主治】风热腮肿。

【方解】丝瓜味甘,性凉,入肝、肾经。有清热痰、凉血、解毒之功效,本品外擦,直达病所,风热散,腮肿消。

【现代应用】丝瓜,味甘性平,有凉血除热,解毒通便,化痰祛风,行血脉,通经络的疗效,还有调养肌肤容颜,催下奶汁等功效。现常用治热病身热烦渴,痰喘咳嗽,肠风痔漏,崩带,血淋,疔疮,痈肿等。

小儿杂病

方一

【原文】乱发烧研,乳汁或汤服少许,良。(卷五十二乱发条引千金)

【功效】化瘀定惊安神。

【主治】小儿惊啼。

【方解】血余炭化瘀,乳汁补血润燥,二药共奏化瘀宁心、镇惊安神之功。

【现代应用】血余炭苦、涩,性平,既能收敛止血,有能化瘀,兼能利尿,适用于各种出血证,不论偏寒偏热,有瘀无瘀都可适用,宜入单用,或入复方。现代药理研究表明:血余炭可缩短出血时间,凝血时间及血浆复钙时间。

方二

【原文】小儿卒死无故者。取葱白油入下部,及两鼻孔中气通或嚏即活。(卷二十六葱条引陈氏经验方)

【功效】通阳开窍。

【主治】小儿卒死。

【方解】葱白辛温通散,能宣通上下,通达表里,纳入鼻孔及前阴,有开窍醒神之功。

【现代应用】葱白辛温,能通窍内外,外可发散风寒解表,内可通阳气止痛,临床配伍用于治疗风寒感冒轻证属寒瘀于里所引起腹痛，下痢，尿闭等。

方三

【原文】淑一分，去目研末。醋调，少少涂脑上，日三度。（卷三十二蜀椒条引姚和仲延龄方）

【功效】温中升阳止泻。

【主治】小儿水泻奶疳。

【方解】胡椒温中升阳，以醋调涂百会上，可补中益气，升阳止泻。

【现代应用】胡椒含胡椒碱、水芹烯、丁香烯、向日葵素、二氢葛缕醇、氧化石竹烯、隐品酮等成分，可抑菌，改善食物香味，促胃肠蠕动，加速血液循环。胡椒温中散寒，下气，消痰。用于胃寒呕吐，腹痛泄泻，食欲缺乏，癫痫痰多。

方四

【原文】小儿伤乳，腹胀烦闷欲睡，大麦面生用，水调一钱服，白面微炒亦可。（卷二十二大麦条引保幼大全）

【功效】消食健脾和胃。

【主治】小儿伤乳。

【方解】大麦味甘、咸，性凉，入脾、胃经，功能消食健脾和胃。食欲缺乏而兼脾胃虚弱者，最为适用。

【现代应用】大麦含蛋白质、糖类、脂肪、钙、磷、铁及维生素、尼克酸等成分。大麦性味甘、咸、凉，有益气补中，实五脏，清热利水，和胃宽肠功效。常食大麦可延年益寿，乌发。可作粥或麦片食用。大麦现长用于治食滞泄泻，其含尿囊素，可用于慢性骨髓炎的治疗。

方五

【原文】芹菜切细，煮汁饮之，不拘多少。（卷二十六水芹条引子母秘录）

【功效】平肝清热。

【主治】肝胃郁热之呕吐泄泻。

【方解】芹菜平肝清热，和胃降逆止呕。

【现代应用】芹菜清热平肝，利尿降压之功，常用高血压病初期的治疗。

方六

【原文】葱白三根煎汤，调生蜜，阿胶末服，仍以葱头染蜜，插入肛门，少顷即通。（卷二十六葱条引全幼心鉴）

【功效】补血润肠通便。

【主治】小儿虚闭。

【方解】生蜜补虚润肠，阿胶滋阴养血，再加葱白宣通上下，三药合用，共奏补血润肠通便之功。

【现代应用】现三药合用常用治疗二便不通，小儿体虚者尤为适用。

方七

【原文】安盐于脐，以艾灸之。（卷十盐条引药性论）

【功效】温肾利尿。

【主治】小儿下焦虚寒，小便不利。

【方解】本法实为隔盐灸。能温通经络，调和气血。温肾以助膀胱气化，则小便出。

【现代应用】本法现多用于治疗受寒急性吐泻、腹痛等。以大艾炷连续灸之，尚有回阳救逆之功，治疗大汗亡阳、肢冷脉伏的虚脱病证。

方八

【原文】韭根捣汁，和猪脂煎服一合，间日一服，取愈。（卷二十六韭条引秘录）

【功效】温补肾阳，固摄小便。

【主治】小儿遗尿。

【方解】韭根汁温补肾阳，以温下元；猪脂咸湿，以缩小便，二药合用，补肾阳，缩小便。

【现代应用】现本方主要用于治疗下元虚寒，肾气不足之小儿遗尿。

方九

【原文】鸡子黄和乳汁搅服，不过三两枚，自定。（卷四十八鸡条引普济）

【功效】滋阴润燥，养血熄风。

【主治】小儿惊痫。

【方解】方中鸡子即鸡蛋，性味甘平，滋阴润燥，养血熄风安胎。《日华子本草》："镇心，安五脏，止尺，安胎。"乳汁润燥补虚，二药合用共奏滋阴润燥，养血熄风之功。

【现代应用】本方对小儿阴血亏虚之痫证有良效。

方十

【原文】韭根捣汁，和生姜煎服一合。间日一服，取愈。（卷二十六韭条引秘录）

【功效】温中行气。

【主治】小儿腹胀。

【方解】韭菜味辛性温，入肝胃肾经，功能温中行气，散血解毒。

【现代应用】韭菜含有甙类、硫化物、苦味质；生姜含姜醇、姜烯、水芥烯和姜辣素等。现常用于治疗肠痹、噎嗝、反胃、吐血、尿血、消渴、痔瘘、跌扑损伤等，本品内服可捣汁饮。

方十一

【原文】白芥子研末,水调摊膏贴之,以平为期。(卷二十六白芥条引本草权度)

【功效】通络止痛。

【主治】小儿乳癖。

【方解】白芥子辛,温,无毒,归肺、胃经。功能祛痰利气,通络止痛。用于胸腹胀满,肢体麻木等证。合用生姜,其散寒止痛之力更效。

【现代应用】白芥子还可以治疗慢性气管炎、面神经麻痹、急性腰受伤等。

第五节　五官科

眼病

方一

【原文】肝热目赤矇痛。用猪肝一具薄切,水洗净,以无味食之。(卷五十豕条引食医心镜)

【功效】补肝,养血,明目。

【主治】目赤、浮肿、夜盲、脚气。

【方解】肝血不足,无以养目,兼阴虚火旺,虚火上炎,则目赤肿痛。猪肝有补肝、养血、明目之功效,故对肝热目赤有良好的治疗效果。

【现代应用】现代临床研究证实:猪肝对眼疾有良好的治疗效果,如肝脏虚弱,远视无力,遇夜目不能视等。

方二

【原文】青羊肝,薄切水浸,吞之极效。(卷五十羊条术论)

【功效】益血,补肝,明目。

【主治】肝虚目赤、肝虚目暗昏花、雀目、青盲、障翳。

【方解】肝血亏损,无以养目,故出现目赤,视物昏花,青羊肝具有益血,补肝、明目之功效,故对肝虚目赤有良好的治疗效果。

【现代应用】羊肝中含丰富的维生素 A。临床研究证实:青羊肝对眼疾有良好的治疗效果。

方三

【原文】老人肝虚目暗,乌鸡肝一具(切),以豉和米作羹成粥食之。(卷四十八鸡条引养老方)

【功效】补肝肾。

【主治】肝虚目暗。

【方解】肝血不足,无以养目,则出现目暗昏花,鸡肝具有补肾养肝之功效,故鸡肝对肝虚目暗有一定的治疗效果。

【现代应用】鸡肝中含有维生素A,对保护视力有良好作用。

方四

【原文】目难远视,肝虚也。猪肝一具(细切去皮膜),葱白一握,用豉汁作羹,待熟下鸡子三个,食之。(卷五十豕条引普济方)

【功效】补肝,养血,明目。

【主治】目难远视、夜盲、目赤、浮肿。

【方解】肝血亏损,不能养目,则目难以视远。猪肝具有补肝、养血、明目之功效,故对目能远视有良好的治疗效果。

【现代应用】现代临床研究证实:猪肝对眼疾有良好的治疗效果,如肝脏虚弱,远视无力,入夜不能视等。

方五

【原文】羊肝一具,去膜细切,以葱子一勺,匀为末,以水煮熟,去滓,入米煮粥食。(卷五十羊条引多能鄙事)

【功效】益血,补肝,明目。

【主治】不能远视、肝虚目暗昏花、雀目、青盲。

【方解】肝血不足,无以上承于目,目无所养,故不能远视,羊肝具有益血、补肝、明目之功,故对目不能远视效果良好。

【现代应用】羊肝中含丰富的维生素A。临床研究证实:青羊肝对眼疾有良好的治疗效果。

口唇舌病

方一

【原文】用甜瓜子杵末,蜜和为丸。每旦嗽口后含一丸,亦可贴齿。(卷五十牛条引千

金方)

【功效】散结,消瘀,清肺,润肠。

【主治】腹内结聚、肠痈、咳嗽口渴。

【方解】口臭可由脾胃积热,上壅于口而引起。甜瓜子有清肺润肠、清热散结之功效,故对口臭有治疗作用。

【现代应用】现代药理研究证明:甜瓜子有抑菌杀虫作用,多用治肠痈、腰腿疼痛及口臭,可水煎服或入丸、散。

方二

【原文】茴香煮羹及生食,并得。(卷二十六茴香条引昝殷食医心镜)

【功效】温肾散寒,和胃理气。

【主治】寒疝、少腹冷痛、肾虚腰痛、胃痛、呕吐、干、湿脚气。

【方解】口臭可由脾胃虚寒,消化不良所引起,茴香有温肾散寒和胃理气之功,故能辟除口臭。

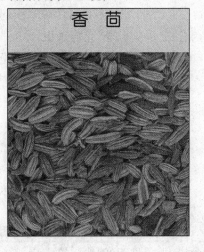

香茴

【现代应用】现代药理研究证明:茴香有促进胃肠蠕动作用及抗菌作用。临床上常用治寒疝疼痛,肾虚腰痛,遗尿,胃痛,腰痛等。

方三

【原文】萝卜自然汁,频漱去涎妙。(卷二十六莱服条引濒湖集简方)

【功效】消积滞,化痰热,下气,宽中,解毒。

【主治】满口烂疮、食积胀满、痰漱失音、吐血、衄血、消渴、痢疾、偏正头痛。

【方解】满口生疮可由胃腑积热上泛口腔肌膜而成,萝卜自然汁具有消积滞、化痰热等作用,故对满口烂疮有治疗作用。

【现代应用】现代药理研究证明:萝卜自然汁有抗菌作用,现在临床上多用治反胃吐食,痰热喉闭,鼻衄不止,消渴口干,肺结核咯血满烂疮等。

方四

【原文】螺、蚌煮汁饮。(卷四十六田螺条引圣惠)

【功效】清热,除湿,解毒。

【主治】烦热、消渴、目赤、湿疹、痔疮肿毒。

【方解】过度饮酒可致脾胃湿热,湿热上蒸口腔可导致口糜。螺、蚌煮汁具有清热、除湿、解毒之功效。故对饮酒口糜有良效。

【现代应用】现代临床研究表明：螺、蚌均有清热解毒之功，可治黄疸、淋浊、胎毒、湿疹、口糜等疮疡。

牙病

方一

【原文】川姜（炮）、川椒等份为末，掺之。（卷二十六干姜条引御药院方）

【功效】温中散寒，止痛杀虫。

【主治】牙痛不止。

【方解】牙痛不止可由虚寒引起，亦可由虫蛀引起。川姜理中散寒，川椒止痛杀虫，二药合用，温中散寒，止痛杀虫。

【现代应用】用本方研末外撒患处，甚效。

方二

【原文】马齿苋一把，嚼汁渍之，即日消肿。（卷二十七马齿苋条引本事方）

【功效】清热解毒，散血消肿。

【主治】痈肿恶疮、风齿肿痛。

【方解】风齿肿痛主要是由风火热毒上攻于齿而成，马齿苋有清热解毒，散血消肿之功效，故对风齿肿痛有良好效果。

【现代应用】现代药理研究证明：马齿苋有抗菌消炎作用，临床上用于防治菌痢，风齿肿痛，赤白带下，阑尾炎等疾病。

方三

【原文】烧酒浸花椒，频频漱之。（卷二十烧酒条）

【功效】温中散寒，止痛杀虫。

【主治】牙齿疼痛、风寒湿痹。

【方解】牙体和牙龈组织被虫蛀蚀，均可引起牙痛，花椒有止痛杀虫作用，故对风虫牙痛有良好治疗效果。

【现代应用】现代药理研究证明：花椒烯醇液有局部麻醉作用，所含牻牛儿醇对豚鼠蛔虫有驱虫作用。临床上常用治牙齿疼痛、蛔虫性肠梗阻、血吸虫病、蛲虫病等。

咽喉病

方一

【原文】老黄瓜一枚去子,入硝填满,阴干为末。每以少许吹之。(卷二十八胡瓜条引医林集要)

【功效】清热,利水,解毒。

【主治】烦渴、咽喉肿痛。

【方解】咽喉肿痛主要由风火热毒所引起,老黄瓜有清热、解毒之功效,故对咽喉肿痛有良好效果。

【现代应用】现代药理研究证实:黄瓜有消炎及抗肿瘤作用,毒性较低。临床上主要用治咽喉肿痛,跌打焮肿,火眼赤痛等。可内服,可外用,浸汁、制霜或研末调敷。

方二

【原文】桃皮煮汁三升服。(卷二十九桃条引千金方)

【功效】清热除湿,解毒消肿。

【主治】喉痹塞痛、肺热喘闷、痈疽、瘰疬、湿疮。

【方解】风热邪结聚咽喉,引起喉痹塞痛,桃皮有清热除湿,消肿解毒之功效,故对喉痹塞痛有良效。

【现代应用】现代临床研究证实:桃皮可用治喉痹、乳腺炎、牙痛颊肿、眼肿、恶疮等,可煎汤内服,或研末调敷,煎水洗或含漱。

特别提示:

本书在编写过程中,参阅和使用了一些报刊、著述和图片。由于联系上的困难,和部分作品的作者(或译者)未能取得联系,对此谨致深深的歉意。敬请原作者(或译者)见到本书后,及时与本书编者联系,以便我们按照国家有关规定支付稿酬并赠送样书。

联系电话:010 - 80776121　联系人:马老师